SI 接頭語

接頭語	記号	倍数
ペンタ	P	10^{15}
テラ	T	10^{12}
ギガ	G	10^{9}
メガ	M	10^{6}
キロ	k	10^{3}
ヘクト	h	10^{2}
デカ	da	10
デシ	d	10^{-1}
センチ	c	10^{-2}
ミリ	m	10^{-3}
マイクロ	μ	10^{-6}
ナノ	n	10^{-9}
ピコ	p	10^{-12}
フェムト	f	10^{-15}
アト	a	10^{-18}

ギリシャ文字

大文字	小文字	読み	大文字	小文字	読み
A	α	alpha アルファ	N	ν	nu ニュー
B	β	beta ベータ	Ξ	ξ	xi グザイ
Γ	γ	gamma ガンマ	O	o	omicron オミクロン
Δ	δ	delta デルタ	Π	π	pi パイ
E	ε	epsilon イプシロン	P	ρ	rho ロー
Z	ζ	zeta ゼータ	Σ	σ	sigma シグマ
H	η	eta イータ	T	τ	tau タウ
Θ	θ	theta シータ	Ψ	υ	upilon ユプシロン
I	ι	iota イオタ	Φ	ϕ	phi ファイ
K	κ	kappa カッパ	X	χ	chi カイ
Λ	λ	lambda ラムダ	Ψ	ψ	psi プサイ
M	μ	mu ミュー	Ω	ω	omega オメガ

簡単な数学関係式

$\ln x = 2.3026 \log x$

$\int 1/x \, dx = \ln x$

最新製剤学

［第4版］

顧　問

熊本大学名誉教授
上 釜 兼 人

岐阜薬科大学名誉教授
川 嶋 嘉 明

神戸薬科大学名誉教授
松 田 芳 久

編　集

岐阜薬科大学教授
竹 内 洋 文

熊本大学教授
有 馬 英 俊

崇城大学教授
平 山 文 俊

愛知学院大学教授
山 本 浩 充

東京　廣川書店　発行

執筆者一覧 (五十音順)

有馬英俊	熊本大学教授	長井紀章	近畿大学准教授
安楽　誠	崇城大学教授	中上博秋	日本ジェネリック㈱ つくば研究所長
石井文由	明治薬科大学教授		
市川秀喜	神戸学院大学教授	野田康弘	金城学院大学教授
伊藤吉將	近畿大学非常勤講師	日野知証	金城学院大学教授
岩本　清	ツキオカフィルム製薬㈱ 顧問　研究開発担当	平山文俊	崇城大学教授
		深水啓朗	明治薬科大学教授
上釜兼人	熊本大学名誉教授	福森義信	神戸学院大学名誉教授
川嶋嘉明	岐阜薬科大学名誉教授	松田芳久	神戸薬科大学名誉教授
佐藤哲也	大塚製薬㈱　製剤研究所	本山敬一	熊本大学准教授
下川健一	明治薬科大学准教授	山原　弘	神戸学院大学教授
瀬尾　量	崇城大学教授	山本浩充	愛知学院大学教授
竹内洋文	岐阜薬科大学教授	湯淺　宏	松山大学教授
田原耕平	岐阜薬科大学准教授		

編者　竹内洋文　内馬山本　有平山　文俊　英俊　浩充

平成12年4月25日　初版発行©
平成19年3月10日　第2版発行
平成23年3月20日　第3版発行
平成28年4月30日　第4版発行
平成30年3月28日　第4版2刷発行

発行所　株式会社　廣川書店

〒113-0033　東京都文京区本郷3丁目27番14号
電話 03(3815)3651　FAX 03(3815)3650

第4版 まえがき

　本書は長年に亘り，製剤学の習得を目指す学生諸氏の教科書，参考書として愛読されてきた．原著に相当する"製剤学"（1977年発行）から"製剤学テキスト"（1988年），"新しい製剤学"（1993年），"最新製剤学"（2000年）と書名は変化してきたが，一貫して医薬品の開発，設計に欠くことのできない「製剤学」の基本，最新の情報を網羅し読者に分かりやすく，また過不足なく伝えると言う編集方針が守られてきた．

　今回の最新製剤学第4版の編集に当たっては，これまでこの伝統を守り続けてこられた上釜兼人，川嶋嘉明，松田芳久の三先生に編集顧問としてご意見を伺いながら，新たな編集委員で編纂に取組んだ．表紙に記す編者はいずれも現役として大学で製剤学の授業を担当する者であり，執筆者には第一線で活躍する企業製剤研究者も加え，最新の情報収集を心掛けた．

　製剤を学ぶ上で，その原典の一つとなる日本薬局方は今年改正され，17局となる．この改正が本書の改訂理由の一つである．16局より製剤総則，とりわけ，局方に規定される剤形は整備され，本書第3版でもすでにその内容が序論の中に詳細に掲載されている．第4版の特徴の一つは，第3版で上釜先生が執筆された序論にさらに加筆し，総論として本書で取り扱う製剤学の全貌を節に分けて記述した点である．これにより，まずは「製剤学」の基本を掌握いただきたい．第1章以下の記述も全面的に確認し，総論における記述が相応しいものは一部総論に移行した．また，総論の執筆においては，それ以降の本編との関連に関しても可能な限り明確になるように努めた．全編を通じて，17局への対応，最新情報の加筆に関して，各執筆者には留意していただいた．

　全体の章立ては第3版のものを踏襲した．これは，前版で整理された薬学教育モデル・コアカリキュラムへの対応，最近の医薬品製造，品質保証等に対する本書の基本姿勢を表すのに最適と判断したためである．製剤を修めるためには，当然ながら，製剤を設計する原料としてのモノ，それらの特性に関する知識を必要とする．これに物理化学的な現象を科学的に表現することを目標とすることが，第1章の製剤化のサイエンスの趣旨である．第2章では実際の製剤設計での製剤学の重要性を理解するため，生物薬剤学のエッセンスを示した後，各製剤設計の基本，最新情報が記載されている．これからの医薬品として大きな期待のかかる高分子，生体分子の製剤化に関しては，異なった取り扱いが必要な場合もあり，本書でも分離して詳述されている．第3章では各種製剤の各論，製剤工学的観点での記述もなされている．製剤設計，製剤各論及び製剤工学にも密接に関係する製剤添加物（第4章）を別途詳述する構成も本書の特色として踏襲した．また，製剤各論では，近年特に注目を集めている吸入剤に関しては別途節を立てて詳細な記述とした．第5章では，製剤の品質に関して，局方試験だけでなく，医薬品製造の観点からの詳細な記載があることも本書の特徴である．第6章では，院内製剤の章とし，医療現場での製剤の実態に

も言及している.

　本書は製剤を初めて学ぶものだけでなく，第3版のまえがきにも記されているように，製剤研究を志す研究者，医療にかかわる薬剤師にとっても，適切かつ高度な知識を得るのにも活用できる参考書であると自負している．本書第4版を世に送り出せるのは，本書の生みの親である熊本大学名誉教授 一番ケ瀬尚先生，およびその原書を育ててこられた上釜兼人先生，川嶋嘉明先生，松田芳久先生のおかげであり，深く感謝すると共に敬意を表したい．また，出版に当たり，ご高配を頂いた廣川書店 廣川典子氏，並びに編集部の各位に紙面を借りて謝意を表したい．

　2016年3月

編　者

まえがき

　製剤学の歴史は比較的新しいが，短期間に著しい進歩を遂げ，現在もなお急速な発展を続けている．最近の医薬品製剤の進歩はめざましく，製剤学に関するかなり高度な知識がないと理解しにくいものもあり，その理解が十分でないと医薬品の安全で，有効な適用は期待できない例が多くなっている．そのため薬剤師にも高度な知識が要求されており，薬剤師国家試験でも製剤学のかなりの知識を必要とする問題が出題されている．

　著者らはこの点を踏まえて 1977 年に「製剤学」，1988 年に「製剤学テキスト」，1993 年に「新しい製剤学」を出版したが，幸いにも大方の好評を得て増刷を重ねることができたことに感謝する次第である．

　この度の改稿では，現在製剤の教育・研究に従事しておられる気鋭の方々のご協力を得て大幅な追加と改正を加えた．特に，薬剤師国家試験の出題基準に準拠し，第十三改正日本薬局方（追補を含む）への対応，GMP 規制の拡充と強化，医療（臨床）薬学教育の進展にも対応できるように改訂を行った．なお，この機会に書名を「最新製剤学」と改めた．

　本書は，第Ⅰ編では第 1 章で製剤の基礎として溶液論を主体とした物理薬剤学を詳しく解説し，第 2 章で製剤物理化学を加味して製剤設計を論じ，さらに最新の薬物送達システム drug delivery system（DDS）やその他の新しい製剤，投与法について述べた．第Ⅱ編では製剤工学，製剤用機械，製剤添加物，製剤の品質管理までを，それぞれの分野で活躍しておられる方々が分担執筆している．

　今後高齢化，国際化，情報化がますます進展する中で，製剤学の学識なくしては医薬品の適正使用はできないといっても過言ではない．その点で本書は物理化学的な面に比重を置いたユニークな製剤学の教科書として，また，医療に携わる薬剤師，製剤研究を志す研究者にとっても適切かつ高度な知識を得る上で手頃な参考書として役立つものと自負している．

　終わりに，ご懇切なるご助言とご鞭撻を賜った，本書の生みの親である熊本大学名誉教授一番ヶ瀬　尚先生に，また，出版を促進して下さった廣川書店社長廣川節男氏に，さらに種々ご協力いただいた廣川書店編集部の各位に深く感謝する．

平成 12 年 3 月

編　者

総　論

1　製剤学を学ぶにあたって　3
2　日本薬局方（日局）に規定されている各種製剤　4
3　製剤設計の基礎　12
4　製剤の評価・試験法　15
5　製剤研究・開発の動向　15

第 I 編
製剤の基礎

第1章　製剤化のサイエンス

1.1　溶液論　19
1.1.1　溶液とその種類　19
1.1.2　溶液の性質　24
1.1.3　溶解現象　31
1.1.4　分配，膜透過，放出現象　39
1.1.5　相平衡　42

1.2　化学反応速度論と安定性の評価　45
1.2.1　反応速度論の基礎　45
1.2.2　安定性に影響する因子と安定化方法　54
1.2.3　製剤の安定性と安定化　59

1.3　界面化学　73
1.3.1　表面（界面）張力　73
1.3.2　液体界面における吸着　78
1.3.3　固体表面における吸着　80
1.3.4　ぬれ　83
1.3.5　界面活性剤　85

1.4 分散の理論 …………………………………… 92
　1.4.1　コロイド分散系　**92**
　1.4.2　サスペンション　**97**
　1.4.3　エマルション　**98**
　1.4.4　高分子の構造と高分子溶液の性質　**101**

1.5 粉体の性質 …………………………………… 105
　1.5.1　結晶特性　**105**
　1.5.2　粒子と表面の概念及び製剤学的意義　**110**
　1.5.3　粒子径　**112**
　1.5.4　粒子形状と表面積　**119**
　1.5.5　粉体の密度　**122**
　1.5.6　粒子径分布と平均粒子径　**124**
　1.5.7　充填性　**128**
　1.5.8　流動性　**129**
　1.5.9　吸湿性　**134**

1.6 レオロジー …………………………………… 138
　1.6.1　弾性変形　**138**
　1.6.2　粘性流動　**140**
　1.6.3　流動曲線　**142**
　1.6.4　粘弾性　**145**
　1.6.5　粘度測定　**148**
　1.6.6　分散系の粘度　**152**

第2章　製剤設計

2.1 製剤設計の基本的考え方 …………………… 155
　2.1.1　製剤設計と生物薬剤学　**156**
　2.1.2　生物学的利用能　**157**
　2.1.3　消化管からの薬物吸収　**160**
　2.1.4　消化管以外からの薬物吸収　**170**
　2.1.5　製剤の有効性と安全性の評価　**174**

2.2 プレフォーミュレーション ……………………………………… 178
- 2.2.1 物理化学的特性　179
- 2.2.2 原薬の安定性　185
- 2.2.3 生物薬剤学的特性　189
- 2.2.4 初期臨床製剤　191

2.3 粒子設計と製剤設計 ……………………………………… 194
- 2.3.1 分子レベルからの設計　194
- 2.3.2 粒子レベルからの設計　202
- 2.3.3 マイクロカプセル　206
- 2.3.4 最近の製剤設計の動向　209

2.4 ドラッグデリバリーシステム ……………………………… 214
- 2.4.1 薬物放出制御の種類と原理　214
- 2.4.2 経口徐放性製剤　217
- 2.4.3 非経口放出制御製剤　221
- 2.4.4 DDSに使用される材料　227
- 2.4.5 薬物の経粘膜吸収改善　229
- 2.4.6 標的指向型製剤　233

2.5 ペプチド・タンパク質性薬物，及び機能性核酸の製剤設計 …… 240
- 2.5.1 ペプチド・タンパク質性薬物の製剤設計　241
- 2.5.2 機能性核酸の投与設計　250

第Ⅱ編
製剤各論・製剤工学

第3章　各種剤形の特徴と製剤工程

3.1 固形製剤 ……………………………………………………… 265
- 3.1.1 散剤　266
- 3.1.2 顆粒剤　273

3.1.3　錠　剤　**281**
　　　3.1.4　カプセル剤　**289**
　　　3.1.5　コーティングされた製剤　**291**

　3.2　半固形製剤 ·· **295**
　　　3.2.1　経口ゼリー剤　**297**
　　　3.2.2　口腔用半固形剤　**297**
　　　3.2.3　点耳剤　**297**
　　　3.2.4　坐　剤　**298**
　　　3.2.5　直腸用半固形剤　**300**
　　　3.2.6　注腸剤　**300**
　　　3.2.7　腟用坐剤　**300**
　　　3.2.8　リニメント剤　**301**
　　　3.2.9　ローション剤　**301**
　　　3.2.10　軟膏剤　**302**
　　　3.2.11　クリーム剤　**304**
　　　3.2.12　ゲル剤　**304**
　　　3.2.13　テープ剤　**305**
　　　3.2.14　パップ剤　**306**
　　　3.2.15　鼻に適用する製剤　**307**

　3.3　無菌製剤 ·· **309**
　　　3.3.1　注射剤　**309**
　　　3.3.2　輸　液　**321**
　　　3.3.3　透析用剤　**327**
　　　3.3.4　点眼剤　**329**
　　　3.3.5　眼軟膏剤　**330**
　　　3.3.6　浸透圧及び等張化　**331**

　3.4　吸入剤及びスプレー剤 ································ **334**
　　　3.4.1　定義と特徴　**335**
　　　3.4.2　吸入剤及びスプレー剤の設計　**336**
　　　3.4.3　吸入剤及びスプレー剤のデバイス　**342**
　　　3.4.4　治療上の特徴　**346**

第4章　製剤添加物

4.1　製剤を構成する材料 ……………………………………… 351
- 4.1.1　添加物の使用条件　351
- 4.1.2　添加物の分類と適用　352

4.2　固形製剤用添加物 …………………………………………… 361
- 4.2.1　賦形剤　361
- 4.2.2　結合剤　363
- 4.2.3　崩壊剤　364
- 4.2.4　滑沢剤　365
- 4.2.5　着色剤　367
- 4.2.6　矯味剤及び矯臭剤　367
- 4.2.7　コーティング剤　368

4.3　半固形製剤用添加物 ………………………………………… 372
- 4.3.1　軟膏剤及び眼軟膏剤　372
- 4.3.2　坐剤　379
- 4.3.3　テープ剤　381
- 4.3.4　パップ剤　382
- 4.3.5　ローション剤及びリニメント剤　382

4.4　注射剤及び点眼剤用添加物 ………………………………… 384
- 4.4.1　溶剤　384
- 4.4.2　安定化剤　385
- 4.4.3　保存剤　387
- 4.4.4　溶解補助剤　389
- 4.4.5　等張化剤　390
- 4.4.6　無痛化剤　391
- 4.4.7　緩衝剤及びpH調整剤　391
- 4.4.8　懸濁化剤及び粘稠剤　392
- 4.4.9　乳化剤　392

4.5　経口液剤用添加物 ………………………………………………… **394**
　　4.5.1　溶　剤　**394**
　　4.5.2　保存剤　**394**
　　4.5.3　懸濁化剤及び粘稠剤　**395**
　　4.5.4　甘味剤及び芳香剤　**395**
　　4.5.5　着色剤　**396**

第5章	品質の保証

　5.1　GMP と品質保証 ……………………………………………………… **397**
　　5.1.1　GMP の目的と制定の経緯　**397**
　　5.1.2　GMP の内容　**399**
　　5.1.3　GMP 周辺の規制　**407**
　　5.1.4　GMP に関連した品質保証の新しい動向　**409**
　　5.1.5　GMP のための統計処理　**414**

　5.2　局方に規定されている製剤試験法 ………………………………… **424**
　　5.2.1　局方に規定されている製剤試験法の概要　**424**
　　5.2.2　製剤均一性試験法　**426**
　　5.2.3　崩壊試験法　**428**
　　5.2.4　溶出試験法　**431**
　　5.2.5　固形製剤に関連するその他の試験法　**434**
　　5.2.6　発熱性物質試験法　**436**
　　5.2.7　エンドトキシン試験法　**437**
　　5.2.8　無菌製剤に関連するその他の試験法　**438**
　　5.2.9　皮膚に適用する製剤の放出試験法　**439**
　　5.2.10　粘着力試験法　**442**

　5.3　種々の製剤試験法 …………………………………………………… **443**
　　5.3.1　半固形剤のレオロジー特性評価試験法　**443**
　　5.3.2　吸入剤の特性評価試験法　**445**

5.4 容器・包装・表示と貯法 ……………………………………………… **449**
　5.4.1　容器・包装・表示の目的　**449**
　5.4.2　日本薬局方に収載されている容器　**453**
　5.4.3　医薬品包装の分類　**454**
　5.4.4　製剤の容器　**454**
　5.4.5　貯　法　**460**

第6章　院内製剤

6.1　定義と意義 …………………………………………………………… **463**
　6.1.1　取扱い　**464**
　6.1.2　院内製剤の分類　**464**
　6.1.3　特殊製剤調製実例の概説　**465**

6.2　院内製剤を取り巻く環境 …………………………………………… **469**
　6.2.1　PL法との関連　**469**
　6.2.2　院内製剤の将来　**471**

索　引………………………………………………………………………………**473**

本書と関連する薬学教育モデル・コアカリキュラムの SBO

E5 製剤化のサイエンス GIO 製剤化の意義と製剤の性質を理解するために，薬物と製剤材料の物性，製剤設計，および薬物送達システムに関する基本的事項を修得する．	本書の対応章（節）
（1）製剤の性質 GIO 薬物と製剤材料の物性に関する基本的事項を修得する．	
【①固形材料】 1. 粉体の性質について説明できる． 2. 結晶（安定形および準安定形）や非晶質，無水物や水和物の性質について説明できる． 3. 固形材料の溶解現象（溶解度，溶解平衡など）や溶解した物質の拡散と溶解速度について説明できる．C2（2）【①酸・塩基平衡】1. 及び【②各種の化学平衡】2. 参照） 4. 固形材料の溶解に影響を及ぼす因子（pH や温度など）について説明できる． 5. 固形材料の溶解度や溶解速度を高める代表的な製剤的手法を列挙し，説明できる．	第1章 製剤化のサイエンス 1.1 溶液論 1.5 粉体の性質 第2章 製剤設計 2.3 粒子設計と製剤設計
【②半固形・液状材料】 1. 流動と変形（レオロジー）について説明できる． 2. 高分子の構造と高分子溶液の性質（粘度など）について説明できる．	第1章 製剤化のサイエンス 1.4 分散の理論 1.6 レオロジー
【③分散系材料】 1. 界面の性質（界面張力，分配平衡，吸着など）や代表的な界面活性剤の種類と性質について説明できる．（C2（2）【②各種の化学平衡】4. 参照） 2. 代表的な分散系（分子集合体，コロイド，乳剤，懸濁剤など）を列挙し，その性質について説明できる． 3. 分散した粒子の安定性と分離現象（沈降など）について説明できる． 4. 分散安定性を高める代表的な製剤的手法を列挙し，説明できる．	第1章 製剤化のサイエンス 1.3 界面化学 1.4 分散の理論
【④薬物及び製剤材料の物性】 1. 製剤分野で汎用される高分子の構造を理解し，その物性について説明できる． 2. 薬物の安定性（反応速度，複合反応など）や安定性に影響を及ぼす因子（pH，温度など）について説明できる．（C1（3）【①反応速度】1.～7. 参照） 3. 薬物の安定性を高める代表的な製剤的手法を列挙し，説明できる．	第1章 製剤化のサイエンス 1.2 化学反応速度論と安定性の評価 1.4 分散の理論

(2) 製剤設計 GIO 製剤の種類，製造，品質などに関する基本的事項を修得する．	
【①代表的な製剤】 1. 製剤化の概要と意義について説明できる． 2. 経口投与する製剤の種類とその特性について説明できる． 3. 粘膜に適用する製剤（点眼剤，吸入剤など）の種類とその特性について説明できる． 4. 注射により投与する製剤の種類とその特性について説明できる． 5. 皮膚に適用する製剤の種類とその特性について説明できる． 6. その他の製剤（生薬関連製剤，透析に用いる製剤など）の種類と特性について説明できる．	総論 第3章 各種剤形の特徴と製剤工程
【②製剤化と製剤試験法】 1. 代表的な医薬品添加物の種類・用途・性質について説明できる． 2. 製剤化の単位操作，汎用される製剤機械および代表的な製剤の具体的な製造工程について説明できる． 3. 汎用される容器，包装の種類や特徴について説明できる． 4. 製剤に関連する試験法を列挙し，説明できる．	第3章 各種剤形の特徴と製剤工程 第4章 製剤添加物 第5章 品質の保証 　5.2 局方に規定される製剤試験法 　5.3 種々の製剤試験法 　5.4 容器・包装・表示と貯法
【③生物学的同等性】 1. 製剤の特性（適用部位，製剤からの薬物の放出性など）を理解した上で，生物学的同等性について説明できる．	第2章 製剤設計 　2.1 製剤設計の基本的考え方
(3) DDS（Drug Delivery System：薬物送達システム） GIO 薬物の投与形態や薬物体内動態の制御法などを工夫した DDS に関する基本的事項を修得する．	
【① DDS の必要性】 1. DDS の概念と有用性について説明できる． 2. 代表的な DDS 技術を列挙し，説明できる．（プロドラッグについては，E4-(1)-【④代謝】4 も参照） 【②コントロールドリリース（放出制御）】 1. コントロールドリリースの概要と意義について説明できる． 2. 投与部位ごとに，代表的なコントロールドリリース技術を列挙し，その特性について説明できる． 3. コントロールドリリース技術を適用した代表的な医薬品を列挙できる． 【③ターゲティング（標的指向化）】 1. ターゲティングの概要と意義について説明できる 2. 投与部位ごとに，代表的なターゲティング技術を列挙し，その特性について説明できる． 3. ターゲティング技術を適用した代表的な医薬品を列挙できる． 【④吸収改善】 1. 吸収改善の概要と意義について説明できる． 2. 投与部位ごとに，代表的な吸収改善技術を列挙し，その特性について説明できる． 3. 吸収改善技術を適用した代表的な医薬品を列挙できる．	第2章 製剤設計 　2.4 ドラッグデリバリーシステム 　2.5 ペプチド・タンパク質性薬物，及び機能性核酸の製剤設計

F 薬学臨床 GIO 患者・生活者本位の視点に立ち，薬剤師として病院や薬局などの臨床現場で活躍するために，薬物療法の実践と，チーム医療・地域保健医療への参画に必要な基本的事項を修得する． (2) 処方せんに基づく調剤 GIO 処方せんに基づいた調剤業務を安全で適正に遂行するために，医薬品の供給と管理を含む基本的調剤業務を修得する． 【⑤医薬品の供給と管理】 6. 前）院内製剤の意義，調製上の手続き，品質管理などについて説明できる．	第6章 院内製剤
B 薬学と社会 GIO 人と社会に関わる薬剤師として自覚を持って行動するために，保健・医療・福祉に係る法規範・制度・経済，及び地域における薬局と薬剤師の役割を理解し，義務及び法令を遵守する態度を身につける． (2) 薬剤師と医薬品等に係る法規範 GIO 調剤，医薬品等（医薬品，医薬部外品，化粧品，医療機器）の供給，その他薬事衛生に係る任務を薬剤師として適正に遂行するために必要な法規範とその意義を理解する． 【②医薬品等の品質，有効性及び安全性の確保に係る法規範】 1. 医薬品・医療機器法（現 薬事法）の目的及び医薬品等（医薬品，医薬部外品，化粧品，医療機器）の定義について説明できる． 2. 医薬品の開発から承認までのプロセスと法規範について概説できる． 3. 治験の意義と仕組みについて概説できる． 4. 医薬品等の製造販売及び製造に係る法規範について説明できる． 5. 製造販売後調査制度及び製造販売後安全対策について説明できる． 6. 薬局，医薬品販売業及び医療機器販売業に係る法規範について説明できる． 7. 医薬品等の取扱いに関する医薬品・医療機器法（現 薬事法）の規定について説明できる． 8. 日本薬局方の意義と構成について説明できる． 9. 生物由来製品の取扱いと血液供給体制に係る法規範について説明できる． 10. 健康被害救済制度について説明できる． 11. レギュラトリーサイエンスの必要性と意義について説明できる．	第2章 製剤設計 　2.2 プレフォーミュレーション 第5章 品質の保証 　5.1 GMPと品質保証

総論

1 製剤学を学ぶにあたって

人または動物の疾病の診断，治療，予防，その他の目的で薬物を使用する場合には，その薬物の効果が十分に発揮できるように，また，薬物の副作用の防止，または軽減を考え，一方，適用，保存に便利なように適切な形状，機能を付与した**剤形 dosage forms** がとられる．その剤形の形態とした医薬品を製剤 pharmaceutical preparation, pharmaceuticals といい，また，その調製過程も製剤 pharmaceutical manufacturing という．

製剤学は製剤設計及びその調製方法ならびにその製品について考究する学問であり，薬剤学の中の重要な分野となっている．薬物の薬効の発現，安全性の確保の点から考えればその薬物の**体内動態**を考慮して適用方法を決める必要があり，また製剤については治療目的に応じて**バイオアベイラビリティ** bioavailability（第2章2.1参照）にも十分考慮をして製剤設計を行う必要がある．

例えば，インスリンのように経口投与により消化管内で分解するポリペプチド系薬物の場合は，注射剤や経粘膜・経肺投与製剤を，テストステロンのような**初回通過効果 first-pass effect**（第2章2.1参照）を顕著に受ける薬物ではバッカル錠のような非経口製剤を，胃で分解する薬物や胃粘膜を刺激するような薬物には腸溶性製剤や坐剤を，またストレプトマイシンのような内服では吸収されない薬物で全身作用を目的とする場合は注射剤を，さらに腸内殺菌の目的には経口投与を用いるべきである．一方，インドメタシンは，錠剤ではバイオアベイラビリティが悪く所期の目的を達成するには投与量が多くなり，カプセル剤で投与されている．経口投与製剤の設計に際しても，グリセオフルビンやノボビオシンのような難水溶性薬物では微粒子化や非晶質化することによって消化管吸収の向上を図っている．このような製剤的な工夫によって，服用量を減少できることから，それに伴い副作用の軽減も期待できる．

これらの他に，剤形の選択に当たり，作用の的確性，安全性，患者・小児・障害者の服用の利便性，調剤の便利さなど，製剤の具備すべき条件を考慮に入れるべきである．製剤学はこれらの製剤技術に必要な製剤工学的基礎知識に加えて，製剤設計をするのに必要な物理薬剤学的な知識，生物薬剤学的知識を基本とし，これらを総合して薬物を安全かつ有効に使用できる剤形をつくるための学問であるといえる（図1）．

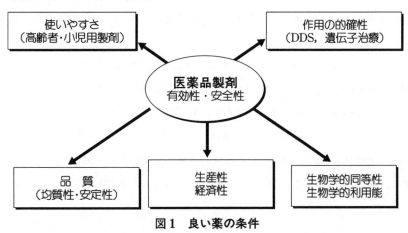

図1 良い薬の条件

医薬品には多くの製剤が応用されている．**医療用医薬品** ethical drugs，**一般用医薬品**（OTC：over the counter drugs），**ジェネリック医薬品** generic drugs が次々と開発され，現在では数万品目にも及ぶといわれる．これらの製剤の基本は**薬局方** pharmacopoeia の**製剤総則**に規定されている製剤の変形または応用と考えられる．さらに，新しい製剤技術や製剤素材の進歩に伴い，**薬物送達システム** drug delivery system に代表される新しい製剤の開発は目覚しいものがある．

本書は，これらの様々な製剤の設計，使用に当たって必要とされる知識，情報を系統的に詳述している．総論では，全容を概観するとともに本書の第1章以下の詳述な記述内容の相互関係を明確にすることを目的とする．

2 日本薬局方（日局）に規定されている各種製剤

前述の剤形に関して，主要なものは日本薬局方の製剤総則に規定されている．第十六改正日本薬局方（日局16）においては，各種剤形を適用する部位，方法で整理し，表1に示すように11の大分類で規定されることとなった．日局15までは，区別することなしに規定されていた生薬関連製剤は，別に規定され，8種の剤形が収載されている．以下に局方での記載事項を中心に各種剤形について説明する．なお，製造方法を含めた各剤形の各論は第3章に詳述される．

1）経口投与する製剤　preparations for oral administration

経口投与する製剤には，放出性を調節していない即放性製剤と，目的に合わせて放出性を調節した腸溶性製剤，徐放性製剤などがある．

ⅰ）**錠剤　tablets**：本剤は，経口投与する一定の形状をした固形の製剤であり，口腔内崩壊錠，チュアブル錠，発泡錠，分散錠および溶解錠が含まれる．本剤は，別に規定するもののほか，製剤均一性試験法，溶出試験法，崩壊試験法に適合する．容器は，通例，密閉容器とする．

① 口腔内崩壊錠　orally disintegrating tablets/orodispersible tablets：本剤は，口腔内で速やかに溶解又は崩壊させて服用する製剤であり，適切な崩壊性を有する．

② チュアブル錠　chewable tablets：本剤は，咀嚼して服用する錠剤であり，服用時の窒息を防止できる形状とする．

③ 発泡錠　effervescent tablets：本剤は，水中で急速に発泡しながら溶解または分散する錠剤である．

④ 分散錠　dispersible tablets：本剤は，水に分散して服用する錠剤である．

⑤ 溶解錠　soluble tablets：本剤は，水に溶解して服用する錠剤である．

ⅱ）**カプセル剤　capsules**：本剤は，カプセルに充てんした硬カプセル剤，またはカプセル基剤で被包成形した軟カプセル剤がある．本剤は，別に規定するもののほか，製剤均一性試験法，溶出試験法，崩壊試験法に適合する．容器は，通例，密閉容器とする．

ⅲ）**顆粒剤　granules**：本剤は，経口投与する粒状に造粒した製剤であり，発泡顆粒剤が含まれ

表1 局方製剤の種類（日局17製剤総則より）

1) 経口投与する製剤 　i) 錠剤：① 口腔内崩壊錠, ② チュアブル錠, ③ 発泡錠, ④ 分散錠, ⑤ 溶解錠 　ii) カプセル剤 　iii) 顆粒剤：① 発泡顆粒剤 　iv) 散剤 　v) 経口液剤：① エリキシル剤, ② 懸濁剤, ③ 乳剤, ④ リモナーデ剤 　vi) シロップ剤：① シロップ用剤 　vii) 経口ゼリー剤 　viii) 経口フィルム剤
2) 口腔内に適用する製剤 　i) 口腔内錠剤：① トローチ剤, ② 舌下錠, ③ バッカル錠, ④ 付着錠, ⑤ ガム剤 　ii) 口腔用スプレー剤 　iii) 口腔用半固形剤 　iv) 含嗽剤
3) 注射により投与する製剤 　i) 注射剤：① 輸液剤, ② 埋め込み注射剤, ③ 持続性注射剤
4) 透析に用いる製剤 　i) 透析用剤：① 腹膜透析用剤, ② 血液透析用剤
5) 気管支・肺に適用する製剤 　i) 吸入剤：① 吸入粉末剤, ② 吸入液剤, ③ 吸入エアゾール剤
6) 目に投与する製剤 　i) 点眼剤 　ii) 眼軟膏剤
7) 耳に投与する製剤 　i) 点耳剤
8) 鼻に適用する製剤 　i) 点鼻剤：① 点鼻粉末剤, ② 点鼻液剤
9) 直腸に適用する製剤 　i) 坐剤 　ii) 直腸用半固形剤 　iii) 注腸剤
10) 腟に適用する製剤 　i) 腟錠 　ii) 腟用坐剤
11) 皮膚などに適用する製剤 　i) 外用固形剤：① 外用散剤 　ii) 外用液剤：① リニメント剤, ② ローション剤 　iii) スプレー剤：① 外用エアゾール剤, ② ポンプスプレー剤 　iv) 軟膏剤 　v) クリーム剤 　vi) ゲル剤 　vii) 貼付剤：① テープ剤, ② パップ剤
12) 生薬関連製剤 　i) エキス剤, ii) 丸剤, iii) 酒精剤, iv) 浸剤・煎剤, v) 茶剤, vi) チンキ剤, 　vii) 芳香水剤, viii) 流エキス剤

　る．製剤の粒度の試験法を行うとき，18号（850 μm）ふるいを全量通過し，30号（500 μm）ふるいに残留するものは全量の10%以下のものを細粒剤，5%以下の微粒状に造粒したものを

散剤と称することができる．本剤は，別に規定するもののほか，製剤均一性試験法（分包品のみ），溶出試験法，崩壊試験法に適合する．ただし，細粒剤と散剤には崩壊試験法は適用しない．容器は，通例，密閉容器とする．

　① 発泡顆粒剤　effervescent granules：発泡顆粒剤は，水中で急速に発泡しながら溶解または分散する顆粒剤である．

iv) 散剤　powders：本剤は，経口投与する粉末状の製剤であり，別に規定するもののほか，製剤均一性試験法（分包品のみ），溶出試験法に適合する．容器は，通例，密閉容器とする．

v) 経口液剤　liquids and solutions for oral administration：本剤は，経口投与する液状又は流動性のある粘稠なゲル状の製剤であり，エリキシル剤，懸濁剤，乳剤及びリモナーデ剤が含まれる．本剤のうち変質しやすいものは用時調製する．本剤は，別に規定するもののほか，製剤均一性試験法に適合する．容器は，通例，気密容器とする．

　① エリキシル剤　elixirs：本剤は，甘味及び芳香のあるエタノールを含む澄明な液状の製剤である．

　② 懸濁剤　suspensions：本剤は，有効成分を微細均質に懸濁した液剤であり，必要に応じて，用時調製する．本剤は，別に規定するもののほか，溶出試験法に適合する．

　③ 乳剤　emulsions：本剤は，有効成分を微細均質に乳化した液剤であり，必要に応じて，用時調製する．

　④ リモナーデ剤　lemonades：本剤は，甘味及び酸味のある澄明な液状製剤である．

vi) シロップ剤　syrups：本剤は，糖類又は甘味剤を含む粘稠な液剤であり，必要に応じて，用時調製する．本剤にはシロップ用剤がある．本剤は，別に規定するもののほか，製剤均一性試験法に適合する．本剤のうち懸濁した製剤は，別に規定するもののほか，溶出試験法に適合する．容器は，通例，気密容器とする．

　① シロップ用剤　preparations for syrup：本剤は，水を加えるときシロップ剤となる顆粒状または粉末状の製剤であり，ドライシロップ剤と称することができる．本剤は，通例，用時溶解または用時懸濁して用いる．本剤のうち用時溶解して用いる製剤以外は，別に規定するもののほか，溶出試験又は崩壊試験法に適合する．容器は，通例，密閉容器とする．

vii) 経口ゼリー剤　jellies for oral administration：本剤は，流動性のない成形したゲル状の製剤である．本剤は，別に規定するもののほか，製剤均一性試験法，溶出試験法に適合する．容器は，通例，気密容器とする．

viii) 経口フィルム剤　films for oral administration：本剤は，経口投与するフィルム状の製剤である．本剤は，別に規定するもののほか，製剤均一性試験法に適合し，溶出試験法に適合するか，または適切な崩壊性を有する．容器は，通例，密閉容器とする．

　① 口腔内崩壊フィルム剤　orally disintegrating films：本剤は，口腔内で速やかに溶解又は崩壊させて服用する経口フィルム剤である．本剤は，適切な崩壊性を有する．

2）口腔内に適用する製剤　preparations for oro-mucosal application

ⅰ）**口腔用錠剤**　tablets for oro-mucosal application：本剤は，口腔内に適用する一定の形状の固形製剤であり，トローチ剤，舌下錠，バッカル錠，付着錠及びガム剤が含まれる．本剤は，適切な溶出性または崩壊性を有し，別に規定するもののほか，製剤均一性試験法に適合する．容器は，通例，密閉容器とする．

① **トローチ剤**　troches/lozenges：本剤は，口腔内で徐々に溶解または崩壊させ，口腔，咽頭などの局所に適用する製剤であり，服用時の窒息を防止できる形状とする．

② **舌下錠**　sublingual tablets：本剤は，有効成分を舌下で速やかに溶解させ，口腔粘膜から吸収させる製剤である．

③ **バッカル錠**　buccal tablets：本剤は，有効成分を臼歯と頬の間で徐々に溶解させ，口腔粘膜から吸収させる製剤である

④ **付着錠**　mucoadhesive tablets：本剤は，口腔粘膜に付着させて用いる製剤であり，通例，ハイドロゲルを形成する親水性高分子化合物を用いる．

⑤ **ガム剤**　medicated chewing gums：本剤は，咀嚼により，有効成分を放出する製剤であり，適切なガム基剤を用いて調製する．

ⅱ）**口腔用スプレー剤**　sprays for oro-mucosal application：本剤は，口腔内に適用する，有効成分を霧状，粉末状，泡沫状またはペースト状などとして口腔内に噴霧する製剤である．容器は，通例，気密容器又は耐圧性の容器とする．本剤のうち，定量噴霧式製剤は，別に規定するもののほか，適切な噴霧量の均一性を有する．

ⅲ）**口腔用半固形剤**　semi-solid preparations for oro-mucosal application：本剤は，口腔粘膜に適用する製剤であり，クリーム剤，ゲル剤又は軟膏剤がある．本剤は，口腔粘膜に適用する上で，適切な粘性を有する．容器は，通例，気密容器とする．

ⅳ）**含嗽剤**　preparations for gargles：本剤は，口腔，咽頭などの局所に適用する液状の製剤であり，用時溶解する固形の製剤が含まれる．本剤の分包品は，別に規定するもののほか，製剤均一性試験法に適合する．容器は，通例，気密容器とする．

3）注射により投与する製剤　preparations for injection

ⅰ）**注射剤**　injections：本剤は，皮下，筋肉内または血管などの体内組織・器官に直接投与する，通例，溶液，懸濁液もしくは乳濁液の，または用時溶解もしくは用時懸濁して用いる固形の無菌製剤である．本剤には，輸液剤，埋め込み注射剤及び持続性注射剤が含まれる．懸濁性注射剤中の粒子の最大粒子径は，通例，150 μm 以下であり，血管内または脊髄腔内投与に用いない．乳濁性注射剤中の粒子の最大粒子径は，通例，7 μm 以下であり，脊髄腔内投与に用いない．本剤は，別に規定するもののほか，エンドトキシン試験法，発熱性物質試験法，鉱油試験法，無菌試験法，注射剤用ガラス容器試験法，着色容器またはプラスチック製医薬品容器試験法，輸液用ゴム栓試験法，不溶性異物検査法，不溶性微粒子試験法，採取容量試験法に適合する．

用時溶解または用時懸濁して用いるものは，別に規定するもののほか，製剤均一性試験法に適合する．容器は，通例，密封容器とする．

① 輸液剤　parenteral infusions：本剤は，静脈内投与する，通例，100 mL以上の注射剤である．

② 埋め込み注射剤　implants/pellets：本剤は，長期にわたる有効成分の放出を目的として，皮下，筋肉内などに埋め込み用の器具を用いて，または手術により適用する固形又はゲル状の注射剤である．本剤は適切な放出特性を有する．

③ 持続性注射剤　prolonged release injections：本剤は，長期にわたる有効成分の放出を目的として，筋肉内などに適用する注射剤である．本剤は適切な放出特性を有する．

4）**透析に用いる製剤　preparations for dialysis**

ⅰ）**透析用剤　dialysis agents**：本剤は，腹膜透析または血液透析に用いる液状もしくは用時溶解する固形の製剤である．本剤は，別に規定するもののほか，エンドトキシン試験法に適合する．容器は，通例，密封容器または微生物の混入を防ぐことができる気密容器とする．

① 腹膜透析用剤　peritoneal dialysis agents：本剤は，腹膜透析に用いる無菌の透析用剤である．容器は，通例，密封容器または微生物の混入を防ぐことができる気密容器とする．

② 血液透析用剤　hemodialysis agents：本剤は，血液透析に用いる透析用剤である．容器は，通例，微生物の混入を防ぐことができる気密容器とする．

5）**気管支・肺に適用する製剤　preparations for inhalation**

ⅰ）**吸入剤　inhalations**：本剤は，有効成分をエアゾールとして吸入し，気管支または肺に適用する製剤であり，吸入粉末剤，吸入液剤及び吸入エアゾール剤がある．

① 吸入粉末剤　dry powder inhalers：本剤は，吸入量が一定となるように調製された，固体のエアゾールとして吸入する製剤である．本剤のうち定量吸入式の製剤は，吸入剤の送達量均一性試験法に適合する[注1]．容器は，通例，密閉容器とする．

② 吸入液剤　inhalation liquids and solutions：本剤は，ネブライザなどにより適用する液状の吸入剤である．容器は，通例，気密容器とする．

③ 吸入エアゾール剤　metered-dose inhalers：本剤は，容器に充填した噴射剤と共に，一定量の有効成分を噴霧する定量噴霧式吸入剤である．本剤は，吸入剤の送達量均一性試験法に適合する[注1]．容器は，通例，耐圧性の密封容器とする．

6）**目に投与する製剤　preparations for ophthalmic application**

ⅰ）**点眼剤　ophthalmic liquids and solutions**：本剤は，結膜嚢などの眼組織に適用する，液状，または用時溶解もしくは用時懸濁して用いる固形の無菌製剤である．懸濁性点眼剤中の粒

注1：送達量均一性試験法と共に新たに追加された，吸入剤の空気力学的粒度測定法による評価に関しても規定された（p.446参照）．

子の最大粒子径は，通例，75μm以下である．本剤は，別に規定するもののほか，無菌試験法，不溶性異物検査法，不溶性微粒子試験法に適合する．容器は，通例，気密容器とする．

ⅱ）眼軟膏剤　ophthalmic ointments：本剤は，結膜嚢などの眼組織に適用する半固形の無菌製剤である．本剤中の粒子の最大粒子径は，通例，75μm以下である．本剤は，眼組織に適用する上で，適切な粘性を有する．本剤は，別に規定するもののほか，無菌試験法，金属性異物試験法に適合する．容器は，通例，気密容器とする．

7）耳に投与する製剤　preparations for otic application

ⅰ）点耳剤　ear preparations：本剤は，外耳または中耳に投与する，液状，または用時溶解もしくは用時懸濁して用いる半固形もしくは固形の製剤である．本剤は，無菌に製する場合は，無菌試験法に適合する．容器は，通例，気密容器とする．

8）鼻に適用する製剤　preparations for nasal application

ⅰ）点鼻剤　nasal preparations：本剤は，鼻腔または鼻粘膜に投与する製剤であり，点鼻粉末剤及び点鼻液剤がある．本剤のうち，定量噴霧式製剤は，別に規定するもののほか，適切な噴霧量の均一性を有する．

① 点鼻粉末剤　nasal dry powder inhalers：本剤は，鼻腔に投与する微粉状の点鼻剤である．容器は，通例，密閉容器とする．

② 点鼻液剤　nasal liquids and solutions：本剤は，鼻腔に投与する，液状，または用時溶解もしくは用時懸濁して用いる固形の点鼻剤である．容器は，通例，気密容器とする．

9）直腸に適用する製剤　preparations for rectal application

ⅰ）坐剤　suppositories for rectal application：本剤は，直腸内に適用する，体温によって溶融するか，または水に徐々に溶解もしくは分散することにより有効成分を放出する一定の形状の半固形製剤である．本剤は，適切な放出特性を有し，別に規定するもののほか，製剤均一性試験法に適合する[注2]．容器は，通例，密閉容器とする．

ⅱ）直腸用半固形剤　semi-solid preparations for rectal application：本剤は，肛門周囲または肛門内に適用する製剤であり，クリーム剤，ゲル剤又は軟膏剤がある．本剤は，直腸に適用する上で，適切な粘性を有する．容器は，通例，気密容器とする．

ⅲ）注腸剤　enemas for rectal application：本剤は，肛門を通して適用する液状または粘稠なゲル状の製剤である．容器は，通例，気密容器とする．

10）腟に適用する製剤　preparations for vaginal application

ⅰ）腟錠　tablets for vaginal use：本剤は，水に徐々に溶解または分散することにより有効成

注2：油脂性基剤の場合は，融点測定法第2法によっても有効成分の放出性を規定できることが新たに追加された（p.299参照）．

分を放出する一定の形状の固形の製剤である．本剤は，適切な放出特性を有し，別に規定するもののほか，製剤均一性試験法に適合する．容器は，通例，密閉容器とする．

ii）腟用坐剤　suppositories for vaginal use：本剤は，体温によって溶融するか，または水に徐々に溶解もしくは分散することにより有効成分を放出する一定の形状の半固形の製剤である．本剤は，適切な放出特性を有し，別に規定するもののほか，製剤均一性試験法に適合する（p.9の注2参照）．容器は，通例，密閉容器とする．

11）皮膚などに適用する製剤　preparations for cutaneous application

本剤には，皮膚を通して有効成分を全身循環血流に送達させることを目的とした経皮吸収型製剤も含まれる．経皮吸収型製剤からの有効成分の放出速度は，通例，適切に調節される．

i）外用固形剤　solid dosage forms for cutaneous application：本剤は，皮膚（頭皮を含む）または爪に塗布または散布する固形の製剤であり，外用散剤が含まれる．本剤は，別に規定するもののほか，製剤均一性試験法に適合する．容器は，通例，密閉容器とする．

① 外用散剤　powders for cutaneous application：本剤は，粉末状の外用固形剤である．

ii）外用液剤　liquids and solutions for cutaneous application：本剤は，皮膚（頭皮を含む）または爪に塗布する液状の製剤であり，リニメント剤及びローション剤が含まれる．本剤の分包品のうち経皮吸収型製剤は，別に規定するもののほか，製剤均一性試験法に適合する．容器は，通例，気密容器とする．

① リニメント剤　liniments：本剤は，皮膚にすり込んで用いる液状または泥状の外用液剤である．

② ローション剤　lotions：本剤は，有効成分を水性の液に溶解又は乳化もしくは微細に分散させた外用液剤である．

iii）スプレー剤　sprays for cutaneous application：本剤は，有効成分を霧状，粉末状，泡沫状，またはペースト状などとして皮膚に噴霧する製剤であり，外用エアゾール剤及びポンプスプレー剤がある．本剤のうち，定量噴霧式製剤は，別に規定するもののほか，適切な噴霧量の均一性を有する．

① 外用エアゾール剤　aerosols for cutaneous application：本剤は，容器に充填した液化ガスまたは圧縮ガスと共に有効成分を噴霧するスプレー剤である．容器は，通例，耐圧性の容器とする．

② ポンプスプレー剤　pump sprays for cutaneous application：本剤は，ポンプにより容器内の有効成分を噴霧するスプレー剤である．容器は，通例，気密容器とする．

iv）軟膏剤　ointments：本剤は，皮膚に塗布する，有効成分を基剤に溶解または分散させた半固形製剤である．本剤は，皮膚に適用する上で，適切な粘性を有する．容器は，通例，気密容器とする．

v）クリーム剤　creams：本剤は，皮膚に塗布する，水中油型または油中水型に乳化した半固形の製剤であり，後者は油性クリームと称することができる．本剤は，皮膚に適用する上で，適

切な粘性を有する．容器は，通例，気密容器とする．

vi) **ゲル剤　gels**：本剤は，皮膚に塗布するゲル状の製剤である．本剤は，皮膚に適用する上で，適切な粘性を有する．容器は，通例，気密容器とする．

vii) **貼付剤　patches**：本剤は，皮膚に貼付する製剤であり，テープ剤とパップ剤がある．本剤は，粘着力試験法に適合する．本剤のうち，経皮吸収型製剤は，別に規定するもののほか，製剤均一性試験法に適合する．本剤は，皮膚に適用する製剤の放出試験法に適合する（日局17）．

① **テープ剤　tapes**：本剤は，ほとんど水を含まない基剤を用いる貼付剤であり，プラスター剤と硬膏剤を含む．容器は，通例，密閉容器とする．

② **パップ剤　cataplasms/gel patches**：本剤は水を含む基剤を用いる貼付剤である．容器は，通例，気密容器とする．

12) 生薬関連製剤　preparations related to crude drugs

本剤は，主として生薬を原料とする製剤であり，エキス剤，丸剤，酒精剤，浸剤・煎剤，茶剤，チンキ剤，芳香水剤，及び流エキス剤を含む．含量均一性試験及び溶出試験は適用されない．容器は，通例，気密容器とするが，丸剤及び茶剤は密閉容器でもよい．

i) **エキス剤　extracts**：本剤は，生薬の浸出液を濃縮して製したもので，通例，軟エキス剤と乾燥エキス剤がある．

ii) **丸剤　pills**：本剤は，経口投与する球状の製剤である．本剤は，別に規定するもののほか，崩壊試験法に適合する．

iii) **酒精剤　spirits**：本剤は，通例，揮発性の有効成分をエタノールまたはエタノールと水の混液に溶解して製した液状の製剤である．本剤は，火気を避けて保存する．

iv) **浸剤・煎剤　infusions and decoctions**：浸剤及び煎剤は，生薬を，通例，常水で浸出して製した液状の製剤である．

v) **茶剤　teabags**：本剤は，通例，生薬を粗末から粗切の大きさとし，一日量または一回量を紙または布の袋に充填した製剤である．

vi) **チンキ剤　tinctures**：本剤は，通例，エタノールまたはエタノールと精製水の混液で浸出して製した液状の製剤である．本剤は，火気を避けて保存する．

vii) **芳香水剤　aromatic waters**：本剤は，精油または揮発性物質を飽和させた，澄明な液状の製剤である．

viii) **流エキス剤　fluidextracts**：本剤は，生薬の浸出液で，その1mL中に生薬1g中の可溶性成分を含むように製した液状の製剤である．ただし，成分含量に規定のあるものはその規定を優先する．

3 製剤設計の基礎

多種多様な剤形がある中で，どの剤形を選択するかには種々の要因が関連する．要因としては，薬物の物理化学的特性，治療目的等であり，最適な剤形の選択，設計がなされることとなる．本節では，その剤形設計全般に関して共通の基礎事項について述べる．

3.1 全身投与と局所投与

剤形設計の第一の目的は，体内に薬物を送達することにあり，第2章図2.2に示すように体の様々な部位から製剤は投与される．前述の局方の剤形の分類もその投与ルート別になされている．

投与後の薬物の運命に着目すると，薬物が全身血流に入り目的部位に送達される**全身投与** systemic administration と投与された部位で薬効を示す**局所投与** topical administration に大別される．全身投与を目的とした代表的な剤形として注射剤があり，直接あるいは投与された周辺組織を通過して全身循環血流に到達するため，肝初回通過効果は受けない．皮膚を介して全身投与を目指すことも可能である．口腔内に適用される製剤の内，舌下錠，バッカル錠などは，薬物が口腔内粘膜を通して吸収され直接全身循環血流に入る．さらに，坐剤に関しても直腸の下部で吸収された場合は同様に肝初回通過効果を受けることなく全身血流に到達する．一方，投与した部位近傍に薬物を送達することを目的とした場合には，これらに適した製剤設計をすることとなる．局所での抗炎症，血行促進等を期待する点眼剤，貼付剤あるいはトローチ剤などの剤形がある．局所投与製剤においても，一部の薬物が全身循環に入る可能性があり，製剤設計の際に留意すべきである．これら**製剤設計**に関しては第2章において詳述される．

体内への薬物の移行，体内での挙動は，生体側の要因とも深く関係し，第2章2.1ではこの点にも留意して記述されている．

3.2 薬物の溶解性と吸収性

全身投与を目的とする経口投与製剤では，投与された後，薬物は溶解し，消化管において吸収される必要がある．第2章の図2.8には固形製剤から薬物が溶解し，吸収される様子が模式的に示されている．この図にも表わされているように，薬物の溶解特性，吸収特性は製剤設計において極めて重要な因子である．

図2に示す**BCS**（Biopharmaceutics Classification System）は，この観点で製剤設計の指針を与えるもので，薬物を**溶解性**と**吸収特性**から4つのクラスに分けている．溶解性，吸収性は製剤設計によっても改善することは可能であり，それぞれ，第1章，第2章を中心にその手法等について詳述されている．なお，本分類で両者に劣るクラスⅣに分類される化合物は製剤設計によっても十分な改善ができないと判断され，開発時点で他の候補化合物が選択されることもある．

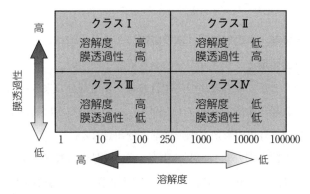

図2 BCS：Biopharmaceutics Classification System
図横軸の溶解度はpH1～7.5の最も溶解度が低いところにおいて最大投与量を溶解するのに必要な水の量（mL）

　固形製剤に含有される有効成分が経時的に溶解するプロセスは**溶出** dissolution と呼ばれる．剤形別には，散剤が最も優れており，次いで顆粒剤，カプセル剤，錠剤，丸剤，コーティング錠剤の順とされている．薬物の溶出は薬効の発現に直接的に影響することから製剤設計にあたっては特に留意する必要がある．**溶解性**を改変するためには，分子レベルで親水基を導入，易溶性の塩を形成するなどの手法が知られている．後者の例として，エフェドリン塩酸塩，キニーネ硫酸塩，コデインリン酸塩，サリチル酸ナトリウム，フェノバルビタールナトリウム，ワルファリンカリウムなどがある．また，同じ化合物であっても粒子径，ぬれやすさ，多形の存在，水和水の有無などによっても溶解性が変化する場合もある．さらに，他の物質を添加することによって溶解度を向上させる手法も知られており，カフェイン-安息香酸ナトリウム，テオフィリン-エチレンジアミン，リボフラビン-ニコチン酸アミドなどの事例がある．また，注射剤等を中心にして，溶解度を確保するためにエタノール，プロピレングリコール，グリセリンなどを水と混合して用いる場合もある．これらを**溶解補助剤**と呼ぶ．これらの固体の溶解特性およびその改善方法に関しては，第1章1.1，第2章2.3に詳述される．

　一方，易溶性の薬物の場合，分解の抑制，苦味の軽減，持続化などを目的として，溶解度を減少させる場合もある．例えば，ペニシリンGは溶存状態では分解しやすいため，難水溶性のプロカイン塩に変え，懸濁製剤とすると安定性が確保される．クロラムフェニコールをパルミチン酸エステルとして溶解度を低下させると，苦味は減少する．易溶性の薬物の溶出を制御した徐放性製剤も知られている．これらの薬物分子設計を**プロドラック化**（第2章2.3, 2.4）と言う．副作用の低減及び投与回数の減少をはかるとともに，医薬品の有効性を高めている．現在までにフロセミド，硝酸イソソルビド，ピンドロール，プロプラノロール塩酸塩，ニフェジピン，テオフィリン，ペントキシフィリン，ニカルジピン塩酸塩，カプトプリル，モルヒネ硫酸塩などの徐放性製剤が開発されている．放出制御製剤は代表的なDDS製剤の一つとして第2章2.4に詳述される．

3.3 剤形の形態

剤形の形態は，**固形製剤**，**半固形製剤**，**液状製剤**の3つに大別される．ただし，注射剤，点眼剤は液状であっても**無菌製剤**という区分で分類されることが多い．

固形製剤は錠剤を中心として最も製品の生産量および使用割合の大きい剤形である．他に，同じく経口製剤である，散剤，顆粒剤，カプセル剤等，および口腔内に適用するトローチ剤，舌下錠等がある．吸入粉末剤，外用固形剤も固形製剤に分類される．

液状製剤は，前述の無菌製剤以外に日局16より，経口投与する製剤の中に経口液剤の剤形名が収載された．この中には，エリキシル剤，リモナーデ剤，乳剤，懸濁剤の4種が定義されている．また，外用液剤としてリニメント剤，ローション剤が定義された．さらに，新しく収載された吸入剤，点鼻剤にもそれぞれ，吸入液剤，点鼻液剤が定義されている．その他，生薬関連製剤に分類された流エキス剤，チンキ剤等も液状製剤である．

半固形剤は，固形と液状製剤の中間に位置する．特性としては，**レオロジー**特性として評価される．すなわち，粘性，弾性を有する形態で，外用剤の場合は使用時の延びを表す展延性など，固形製剤，液状製剤にはない特性値もある．これらの特性に関しては，第1章1.6にその基礎が記述される．半固形剤の代表的な製剤としては，軟膏剤がある．日局16より新たに収載された，クリーム剤，ゲル剤も半固形剤に含まれる．さらに，口腔用半固形剤，直腸用半固形剤の新たな剤形名も収載されている．坐剤もその定義に半固形製剤と明記された．クリーム剤等の半固形剤を調製するためには，**乳化**の基礎が重要であり，第1章1.3，1.4においてその原理を学ぶ．

それぞれの剤形に関してはその特徴および調製法を中心として，第3章の各項において詳述される．固形製剤，半固形製剤ともに製薬特有の製造プロセスも含まれている．また，**無菌製剤**である注射剤，点眼剤の製造においては，**滅菌操作**，**等張化**などに留意する必要がある．それぞれの製造に必要な**製剤機械**に関しても剤形ごとに記述されている．

3.4 医薬品添加剤

各剤形を形作ったり，種々の機能を付与するために，様々な医薬品添加剤が使用される．効率の良い製剤設計をするためには，薬効成分そのものの特性同様，医薬品添加剤の特性を十分に理解する必要がある．

例えば，経口投与製剤である錠剤調製には，それを形作る**賦形剤**，成形性を増大するための**結合剤**，製剤機能として崩壊を促進するための**崩壊剤**，圧縮成形時の摩擦軽減のための**滑沢剤**など様々添加剤が使用される．求められる剤形の機能によってこれら添加剤は使い分けられる．例えば，近年開発の盛んな口腔内崩壊錠の賦形剤には速やかな溶解が求められるため，マンニトールが汎用されている．また，同様にして圧縮成形により調製されるトローチ剤，バッカル錠の場合は，崩壊せず徐々に溶解することが必要であるため崩壊剤は配合されない．さらに錠剤，顆粒剤の表面を被覆して機能を付与するための種々の**コーティング剤**も利用されている．一方，注射剤，点眼剤などの液状の無菌製剤は，pH調整のための**緩衝剤**，**等張化剤**等，固形製剤とは異なった添

加剤が使用されている．これらに関しては，第4章にて詳述される．

4 製剤の評価・試験法

調製された製剤は，その薬物含量はもとより，その機能が設計された通り発揮されているかなど，品質を評価する必要がある．局方には，一般試験法として様々な試験法が規定されているが，製剤に関わるものも多く含まれている．代表的な試験法に関しては，第5章5.2 5.3に詳述される．また，近年では製剤開発のグローバル化の進展に伴い，局方もいわゆる3薬局方（USP, EP, JP）の間で統一化が進んでいる．局方に記される試験法にもハーモナイゼーションされた項はその印が付されている．

製剤設計の過程では，局方に規定される試験法ばかりではなく様々な物性測定法が使用されるため，これらに対しても理解を深める必要がある．例えば，**溶解特性**に関係する**ぬれ性**に関しては，**接触角**の測定，毛管現象を利用して吸水速度を測定して**ウォッシュバーンWashburnの式**で解析する方法などを挙げることができる．さらに，粉体に関する特性に付いても**流動性**，**圧縮特性**など製剤プロセスには極めて重要な特性などに関しても知る必要がある．また，半固形製剤は粘度だけでなく**展延性**，**粘稠度**，**強度**を測定する手法も確立されている．これらの測定，試験方法は，第1章の各項および第5章5.3に記載されている．

5 製剤研究・開発の動向

5.1 製剤研究の動向

製剤学及びその関連科学の進歩に伴って製剤技術の向上，新しい製剤素材の開発や利用が盛んになり，種々の新しい剤形が実際使用されるようになった．その初期の代表的なものが，薬物投与の利便性を考慮し患者の服用回数を少なくした，徐放性を利用した持続性製剤である．しかし，真の薬効を示す薬物濃度の持続時間及びバイオアベイラビリティの面からさらに改良すべき点が認識され，それらを改良する研究が進められた．一方，医薬品の投与では特に作用部位における薬物濃度が重要なものが多いが，通常の投与では作用部位での有効薬物濃度を得ようとすると体内の他の部位の薬物濃度も必然的に高くなり，副作用が懸念される場合も多い．このため薬物を必要な部位に的確に，必要とする時間，有効濃度を維持する状態で送り込む剤形が考えられ，これが**DDS（drug delivery system；薬物送達システム）**と呼ばれるようになった．

DDSはその機能及び開発原理から，放出制御，吸収促進，標的指向化（ターゲティング）に分類される．DDS研究は，プロドラッグに代表される分子レベルの研究から，放出制御に関しては，Oral Osmotic DDSによる錠剤OROS®，Ocusert®，Progestasert®のような製剤デバイスの設計による持続化製剤など様々な研究が行われ，医薬品として実用化されいる．吸収促進に関しても，経皮吸収におけるイオントフォレシス，直腸，肺，眼，鼻，膣などの粘膜ルートからの吸収

促進剤，微粒子キャリアを用いた製剤設計等多くの研究の進歩があり，第2章2.4に詳述される．

標的指向化（ターゲティング）に関しては，リポソームや高分子ミセルなどのナノ粒子，リピッドマイクロスフェア，高分子結合体を用いた受動ターゲティング，抗体，担体，ベクターなどを用いた能動的ターゲティングを組み合わせた製剤研究など様々な研究が展開され，その一部は製品化されている．これらの基本事項に関しても第2章2.4，2.5において解説されている．

5.2　製剤開発の動向

近年の医薬品化合物の開発の動向として，核酸，ペプチド，タンパク，抗体など高分子物質の医薬としての開発が極めて多くなっている．これらバイオ医薬品の製剤化にあたっては，低分子化合物とは異なるアプローチが必要とされる．安定化，投与方法など前述の製剤研究に基づいて製品開発がなされている．第2章2.5においては，これらに関する基礎事項と共に，最近の医薬品製剤開発の動向を取り上げる．

一方，低分子化合物の医薬品に関しては，製剤設計の観点で眺めると，いくつかの開発動向を挙げることができる．一つは，**口腔内崩壊錠**に代表されるように，服用時のことも十分考慮した製剤設計である．同様な目的を有する**経口フィルム剤**も，新しい剤形として日局17第一追補から収載された．ジェネリック医薬品の開発においても新たな付加価値を製剤に求めることもあり，これらの服用性の改善を目指す製剤開発はますます広がっている．多くの製品の承認が続いている**合剤**の開発もトレンドの一つである．この背景には，複数の薬剤を合理的に投与すると言うコンセプトと共に，新規な医薬品候補化合物の開発が極めて難しくなってきている状況も反映している．本書では，これらの新しい製剤開発動向にも各所で言及されている．必要に応じて，参照されたい．

製剤開発においては，医療現場のニーズに応えることは極めて重要である．必ずしもそのような製品がすべて揃っているわけではなく，病院薬剤部では独自に製剤を調製する場合もある．このような製剤を**院内製剤**と呼ぶが，これらの現状に関しても，第6章で解説している．

5.3　製剤の製造と品質

医薬品は**GMP**（good manufacturing practice）に則って製造される．最終製品としての医薬品製剤の品質は，最終的に確認され患者さんの手に届けられるが，その原料，製造プロセスによっても担保される．医薬品の品質を保証するために，**国際的な調和**もなされており，多くのガイドラインが出されている．優れた科学に基づく製剤開発（Q8），品質リスクマネジメント（Q9）および医薬品品質システム（Q10）のいわゆるQトリオの活用などが近年特に注目されている．このような動向には，米国，欧州そして日本の局方担当者，規制当局などが中心となって深く関わっており，今後さらにハーモナイゼーションが進展していくと考えられる．製剤の品質に関しては，近年の動向も含め第5章5.1に詳述される．

第Ⅰ編
製剤の基礎

1

製剤化のサイエンス

1.1 溶液論

　溶液製剤は医薬品の投与形態の中で，内用，外用とも，剤形の種類を問わず広く適用され，古くからその有用性が認められている．医薬品が薬効を発揮するには，体内に浸透し消化管から吸収される必要があるが，その前段階で必ず溶解現象や溶液中における分配・拡散などの物理化学的現象が関与している．このように溶液の物性や溶解現象の知識について理解を深めることは，製剤の有効利用，ひいては製剤開発を進める上できわめて意義深い．本節では，溶液論の中でも製剤の基礎知識として重要な溶液の性質，化学平衡，拡散・溶解現象を中心に述べる．

1.1.1 溶液とその種類

1 溶液の形成

　溶液 solution は2つ以上の成分からなる分子分散系であり，溶液中のいずれの部分をとっても化学的組成や物理的性質が均一なものと定義されている．通常，溶液というときは液状のものをいうが，このほかに気体混合物 gas mixture や**固溶体** solid solution も溶液の定義にあてはまる．固溶体は固体を溶媒として，その中に気体，液体または固体が溶け込んで均一な固相を形成しているものである．本節では液体を溶媒とした液状溶液 liquid solution を主な対象とする．

　溶液を構成する成分のうち，便宜上，多量のものを**溶媒** solvent，少量のものを**溶質** solute と呼ぶ．溶質が溶媒中に溶け込んで溶液を形成する過程は**溶解** dissolution と呼ばれる．溶質が溶媒に

混和または溶解するためには，溶質-溶質または溶媒-溶媒間の相互作用よりも溶質-溶媒間の相互作用の方が大きくなければならない．熱力学的観点からいえば，溶質と溶媒を混合するとき，系の自由エネルギーが減少する方向に変化すると，安定な溶液が形成される．

2 溶液の種類と特徴

溶液は構成する成分や分子間力によって，分子性液体，イオン性液体，金属性液体，共有結合性液体などに分類される．ここでは溶液を物性の面から分類し，それらの定義と主な特徴を述べる．

a）理想溶液

実在の気体に対して理想気体を想定するように，実在の溶液に対しても**理想溶液** ideal solution を考え，それらの挙動について理論的な考察がなされる．理想溶液では溶液を構成する分子の大きさが等しく，混合熱ゼロ，混合による容積変化もゼロであると仮定されている．例えば，n-ヘプタンと n-ヘキサン，異性体同士，同位体同士のように分子の大きさや構造のよく似た物質間の混合は，近似的に理想溶液として扱う．

b）無熱溶液

メタノールとエタノール，ベンゼンとトルエンのように，溶液を構成する成分の大きさは違うが，混合による熱変化や容積変化のない溶液を**無熱溶液** athermal solution という．理想溶液から実在の溶液に近づける際に，分子の大きさに関する制限を除いたものが無熱溶液である．

c）正則溶液

化学的相互作用や会合などの特別の分子間相互作用のない非電解質溶液を総称して，Hildebrand は**正則溶液** regular solution と名づけた．正則溶液では混合に際して熱の出入りはあるが，完全に自由に混ざり合い，混合のエントロピーは理想溶液の場合とよく似ている．

正則溶液論によると，分子間力として分散力（ロンドン London 力）だけを考慮に入れ，混合エンタルピー変化（または溶解熱）や溶解度を表す式が導かれている．いま，成分 A（溶媒）n_A モルと成分 B（溶質）n_B モルからなる正則溶液において，両成分の分子間力は各成分における同種分子間力の幾何平均値で近似されるとして，**混合エネルギー** ΔE_M は（1）式のように表される．

$$\Delta E_M = \frac{n_A V_A \cdot n_B V_B}{n_A V_A + n_B V_B} \left\{ \left(\frac{\Delta E_A}{V_A} \right)^{\frac{1}{2}} - \left(\frac{\Delta E_B}{V_B} \right)^{\frac{1}{2}} \right\}^2 \tag{1}$$

ここで，$\Delta E_A/V$ はモル体積 V 当たりの溶媒のモル凝集エネルギー密度である．

$(E/V)^{\frac{1}{2}}$ は**溶解パラメータ** solubility parameter（δ）と呼ばれ，単位として $(\text{cal/cm}^3)^{\frac{1}{2}}$ を用い

る．この溶解パラメータは溶質の溶媒への溶解能力の尺度となり，種々の物質について固有のδ値が定まる（表1.1）．

表1.1　溶解パラメータ，δ（25℃）

物　　質	δ	物　　質	δ
水	23.8	ベ ン ゼ ン	9.2
ヨ ウ 素	14.1	臭 化 エ チ ル	8.9
エ タ ノ ー ル	13.0	ト ル エ ン	8.9
臭 素	11.5	塩 化 エ チ ル	8.3
安 息 香 酸	11.3	シクロヘキサン	8.2
ブロモホルム	10.5	n-オクタン	7.5
二 硫 化 炭 素	10.0	n-ヘプタン	7.4
ナ フ タ レ ン	9.9	エチルエーテル	7.4
ヨ ウ 化 メ チ ル	9.9	n-ヘキサン	7.3
ヨ ウ 化 エ チ ル	9.4	n-ペンタン	7.1
ク ロ ロ ホ ル ム	9.2	テトラメチルシラン	6.2

d）希薄溶液

　溶媒に比べて溶質量がきわめて小さい，いわゆる**希薄溶液** dilute solution は，純粋溶媒と無限希釈溶質からなる理想溶液とみなされる．希薄溶液の理想性からのズレはある濃度範囲内で一定とみなされ，溶媒については**ラウール Raoult の法則**が成立する．溶質が揮発性の場合はヘンリー Henry の法則が適用され，溶質が不揮発性の場合は溶液の一連の性質を**束一性**として取り扱うことができる．

e）電解質溶液

　酸，塩基，塩などの電解質を水のような極性の大きな溶媒に溶かしたものを**電解質溶液** electrolyte solution という．電解質は溶媒中で正，負のイオンに解離し，その電離の程度によって強電解質と弱電解質に分けられる．電解質溶液の特徴は，非電解質に比べて理想性からのズレが大きいこと，イオン解離によって溶質粒子数が増加し束一性に異常を生じること，イオン間の強い静電相互作用により実効濃度が変化することなどがあげられる．電解質溶液は緩衝液，酸塩基の中和反応，加水分解反応，電気伝導性に伴うイオンの輸送現象などと関連して，実在溶液の中では重要な溶液の1つである．

f）高分子溶液

　高分子溶液 polymer solution は結合剤，懸濁化剤，乳化安定剤などとして実際製剤に広く用いられている．高分子溶液の物理化学的性質は，低分子溶液のそれに比べて次のような特性を有する．①粘度が大で流動性に富む，②拡散速度が遅く，溶液形成に長時間を要する，③溶液中で様々な配列をとりうるため，混合によるエントロピー変化が大きい，④分子量が大きいので単位

体積当たりの溶解熱は小さい，⑤高分子電解質の解離基は不特定多数であり，化学的に純粋な高分子溶液はほとんど得られない．

このほか製剤に関する重要な溶液の種類として，界面活性剤溶液，会合コロイド溶液，可溶化溶液などがあるが，これらについては関連ある章で述べられる．

3 溶液と分子間力

溶質と溶媒間に**分子間力**が働いて溶液が形成される際のエネルギーは，共有結合に比べてはるかに小さい．そのときの分子間相互作用には単一の分子間力が寄与することは少なく，特に構造の複雑な薬品を溶質とする溶液形成では，次にあげる分子間力のいくつかが共同して関与する．

a）van der Waals 力

配向効果 orientation effect，誘起効果 induction effect，分散効果 dispersion effect の3種を総称して広義のファン・デル・ワールス van der Waals 力という．配向効果は永久双極子間の引力であり，キーソン Keesom 力ともいう．誘起効果は永久双極子-誘起双極子間の引力であり，デバイ Debye 力ともいう．分散効果は瞬間双極子-誘起双極子間に働く引力であり，London 力または狭義の van der Waals 力とも呼ばれる．これらの引力は特に無極性溶液において重要である．相互作用エネルギーは双極子間距離 r の6乗に反比例する．

b）水素結合

電気陰性度の大きな2つの原子間に水素原子を介して生じる引力を**水素結合** hydrogen bond という．極性の大きな溶質-溶媒間に作用し，分子間力としては強い部類に属する．

c）イオン-双極子間力

電解質溶液におけるイオンの水和現象は，**イオン-双極子間力** ion-dipole force が関与する代表的な例である．これは水分子相互間の水素結合よりもイオンと水分子の結合が強固なことに起因する．

d）クーロン力

イオン間に働く静電力を**クーロン力** Coulomb force という．同種イオン間では反発力，異種イオン間では引力として作用し，特に電解質溶液において重要である．クーロン力は電荷間距離 r の2乗，相互作用エネルギーは r に反比例する．

e）電荷移動力

電荷移動力 charge transfer force は，イオン化ポテンシャルの小さな電子供与体と電子親和力

の大きな電子受容体間の電子の移動に起因する．この相互作用は比較的極性の低い溶媒中で起こりやすい．

f）疎水結合

疎水性の溶質からなる水溶液では，水分子相互間の水素結合が強いため溶質は水から締め出され（squeezing out），結果的に溶質同士が互いに寄りそうような状態になる．このような現象を**疎水結合** hydrophobic bond と呼び，炭化水素の水への溶解現象，高分子の高次構造，界面活性剤の会合（ミセル micelle 形成）の説明などに用いられる．

4 溶液の濃度

溶液の組成を表す濃度 concentration には目的に応じて種々の表現法があり，通常，次のものがよく用いられる．

a）モル分率　mole fraction

特定の成分のモル数を各成分のモル数の和 $\sum_i n_i$ で割った値であり，その濃度記号を x_i で表すと（2）式となる．

$$x_i = \frac{n_i}{\sum_i n_i} \tag{2}$$

ここで $\sum x_i = 1$ である．

b）質量モル濃度　molality

溶媒 1000 g 中に溶けている溶質のモル数である．分子量 M_2 の溶質 W_2 g を溶媒 W_1 g に溶かした溶液を記号 m を用いて表すと，次式のようになり，単位は mol/kg である．

$$m = \frac{1000\, W_2}{W_1 M_2} = \frac{1000\, n_2}{W_1} \tag{3}$$

c）モル濃度　molarity

溶液 1 L 中に溶けている溶質のモル数であり，記号を C，単位を mol/L で表す．なお，溶質のモル分率 x_B と質量モル濃度 m_B，モル濃度 C_B との間には次のような関係がある．

$$x_B = \frac{m_B M_A}{1000 + m_B M_A} = \frac{C_B M_A}{1000\rho + C_B (M_A - M_B)} \tag{4}$$

ここで M_A 及び M_B はそれぞれ溶媒及び溶質の分子量であり，ρ は溶液の密度である．濃度が十分に希薄であれば x_B，m_B，C_B は互いに比例する．

d）質量百分率　weight percent

溶液 100 g 中の溶質のグラム数を記号％または w/w％で表す．

e）体積百分率　volume percent

溶液 100 mL 中の溶質の mL 数を記号 vol％または v/v％で表す．

f）質量対容量百分率　weight/volume percent

溶液 100 mL 中の溶質のグラム数を記号 w/v％で表す．日局 17 製剤総則では，注射剤及び点眼剤中の薬液濃度はこの表示による．

g）容積分率　volume fraction

溶液中における各成分の容積の割合を記号 ϕ で表し，正則溶液論でよく用いられる．

1.1.2　溶液の性質

溶液の性質に関する製剤上の問題として，溶解性，安定性，等張化，緩衝性，イオン解離，分子間相互作用など様々な現象があり，これらのほとんどは溶液の基本的な物性と関連している．ここでは実際製剤の面で関係の深い希薄溶液や電解質溶液の主な性質，並びに溶剤としての溶媒の一般的な性質について述べる．

1　理想溶液と実在溶液

理想溶液では分子の**逃散能** escaping tendency が蒸気圧で表されることを前提として，すべての成分，あらゆる濃度について**ラウール Raoult の法則**が成立する．この法則は「理想溶液形成による溶媒の蒸気圧降下は，溶液中に溶けている溶質のモル分率に比例する」というものである．A，B 2 成分系についての Raoult の法則は次式で表される．

$$P_A = x_A P_A^\circ = (1 - x_B) P_A^\circ \qquad (5)$$

$$P_B = x_B P_B^\circ = (1 - x_A) P_B^\circ \qquad (6)$$

ここで x_i は成分 i（A または B）のモル分率，P_i° は成分 i の蒸気圧，P_i はモル分率 x_i からなる溶液における成分 i の蒸気分圧である．溶液の全蒸気圧 P_t は各成分の蒸気分圧の和として次式（ダルトン Dalton の法則）で与えられ，それらの関係は図 1.1 に示される．

$$P_t = P_A + P_B = x_A P_A^\circ + x_B P_B^\circ \qquad (7)$$

実在の溶液では成分間の相互作用が均一でないため，（7）式の関係は厳密には成立しない．例

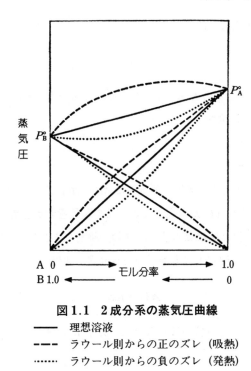

図 1.1 2成分系の蒸気圧曲線
――― 理想溶液
−−− ラウール則からの正のズレ（吸熱）
……… ラウール則からの負のズレ（発熱）

えば，水-ベンゼン，メタノール-四塩化炭素系のように成分間の極性の差が大きい場合，そのときの蒸気圧は Raoult の法則から予想される値よりも高くなり，いわゆる"正のズレ"を示す．これは異種分子間の凝集力が同種分子間の凝集力よりも小さいことによるもので，混合状態は不安定となり蒸気相へ逃げやすくなるためと考えられる．逆にクロロホルム-アセトン系のように，異種分子間の凝集力が同種分子間の凝集力よりも大きいと，溶液は安定となり各成分は蒸気相へ逃げにくくなる．この場合の蒸気圧は理論値よりも低い値を示し，Raoult の法則から"負のズレ"となる．

2 溶液の束一性

不揮発性物質を溶質とする希薄溶液において，溶媒は Raoult の法則に従い理想的な挙動を示す．溶媒が同じなら溶液の蒸気圧降下，沸点上昇，凝固点降下及び浸透圧は溶存する粒子の数に依存し，溶質の性質には無関係である．このような性質を溶液の**束一性** colligative property と呼び，点眼剤や注射剤の等張化における浸透圧の調整や分子量測定などに利用される．

a）蒸気圧降下

溶質が不揮発性であれば溶液の蒸気圧は溶媒に基づくことになるので，そのときの蒸気圧は純溶媒の蒸気圧よりも低い値を示す．これを**蒸気圧降下** vapor pressure lowering といい，溶媒分子の逃散能が溶質-溶媒相互作用により抑制されることに起因する．これらの関係は（5）式の

Raoult の法則から次のように表される．

$$\Delta P = P_A° - P_A = x_B P_A° \tag{8}$$

ここで，蒸気圧降下 ΔP は純溶媒の蒸気圧 $P_A°$ と溶液の蒸気圧 P_A の差で与えられ，この ΔP は溶液中の溶質のモル分率 x_B に比例する．

b) 沸点上昇と凝固点降下

溶媒に不揮発性の溶質を加えると溶媒の蒸気圧は ΔP だけ下がり，その結果，溶液の沸点（T_b）は純溶媒の沸点（$T_b°$）よりも ΔT_b だけ高くなる．この現象を**沸点上昇** boiling point elevation という．希薄溶液の蒸気圧曲線と純溶媒の蒸気圧曲線が平衡であれば，ΔT_b と ΔP との比は一定とみなされ，（9）式の関係から沸点上昇も溶質のモル分率に比例することがわかる（図 1.2）．

$$\Delta T_b = K x_B \tag{9}$$

いま溶媒 1000 g 中に溶けている溶質のモル数を m，分子量を M とすれば，次式のように表される．

$$\Delta T_b = \frac{KM}{1000} m = K_b x_B \tag{10}$$

この K_b を**分子沸点上昇定数** molar boiling point elevation constant または ebullioscopic constant という．同様な取り扱いを凝固点（氷点）に適用すると，希薄溶液の**氷点降下** freezing point depression（F. P. D.），ΔT_f も溶液の質量モル濃度に比例する．

$$\Delta T_f = K_f m \tag{11}$$

この K_f は**分子凝固点降下定数** molar freezing point depression constant または cryoscopic constant と呼ばれ，K_b と同様に溶媒に固有の値である（表 1.2）．

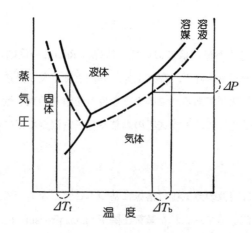

図 1.2 溶液形成による蒸気圧，沸点，凝固点の変化

表 1.2　分子沸点上昇定数（K_b）と分子凝固点降下定数（K_f）

溶　　媒	沸点(℃)	K_b	溶　　媒	凝固点(℃)	K_f
水	100	0.52	水	0	1.86
メタノール	65	0.88	酢　　　酸	16.7	3.9
エタノール	78.3	1.20	ジオキサン	11.7	4.95
アセトン	56.5	1.73	ベンゼン	5.5	5.12
エチルエーテル	34.6	2.16	硫　　　酸	10.5	6.81
二硫化炭素	46.3	2.29	ナフタリン	80.2	6.9
ベンゼン	80.2	2.57	フェノール	42	7.27
ピリジン	115	3.01	フェナントレン	99.3	12.0
酢　　　酸	118.1	3.07	アントラキノン	285	14.8
フェノール	181.4	3.60	シクロヘキサン	6.5	20.0
クロロホルム	61.2	3.88	カンフェン	49	31.1
四塩化炭素	76.8	4.88	ボルネオール	20.4	35.8
ナフタレン	218	5.80	ショウノウ	178	40.4
ショウノウ	209	6.09	臭化ボルニル	90	67.4
チモール	233	6.82	ブロムカンファン	170	80.9

c）浸透圧

溶液と溶媒との間に溶媒は通すが溶質は透過しない膜，いわゆる半透膜 semipermeable membrane を置くと，溶媒は溶液中に浸透し，溶液側には溶媒側よりも高い静水圧を生じる．この過剰の圧力を溶液の**浸透圧** osmotic pressure と呼び，浸透圧と溶質の濃度との関係は**ファント・ホッフ van't Hoff の法則**により次式で与えられる．

$$\pi V = nRT \tag{12}$$

ここで π は浸透圧，V は溶質 n モルを含む溶液の体積，R は気体定数である．この式は浸透圧が溶液の種類に関係なくその濃度のみに依存する，いわゆる束一性であることを示す．また，溶液中の溶質量を W g，分子量を M とすると，

$$\pi = \frac{W}{MV}RT \tag{13}$$

となり，溶液の浸透圧測定から溶質の分子量を求めることができる．

以上の4つの束一性は希薄溶液において溶媒が Raoult の法則に従うことが条件であるが，電解質溶液の場合はイオン解離による溶質粒子の増加分やイオン間の相互作用の影響を補正しなければならない．また，Raoult の法則が成立しない溶液では，束一性の関係式におけるモル分率を活量 activity で置き換える必要がある．

3 弱電解質溶液の性質

a) pH と pK_a との関係

　医薬品は弱酸，弱塩基に属する有機化合物が多く，これら弱電解質は水を溶媒としてイオンに解離する．弱酸 HA と弱塩基 B の水溶液中における電離平衡は次式で表される．

$$HA + H_2O \xrightleftharpoons{K_a} H_3O^+ + A^- \quad (14)$$

$$B + H_2O \xrightleftharpoons{K_b} BH^+ + OH^- \quad (15)$$

ここで K_a，K_b はそれぞれ弱酸及び弱塩基の解離定数であり，酸または塩基の強弱の尺度である．イオン解離を厳密に論じるには活量係数やイオン強度 ionic strength の影響などを考慮しなければならないが，ここでは簡単にイオン濃度で近似する．希薄溶液の場合，H_2O の量は他の成分に比べて大過剰に存在し，一定とみなされるので，K_a，K_b は次のように表される．

$$K_a = \frac{[H_3O^+][A^-]}{[HA]} \quad (16)$$

$$K_b = \frac{[BH^+][OH^-]}{[B]} \quad (17)$$

また，
$$K_a \cdot K_b = K_w \quad (18)$$

の関係が成立する．この K_w は水の**イオン積** ionic product と呼ばれる電解平衡定数であり，25℃の水の K_w 値は 10^{-14} である．

　水素イオン濃度，水酸化物イオン濃度，酸及び塩基の解離定数の逆数の対数はそれぞれ pH，pOH，pK_a 及び pK_b と呼ばれる．pH は酸性及びアルカリ性の指標に用いられ，pH = pOH = 7.0 のとき中性である．いま (16) 式について両辺の対数をとると，

$$-\log[H_3O^+] = -\log K_a + \log \frac{[A^-]}{[HA]} \quad (19)$$

となり，これを一般化して次式のように表す．

$$\log \frac{[イオン形の酸]}{[分子形の酸]} = pH - pK_a \quad (20)$$

(17) 式についても同様に処理すると，

$$\log[OH^-] = \log K_b + \log \frac{[B]}{[BH^+]} \quad (21)$$

となり，pK_a + pK_b = pK_w の関係を用いて一般化すると，次のようになる．

$$\log \frac{[分子形の塩基]}{[イオン形の塩基]} = pH - pK_a \quad (22)$$

(20) 及び (22) 式で示される pH と pK_a の関係は**ヘンダーソン・ハッセルバルヒ Henderson - Hasselbalch 式**として知られる．この式は**緩衝式** buffer equation とも呼ばれ，溶液中の弱電解質のイオン形と分子形の比率の計算や緩衝能の予測などに利用される．

b）弱電解質の溶解

弱電解質の溶解度は溶液の pH により大きく影響を受ける．難水溶性の弱酸の飽和溶液では，次の平衡が成立する．

$$[\text{HA}] \rightleftharpoons [\text{HA}]_{\text{sat}} \xrightleftharpoons{K_a} [\text{A}^-] + [\text{H}_3\text{O}^+] \tag{23}$$

ここで $[\text{HA}]_{\text{sat}}$ は非解離形分子種の飽和溶解度であり S_0 で表す．また K_a は酸解離定数，$[\text{A}^-]$ は解離形酸の溶解度である．S_0 は一定温度において pH に関係なく一定とみなされ，HA の総溶解度 S_t は溶液中に存在する非解離形及び解離形分子種の和で与えられる．これらの関係は次式のようになり，S_t は $[\text{H}_3\text{O}^+]$ のみに依存することがわかる．

$$S_t = [\text{HA}]_{\text{sat}} + [\text{A}^-] = S_0 + S_0 \frac{K_a}{[\text{H}_3\text{O}^+]} = S_0 \left(1 + \frac{K_a}{[\text{H}_3\text{O}^+]} \right) \tag{24}$$

弱塩基についても弱酸の場合と同様に取り扱い，飽和溶液中の非解離形塩基の濃度 $[\text{B}]_{\text{sat}}$ と解離定数 K_b との関係から，S_t は次のように表される．

$$S_t = [\text{B}]_{\text{sat}} + [\text{BH}^+] = S_0 + S_0 \frac{K_b}{[\text{OH}^-]}$$

$$= S_0 \left(1 + \frac{K_b [\text{H}_3\text{O}^+]}{K_w} \right) = S_0 \left(1 + \frac{[\text{H}_3\text{O}^+]}{K_a} \right) \tag{25}$$

S_0 及び pK_a は温度により定まるので，(24)，(25) 式からそれぞれ弱酸，弱塩基の任意の pH における溶解度を算出できる．また，pH と溶解度の関係から逆に弱酸及び弱塩基の pK_a を知ることができる．(24) 及び (25) 式からわかるように，弱電解質の溶解度は，その pK_a 値と同じ pH の溶液では S_0 の 2 倍となる．

c）イオンの水和

電解質が水中で安定に存在するのは，電離により生じたイオンと水分子がイオン-双極子間力により会合するためである．m 価陽イオンの水和平衡は (26) 式で示され，n を**水和数**と呼ぶ．

$$\text{M}^{m+} + n\text{H}_2\text{O} \rightleftharpoons \text{M}(\text{H}_2\text{O})_n^{m+} \tag{26}$$

Li^+，K^+，F^-，Cl^- のようにイオン半径が小さく単位体積当たりの電荷密度の大きいものほど水和数は多くなり，水和層も厚くなる（表1.3）．このようなイオンを**水構造形成的イオン** water structure forming ion と呼ぶ．一方，Cs^+，Rb^+，I^-，Br^- のようにイオン半径の大きなものは**水構造破壊的イオン** water structure breaking ion と呼ばれる．

表1.3 イオンとその水和

イオン	イオンの結晶半径 (Å)	水和数	水和熱 (25℃) (kcal/mol)	水和のエントロピー (25℃) (e. u.)
H^+		10	-260.7	-26
Li^+	0.60	6	-120.3	-28.4
Na^+	0.95	4	-96.5	-20.9
K^+	1.33	2	-76.5	-12.4
Rb^+	1.48	1.5	-69	-9.6
Cs^+	1.69	1	-62	-8.8
Mg^{2+}	0.65	14	-456	-64
Ca^{2+}	0.99	12	-377	-50
Ba^{2+}	1.35	10	-308	-38
F^-	1.36	2	-123	-36.1
Cl^-	1.81	0.9	-89	-23.5
Br^-	1.95	0.6	-81	-19.8
I^-	2.16	0.2	-72	-14.3

イオンの水和が溶液の性質に及ぼす効果として，**塩析** salting out，**塩入** salting in，**ヒドロトロピー** hydrotropy などがある．非電解質水溶液に高濃度の電解質を加えるとき非電解質が析出する現象を塩析という．これは水分子が電解質と強く結合し，非電解質に対する有効水和数が減少するためと考えられる．一方，塩入やヒドロトロピーは第3物質として電解質を共存させることにより溶質の溶解度が増加する現象であり，その機構はイオンの水和現象だけでは十分に説明されない．ヒドロトロピーは難水溶性薬品の可溶化に応用されている．例えば，安息香酸ナトリウムはカフェインの，サリチル酸ナトリウムはテオブロミンの代表的な**ヒドロトロピー剤**として溶解補助作用を示す．

4 溶媒とその性質

a）溶媒の極性

経験的に，性質のよく似たもの同士はよく混ざり合う．溶媒と溶質の親和力を**極性** polarity で比較するとき，その尺度に**誘電率** dielectric constant や**双極子能率** dipole moment が用いられる．極性は分子中の電荷が均一に分布しているか，または部分的に局在しているかにより決まる．溶媒についても極性の有無や水素結合能により，便宜上，次の3種に分類される．

① 極性溶媒：水，アルコール，グリセリンのように誘電率，双極子能率ともに大きく，水素供与体になりうる溶媒を**極性溶媒** polar solvent という．無極性溶媒にはほとんど溶けないが，半極性溶媒には水素結合を形成してよく混和する．

② 半極性溶媒：誘電率，双極子能率とも極性及び無極性溶媒の中間の値をとり，無極性溶媒とも混和する溶媒を**半極性溶媒** semipolar solvent という．エーテル，アセトン，ジメチルス

ルホキシド，酢酸エチル，アセトニトリルなどは水素供与体になれないので，**aprotic solvent** とも呼ばれる．
③ 無極性溶媒：n-ヘキサン，四塩化炭素，ベンゼン，流動パラフィンのように誘電率は小さく，双極子能率及び水素結合能もゼロに近い溶媒を**無極性溶媒** nonpolar solvent という．同種の溶媒同士は van der Waals 力により混和するが，電解質や極性物質はほとんど溶かさない．

b）溶媒和

溶質と溶媒が会合し，ある特定の集合体を形成することを**溶媒和** solvation といい，溶媒が水の場合は**水和** hydration と呼ばれる．溶媒和には広義のドナー・アクセプター相互作用が関与するが，これらの分子間力は弱く，溶液中では平衡状態で存在する場合が多い．溶液中からある一定の組成比をもつ溶質-溶媒会合物が単離されるとき，これを**溶媒和物** solvate という．溶媒和物中の溶媒分子は**結晶溶媒**と呼ばれ，水和物 hydrate の結晶水に相当する．

c）混合溶媒

エリキシル剤，酒精剤，チンキ剤，注射剤などでは，有効成分の溶解性や安定性を高める目的で水とエタノールの混合溶媒がよく用いられる．混合溶媒に対する薬物の溶解度は，通常，それぞれの単一溶媒に対する溶解度の相加的な値になるが，なかにはある一定の混合比で極大溶解度 peak solubility を示すことがある．溶解度が誘電率と相関するとき，同じ誘電率をもつ溶媒に対しては同程度の溶解度を期待できる．しかし，混合溶媒における溶解機構は単一溶媒の場合に比べてかなり複雑であり，溶媒の極性だけでは予測できない．また，理論的には Hildebrand の**溶解パラメータ**の概念に基づいて極大溶解度を与える混合比率の推定や溶媒種の選択が可能であるが，実際に適用できる範囲は限られている．混合溶媒の溶解性または混和性に関して**コソルベンシー** cosolvency と**ブレンディング** blending があり，両者は表裏の関係にある．例えばクレゾール石ケン液（局）において，2種類の溶媒（クレゾールと水）を混合するとき溶質（石けん）の溶解度が増す現象をコソルベンシーと呼び，見方を変えて，溶質を添加すると2つの溶媒の混和度が増加する現象をブレンディングという．

1.1.3 溶解現象

溶けにくいというときは溶解度が小さい場合と溶ける速度が遅い場合を含んでいる．この溶けやすさや溶けにくさを量的に表現するのが溶解度であり，溶解速度は溶質固体が溶媒中に溶け込んでいく速さを意味する．このように溶解現象は静的な溶解度と動的な溶解速度を区別して考える必要がある．

1 溶解度

　ある温度で溶液が溶質相と共存し平衡状態で存在するとき，この不均一系の溶液部分を飽和溶液 saturated solution という．**溶解度** solubility は飽和溶液中の溶質の濃度であり，溶質が溶媒にどれだけ溶けるかを定量的に表す．溶解度は溶媒の種類，温度，圧力，試料の粒子径（ナノサイズの場合）に依存するので，測定条件を指定しなければならない．温度と溶解度の関係を示す曲線を**溶解度曲線** solubility curve という．通常，固体の溶解度は温度とともに増加し，いわゆる**吸熱溶解**を示す．Li_2SO_4，無水 Na_2SO_4，$Yb_2(SO_4)_3$ などの塩類の溶解度曲線は温度とともに減少し，**発熱溶解**を示す（図1.3）．ポリエチレングリコール鎖を親水部とする非イオン性界面活性剤の水溶液は，ある温度以上になると溶解度が急激に減少して，溶液が濁る曇点現象が観察される．溶解度には様々な表現方法があるが，日本薬局方（JP）や米国薬局方（USP）では実用的な観点から，表1.4のような溶解性による用語を用いている．

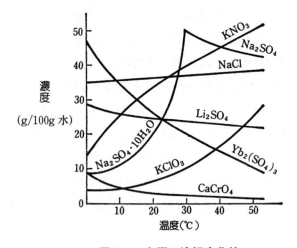

図1.3　塩類の溶解度曲線

a）気体の溶解度

　通常，液体に対する気体の溶解度は小さいので，希薄溶液とみなし「溶質の蒸気分圧 P_B は一定温度でそのモル分率 x_B に比例する」という**ヘンリー Henry の法則**が適用される．

$$P_B = k \cdot x_B \tag{27}$$

ここで k は Henry の定数である．この法則は見方をかえると「気体の液体に対する溶解度は一定温度のもとで，気体の圧力に比例する」といえる．通常，気体の溶解度を表すには，Bunzen 係数，すなわち「気体の分圧が1気圧のとき，単位体積の溶媒に溶けている気体の体積を0℃，1気圧に換算した値」を用いて温度と圧力を指定する必要がある．

表 1.4　薬局方における溶解性を示す用語（日局 17）

溶質 1 g または 1 mL を溶かすに要する溶媒量		用　語	対応する USP の用語
	1 mL 未満	極めて溶けやすい	very soluble
1 mL 以上	10 mL 未満	溶けやすい	freely soluble
10 mL 以上	30 mL 未満	やや溶けやすい	soluble
30 mL 以上	100 mL 未満	やや溶けにくい	sparingly soluble
100 mL 以上	1,000 mL 未満	溶けにくい	slightly soluble
1,000 mL 以上	10,000 mL 未満	極めて溶けにくい	very slightly soluble
10,000 mL 以上		ほとんど溶けない	practically insoluble or insoluble

ここで，溶解性は「別に規定するもののほか，医薬品を固形の場合は粉末とした後，溶媒中に入れ，20 ± 5℃ で 5 分ごとに強く，30 秒間振り混ぜるとき，30 分以内に溶ける度合いをいう」としている．

b）液体の溶解度

液体同士の溶解には**混和性** miscibility という表現を用いる．水とエタノール，ベンゼンとトルエンのように極性の似たもの同士はよく混ざり合う．一方，水とエーテルのように部分的に混和するものは液体同士が互いの液相中に飽和しあう，いわゆる**相互溶解度** mutual solubility をもつ．この相互溶解度の温度依存性は次の 3 つの型に分類される（図 1.4）．

① フェノール-水系のように温度上昇とともに相互溶解度が上昇し，極大値を示すもの；この極大点を与える温度を**臨界溶解温度** critical solution temperature（C. S. T.），そのときの成分の組成を**臨界組成** critical composition（C. C.）と呼び，C. S. T. 以上の温度では 2 相分離は起こらない．

② トリエチルアミン-水系のように相互溶解度が極小値を示すもの；このときの温度を下部臨界温度 lower consolute temperature（L. C. T.）と呼び，上部臨界温度 upper consolute temperature（U. C. T.）と区別する．

③ ニコチン-水系のように L. C. T. と U. C. T. を共有し，閉鎖した相互溶解度曲線を示すもの．

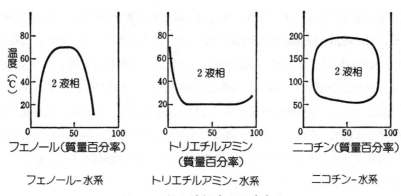

図 1.4　相互溶解度の温度変化

c）固体の溶解度

固体が液体に溶けて理想溶液を形成する際の溶解度は，溶質のモル分率を用いて次のように表される．

$$\ln (X_\mathrm{B})_\mathrm{sat} = \frac{-\Delta H_\mathrm{f}}{R}\left(\frac{1}{T} - \frac{1}{T_\mathrm{f}}\right) \tag{28}$$

ここで $(X_\mathrm{B})_\mathrm{sat}$ は溶質の溶解度，ΔH_f は固体の**融解熱** heat of fusion，T_f は融点における温度，R は気体定数である．しかし，実存溶液では溶質と溶媒間に種々の分子間相互作用が働くため，（28）式を適用することができない．

非理想溶液の中で正則溶液における溶解度は，（29）式の **Scatchard‑Hildebrand 式**で与えられる．

$$\ln X_\mathrm{B} = \frac{-\Delta H_\mathrm{f}}{R}\left(\frac{1}{T} - \frac{1}{T_\mathrm{f}}\right) - \frac{V_\mathrm{B}\varPhi_\mathrm{A}^2}{RT}(\delta_\mathrm{A} - \delta_\mathrm{B})^2 \tag{29}$$

ここで X_B はモル分率で表した溶質の溶解度，V_B は溶質のモル容積，$\varPhi_\mathrm{A}$ は溶媒の容積分率，δ_A 及び δ_B はそれぞれ溶媒及び溶質の**溶解パラメータ**である．δ_A と δ_B の差が小さいものほど溶解度は大きく，（29）式の右辺の第2項は理想溶液からのズレの程度を表している．また，実存溶液中の固体の溶解度と温度の関係は，融解熱の代わりに溶解熱（ΔH_s, heat of solution）を用いて（30）式のように表すことができる（**van't Hoff 式**）．

$$\ln \frac{S_2}{S_1} = -\frac{\Delta H_\mathrm{s}}{R}\left(\frac{1}{T_2} - \frac{1}{T_1}\right) = -\frac{\Delta H_\mathrm{s}}{R}\left(\frac{T_1 - T_2}{T_1 T_2}\right) \tag{30}$$

ここで S_1 および S_2 は絶対温度 T_1 および T_2 における溶解度である．この温度範囲で ΔH_s が一定ならば，溶解度の自然対数を絶対温度の逆数に対してプロットすると直線が得られ，その勾配から ΔH_s を求めることができる．$\Delta H_\mathrm{s} > 0$ の場合は吸熱溶解であり，固体の溶解度は温度の上昇とともに増大する．$\Delta H_\mathrm{s} < 0$ の場合は発熱溶解であり，溶解度は温度の上昇とともに低下する．

d）溶解度に及ぼす因子

固体の溶解度は温度，圧力，pH，溶媒，第3物質などの影響を受ける．また**オストワルト‑フロイントリッヒ Ostwald‑Freundlich の式**［（31）式］からも明らかなように，微粉化による粒子径変化や固‑液間の界面張力など，固体そのものの物性とも密接に関連する．さらに，第3物質の添加により溶解度が増加する現象を**可溶化** solubilization と呼び，添加する物質を**可溶化剤** solubilizing agent という．界面活性剤による可溶化はミセル形成と関連し，溶解補助剤の添加による溶解度の増加は錯塩，複塩，複合体形成などが主な原因となる．混合溶媒により溶質の溶解度が増加する現象（コソルベンシー）も相互作用による一種の可溶化とみなされる．

Ostwald‑Freundlich の式

$$\frac{RT}{M}\ln\frac{C_2}{C_1} = \frac{2\gamma}{\rho}\left(\frac{1}{r_2} - \frac{1}{r_1}\right) \tag{31}$$

ここで C_1, C_2 はそれぞれ微粉化前後の溶解度,r_1, r_2 はそれぞれ微粉化前後の粒子径,M は分子量,ρ は溶質の密度,γ は粒子と液の間の界面張力,R は気体定数,T は絶対温度である.

2 溶解速度

溶解現象は固/液界面において固体から溶液への物質の移動を伴う一種の不均一反応である.**溶解速度** dissolution rate を支配するものとして,固/液界面における,①反応過程が律速となる場合,②拡散過程が律速となる場合,③両過程が同時に律速となる場合などが考えられる.通常,固体薬品の溶解現象には②**拡散律速**の機構を適用できる場合が多い.

フィック Fick の第一法則によると,単位時間に単位面積を通って x 方向に移動する物質の量,すなわち流束 J(mol/cm^2·s)は次式で表される.

$$J = -D\frac{\partial C}{\partial x} \tag{32}$$

ここで D は**拡散係数** diffusion coefficient(cm^2/s)であり,右辺に負符号が付くのは濃度 C が減少する方向に拡散が起こることを意味する.また,**Fick の第二法則**では,系のある領域における濃度の時間変化はその場所の濃度勾配に比例するとして,(33) 式で表される.

$$\frac{\partial C}{\partial t} = D\frac{\partial^2 C}{\partial x^2} \tag{33}$$

溶液の容積が一定のとき,Noyes と Whitney は経験的に溶解速度を次のように表した.

$$\frac{dC}{dt} = kS(C_s - C) \tag{34}$$

ここで C_s は溶質の飽和濃度,C は時間 t における溶液中の溶質の濃度,S は溶質である固体の表面積,k は溶解速度定数 dissolution rate constant である.**ノイエス-ホィットニー Noyes-Whitney 式**では固体表面に接する飽和溶液の薄い層のみを仮定した実験式である.さらに,Nernst によって修正された拡散モデルでは図 1.5 のように飽和層に続いて界面に垂直方向に薄い拡散層の存在を仮定し,Fick の拡散法則を適用して (35) 式が導かれている.

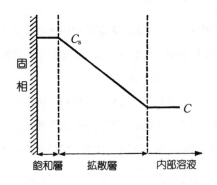

図 1.5 拡散モデルによる溶解機構図

$$\frac{dQ}{dt} = \frac{VdC}{dt} = \frac{DS}{\delta}(C_s - C) = KS(C_s - C) \tag{35}$$

ここで Q は固体溶出量, δ は拡散層の厚さ, V は溶液の容積, K は溶解速度定数である．なお, **拡散係数** D は次式で与えられる．

$$D = \frac{\kappa T}{6\pi r \eta} \tag{36}$$

ここで κ はボルツマン定数, r は拡散する粒子の半径, η は溶媒の粘度, T は絶対温度である．これらの関係式から，拡散律速における溶解速度は，固体の表面積，飽和溶解度，温度，粘度，撹拌条件などに依存することがわかる．

a）溶解速度の測定

（35）式における K を求めるには, V や DS/δ を一定に保つような実験条件を設定する．例えば，溶出液の容量を一定にする．また, S を一定にするため粉末試料を円盤状に圧縮成形し，この成形体の一面だけから溶出が起こるような実験系を設定する．この円盤試料と定速回転する撹拌子との間隔を固定すると δ も一定となる． S や δ を一定に保つ装置として**回転円盤法** rotating disk method や**静止円盤法** fixed disk method などが知られている．溶解初期または薬物が消化管内で溶解するとすぐに吸収される場合は $C_s \gg C$ の状態にあるので，これを**シンク条件** sink condition のもとにあるという．*in vitro* の溶解速度と *in vivo* 吸収との相関性を調べるには，測定条件や装置をできるだけ生理的条件に近づける必要があり，特にシンク条件を考慮した様々な溶出試験法が考案されている．なお，日局 17 の溶出試験法では製剤の品質評価を主な目的として，簡便性・汎用性などの面から回転バスケット法，パドル法及びフロースルーセル法の 3 法が採用されている．

一方，ヒクソン Hixson とクロウェル Crowell は実際的な面から単分散多粒子系（粒子径分布のない粉末や顆粒）のシンク条件下における溶解現象を説明するため，(34) 式を基にして**立方根法則の式** cubic‐root equation (**Hixson-Crowell の式**とも呼ばれる) (37) 式を導いた．

$$W_0^{\frac{1}{3}} - W^{\frac{1}{3}} = k't \tag{37}$$

ここで W_0 と W はそれぞれ時間 0 及び t における未溶解固体の質量である．この式では，固体は溶解中に形状変化がなく，相似形を保って溶解すると仮定して，溶解固体の経時的な質量変化からみかけの溶解速度 k' を求めることができる．

これらに対して，拡散層中で反応を起こしたり，安定相の析出を伴うとき，また界面反応と拡散の両過程が同時に律速段階となるときなどは単純な拡散律速による機構では説明できない．このような複雑な溶解現象についても，各律速段階に応じて種々の機構を考慮した速度式が導かれている．

b）溶解速度に影響を及ぼす因子

ネルンスト-ノイエス-ホィットニー Nernst-Noyes-Whitney 式（35）が示すように，溶解速度は以下に述べる環境因子や溶出液中に添加した第3物質，固体の表面積などの影響を受け，しかも溶解機構に応じてそれらの影響のしかたが異なる．

① 温度：加熱により溶解度は増大し分子運動も活発となり，拡散定数も大となる．温度が10℃上昇すると，溶解速度は拡散律速の場合は一般に約1.3倍，界面反応が律速の場合は約2倍に増加する．

② 撹拌：撹拌や振とうなどの機械的な刺激により固体表面付近の拡散層の厚さを小さくすると，溶解は促進される．

③ 溶媒：界面反応が律速となる溶解では，溶媒の液性や極性を変えると固体との化学反応も制御される．溶媒の粘度が増大すると溶解速度は低下する．

④ 粉砕：粉砕や微粉化により粒子径を小さくすると比表面積は増大し，溶媒との接触面積が大となり，溶解の促進がみられる．

⑤ 第3物質：溶出液に界面活性剤などの第3物質を添加すると固体のぬれがよくなり，固／液界面が増大するので溶解は促進される．添加物と難溶性複合体を形成する場合は，溶解速度が小さくなる．

c）溶解性の制御

溶解速度は溶解固体の存在状態や薬物側の様々な物性変化の影響を受けて大きく変化する．これらは製剤の優劣に関係し，しかも技術的に制御可能な場合が多い．ここでは，溶解固体の存在状態を修飾し，固形製剤の溶解性を改善する例を述べる．

ⅰ）非晶質

結晶を構成する分子配列がランダム化し，ポテンシャルエネルギーが高められた粉体を**非晶質** amorphous といい，ガラス転移点（T_g）以下のガラス状態と T_g 以上の過冷却液体をあわせて非晶質と呼んでいる．ノボビオシン，乾燥水酸化アルミニウムゲルなどの非晶質体の比表面積は結晶体のそれよりも大きいため，溶解速度は非常に速い．このような微粉末を得るには，ボールミルや乳鉢による機械的な粉砕，噴霧乾燥，凍結乾燥などの製剤加工的な方法，再結晶や溶融・急冷操作により薬物結晶を析出させる方法などが知られている．なお，非晶質性微粉末の製剤化に際しては，ぬれの調節，凝集，物理化学的，化学的安定性などに留意する必要がある．例えば，ガラス状態の分子は T_g 以上の温度で運動性を回復するため，安定な結晶へ変化（転移）しやすくなる．

ⅱ）固体分散体

固体分散体 solid dispersion は，溶融，溶解などの操作により薬物を分子あるいは微細粒子として担体中に均一に分散させたもので，調製法により名称が異なる．例えば，薬物をポビドン PVP やマクロゴールのような親水性高分子担体とともに有機溶媒に溶かし溶媒を留去すると，**共沈物**

coprecipitate が得られる．一方，尿素，コハク酸，デオキシコール酸などの水溶性担体を用いて加熱溶融し，冷却すると**共融混合物** eutectic mixture が得られ，薬物粒子は担体中に微細に分散する．また，難水溶性薬物を結晶セルロースなどと混合し振動ミル中で粉砕すると，薬物は担体の網目構造中に分子あるいは微細粒子状に分散される．結晶セルロースは，粉砕過程で非晶質化されてランダムな三次構造が形成され，その構造中に薬物が取り込まれる．これら固体分散体を水に投入すると，担体が速やかに溶け，それにつられるように薬物は過飽和状態で溶ける．なお，固体マトリックス中に溶質が侵入または置換したものを**固溶体** solid solution と呼び（図1.9参照），金属や無機化合物の場合が多い．

iii) 無水物，溶媒和物

結晶格子中で1個または数個の水分子が化学量論的に薬物と結合し，結晶水として存在するものを**水和物** hydrate という．通常，水和物は**無水物** anhydrate よりも熱力学的に安定で，溶解速度も小さい．アンピシリン，フェノバルビタール，テオフィリン，カフェインなどの薬物の無水物は各水和物よりも溶解速度が大きい．一方，水のかわりに有機溶媒分子が薬品の結晶構造形成に関与した，いわゆる**溶媒和物** solvate の場合は，準安定状態をとって溶解速度が大きいものが多い．溶媒和物から溶媒を除去すると薬物は微細な状態を保つので，この脱溶媒和法は難水溶性薬物の微粉化に利用される．なお，水和物や溶媒和物は，**擬似多形** pseudopolymorph として取り扱われる．

iv) 結晶多形

化学的組成は同じでも結晶構造（結晶中の原子や分子の空間的な配列）が異なるものを**多形** polymorph といい，結晶化の際の熱処理条件や再結晶溶媒の種類によって様々な多形が得られる．結晶形の違いは融点，溶解度，溶解速度などの物理的性質や化学的安定性に影響を及ぼす．多形の中で融点が高く，溶解度の小さいほうを**安定形** stable form，それよりも熱力学的に不安定なものを**準安定形** metastable form という．多形は粉末X線回折，熱分析，密度，IR，ラマン分光法，^{13}C固体NMRスペクトルなどの測定により確認されるが，結晶を融解したり溶液にするともはや区別できない．最近の検出技術の進歩により，クロラムフェニコールパルミチン酸エステル，スルホニル尿素系薬物，サルファ剤，バルビツール酸誘導体，ステロイドホルモン，シメチジン，テトラサイクリンなど，多くの薬物に多形の存在が確認されている．多形間で相転移がみられるとき，可逆的な場合は**互変形** enantiotropy，非可逆的な場合は**単変形** monotropy という．**多形転移**は溶解速度に直接関連するため，生物学的利用能や製剤の品質を確保する上で重要な問題である．例えば，クロラムフェニコールパルミチン酸エステルの懸濁剤には安定形（β形）よりも溶解速度の大きい準安定形（α形）結晶が用いられるが，保存期間中にα形からβ形へ転移が起こると溶解速度は低下し，吸収も減少する．坐剤の基剤であるカカオ脂には3種類の多形が存在するため，坐剤調製時の融解や冷却条件によって多形転移が起こり，融点降下または軟化し，常温での取り扱いに支障をきたす．また，フェノバルビタールのように打錠時の加圧によって多形転移を起こすものは打錠条件の変更を余儀なくされ，錠剤の崩壊時間にも影響する．したがっ

て，準安定形 ⇌ 安定形における**転移温度** transition temperature や**転移熱** heat of transition を知ることは，製剤加工上また保存条件を設定する上で有用である．

多形の転移温度と転移熱は溶解度や溶解速度の温度変化から次のようにして求められる．いま，ある化合物の2つの多形において，安定形 β 及び準安定形 α の絶対温度 T における溶解度をそれぞれ S_β，S_α とすると，次式が成立する．

$$\frac{d \ln S_\beta}{dT} = \frac{\Delta H_\beta}{RT^2} \qquad \frac{d \ln S_\alpha}{dT} = \frac{\Delta H_\alpha}{RT^2} \tag{38}$$

ここで ΔH_β と ΔH_α はそれぞれ絶対温度 T における β 形及び α 形の微分溶解熱であり，ΔH_α と ΔH_β の差は多形の転移熱に相当する．溶解熱が測定温度範囲内で一定のとき，図 1.6 のように α 形と β 形の $\log S - 1/T$ プロットは直線となり，それらの交点は転移温度を，勾配の差は転移熱を与える．これらの関係は無水物 ⇌ 水和物の転移現象（または溶媒和物の脱溶媒和）における転移温度や転移熱を求めるときに利用される．溶解速度向上の観点から準安定形を利用するには，転移速度を制御する工夫が必要である．

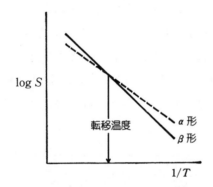

図 1.6　結晶多形の溶解度と温度の関係
S：各温度における溶解度，T：絶対温度

1.1.4　分配，膜透過，放出現象

生体に適用された薬物が薬効を発揮するには，種々の関門を経て作用部位へ到達しなければならない．例えば，経口固形製剤では消化管内で崩壊・分散・溶解後，溶液となった薬物が拡散・分配を繰り返しながら吸収部位へ移行し，血流に乗って作用部位へ運ばれる．また軟膏剤や坐剤基剤から放出された薬物は角質層や粘膜を透過し，全身作用を期待する場合はさらにいくつかの生体膜を通過しなければならない．このように分配・放出・膜透過などは薬物の製剤設計のみならず，製剤適用後の生体内移行の諸過程を理解する上で重要な現象である．

1 2液相間の分配

互いに溶け合わない溶媒AとBの2液相からなる系に第3物質Sが溶けて分配平衡が成立するとき，溶液が希薄であれば定温，定圧下で次式が成立する．

$$\frac{C_A}{C_B} = K \tag{39}$$

ここで C_A，C_B はそれぞれA相及びB相における溶質Sの濃度である．これを**分配律** distribution law といい，K を**分配係数** distribution または partition coefficient という．もし溶質が難溶性（または両相への溶解度が小さい場合）であれば，分配係数は溶媒A，Bに対する溶解度の比にほぼ等しくなる．分配律が成立するには，2液相中の溶質が同一分子種であり，それらの化学ポテンシャルは両相で等しくなければならない．ところが，実際の系では溶質が液相中で会合したりイオン解離する場合が多いので，分配係数は溶液の水素イオン濃度や溶質の会合度合の影響を補正する必要がある．例えば，A相で溶質が n 分子会合する場合，分配係数 $K = C_A^{(1/n)}/C_B$ となる．また，弱電解質の場合，非解離形分子種のみが油相へ移行し，解離形分子種は水相に留まるため，みかけの分配係数は水相のpHに依存する．水相のpHが弱電解質の pK_a 値に等しい場合，見かけの分配係数は非解離形分子種の分配係数の1/2となる．油-水分配係数は薬物の膜透過，構造活性相関，溶媒抽出，乳剤性基剤における保存剤の検討，クロマトグラフィーなどに広く応用されている．

2 膜透過

生体膜を介しての物質の輸送には，膜中での濃度勾配に従う受動輸送と濃度勾配に逆らい生化学的なエネルギーを消費しながら輸送される能動輸送があるが，通常，薬物の膜透過は受動輸送による場合が多い．図1.7は水に不溶な隔膜を境にして，内液側の薬物が濃度勾配に従い膜を透過し，外液側へ移行する，いわゆる**受動輸送**を想定したものである．通常の膜透過実験の膜材料には，セロファンのような小孔透析型のものよりもシリコンのような分配・拡散型の膜が用いられる．このとき膜を介しての薬物の移動速度 dQ/dt は次のように表される．

$$\frac{dQ}{dt} = DSK\left(\frac{C_{in} - C_{out}}{h}\right) = PS(C_{in} - C_{out}) \tag{40}$$

ここで，D は薬物の膜中での拡散定数，K は膜/水の分配係数，S は膜の面積，h は膜の厚さ，C_{in} は内液中の薬物濃度，C_{out} は外液中の薬物濃度である．なお，D と K を含む $P(=DK/h)$ を**透過係数** permeability coefficient という．生体に投与された薬物が脂質膜を通って吸収される場合，(40)式から明らかなように，分配係数が大きいものほど吸収されやすいことがわかる．

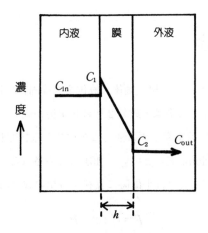

図 1.7　膜透過モデル
C_1, C_2：膜の内及び外側の各薬物濃度
C_{In}, C_{out}：内及び外液側の各薬物濃度
h：膜の厚さ

3　薬物放出

　製剤からの薬物放出 drug release は，固形・半固形製剤や放出制御型薬物送達システムの設計並びに評価において重要である．通常，薬物放出には溶解・分配・拡散などの要素が含まれるため，これらの現象は主に拡散の理論で説明される．

　例えば，軟膏剤，坐剤または不溶性マトリックス中に分散させた基剤からの薬物放出については Fick の拡散則に基づく**ヒグチ Higuchi 式**が導かれている．

$$Q = [(2A - C_s)DC_s t]^{\frac{1}{2}} \tag{41}$$

ここで Q は薬物の放出量，A は基剤中の全薬物量（溶解量＋未溶解固体量），C_s は基剤中の薬物の溶解量，D は拡散係数，t は時間である．したがって，薬物の放出量は $t^{1/2}$ に比例する．一方，薬物の放出速度は，(41) 式を微分すると得られ，$t^{-1/2}$ に比例する．

　これに対して，高分子膜からなる貯蔵庫 reservoir に薬物を懸濁状で封入した製剤からの放出速度は，(40) 式にシンク条件を適用して誘導された次式で表される．

$$\frac{dQ}{dt} = \left(\frac{DSK}{h}\right) C_s \tag{42}$$

(42) 式から明らかなように薬物は 0 次の一定した放出を示し，薬物量，膜の種類・厚さ，溶媒などを変えると放出速度や放出期間を制御することができることがわかる．

　マトリックスの侵食（エロージョン）と溶解を伴う場合の薬物放出挙動については第 2 章 2.4 のドラッグデリバリーシステムで述べる．

1.1.5 相平衡

ある物質が一定の温度と圧力下で2相（気体，液体または固体）以上で存在する状態を**相平衡**という．例えば，水と氷が共存する系は1成分2相の相平衡が成立している（図1.2参照）．多成分が多相平衡にある場合，相の数を変えずに独立に変化できる状態変数（温度，圧力，組成など）の数を**自由度**（degree of freedom, F）といい，(43)式で表される．これを**ギブス Gibbs の相律** phase rule といい，C は成分の数，P は平衡時に存在する相の数である．

$$F = C + 2 - P \tag{43}$$

ここでは，実際製剤に関係の深い固-液相を含む2成分系の場合について述べる．

2成分系の平衡は $C=2$ であるから，F の最大数は3となる．大気圧下では圧力は一定とみなされ，系を記述する独立変数は温度と組成の2つとなる．図1.8は2つの固相が混和しない場合の相図を示す．図中の上の曲線（例えば，A_1-C-B_1）を凝固曲線（液相線），下の曲線（例えば，A_1-A_2-C）を融解曲線（固相線）という．X_1 の組成の溶液を点 P_1 から冷却し，点 P_2 に到達すると，溶液から固体Aが分離しはじめる．その結果，溶液中の成分Bの濃度は高くなり，溶液の組成は曲線 P_2-C に沿って変化する．点 P_3 の温度では，固体Aと X_2 の組成からなる溶液が共存し，このときの固相と液相の相量は線分 P_3-A_3 と P_3-A_2 の長さの比となる．点 P_4 まで冷却すると，X_3 に相当する共融組成の溶液が残る．さらに温度を下げると，共融組成の固体A，Bの混合物が同時に析出し，液相は消失する．このとき，点Cを**共融点** eutectic point という．**共融混合物**形成を利用して固形医薬品の微粉化が行われる．

2種類の固体が**固溶体** solid solution を形成する場合は図1.9のような相図が得られる．固溶体は固体の溶媒中に固体の溶質が溶解（または均一に分散）したもので，置換型と侵入型に大別さ

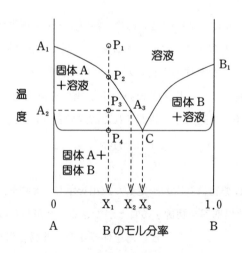

図1.8　共融混合物を形成する相図

れる．置換型固溶体は，溶媒となる固体の結晶構造中における原子あるいは分子の一部が溶質で置き換わったものである．侵入型固溶体は溶質分子が溶媒分子の結晶構造の間隙に侵入したもので，一般に溶媒分子に比べて溶質の分子サイズが小さいときに形成される．

2種類の分子が一定のモル比で固体の**分子化合物** molecular compound を形成するとき，図1.10のような相図が得られる．分子化合物の融点は構成分子と異なる固有の融点を示す．したがって，相図は分子化合物の融点（点C）を境にして，図1.8の相図が2つ組み合わさった形となり，融点より左側は薬品A-分子化合物系，右側は薬品B-分子化合物系の相図とみなされる．極大点Cは**調和融点** congruent melting point といわれ，この温度で固体は分子化合物として融解するため，融解液の組成と分子化合物の組成は一致する．このような例として，スルファミン-スルファチアゾール系，フェノール-アニリン系などがある．

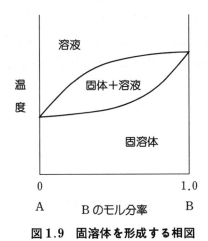

図1.9　固溶体を形成する相図

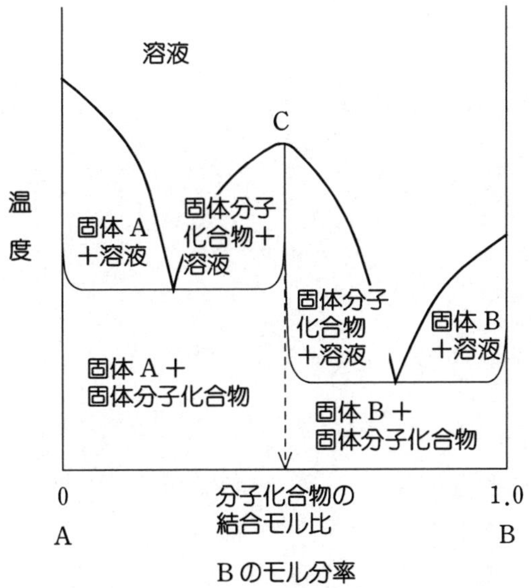

図1.10　安定な分子化合物を形成する相図

章末確認問題（以下の文章の正誤を答えよ）

1. クロロホルム-アセトン混合溶液の蒸気圧は，ラウールの法則から予想される蒸気圧より高くなる．
2. 弱塩基性薬物の溶解度 S_t は，$S_t = S_0 (1 + 10^{pK_a - pH})$ となる．ただし，S_0 は非解離形薬物の溶解度である．
3. 固体の溶解熱が負の場合，溶解過程は発熱であり，溶解度は温度の上昇に伴い低下する．
4. シンク条件下におけるネルンスト-ノイエス-ホイットニー Nerst - Noyes - Whitney 式は，0次速度式で近似できる．
5. ヒクソン－クロウェル Hixson - Crowell 式に従って，最初の薬物粉末質量の立方根から溶解した薬物質量の立方根を引いた値を時間に対してプロットすると直線になる．
6. 不溶性マトリックスからの薬物放出性を示すヒグチ Higuchi 式では，薬物の放出量を時間の平方根に対してプロットすると直線になる．

正解：1. ×　2. ○　3. ○　4. ○　5. ×　6. ○

参 考 文 献

1) 一番ヶ瀬尚監修（1997）新しい製剤学，廣川書店
2) 篠田耕三（1974）溶液と溶解度，丸善

1.2 化学反応速度論と安定性の評価

医薬品として用いられる製剤は，使用直前に製造されることはほとんどなく，多くの場合，製造直後から実際に使用されるまでの期間，様々な環境で保存される．保存期間中には種々の要因によって有効成分のみならず基剤，添加物も含めて化学反応による品質の変化をきたす．

医薬品製剤は，一定の期間にわたって定められた品質が保証できるように製造されるが，この品質を維持するためには，薬剤師および医療従事者が反応速度論の基本を理解した上で，医薬品を適切に扱うことが前提となる．

本節では，反応速度論に関する基本的知識を修得し，医薬品の安定性を反応速度論の観点から評価・説明できるようになることを目的とする．

1.2.1 反応速度論の基礎

1 反応速度と反応次数

最も単純な系である，物質Aと物質Bの1分子ずつが反応して物質Cが1分子生成する場合，反応式は次のように示される．

$$A + B \longrightarrow C \tag{44}$$

この場合の反応速度 v は，Aが減少する速度＝Bが減少する速度＝Cが増加する速度となり，濃度変化の速度，すなわち単位時間あたりの濃度の変化率としてとらえると，次のように定義される（速度は常に正の物理量であるので，減少する場合に符号を"−"としている点に注意する）．

$$v = -\frac{d[A]}{dt} = -\frac{d[B]}{dt} = \frac{d[C]}{dt} \tag{45}$$

一般的に，a 個のA分子と b 個のB分子が反応して c 個のC分子が生成する場合には，次のように示される．

$$v = -\frac{1}{a} \cdot \frac{d[A]}{dt} = -\frac{1}{b} \cdot \frac{d[B]}{dt} = \frac{1}{c} \cdot \frac{d[C]}{dt} \tag{46}$$

多くの場合，一定温度での反応速度は，反応物質の濃度の何乗かに比例するため，

$$v = k \cdot [A]^m \cdot [B]^n \tag{47}$$

と表すことができ，ここで k は反応速度定数である．$m + n$ を**反応次数**という．例えば，反応全

体がAの濃度に比例し，Bの濃度に依存しない場合は，$m=1$, $n=0$で，1次反応となる．Aの濃度とBの濃度にそれぞれ比例する場合には，$m=1$, $n=1$で，2次反応となる．反応次数は整数であるとは限らないが，以下では基本となる0次，1次，2次反応について考える．

2 │ 0次反応　zero-order reaction

反応物質が1種類で，その濃度をCで表す反応を考えると，**0次反応**は次式で示される．

$$v = -\frac{dC}{dt} = k \tag{48}$$

したがって，反応速度は反応物質の濃度に依存せず，一定温度では，反応速度定数kに等しい一定の値となる．ここで，0次反応におけるkは（濃度/時間）の次元であることがわかる．(48)式を積分し，初期条件として$t=0$のときの濃度（初濃度）をC_0とすると，(49)式となる．

$$C = C_0 - k \cdot t \tag{49}$$

縦軸に濃度，横軸に時間をとり(49)式をグラフに示すと図1.11のように直線となり，その傾き（$-k$）からkの値を求めることができる．

反応速度を特徴づける有用なパラメータとして，反応速度定数とともに**半減期** half-life ($t_{1/2}$) がある．これは濃度が初濃度の1/2になるのに要する時間である（(50)式）．これより0次反応では半減期は(51)式で表され，半減期は初濃度に比例する．すなわち，初濃度が高いほど半減期は長くなることがわかる．図1.11で，初濃度がC_0の場合の半減期$t_{1/2}$は，初濃度が$1/2\,C_0$になると半減期$t_{1/2}$も1/2になることがわかる．

$$\frac{1}{2}C_0 = C_0 - k \cdot t_{1/2} \tag{50}$$

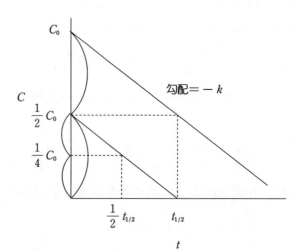

図1.11　0次反応における濃度推移および初濃度の違いと半減期の関係

$$t_{1/2} = \frac{C_0}{2k} \tag{51}$$

医薬品には**有効期間** shelf‐life が定められており，定められた条件下で保存されたときに，規格を満たしていることが想定される期間をいうが，一般には有効成分の含量が製造直後の90％にまで低下する，あるいは10％が分解するまでの期間（t_{90}）をいう場合が多い．0次反応の場合，t_{90} は（52）式で表される．

$$t_{90} = \frac{C_0}{10k} \tag{52}$$

0次反応の例は多くはないが，懸濁状の製剤中における薬物の分解反応は見かけ上0次反応の取り扱いが可能である．経口液剤，注射剤，点眼剤，外用液剤の中には，難溶性の固体薬物が懸濁した製剤がある．通常，薬物は固体状態では化学的に安定であり，これらの製剤中では液中に溶解している薬物分子のみが分解すると考えてよい．固体表面からの溶解が速やかに起こり，かつ過剰の固体が存在している条件下では，分解による溶液中薬物濃度の低下が常に固体からの溶解により補われるため，溶液中濃度は常に溶解度（C_s）で一定に保たれる．その結果，懸濁液中の薬物分解は見かけ上0次反応速度に従う**擬0次反応** pseudo‐zero‐order reaction として扱える．

$$v = -\frac{dC}{dt} = kC_s = k' \tag{53}$$

3 │ 1次反応　first‐order reaction

最も頻繁に扱うことが多いため，重要性も高いのが1次反応である．反応速度が反応物質の濃度の1乗，すなわち濃度に比例するケースであり，微分型速度式は（54）式で表される．

$$v = -\frac{dC}{dt} = kC \tag{54}$$

この式からわかるように，1次反応における k は（1/時間）の次元をもつ．
（54）式を変数分離して積分し，（49）式と同様に初期条件を入れると，（55）～（57）式が得られる．

$$C = C_0 e^{-kt} \tag{55}$$

$$\ln C = \ln C_0 - kt \tag{56}$$

$$\log C = \log C_0 - \frac{k}{2.303} t \tag{57}$$

1次反応では縦軸に濃度，横軸に時間をとってグラフに示すと図1.12（a）のように直線にはならずに，濃度が時間とともに指数関数的に減少することがわかる．縦軸に濃度の自然対数あるいは常用対数をとってグラフに示すと，それぞれ図1.12（b），（c）のように直線となり，その傾きから**反応速度定数** k を求めることができる．

半減期は（55）～（57）式で C が $\frac{1}{2} C_0$ のときの t に相当し，（58）式で表される．

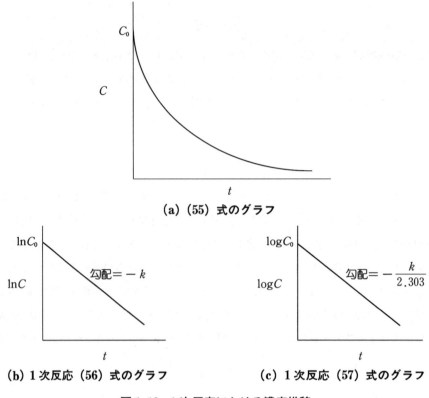

(a) (55) 式のグラフ

(b) 1次反応 (56) 式のグラフ

(c) 1次反応 (57) 式のグラフ

図1.12　1次反応における濃度推移

$$t_{1/2} = \frac{\ln 2}{k} \fallingdotseq \frac{0.693}{k} \tag{58}$$

(58) 式が示すように，1次反応では半減期は反応物質の初濃度に依存せず，一定値となる．図1.12 (a) に示すように，半減期ごとに反応物質の濃度が1/2ずつ減少していく．また半減期を測定することにより反応速度定数を求めることができる．

　有効期間 t_{90} は，1次反応においては半減期と同様に反応物質の初濃度に依存せず，(59) 式で表される．

$$t_{90} = \frac{\ln(10/9)}{k} \fallingdotseq \frac{0.105}{k} \tag{59}$$

　1次反応で取り扱える反応の例は非常に広範囲にわたり，薬物の分解・安定性，薬物の体内動態，微生物の増殖や滅菌過程における細菌の生存数の経時変化，放射性同位元素の壊変，毒物や環境物質の環境中あるいは体内での動きなども含む，多くの分野に及ぶ．したがって，1次反応を正確に理解し，取り扱うことは非常に重要である．また，次項で述べる2成分間の反応で2次反応ではあっても，一方の成分の濃度変化が無視できるような場合には，見かけ上1次反応として扱える**擬1次反応** pseudo first‐order reaction の例も多い．例えば，Aに比べてBが大過剰に存在する場合のBの濃度，あるいは反応に関与する触媒の濃度などがこのケースに相当する．

4 | 2次反応　second‑order reaction

　2成分間の反応で反応速度がそれぞれの成分の濃度に比例する場合は2次反応となる．この場合，反応速度は (60) 式で表される．2成分の初濃度が等しいか，または同じ成分同士の反応を考えると，濃度を同じ C として，(61) 式で表すことができる．

$$v = k \cdot [A] \cdot [B] \tag{60}$$

$$v = -\frac{dC}{dt} = kC^2 \tag{61}$$

この式から，2次反応における k は，$\{1/(濃度\cdot 時間)\}$ の次元であることがわかる．(61) 式を変数分離して積分し，(49) 式と同様に初期条件を入れると (62) または (63) 式が得られる．

$$\frac{1}{C} = \frac{1}{C_0} + kt \tag{62}$$

$$C = \frac{C_0}{\frac{1}{C_0} + kt} \tag{63}$$

縦軸に $1/C$，横軸に t をとると，図 1.13 に示すように直線となり，その傾きから反応速度定数 k を求めることができる．

　半減期は (62) 式で C が $1/2\,C_0$ のときの t に相当し，(64) 式で表される．

$$t_{1/2} = \frac{1}{C_0 \cdot k} \tag{64}$$

2次反応では半減期が初濃度に反比例するため，0次反応とは逆に，初濃度が高いほど，半減期は短くなることがわかる．また有効期間 t_{90} は，2次反応では (65) 式で表される．このように，

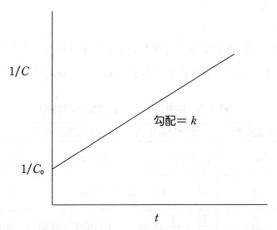

図 1.13　2次反応における濃度推移 (62) 式のグラフ

2次反応においては，半減期及び有効期間は，いずれも初濃度に反比例することがわかる．

$$t_{90} = \frac{1}{9C_0 \cdot k} \tag{65}$$

5 0次，1次，2次反応の進行過程

同じ初濃度の薬物 A，B，C がそれぞれ，0次，1次，2次反応に従って分解し，半減期が等しい場合の経時的な残存濃度変化を比較すると，図1.14に示すようになる．これから，半減期が経過するまでの過程では，分解率は 0次＜1次＜2次（残存率では0次＞1次＞2次）であり，半減期の時点で三者は等しくなり，半減期以降では，分解率は 0次＞1次＞2次（残存率では0次＜1次＜2次）となり，半減期を境にして逆転することがわかる．

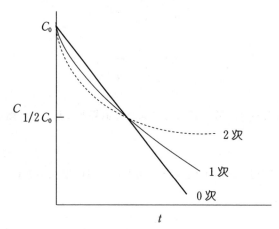

図1.14 半減期が等しい0次，1次，2次反応における濃度推移の比較

6 反応次数の推定

これまで述べた0次，1次，2次反応の特徴を表1.5にまとめた．これらの特徴から，ある反応の次数を推定することができる．速度式からわかるように，時間に対して残存濃度をプロットし

表1.5 0次，1次，2次反応の特徴

反応次数	微分型速度式	積分型速度式	速度定数の次元	半減期
0次	$-\dfrac{dC}{dt} = k$	$C = C_0 - kt$	濃度/時間	$t_{1/2} = \dfrac{C_0}{2k}$
1次	$-\dfrac{dC}{dt} = kC$	$\ln C = \ln C_0 - kt$	1/時間	$t_{1/2} = \dfrac{\ln 2}{k} \fallingdotseq \dfrac{0.693}{k}$
2次	$-\dfrac{dC}{dt} = kC^2$	$\dfrac{1}{C} = \dfrac{1}{C_0} + kt$	1/(濃度・時間)	$t_{1/2} = \dfrac{1}{C_0 \cdot k}$

て直線が得られる場合は0次，時間に対して濃度の対数値をプロットして直線が得られる場合は1次，時間に対して濃度の逆数をプロットして直線が得られる場合は2次と推定できる．

また，初濃度を変えた複数の実験による半減期を比較して，変化しなければ1次，初濃度に比例すれば0次，初濃度に反比例すれば2次反応である．

さらにn次反応の速度は（66）で表され，（67）式から，$\ln v$を$\ln C$に対してプロットして直線が得られれば，その傾きからnが得られ，次数が必ずしも整数にならない場合は反応の概略を知る手がかりとなる．

$$v = kC^n \tag{66}$$

$$\ln v = \ln k + n \ln C \tag{67}$$

7 複合反応　complex reaction

薬物の分解を考えた場合，(44) 式で示したような単純な反応ばかりではなく，反応生成物が元の反応物質に戻る反応，同時に複数の分解生成物を生じる反応，分解が段階的あるいは連続的に進行する反応など，多様な反応が起こる場合も多く，これらを総称して**複合反応**という．ここでは，可逆反応，併発反応，逐次反応について解説する．なお，これらの反応に含まれるそれぞれの素過程（素反応）は1次反応に従うものとして考える．

a) 可逆反応　reversible reaction

$$A \underset{k_2}{\overset{k_1}{\rightleftarrows}} B \tag{68}$$

可逆反応は，(68) 式で示すように，両方向（正方向，逆方向）の反応が同時に進行する場合である．Aの濃度変化にはAの減少とBからの生成が寄与し，反応速度式は (69) 式で表される．

$$\frac{d[A]}{dt} = k_2[B] - k_1[A] \tag{69}$$

この反応の進行中は，AとBの濃度の和 $[A]+[B]$ は，常にAの初濃度 $[A_0]$ に等しいため，

$$[B] = [A_0] - [A] \tag{70}$$

(70) 式を (69) 式に代入すると (71) 式が得られる．

$$\frac{d[A]}{dt} = k_2[A_0] - (k_1 + k_2)[A] \tag{71}$$

この反応の平衡時には濃度変化がなく，(69) 式で左辺が0となるため (72) 式が成り立つ．ここで，A，Bの平衡時の濃度をそれぞれ，$[A_{eq}]$，$[B_{eq}]$ で表す．

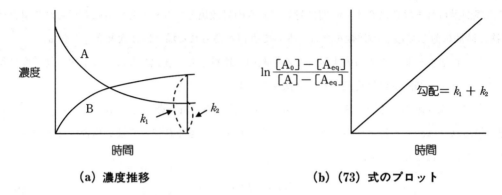

(a) 濃度推移　　　　　**(b) (73) 式のプロット**

図 1.15　可逆反応の濃度推移とプロット

$$k_1 [A]_{eq} = k_2 [B]_{eq} \tag{72}$$

これらより，線形 1 階微分方程式（71）式を解くと，（73）式が得られる．

$$\ln \frac{[A_0] - [A_{eq}]}{[A] - [A_{eq}]} = (k_1 + k_2) \cdot t \tag{73}$$

また，（72）式から（74）式が得られる．

$$\frac{[B]_{eq}}{[A]_{eq}} = \frac{k_1}{k_2} = K \tag{74}$$

このように，可逆反応における平衡時の濃度比（＝平衡定数 K）は，反応速度定数の比に等しい．(73) 式の左辺の値を時間に対してプロットして得られる直線の傾きから（$k_1 + k_2$）が求められ，一方，平衡時の濃度比から（k_1/k_2）を求めることにより，k_1, k_2 の値が求められる．

　図 1.15 (a) に，A, B 間の可逆反応における両成分の濃度推移を，図 1.15 (b) に (73) 式に従ってプロットした場合のグラフを示した．

b) 併発反応　simultaneous reaction

　併発反応は平行反応 parallel reaction とも呼ばれ，(75) 式に示す，2 種類の生成物を生じる反応が同時に起こる反応が最も単純な例となる．

$$A \begin{array}{c} \xrightarrow{k_1} B \\ \xrightarrow{k_2} C \end{array} \tag{75}$$

ここで反応物質 A の濃度変化を示す速度式は（76）式で表される．

$$-\frac{d[A]}{dt} = k_1 [A] + k_2 [A] = (k_1 + k_2) [A] \tag{76}$$

これを積分して，A の初濃度を $[A_0]$ とすると，（77）式が得られる．

$$[A] = [A_0] \cdot e^{-(k_1 + k_2)t} \tag{77}$$

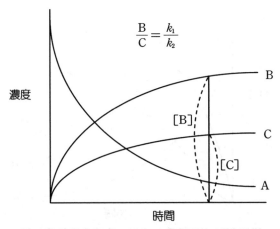

図 1.16 併発反応における各成分の濃度推移

また,B 及び C の生成速度は,それぞれ (78) と (79) 式で表され,それぞれを積分すると (80),(81) 式が得られる.

$$\frac{d[B]}{dt} = k_1[A] = k_1[A_0] \cdot e^{-(k_1+k_2)t} \tag{78}$$

$$\frac{d[C]}{dt} = k_2[A] = k_2[A_0] \cdot e^{-(k_1+k_2)t} \tag{79}$$

$$[B] = \frac{k_1}{k_1+k_2} \cdot [A_0] \cdot [1 - e^{-(k_1+k_2)t}] \tag{80}$$

$$[C] = \frac{k_2}{k_1+k_2} \cdot [A_0] \cdot [1 - e^{-(k_1+k_2)t}] \tag{81}$$

この場合の A,B,C の濃度推移を図 1.16 に示す.

(80),(81) 式から (82) 式が得られ,併発反応においては,B と C の生成比(濃度比)は反応時間にかかわらず一定で,それぞれが関係する反応速度定数の比に等しいことがわかる.

$$\frac{[B]}{[C]} = \frac{k_1}{k_2} = 一定 \tag{82}$$

c) 逐次反応　consecutive reaction

$$A \xrightarrow{k_1} B \xrightarrow{k_2} C \tag{83}$$

(83) 式に示すように,反応生成物がさらに反応して別の生成物を生じるような反応で,**連続反応** series reaction ともいう.この場合の反応物質 A の濃度減少速度,B,C の濃度増加速度はそれぞれ (84),(85),(86) 式で表される.

$$-\frac{d[A]}{dt} = k_1[A] \tag{84}$$

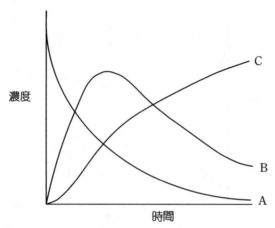

図1.17 逐次反応における各成分の濃度推移

$$\frac{d[B]}{dt} = k_1[A] - k_2[B] \tag{85}$$

$$\frac{d[C]}{dt} = k_2[B] \tag{86}$$

(84) 式を積分して, 初期条件として A の初濃度を A_0 とすると, (87) 式が得られる.

$$[A] = [A_0] \cdot e^{-k_1 t} \tag{87}$$

(87) 式を (85) 式に代入して積分することにより [B] の濃度推移が求められ, さらに [B] を (86) 式に代入して積分することにより, [C] の濃度推移が求められる. これらの場合の初期条件は, $t=0$ のとき, $[B]=[C]=0$ である. このようにして B と C の濃度推移がそれぞれ (88) 及び (89) 式で表される.

$$[B] = \frac{k_1}{k_2 - k_1} \cdot [A_0] \cdot (e^{-k_1 t} - e^{-k_2 t}) \tag{88}$$

$$[C] = [A_0]\left[1 + \frac{k_1}{k_1 - k_2}(k_2 \cdot e^{-k_1 t} - k_1 \cdot e^{-k_2 t})\right] \tag{89}$$

図1.17に, A, B, C の濃度推移を示した. 反応物質の A は時間の経過とともに指数関数的に減少するのに対して, 中間物質である B は初め増加するが, 極大値を経て徐々に減少し, 最終的に A, B ともにゼロとなる. 一方, 最終生成物である C は徐々に増加して, 最終的には A_0 に一致する.

1.2.2 安定性に影響する因子と安定化方法

医薬品の安定性は, 種々の因子によって影響を受ける. これらの因子を的確に把握し, 影響のしかたを確認した後, それらの結果に基づいて医薬品の安定化を図ることが重要となる. ここで

は，医薬品の安定性を左右する反応速度に影響する主な因子として，温度，触媒，pH，イオン強度，誘電率について述べる．

1 温度

医薬品の安定性に対して温度は大きな影響を及ぼす．我々の身近で経験する多くの事象は，温度の上昇に伴って反応速度が増大する**アレニウス Arrhenius 型**と呼ばれる反応である．

反応速度は，反応する分子同士が衝突する速度（単位時間に衝突する数）に依存すると考えられる．一般に温度が上昇するにつれて分子運動が活発になるので，これに伴って衝突の頻度も増加し，反応速度も増大すると期待することはそれほど不自然ではない．一般に，温度が10℃上昇すると，反応速度は2～3倍に増大する場合が多い．

一般に反応が進行するためには，反応前の状態で物質が有しているエネルギーよりも大きいエネルギー状態（**遷移状態**）を越えなければならない（図1.18）．**活性化エネルギー**は，この反応物質が遷移状態を形成するために必要なエネルギーと考えられる．また，生成物と反応前物質のエンタルピーの差が反応熱である．したがって，活性化エネルギーが大きいほど反応は起こりにくく，逆に活性化エネルギーが小さいほど反応は進行しやすい．

アレニウスは，膨大なデータをもとに，観測される反応速度と温度との関係を経験的に導き出した．（90）式は**アレニウスの式**を示す．

$$k = A \cdot e^{-\frac{E_a}{RT}} \tag{90}$$

ここで，k は反応速度定数，A は**頻度因子** frequency factor，E_a は**活性化エネルギー** activation energy，R は気体定数，T は絶対温度を示す．両辺の対数をとると（91），（92）式となる．

$$\ln k = \ln A - \frac{E_a}{RT} \tag{91}$$

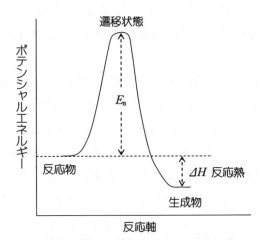

図1.18 反応の進行とポテンシャルエネルギー推移

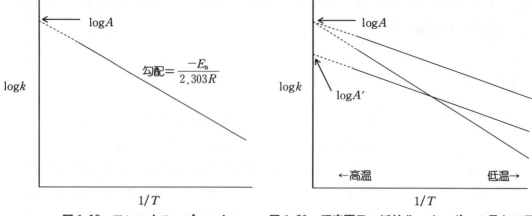

図1.19 アレニウス・プロット　　図1.20　頻度因子，活性化エネルギーの異なる反応におけるアレニウス・プロットの比較

$$\log k = \log A - \frac{E_a}{2.303RT} \tag{92}$$

頻度因子は反応する分子同士の衝突に関係する定数であり，速度定数と同じ次元（単位）であることがわかる．活性化エネルギーは，反応が進行するために必要なエネルギーを示す．(91)または(92)式に従って，いくつかの異なる温度での実験で速度定数を測定し，その対数値を絶対温度の逆数に対してプロット（**アレニウス・プロット**と呼ぶ）すれば，図1.19に示すような直線が得られる．この直線の傾きから活性化エネルギーを，縦軸切片から頻度因子を求めることができる．このような処理が適用できる系では，高温，短時間の実験から頻度因子，活性化エネルギーを求めることによって，通常の保存条件に近い，長期にわたる医薬品製剤の安定性を予測することができる．また，この図1.20から，活性化エネルギーが大きいほど，その反応速度の温度依存性が高いことがわかる．

より簡便な方法として，2つの温度，T_1，T_2における反応速度定数がそれぞれ k_1，k_2 であるとすると，それぞれ(92)式に代入して得た2つの式の差をとることによって，(93)式が得られる．したがって，2つの温度における反応速度定数がわかれば，活性化エネルギーを求めることができる．

図1.20には，頻度因子及び活性化エネルギーが異なる場合の反応の比較を示した．頻度因子が等しく，活性化エネルギーが異なる①と③の場合，あるいは頻度因子のみが異なる②と③の場合には，高温側と低温側で安定性が逆転することはないが，頻度因子と活性化エネルギーがともに異なり，プロファイルが交差する①と②のような場合には，高温側と低温側で安定性が逆転するので，注意すべきである．このことは，2つの医薬品を比較した場合，低温でより安定な医薬品が必ずしも高温でもより安定であるとは限らないことを意味する．

$$\log \frac{k_2}{k_1} = \frac{E_a}{2.303R}\left(\frac{T_2 - T_1}{T_1 T_2}\right) \tag{93}$$

2 | 触媒　catalyst

　一般に，物質の反応速度は触媒の影響を受け，多くの場合，反応を促進する目的で意図的に添加される．**触媒**とは，そのもの自体は化学的に変化せず消費もされないが，他の物質の反応速度を変化させる物質をいう．反応速度を低下させる場合には負触媒と呼ばれる．反応速度を増大させる正触媒の働きは，図1.18及び(91)と(92)式で示した活性化エネルギーを小さくすることにより，反応の進行を促進する点にあり，反応熱（反応前後のエンタルピー差），反応の平衡には変化を与えない．

　触媒には，反応の起こる溶液相中に固体（粉末）という異なる相が存在して作用するような不均一触媒と，同じ反応相中に存在して作用する均一触媒がある．

a）特殊酸-塩基触媒反応　specific acid-base catalysis

　医薬品の分解反応の多くは溶液のpHの影響を受ける．緩衝液を用いてpHを変化させたときに，医薬品の分解速度が，用いた緩衝液成分（酸や塩基の種類）や共存する塩濃度には影響されず，pHのみに依存する場合，この反応はH_3O^+あるいはOH^-のみが触媒として作用していると考えられる．この場合，H_3O^+，OH^-をそれぞれ**特殊酸**，**特殊塩基触媒**と呼び，これらのみが触媒となっている反応を**特殊酸-塩基触媒反応**と呼ぶ．

　ある医薬品Aの分解反応速度が(94)式で表される場合，

$$v = -\frac{d[A]}{dt} = k_{obs}[A] = k_0[A] + k_H[H_3O^+][A] + k_{OH}[OH^-][A] \tag{94}$$

見かけの1次反応速度定数k_{obs}は(95)式となる．

$$k_{obs} = k_0 + k_H[H_3O^+] + k_{OH}[OH^-] \tag{95}$$

ここで，k_0は，H_3O^+あるいはOH^-の触媒作用によらない，溶媒（例えば，純水）自体の作用による反応速度定数，k_H，k_{OH}はそれぞれ，H_3O^+，OH^-による触媒反応の速度定数である．(94)式からわかるように，k_Hとk_{OH}は，いずれも2次反応速度定数で，**触媒定数**と呼ばれる．

　酸性領域でH_3O^+による触媒反応が支配的である場合は，k_{obs}は(96)式で近似できる．両辺の常用対数をとると(97)式となり，pHに対して$\log k_{obs}$の値をプロットすると図1.21(a)に示すように，勾配が-1の直線となる．

$$k_{obs} = k_H[H_3O^+] \tag{96}$$

$$\log k_{obs} = \log k_H - pH \tag{97}$$

　一方，塩基性領域でOH^-による触媒反応が支配的である場合は，k_{obs}は(98)式で近似でき，

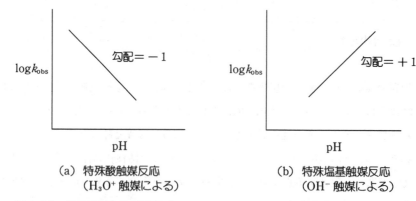

図 1.21 特殊酸–塩基触媒反応における見かけの反応速度定数と pH の関係

$$k_{obs} = k_{OH}[OH^-] \tag{98}$$

水の**イオン積**（99）式を用いると，(98) 式は (100) 式となり，両辺の常用対数をとると (101) 式が得られる．したがって，pH に対して $\log k_{obs}$ の値をプロットすると図 1.21 (b) に示すように，勾配が+1の直線となる．このように，pH に対して反応速度定数の対数値をプロットしたものを反応速度定数の **pH プロファイル**と呼ぶ．

$$K_W = [H_3O^+][OH^-] \tag{99}$$

$$k_{obs} = k_{OH}\frac{K_W}{[H_3O^+]} \tag{100}$$

$$\log k_{obs} = \log k_{OH} + \log K_W + pH \tag{101}$$

なお，分解速度が pH に依存せず，溶媒自体の作用による場合の反応速度定数の pH プロファイルは，当然，横軸に平行な直線となる．

b) 一般酸–塩基触媒反応　general acid–base catalysis

製剤には，pH を調整する目的で緩衝剤を添加したり，保存剤や等張化剤などの添加剤が用いられる場合が多いが，これらの添加剤が酸あるいは塩基である場合，有効成分の分解速度に影響を及ぼす可能性がある．一般酸–塩基触媒反応が関与する場合，これらの成分が反応速度に及ぼす影響は複雑であり，特殊酸–塩基触媒反応の場合のように単純化して表すことは難しい．

3 イオン強度　ionic strength

イオン性薬物の溶液中での分解速度は，溶液のイオン強度に影響される．**イオン強度 I** は溶液中の全ての n 種のイオンについて，それぞれのモル濃度 C にイオンの価数 Z の 2 乗を乗じたものの総計を 2 で割った値として (102) 式で定義される．

$$I = \frac{1}{2}(C_1 Z_1^2 + C_2 Z_2^2 + \cdots + C_n Z_n^2) \tag{102}$$

Z_A, Z_B の電荷を有する薬物 A, B 間の見かけの反応速度定数 k_{obs} とイオン強度の関係は，(103) 式で表される．

$$\log k_{obs} = \log k_0 + 1.02\, Z_A Z_B \sqrt{I} \tag{103}$$

ここで k_0 は，$I=0$ のとき（無限希釈時あるいは $I=0$ に外挿したとき）の反応速度定数である．Z_A, Z_B の符号が等しいとき，すなわち同符号のイオン同士の反応においては，イオン強度の増加は反応速度を大きくし，逆に反対符号のイオン同士の反応に対しては，イオン強度の増加は反応速度を小さくすることがわかる．反応物質の一方が電荷を持たない場合は，反応速度はイオン強度の影響を受けない．

4 誘電率　dielectric constant

溶媒の誘電率 ε もイオン間の反応速度に影響を与え，それぞれ Z_A, Z_B の電荷を有する薬物 A, B 間の見かけの反応速度定数 k_{obs} と**誘電率**との関係は，(104) 式で表される．

$$\log k_{obs} = \log k_\infty - K \frac{Z_A Z_B}{\varepsilon} \tag{104}$$

ここで k_∞ は，$\varepsilon = \infty$ における反応速度定数，K は温度及び遷移状態におけるイオン間の距離などにより決まる定数である．この式から，同符号のイオン同士の反応においては，誘電率の低下は反応速度を小さくし，逆に反対符号のイオン同士の反応に対しては，誘電率の低下は反応速度を大きくすることがわかる．反応速度に対する誘電率の影響を定性的に考察すると次のようになる．異符号分子間の反応で生成する遷移状態種は，互いの電荷が打ち消され，無電荷に近い状態になる．したがって，誘電率の低下は，電荷が局在している反応前の分子種よりも無電荷状態の遷移状態種を安定化するため，活性化エネルギーは低下し，反応は速くなる．一方，同符号の分子同士の反応では遷移状態の分子種の電荷が大きくなるため，誘電率が低下すると活性化エネルギーが高くなり，反応は遅くなる．例えば，水溶液中で同符号のイオン間の反応による分解が考えられる場合，アルコールを加えるなどして誘電率を下げることにより，分解を抑制することも可能となる．

1.2.3　製剤の安定性と安定化

製剤化された医薬品は，流通期間中の品質保証はもちろんのこと，患者に投与される時点まで表示の薬効を保持しなければならない．保存期間中に産生する分解産物によっては，副作用を発現することがあるので，製剤の安定性を高めることは，医薬品の有効性や安全性を確保する上できわめて重要である．製剤の安定性を知るには，製剤が置かれるあらゆる環境を想定し，それらの条件下で主薬の経時変化について速度論的な検討がなされなければならない．安定性に関する

データは有効期限や使用期限の予測，含量保証など，いわゆる品質管理に有用であり，これらの知見に基づいて不安定な医薬品の安定化が行われる．

製剤の安定性を大別すると，化学的（有効成分），物理的（外観，均一性，分散性など），微生物学的（微生物汚染，抗生物質の力価，防腐力の低下など），薬効学的（保存製剤の経時的バイオアベイラビリティの低下など），毒性学的（分解産物や異物による副作用，刺激性など）なものに分けられる．ここでは主に化学的安定性について述べる．

1 溶液中の医薬品の安定性

溶液製剤の安定性については広範囲に，かつ，かなり厳密に研究されている．これは固体などの不均一系に比べて溶液中の方が反応が起こりやすく，反応速度論を適用しやすいことなどの理由による．医薬品は複雑な化学構造をもつものが多く，その反応形式も多岐にわたっている．溶液中における医薬品の主な分解反応としては，加水分解反応，酸化反応，光分解反応などが挙げられる．以下に代表的な分解反応について述べる．

a）加水分解反応

医薬品の分解反応の中で，**加水分解** hydrolysis が最もよく解明されている．エステルやアミド類の加水分解は，通常，**特殊酸-塩基触媒反応**，あるいは H_3O^+ や OH^- の他のプロトン供与体（proton donor, Brönsted 酸）またはプロトン受容体（proton acceptor, Brönsted 塩基）が関与する**一般酸-塩基触媒反応**に従って進行する．

（1）加水分解の種類

ⅰ）エステルの加水分解

エステル類の加水分解は H_3O^+ または OH^- により触媒されるので，反応速度は溶液の pH に大きく影響される．

酸触媒：

$$R-\underset{\underset{}{\overset{\overset{O}{\|}}{C}}}{}-OR' \xrightleftharpoons{H^+} R-\underset{\underset{H}{\overset{\overset{O}{\|}}{C}}}{}-O^+-R' \xrightarrow{H_2O} R-\overset{\overset{O}{\|}}{C}-OH + R'OH \tag{105}$$

塩基触媒：

$$R-\overset{\overset{O}{\|}}{C}-OR' \xrightleftharpoons{OH^-} R-\underset{\underset{OH}{}}{\overset{\overset{O^-}{}}{C}}-OR' \xrightarrow{HOH} R-\overset{\overset{O}{\|}}{C}-OH + HOR' \tag{106}$$

これらの反応はすべて2次反応で進行するが，水が大過剰に存在したり，緩衝液のように H_3O^+ や OH^- 濃度が一定に保たれる場合は，擬1次反応として扱う．

速度定数の対数値と pH の関係，いわゆる **pH-profile** の勾配は酸性側では -1 の，アルカリ

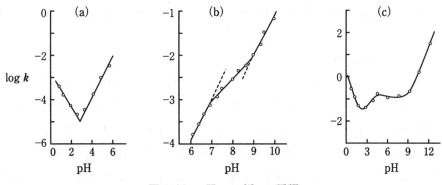

図 1.22　pH-profile の種類
(a)：V 型：methyl-*dl*-O-phenyl-2-piperidyl acetate（S. Siegel らによる，1959）
(b)：2 直線型：フェノバルビタール（長谷川らによる，1958）
(c)：複合型：アスピリン（L. J. Edward らによる，1950）
[一番ヶ瀬尚（編）(1982) 製剤学, p.348, 廣川書店より引用]

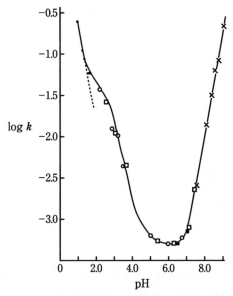

図 1.23　アンピシリンの加水分解の pH-profile（J. P. Hou らによる，1969）
[一番ヶ瀬尚（編）(1982) 製剤学, p.349, 廣川書店より引用]

側では+1の直線を示す．中性分子の pH-profile は V 字型となり，最も安定な pH は 2 つの直線の交点となる（図 1.22 (a)）．一方，酸性または塩基性の解離基をもつものは，分子形 $\rightleftarrows$ イオン形の平衡関係が pH の影響を受け，H_3O^+ や OH^- に対する分子形とイオン形の反応性が異なるため，勾配が+1または-1の平行な 2 直線型となる（図 1.22 (b)）．化学構造が複雑になると V 型と 2 直線型が混合した複合型の pH-profile を示す．V 型 pH-profile を示す例として，メサンテリンブロマイド，サクシニルコリンのジエステル体などがある．2 直線型を示すエステルとして，アルカリ側におけるアトロピン，プロカインなどがある．アスピリンは複合型 pH-profile を示す代表的な例である（図 1.22 (c)）．分子形とイオン形のアスピリンに対して，それぞれ H_3O^+，

OH^- 及び H_2O（水反応）が関与する 6 種の素反応を仮定し，実測の曲線について理論的な解析が行われている．

ii) 酸アミド結合の加水分解

アセトアミノフェンやニコチン酸アミドの鎖状 CONH 結合は H_3O^+ 及び OH^- により触媒され，V 型の pH-profile を示す．環状 CONH 結合をもつフェノバルビタールやチオバルビタール類は 2 直線型の pH-profile を与える．抗癌薬フルオロウラシル（5-FU）の脂溶性プロドラッグであるカルモフールのアルカリ加水分解反応の場合も 2 直線型の pH-profile を示す．ペニシリン G，アンピシリンなどの β-ラクタム環の開裂に関する pH-profile は V 型を示し，酸性側では 2 直線型を含んでいる（図 1.23）．

iii) 種々の加水分解反応

ジフェンヒドラミンは酸性でエーテル結合の分解が起こる．π-オキソカンファーのケトン結合の分解は，中性物質に特有な V 型の pH-profile を示す．クロロブタノールの脱クロル反応には OH^- が関与する．プロスタサイクリン（PGI_2）は生理的 pH で極めて不安定（生物学的半減期は約 2 分）であり，カルボン酸側鎖ビニルエーテル部分が酸触媒により 6-keto-$PGF_{1\alpha}$ に加水分解され，生理活性を失う（107 式）．

$$PGI_2 \xrightarrow{H^+} 6\text{-keto-}PGF_{1\alpha} \tag{107}$$

(2) 加水分解に影響する因子

加水分解反応は溶液の pH，イオン強度，緩衝液の種類，誘電率，温度，共存物質などの影響を受ける．特に水溶液中の分解は pH の影響を受けやすいため，pH-profile をもとに分解機構の解明や安定化条件の検討が行われる．pH-profile から得られる最も安定な pH が実際の投与条件に適さない場合は，できるだけ水を避けて用時溶解とするか，低毒性の溶媒（エタノール，プロパノール，グリセリンなど）を水に加えて溶媒の極性を下げる．安定化を目的として化学構造を修飾すると，それに伴い薬理作用や毒性の変化がみられることがあるので注意を要する．界面活性剤や複合体形成による安定化については後述する．

b) 酸化反応

酸化反応は単に酸素の付加や水素の引き抜きとみなされるが，本質的には第一鉄イオンから第二鉄イオンの反応のように，電子が失われる過程を酸化の定義としている（108 式）．

$$Fe^{2+} \underset{\text{還元}}{\overset{\text{酸化}}{\rightleftharpoons}} Fe^{3+} + e^- \qquad (108)$$

有機化合物のなかで酸化を受けやすい基は，アルコール，アルデヒド，フェノール，アミン，不飽和結合などがあり，これらを含む医薬品として，ビタミン類，アドレナリン（エピネフリン），ステロイドホルモン，抗生物質などがある．

(1) ホモリシスとヘテロリシス

酸化により共有結合が切断されるとき，**ホモリシス反応** homolytic reaction と**ヘテロリシス反応** heterolytic reaction の2通りが考えられる．ホモリシスは活性ラジカルによる水素引き抜き反応であり，次のように共有結合の電子対が対称的に2つに分かれる場合が多い（109式）．

$$R_3C-H + Cl\cdot \longrightarrow R_3C\cdot + HCl \qquad (109)$$

この反応の活性化エネルギーは小さく，連鎖的に進んでラジカル-ラジカル同士の安定な分子を形成し反応を終了する，いわゆる**自動触媒反応** autocatalytic reaction の様相を呈する．ヘテロリシスは電子対が分割されることなく，一方の原子から他の原子へ移行する反応である．

$$CH_3CH_2OH + Cl_2 \longrightarrow CH_3CHO + 2\,HCl \qquad (110)$$

この反応は大きな活性化エネルギーを必要とし，酸または塩基が触媒する．反応速度は比較的遅く，立体特異性もみられる．ヘテロリシスは酸-塩基触媒反応に属するため，溶液のpHの影響を受けやすい．一般に，塩基性物質は酸性溶液中で安定であるが，これは窒素の不対電子のプロトン化により電子の移動が固定されることに由来する．

(2) 自動酸化

不飽和結合を持つ医薬品や油脂類を空気中に放置すると，**自動酸化**を受け分解する．このような酸化反応は空気中の酸素による直接反応か，またはラジカルを介しての連鎖反応で進み，銅，ニッケル，鉄などの微量金属により触媒される．例えば，油脂類は先ず有機過酸化物のラジカルを生成して反応を**開始** initiation し，このラジカルはさらに他のラジカルを次々に誘導して（**伝播** propagation），最終的に低分子の脂肪酸となり，反応を**停止** termination する．生成した低分子物質は酸敗油の臭いや味の原因となる．自動酸化反応には典型的な誘導期がみられる（図1.24）．

自動酸化を防止するには，亜硫酸水素ナトリウムやアスコルビン酸などの還元剤，フェノール誘導体やアミン類のような抗酸化剤，EDTAのような重金属固定剤などを添加する．アンプル中の酸素を除くには不活性ガスによる置換が行われるが，その前に煮沸し溶存酸素を除くと効果的である．

c）光分解

光化学反応が起こるには光を吸収しなければならない．医薬品はその化学構造から紫外部や可視部に吸収スペクトルをもつものが多いので，そのエネルギーに対応した光を吸収し励起され

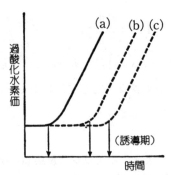

図1.24 自動酸化反応に対する抗酸化剤の影響
(a)：何も加えない場合
(b)：抗酸化剤（低濃度）を加えた場合
(c)：抗酸化剤（高濃度）を加えた場合

る．励起状態は基底状態に比べてきわめて活性に富んでいるので，予想もされないような反応が起こる．例えば，フェノールは基底状態において pK_a 10.0 の弱酸性物質であるが，励起一重項状態では pK_a 3.6 の強酸となる．

吸収した過剰のエネルギーを放出する過程として，そのまま蛍光やリン光として放出する発光過程，熱として放出する無輻射遷移，化学反応エネルギーとしての利用経路などが考えられる．励起エネルギーが他の分子へ移動し光化学反応を惹起する場合，これを**光増感反応** photosensitized reaction と呼び，色素類が光増感剤になりやすい．

光に不安定な医薬品としてビタミン類，ジヒドロピリジン系カルシウム拮抗薬（ニフェジピンなど），フェノチアジン系向精神薬などがあり，これらは遮光容器や着色瓶中に保存される．フェノチアジン類の光分解は，カフェインやニコチン酸アミド，シクロデキストリンなどの複合体形成により抑制される．

d）脱水・転移反応

プロスタグランジンE類（PGE）は酸または塩基触媒により五員環の β-hydroxyketo 部分が脱水され，PGA類となる．このPGAはさらに塩基触媒により五員環の二重結合が転移してPGB類へ異性化され，順次生理活性も低下する（(111)式）．この脱水・転移反応は連続1次的に進み，転移過程が律速段階となる．PGE類の脱水反応は複雑な pH-profile を描き，特殊酸-塩基触媒に加えて，中性領域ではアスピリンの加水分解でもみられるような水触媒や末端カルボン酸の分子内触媒が関与する．

$$PGE_2 \xrightarrow[H^+/OH^-]{k_1} PGA_2 \xrightarrow[OH^-]{k_2} PGB_2 \tag{111}$$

e）ラセミ化，異性化反応

　光学活性物質がラセミ化して右旋性（D型）と左旋性（L型）の混合物になると，全体として光学不活性になり薬理活性も低下する．ラセミ化の速度は一般に1次反応に従い，pHや温度に影響される．アドレナリン（エピネフリン）のL-体の薬理活性はD-体のそれよりも約10倍強いが，酸性でL-体がラセミ化すると薬理活性は半減する．ケイ皮酸誘導体やビタミンAは共役二重結合のシス⇔トランス異性化反応により効力が変化する．

2 不均一系の安定性

a）固形製剤

ⅰ）**吸湿**　錠剤や散剤などの固形製剤の安定性については，溶液製剤に比べて速度論的に詳細な取り扱いが困難な場合が多い．固形製剤の変質の主な原因として，保存中の吸湿による加水分解や製造工程の加熱操作における熱分解などが考えられる．

　アスピリン製剤の吸湿による加水分解は次のように説明される．まず，固体表面に水分が吸着されて水層ができる．この水層にアスピリンが溶解して飽和し，加水分解が起こる．反応で消費された分子形のアスピリンはその分だけ次々と固体表面から溶出して補われる．このため，除湿して水蒸気圧を低く保つと，この加水分解は起こりにくくなる．

　吸湿は化学的な安定性とともに固形製剤の物理化学的な性質にも影響を及ぼす．例えば，粉体粒子の凝集による流動性の低下，結晶水の取り込みによる結晶化度の変化，高分子の膨潤に伴う錠剤表面のひび割れなどが知られている．

ⅱ）**加熱**　固体物質を加熱により溶融すると，吸湿液化の場合と同様に化学反応は起こりやすくなり，多形転移や結晶化度の変化もみられる．例えば，パラアミノサリチル酸（PAS）は熱により脱炭酸され，メタアミノフェノールになる．これはPASの着色反応の第一段階となる．また，マレイン酸を融解し液状にすると，反応性が増し脱炭酸反応が起こりやすくなる（（112）式）．

$$CH_2{<}{COOH \atop COOH} \longrightarrow CH_3COOH + CO_2 \qquad (112)$$

b）懸濁剤

　固体と溶液が共存する懸濁系では，溶存する医薬品の方が化学的な変化を受けやすいため，懸濁剤の安定性は溶解度との関係から，次のように説明される（（113）式）．

$$A（固体） \underset{}{\overset{C_s}{\rightleftharpoons}} A（溶液） \overset{k}{\longrightarrow} 分解産物 \qquad (113)$$

一般に溶液中での分解は1次反応的に進むので，このときの分解速度は次式で表される（（53）式参照）．

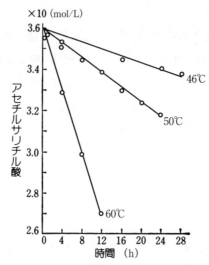

図1.25 アスピリン懸濁液（6.5 w/v％，100メッシュ，pH3.0）の加水分解の擬0次プロット（Blaugらによる，1959）
[一番ヶ瀬尚（編）(1982) 製剤学, p.353, 廣川書店より引用]

$$-\frac{dA}{dt} = k \cdot A（溶液）= kC_s \tag{114}$$

ここでC_sは固体Aの溶解度，kは溶液中でのAの反応速度定数である．

　懸濁剤では分解により消費された溶液中のA（溶液）の濃度が減少すると，懸濁固体から直ちに補われ，Aの溶解度は常に一定に保たれる．したがって，(114)式の右辺は常に一定となり，懸濁剤全体からみれば，分解反応は見かけ上0次的に進行することになる（図1.25）．このような現象は実際にアスピリンやプロカイン・ペニシリンGなどの懸濁製剤の安定性の確保に応用されている．

3 微生物による変質と対策

　バクテリア，カビ，酵母などの微生物が製剤中に混入すると変色，異臭，変形などの変質現象を呈する．また，微生物から産生される酵素により加水分解，酸化，還元反応などが触媒されることがある．微生物は生薬の浸出製剤，シロップ剤，ゼラチン製剤，乳剤，軟膏剤などで発育しやすく，特に窒素やリン酸の存在下で繁殖する．微生物による汚染は品質保証の面で安全性と関係し，特に注射剤や点眼剤のような無菌製剤では重大な問題となる．発熱性物質の汚染を避けるには清潔な製造条件や環境を必要とし，固形製剤の場合は高い相対湿度を避けて微生物の成長を妨げる必要がある．これらの問題に関してWHOは**GMP**と称する「医薬品の製造と品質管理に関する実施規範」の実施を勧告した．微生物汚染を避けるための物理的対策としては滅菌などの操作があり，化学的な対策としては保存剤の添加が行われる．

4 安定化

医薬品を保存中に安定に保つため，分解様式に応じて適切な安定化の対策がとられる．ここでは主に界面活性剤，複合体形成及びプロドラッグによる安定化について述べる．

a）界面活性剤による安定化

医薬品が**ミセル**中に取り込まれ，反応活性部位が立体的に保護されると反応は抑制される．ただし，このときの反応性の変化は使用する界面活性剤の種類，溶液のpH，温度などに依存する．例えば，ベンゾカインのアルカリ加水分解はアニオン性＞カチオン性＞非イオン性の順に反応の抑制がみられる．**アニオン性界面活性剤**による抑制効果が大きいのは，ミセル表面に帯電した負電荷がOH^-の接近を妨げるためと考えられる．界面活性剤の添加により分解が促進される例として，メサンテリンブロマイドの加水分解に対するラウリル硫酸ナトリウムの影響が知られている．これは，界面活性剤が低濃度のときにみられるが，ミセルの電荷が負でH^+がミセル表面に近づきやすくなるためと考えられている．このように，ミセルの存在は条件によって分解抑制にもなれば，促進にもなるので注意を要し，また実際の製剤化においては毒性の面からも使用が制限される．

b）複合体形成による安定化

一般に**複合体** complex の形では加水分解や酸化は受けにくいことから，安定化の手段に利用される．Higuchi らはプロカイン，ベンゾカイン，テトラカインなどのエステル型局所麻酔薬がカフェインや1-エチルテオブロミンなどのキサンチン誘導体と水溶性複合体を形成し，エステルの加水分解が抑制されることを見出した．例えば，ベンゾカインにカフェインを加えた場合の加水分解は次のように表される（115式）．

$$[\text{benzocaine}] + [\text{caffeine}] \underset{}{\overset{K_{1:1}}{\rightleftharpoons}} [\text{complex}] \tag{115}$$

$$\underset{\text{加水分解産物}}{\overset{k_0 \quad [OH^-] \quad\quad k_c \quad [OH^-]}{\searrow \quad\quad\quad \swarrow}}$$

ここで，k_0，k_c は，それぞれベンゾカイン単独及び複合体を形成したベンゾカインの加水分解速度定数である．$K_{1:1}$ は複合体の**安定度定数** stability constant であり，溶解度法からベンゾカインとカフェインは，水溶液中においてモル比1：1の複合体を形成することが確かめられている．そのときの $K_{1:1}$ は次式で与えられる．

$$K_{1:1} = \frac{[\text{complex}]}{[\text{benzocaine}] \cdot [\text{caffeine}]} \tag{116}$$

ここで [complex] は複合体の濃度，[benzocaine] 及び [caffeine] は，それぞれ複合体形成に

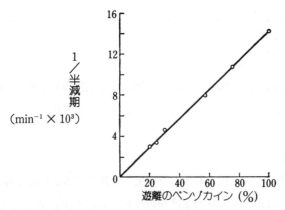

図1.26 カフェイン−ベンゾカイン溶液におけるベンゾカインの加水分解と遊離のベンゾカイン濃度との関係
[T. Higuchi (1955) *J. Am. Pharm. Assoc. Sci. Ed.*, **44**, 521 より引用]

関与しない遊離のベンゾカイン及びカフェインの濃度である．複合体は固有の反応速度をもつので，カフェイン共存時の見かけの加水分解速度定数 k_{obs} は次式で与えられる．

$$k_{obs} = k_0 \cdot F_0 + k_c \cdot F_c \tag{117}$$

ここで，F_0 及び F_c は，それぞれ，溶液中に遊離形で存在するベンゾカイン及び複合体として存在するベンゾカインの割合を示す．

k_0 は別個に決定され，$K_{1:1}$ は溶解度法から求まるので，k_{obs} を測定すると k_c を知ることができる．このようにして得られる複合体の分解速度定数 k_c は実質的に無視できるほど小さく，カフェインと複合体を形成したベンゾカインは加水分解をほとんど受けない．これらの結果に基づいて，図1.26 はカフェインの濃度変化に伴う遊離のベンゾカインの割合と，そのときの見かけの加水分解速度との関係を示したものである．反応系中の遊離のベンゾカインの割合が増加すると半減期が短くなり，ベンゾカインが加水分解を受けやすくなることがわかる．この Higuchi らの研究を契機として，複合体形成を利用した医薬品の安定化が活発になった．リボフラビンのアルカリ加水分解もカフェインとの複合体形成により抑制される．この場合，カフェインは電子供与体として作用し，電子受容性のリボフラビンとの間に**電荷移動型複合体**を形成するものと考えられている．

包接化合物 inclusion compound 形成も医薬品の安定化に利用されている．尿素やチオ尿素が数分子集まって空洞をつくり，その中に α-リポ酸や *trans*-8-オキソカンファー，ビタミンAなどが包接される．ビタミンAはデオキシコール酸とも安定な包接化合物を形成する．日局17には α-シクロデキストリンによるプロスタグランジン E_1 の包接化合物として，「アルプロスタジル アルファデクス」と「リマプロスト アルファデクス」が収載されている．

グルコースが 6〜8 個環状に結合した分子構造を持つ**シクロデキストリン**は，その空洞径（4.5〜8.5 Å）に応じて種々のゲスト分子を包接できる単分子的ホスト分子として知られている．**分**

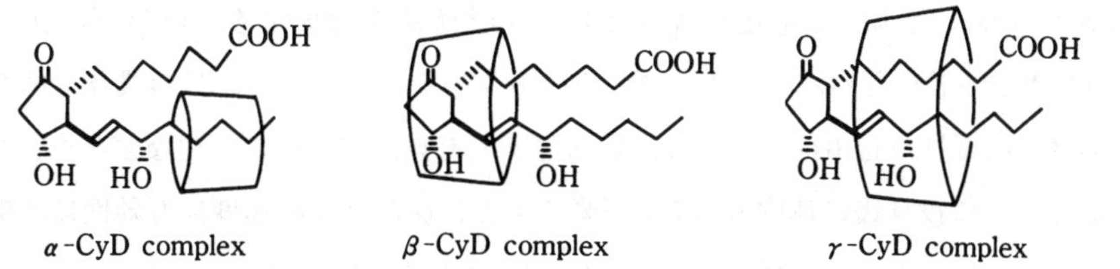

図1.27　プロスタグランジン E_1 に対する3種のシクロデキストリンの包接模式図

子カプセルとも呼ばれるシクロデキストリンの包接作用は，他のホスト分子に比べてかなり大きく，その包接現象は酵素基質複合体に類似した立体特異性を示す．例えば，図1.27に示すように，空洞径の小さい α-シクロデキストリンは PGE_1 のアルキル側鎖を包接し可溶化するが，β-シクロデキストリンは五員環部分を包接し安定化する．空洞径の大きな γ-シクロデキストリンは，PGE_1 分子が貫通するように包接し，溶解性と安定性を改善する．最近，α-シクロデキストリンと β-シクロデキストリンを併用して，プロスタグランジン E_1 誘導体であるリマプロストの溶解性と安定性の両方を改善した製剤（オパルモン®錠）が上市され，一包化調剤が可能となった．シクロデキストリンは生理作用や毒性が小さいことから実際製剤の面で応用性に富み，不安定な医薬品の安定化，難溶性医薬品の溶解性やバイオアベイラビリティの向上，液状物質の粉体化，苦味や悪臭の遮蔽，揮発性の低減，局所刺激性の軽減などに広く利用可能な機能性素材である．

c）化学構造の修飾

医薬品を安定化するには，投与に支障のない範囲で溶液の性質（pH，イオン強度，緩衝能，溶媒の極性など）や保存条件（温度，湿度，光，容器など）を調節したり，界面活性剤の添加，複合体形成などを利用する方法が一般に行われる．ところが，製剤化の過程でこれらの安定化方法を適用できない場合，難溶性の塩やエステルにしたり，化学的に安定な化合物に誘導する工夫がなされている．

ⅰ）**難溶性塩**：ベンジルペニシリンGのように溶存状態で加水分解を受けやすいものは，プロカイン塩やベンザチン塩として溶解度を低下させ，水性懸濁液として安定性の確保が行われる（図1.28）．

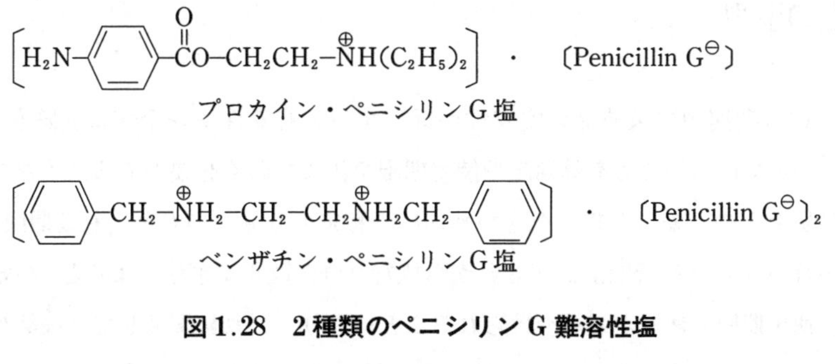

図1.28　2種類のペニシリンG難溶性塩

ii）**プロドラッグ**：近年，安定化を目的として化学構造を修飾する，いわゆる**プロドラッグ** prodrug の利用が活発に行われている．プロドラッグをデザインするには合成化学的な知識とともに，溶解性，吸湿性，適用部位における代謝酵素の有無，置換基の毒性などを総合的に考慮する必要がある．特に投与後に体内の pH や酵素でもとに戻るときの速度は有効性に直接関連するので，反応速度論的な考え方がプロドラッグの設計の基本となる．

アンピシリンのプロドラッグであるヘタシリンは酵素分解を受けにくいが，水溶液中ではアンピシリンとアセトンに分解する（(118) 式）．このとき生じるアンピシリンのみが加水分解に関与するので，点滴注射のように長時間にわたる注射にはヘタシリンの方が安定性に優れている．

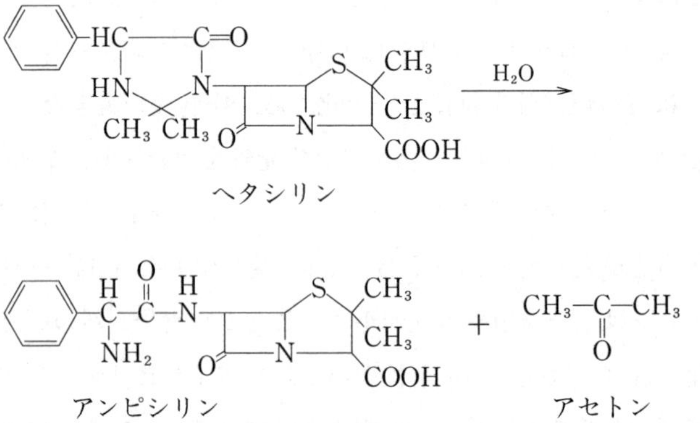

$$\text{ヘタシリン} \xrightarrow{H_2O} \text{アンピシリン} + \text{アセトン} \tag{118}$$

アドレナリン（エピネフリン），アスコルビン酸，ビタミン A，ヒドロコルチゾンなどについても，それらの不安定な官能基や活性部位を保護し，安定な誘導体が合成されている．例えば，アドレナリンは緑内障治療薬として点眼剤中に配合されるが，溶液中では不安定で副作用を起こしやすい．これらの欠点の改善を目的として構築されたジピベフリン（図 1.29）は安定性，持続性，薬理活性などに優れ，副作用も少ないとされている．

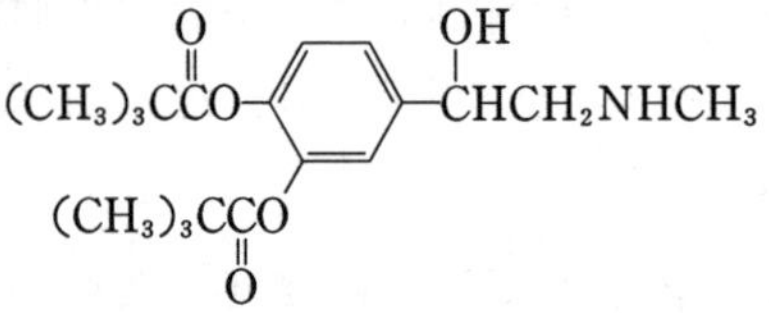

図 1.29　アドレナリンのプロドラッグ（ジピベフリン）

5　安定性の予測

流通過程や貯蔵期間中に医薬品の安定性が低下すると有効性や安全性に支障をきたすので，個々の製剤についてあらかじめ**有効期限**や**使用期限**を決めておく必要がある．インスリン，ワクチン，抗生物質などの不安定な成分を含む製剤は，特定の貯蔵法のもとに有効期限が定められ，品質の確保が行われている．昭和 55 年 4 月から施行された改正薬事法によると，指定された医薬品について，使用期限の記載が義務づけられることになり，これに関連して「医薬品の安定性の

表1.6　一般的な原薬及び製剤の安定性試験条件

試験の種類	保存条件	申請時点での最小試験期間
長期保存試験*	25 ± 2℃／60 ± 5% RH または 30 ± 2℃／65 ± 5% RH	12カ月
中間的試験**	30 ± 2℃／65 ± 5% RH	6カ月
加速試験	40 ± 2℃／75 ± 5% RH	6カ月

* 試験者は，長期保存試験として25 ± 2℃／60 ± 5% RH または30 ± 2℃／65 ± 5% RHのどちらの条件で行うかを決定する．
**30 ± 2℃／65 ± 5% RH が長期保存条件の場合は，中間的条件はない．

試験法と使用期限の設定に関する指針」が策定された．

　通常，医薬品の室温における安定性の推定や分解産物を検索するには，種々の苛酷条件（温度，湿度，光など）を設定し，分解物の有無やそれらの安全性を短期間に予測する，いわゆる**苛酷試験**が行われる．したがって，苛酷試験は加速試験よりも苛酷な保存条件下で行われ，医薬品本来の安定性（分解生成物，分解経路）を明らかにする．温度の影響による安定性試験から有効期限や使用期限を予測するには，**アレニウスArrhenius式**を利用した，いわゆる，**加速試験 accelerated test** が行われる．通常，室温より高い（例えば，40，60，80℃）3水準以上の温度で医薬品の変化を加速し，短期間の実験で速度定数を求める等温法と，温度を一定のプログラムによって連続的に上昇させ，各過程での分解速度定数を求める昇温法（または非等温法）が用いられる．これらの加速試験では最終包装形態の製品を検体として用い，40℃，75% RHにおいて6カ月以上安定であれば3年間の安定性が予測され，**長期保存試験**の結果とあわせてその製剤に最も適する貯蔵方法や使用期限などが設定される．

　実際の医薬品申請においては，平成15年6月3日に厚生労働省から「安定性試験ガイドライン」（医薬審発第0603001号）が出されており，このガイドラインは日米EU医薬品規制調和国際会議（**ICH**, International Council on Harmonisation of Technical Requirements for Registration of Pharmaceuticals for Human Use）で合意された安定性ガイドラインの改訂版である．ガイドラインには原薬および製剤についての安定性試験法の指針が示されており，一般的な原薬あるいは製剤の安定性試験条件は表1.6のとおりである．なお，本指針は日局17第一追補において，新たに参考情報「医薬品の安定性試験の実施方法」として収載された．

　なお，現行のジェネリック医薬品承認申請のための安定性試験資料としては，加速試験のみが要求され，苛酷試験のデータは必要ない．

章末確認問題（以下の文章の正誤を答えよ）

1. ある薬物の分解速度定数は27℃で0.010 h^{-1}，67℃で0.080 h^{-1}であった．この温度範囲でアレニウスの式が成立する場合，活性化エネルギーは44 kJ/molとなる．

2. 水溶液中における1次分解速度定数が$k = k_H [H^+] + k_{OH} [OH^-]$で表される薬物がある．水素イオンによる触媒定数$k_H = 1.0 \times 10^3$ L/mol・h，水酸化物イオンによる触媒定数$k_{OH} = 1.0 \times 10^7$ L/mol・h，水のイオン積$K_w = 1.0 \times 10^{-14}$とすると，この薬物の最も安定なpHは5.0となる．

3. 水溶液において異符号のイオン間の反応では，溶媒の誘電率が増加すると反応速度は増大する．

4. 懸濁液中の薬物粒子の溶解速度が溶液中の薬物の分解速度に比べて遅い場合，懸濁液中の薬物分解速度は0次反応に従う．

5. ある薬物Aは溶液中において安定化剤Bとモル比1：1の複合体を形成する．Aの全濃度の60％が複合体として存在する場合，Aの分解速度定数は0.0086 h^{-1}となる．ただし，A単独及び複合体中のAの分解速度定数はそれぞれ0.020 h^{-1}，0.0010 h^{-1}とする．

6. 一般的な原薬や製剤の安定性試験の中で加速試験は，温度45℃，相対湿度60％の保存条件下で行う．

正解： 1. ○　2. ○　3. ×　4. ×　5. ○　6. ×

参　考　文　献

1) P. J. Sinko (Ed.) (2011) Martin's Physical Pharmacy and Pharmaceutical Sciences：Physical Chemical and Biopharmaceutical Principles in the Pharmaceutical Sciences, 6th Ed., Lippincott Williams & Wilkins, Philadelphia, PA.
2) A.T. Florence, D. Attwood (2005) Physicochemical Principles of Pharmacy, 4th Ed., Pharmaceutical Press
3) （独）医薬品医療機器総合機構（2003）厚生労働省医薬局審査管理課長，安定性試験ガイドライン

1.3 界面化学

　一般に，相は気相，液相，固相の3種があり，これらの相のうち同種あるいは異種の相が互いに混ざり合わないとき，共存する2つの相の境界面を界面と呼んでいる．気体同士は一般には自由に混ざり合うので，界面は定義できない．また，気体が相の一方になる場合を特に表面（固体表面，液体表面）と呼ぶ．

　特に，薬学で扱う界面は，泡沫，乳化，分散，ぬれ，界面電気現象，洗浄，張力，接着，付着，吸着，透過などと深い関係があり，懸濁剤・乳剤をはじめ注射剤，軟膏剤などの製剤を調製，評価したりする際にきわめて重要な役割を果たしている．さらには，薬物のスクリーニング，安定性試験及び生体内での効率のよい消化・吸収などにも界面は関与している．したがって，本章では薬学における製剤に関係した界面化学を中心に述べる．

1.3.1　表面（界面）張力

1 液体の表面（界面）張力

a）表面張力 surface tension

　図1.30に示すように，水などの液体と空気との表面（界面）では，液体内部にある液体分子と表面付近の分子では互いに及ぼす力が異なっている．すなわち，液体内部にある分子はその周囲に存在する同種の分子によってあらゆる方向に引かれて，すべての方向に釣り合った力を受けている．しかしながら，表面にある液体分子は下部や左右では同種の分子によって引かれるのに対し，上部は空気中の分子しか存在しない．その結果，上方よりは下方へ大きな力が働き，表面の液体分子は不均衡な力の釣り合いを受けている．すなわち，表面にある液体分子は内部の分子よりも大きなエネルギーを蓄えているので，このエネルギーを減少させて安定化する方向に働く．したがって，表面にある分子は絶えず内部に向かってその面積を最小にしようとする力が働く．

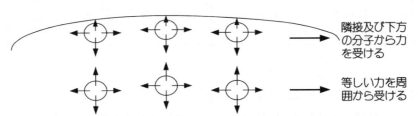

図1.30　液体内部にある分子と表面付近に存在する分子が隣接分子から受ける力の様子

この力は**表面張力**と呼ばれる.

表面張力は表面に平行に働き,液体の内部に向かう力と表面を広げようとする力との釣り合いから求められ,単位長さ当たりに働く力として表わすことができる.したがって,表面張力の単位はcgs単位ではdyn/cm,SI単位ではN/mである.

一般に,温度上昇とともに表面張力は減少する.これは,分子間力は温度に依存しないが,分子の熱運動は高温になるほど大きくなるので,内部から表面に分子を運ぶのに要するエネルギーは少なくてすむからである.表1.7に示す水の表面張力の値からも,高温ほど表面張力の値は小さくなっていることがわかる.

表1.7 種々の温度における水の表面張力

温度（℃）	水の表面張力 (mN/m)
0	75.62
20	72.75
40	69.55
100	58.84

b）**界面張力** interfacial tension

液体の界面張力は油と水のように互いに交じり合わない2液体間の界面に働く単位長さ当たりの力である.表1.8に代表的な各種液体の表面張力と水に対する各液体の界面張力を示す.

表1.8 代表的な各種液体の表面張力及び水に対する界面張力 (20℃, mN/m)

液体	表面張力	水との界面張力	液体	表面張力	水との界面張力
水	72.8	――	n-デカン	23.9	52.3
エタノール	22.3	――	エチルエーテル	17.1	10.7
グリセリン	63.4	――	二硫化炭素	31.4	――
クロロホルム	27.1	32.8	n-オクタノール	27.5, 26.5	8.5
四塩化炭素	26.7	45.0	カプリル酸	――	8.2
ベンゼン	28.8	35.0	オレイン酸	32.5	15.6
トルエン	28.5	――	綿実油	35.4	――
n-ヘキサン	18.4, 18.0	51.1, 50.8	オリーブ油	35.8, 33.0	22.0, 22.9
n-ヘプタン	20.3, 19.7	――	ヒマシ油	39.0	――
n-オクタン	21.8	50.8, 51.7	流動パラフィン	33.1	――
n-ヘキサデカン	30.0, 27.4	52.1	水銀	485.0, 476	375.0, 428

c）**表面自由エネルギー** surface free energy

図1.31に示すように1片だけが可動できる針金に石けん液を張ると,膜をつくっている液体の表面張力γは,石けん膜が2つの液/気界面を持つ.f_bを石けん膜が破れる直前の力,Lを可動

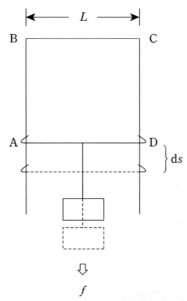

石けん膜をABCDの面に張り，長さLの可動針金に
力fを作用させて，dsだけ広がった状態

図1.31 表面張力及び表面自由エネルギーを理解する図

針金の長さとすると，

$$r = \frac{f_b}{2L} \tag{119}$$

と表すことができる．錘をつけることによって表面積が距離dsだけ広がったとすると，表面積が増加したときになされた仕事dW（力×距離）は

$$dW = f \times ds = \gamma \cdot 2L \times ds \tag{120}$$

ここで，$2L \times ds$ は石けん膜を広げることによって生じた表面積の増加 dA に等しいので，

$$dW = \gamma \cdot dA \tag{121}$$

と表すことができる．有限変化の場合は

$$W = \gamma \cdot dA \tag{122}$$

となり，Wはなされた仕事あるいは表面自由エネルギー増分であり，erg（dyn・cm）で表される．したがって，dAは面積の増分であるので，表面張力γは単位面積増加当たりの表面自由エネルギーの変化とも定義することができる．

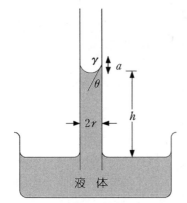

図1.32 毛細管上昇法による表面張力測定の原理図

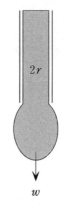

図1.33 滴重法による表面張力測定の原理図

2 液体の表面（界面）張力の測定

a）毛細管上昇法 capillary rise method

シャーレやビーカーに液体を入れ，半径がrの毛細管を液体中に立てると，液体分子同士の凝集力よりも液体分子と管壁内部との付着力が大きい場合，液体は毛細管内を高さhだけ上昇し，付着力と上昇した液柱に働く重力が等しくなった位置hで平衡になる．このときの液体の表面張力をγとすると，

$$\gamma = \frac{rh\rho g}{2\cos\theta} \tag{123}$$

なる式より表面張力が求められる．ここで，ρは液体の密度，gは重力の加速度であり，θは**接触角**と呼ばれる，液体が毛細管壁表面でつくる角度である．図1.32にその様子を示す．

b）滴重法 drop weight method

外径$2r$の管の下端から落下する液滴の質量をw，表面張力γとすると，

$$\gamma = \frac{wg}{2\pi r} \tag{124}$$

で表すことができる（図1.33）．液滴が管から離れる瞬間までは重力が表面張力と釣り合うことを利用した測定法であり，本法では液滴の質量wと管の外径$2r$を測定すればよい．

c）円環法（輪環法）ring method

図1.34に示すような白金環を液面に接触させ，これを垂直に引き上げるとき，円環が液面から離れる瞬間では，上に向かう力fが環によって持ち上げられた液体と釣り合うので，

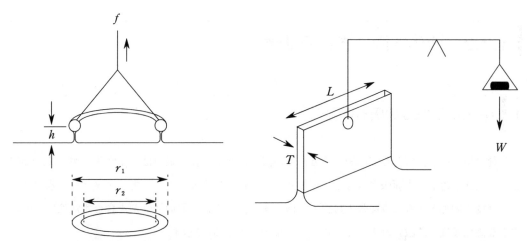

図1.34 円環法による表面張力測定の原理図

図1.35 吊り板法による表面張力測定の原理図

$$f = 2\pi(r_1 + r_2)\gamma + \pi(r_1^2 - r_2^2)\rho gh \tag{125}$$

と表すことができる．右辺の第1項は円環の内外径に働く表面張力であり，第2項は持ち上げられた液体の体積部分の重力に相当し，下向きに力が働いている．このとき，白金線の厚みが十分に細い，すなわち $r_1 \fallingdotseq r_2$ と考えると

$$f = 4\pi r\gamma$$

$$\gamma = \frac{f}{4\pi r} \tag{126}$$

と簡単な式で表すことができる．この円環法を利用した表面張力計としてDu Nouy型が知られている．

d）吊り板法 vertical plate method, Wilhelmy plate method

バランス秤の片側に吊り下げられた長方形の薄い板（雲母，ガラスあるいはテフロン）を静かに降下させ，液面に接触させ，吊り上げたときに板が液面から離れる瞬間の力を測定する（図1.35）．

$$W = 2(L + T)\gamma$$

$$\gamma = \frac{W}{2(L + T)} \tag{127}$$

ここで，W，L 及び T はそれぞれ板を引き上げるのに要した力，吊り板の長さ及び厚みである．この方法は液/液系の界面張力の測定も可能である．

1.3.2 液体界面における吸着

1 ギブス Gibbs の吸着等温式

　各種の物質を水溶液として調製すると，その濃度に応じて表面張力は変化する．例えば，NaClなどの無機塩溶液の表面張力は濃度の増加とともに徐々に増大する．一方，エタノール水溶液はその濃度の増加とともに表面張力は徐々に減少する．さらに，界面活性剤を含む水溶液はそのわずかな添加濃度で急激に減少する．これらの様子を図1.36に示す．

　溶液の表面張力と溶質の液表面への**吸着**は非常に密接に関係していて，溶液の濃度を変化させたときの表面張力の変化と吸着量との関係は1878年Gibbsによって次のように定量的に表現された．これを**ギブスGibbsの吸着等温式**という．

$$\Gamma = -\frac{C}{RT} \cdot \frac{d\gamma}{dC} = -\frac{1}{RT} \cdot \frac{d\gamma}{d \ln C} \tag{128}$$

ここで，Γは界面における溶質の吸着量，Cは溶質の濃度，R及びTはそれぞれ気体定数及び絶対温度，$d\gamma/dC$は溶質の濃度変化に対する表面張力の変化を表している．

　図1.36に示した表面張力－濃度曲線の型と溶質の表面への吸着の関係が，上式より説明できる．すなわち，第Ⅰの型では表面張力が濃度とともに増加する，つまり$d\gamma/d \ln C > 0$となるので$\Gamma < 0$となる．$\Gamma < 0$となるような溶質は溶媒に対して表面または界面不活性であり，溶質の濃度は表面付近よりも内部溶液の方が大きい．このような吸着を**負吸着**という．一方，第Ⅱ及び第Ⅲの型では$d\gamma/d \ln C < 0$となるので$\Gamma > 0$となる．したがって，溶質濃度は表面付近よりも内部溶液の方が小さい．こうした吸着は**正吸着**と呼ばれ，**表面活性**あるいは**界面活性**であるという．

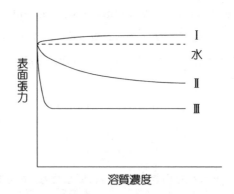

図1.36　各種溶質の濃度増加に伴う溶液の表面張力の変化
　　　Ⅰ：NaClなどの無機塩の水溶液
　　　Ⅱ：アルコールなどの界面活性物質を含む水溶液
　　　Ⅲ：界面活性剤の水溶液
　　　破線は純粋な水の表面張力を示している．

2 拡張係数 spreading coefficient

　オレイン酸を水面上に1滴滴下すると，オレイン酸分子と水分子との異分子間の付着力がオレイン酸分子同士の凝集力よりも大きいとオレイン酸は水面上を広がる．一方，同一分子による凝集力の方が異分子間の付着力よりも大きいときには，オレイン酸は水面上で球状をなし，接触面を少なくしようとする．

　付着仕事 work of adhesion は異種分子間引力を引き離すエネルギーである．いま，図1.37のようにいずれも断面積 1 cm² の異種分子が互いに接触している液体同士を引き離す付着仕事 W_a は

$$\text{仕事} = \text{表面張力} \times \text{単位面積変化}$$

であるから，なされた仕事は新しくできた表面張力，γ_L と γ_S から破壊された界面張力 γ_{LS} を引いたものに等しくなるので，一般には次式で表される．

$$W_a = \gamma_L + \gamma_S - \gamma_{LS} \tag{129}$$

　一方，**凝集仕事** work of cohesion は同種の分子同士を引き離すエネルギーである．図1.38に示すように断面積 1 cm² の同種分子が互いに接触していて，液体同士を引き離す仕事 W_c は

$$W_c = 2\gamma_L \tag{130}$$

で表される．
　いま，水の上に滴下された油が水表面上に広がろうとする状態は，付着仕事が凝集仕事より大きいときに起こる．すなわち，$W_a - W_c > 0$ のときに油は水面上を広がる．この不等式の左辺 $S = W_a - W_c$ を**拡張係数** spreding coefficient という．

$$\begin{aligned} S &= W_a - W_c \\ &= (\gamma_L + \gamma_S - \gamma_{LS}) - 2\gamma_L \\ &= \gamma_S - \gamma_L - \gamma_{LS} = \gamma_S - (\gamma_L + \gamma_{LS}) \end{aligned} \tag{131}$$

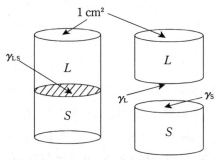

図1.37 界面を形成している異分子同士の溶液を引き離すのに必要な付着仕事

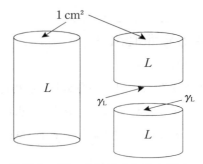

図1.38 溶液中で同一分子同士を引き離すのに必要な凝集仕事

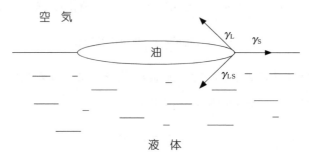

図1.39 水面上に滴下した油がレンズ状になったときに動く各種の界面(表面)張力

図1.39のように水面上に滴下した油がレンズ状におさまったときに働く表面(あるいは界面)張力は,γ_S, γ_L, γ_{LS} の3つである.したがって,油の広がりを表面張力で説明すると,($\gamma_L + \gamma_{LS}$)が γ_S より大きいと,すなわち $S < 0$ であると油は球体あるいは図1.39に示されているようなレンズの形になる.この場合,当然のことながら油は水表面上に広がることはできない.一方,その逆($S > 0$)では,油は水表面上を容易に広がる.一般に,油の極性が高いと S が大きくなり,非極性では S は小または負となるので油は水面上を広がらない.こうした場合,界面活性剤を添加することにより γ_{LS} を小さくし,その結果 S を大きくすることで,水面上を広げることができる.

1.3.3 固体表面における吸着

1 物理吸着と化学吸着

固体表面では原子や分子が内部を構成している状態と異なり,原子価や分子間力が結合に関与していないために飽和状態でないので,表面付近に存在する気体原子や分子を引きつける性質を有している.この現象が**吸着** adsorption である.一方,吸着していた気体が固体表面から脱離する現象を**脱着** desorption という.固体に気体が吸着する場合,吸着した気体を吸着質 adsorbate,固体を吸着媒あるいは**吸着剤** adsorbent という.一般に,吸着は吸着速度,吸着熱,吸着温度,吸

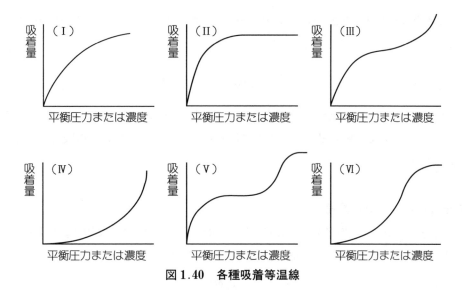

図1.40 各種吸着等温線

着の選択性などの特性によって物理吸着と化学吸着に分類される．**物理吸着**はファン・デル・ワールス**吸着**として知られており，低温で起こり，温度の上昇とともに減少し，吸着熱は小さく可逆的である．一方，**化学吸着**では気体が固体表面と化学結合で吸着する．吸着は低温で速やかに起こるが活性化エネルギーは小さい．不可逆的であり，吸着熱はきわめて大きい．なお，吸着量は固体の単位質量当たりに吸着された気体の体積を標準状態（0℃，1気圧）に換算して表される．

2 吸着等温線

ある一定温度において，吸着量と気体の平衡圧力または平衡濃度との関係を表したものを**吸着等温線** adsorption isotherm といい，図1.40に示されるような，さまざまな吸着等温線が知られている．また，これらの吸着等温線は，次に示される代表的な吸着等温式によって実験的あるいは理論的に導かれている．

3 吸着等温式

ある一定温度において，吸着が平衡に達したときの吸着量と圧力の関係を示した式を吸着等温式といい，いくつかの式が知られている．

a）Freundlich の吸着等温式

フロイントリッヒ Freundlich の吸着等温式は（132）式で示される．

$$y = \frac{x}{m} = kP^{1/n} \tag{132}$$

ここで，y は吸着媒の単位重さ（m）当たりに吸着された気体の量（x）であり，P は圧力で，k と n は実験的にきまる定数である．この式は両辺の対数をとって

$$\log\left(\frac{x}{m}\right) = \log k + \left(\frac{1}{n}\right)\log P \tag{133}$$

の形に変形し，$\log P - \log(x/m)$ の直線式として取り扱うと，$\log k$ は縦軸の切片であり，$1/n$ は直線の傾きを示すので，吸着量を求めるのに便利である．図 1.40 ではⅠの吸着等温線がこの Freundlich 式を示している．

b) Langmuir の吸着等温式

気体分子または原子が 1 分子の厚さの層（単分子層）を形成するように固体表面上の活性部位に吸着する式をラングミュア Langmuir は（134）式で表した．

$$y = \frac{y_m bP}{1 + bP} \tag{134}$$

ここで，b は吸着速度定数と脱着速度定数との比で定まる吸着定数，P は圧力であり，y_m は吸着媒が完全な単分子層で覆われた飽和吸着量を表している．この式は圧力が大きくなると吸着量が飽和するので，一定になることを示している．

この式の両辺の逆数をとり，P 倍すると，

$$\frac{P}{y} = \frac{1}{by_m} + \frac{P}{y_m} \tag{135}$$

となるので，P に対して，P/y をプロットすると直線になる．したがって，勾配と切片から，y_m と b を求めることができる．図 1.40 ではⅡの吸着等温線がこの Langmuir 式を示している．

c) BET（Brunauer, Emmet, Teller）の吸着等温式

気体がその飽和蒸気圧付近のほんのわずかな圧力の増加で固体表面に吸着が起こると，単分子層の吸着に続いて多分子層を形成する吸着が起こる．多分子吸着の代表的な吸着等温式として，Brunauer, Emmet 及び Teller の 3 人によって導かれた次のベット BET の式（136 式）がある．

$$y = \frac{y_m bP}{1 + bP}\left\{1 + (b-1)\cdot\frac{P}{P_0}\right\} \tag{136}$$

ここで，P は吸着平衡時の圧力，P_0 は吸着質の飽和蒸気圧，y_m は吸着媒が単分子層で覆われたときの吸着量，b は第 1 層の気体吸着熱と第 2 層以上の層の凝縮潜熱との差に比例する定数である．この式では，$P_0 \gg P$ のとき 1 に対して P/P_0 が無視できるので，Langmuir 式を拡張させたものであることが明らかである．

一般には，上記の式は以下のように変形して，

$$\frac{P}{y(P_0 - P)} = \frac{1}{y_m b} + \frac{b-1}{y_m b}\cdot\frac{P}{P_0} \tag{137}$$

$P/y(P_0-P)$ と P/P_0 の直線式にして y_m と b を求めることになる．なお，図1.40ではⅢの吸着等温線がこの **BETの吸着等温式** を示している．

1.3.4 ぬ れ

　固体と液体との親和性を取り扱うことは薬学的にきわめて重要であり，たとえば固形製剤の崩壊・分散・溶解・吸収性などに関係している．固体表面に滴下した液体が広がらずにある角度 θ で接触しているときにこの点におけるそれぞれの液滴の釣り合い状態を図1.41に示す．紙面に向かって左右の力の釣り合いから

$$\gamma_S = \gamma_{LS} + \gamma_L \cos\theta \tag{138}$$

が成り立つ．ここで γ_S 及び γ_L はそれぞれ固体及び液体の表面張力を表し，γ_{LS} は固体-液体間の界面張力を，また θ は **接触角** contact angle と呼ばれる，固体表面と液体のなす角度である．この式は **ヤング Young の式** として知られている．接触角が大きいほどぬれにくいことは，図1.42から明らかである．

　固液界面においても液-液界面と同様に **拡張係数** S は，

$$S = \gamma_S - \gamma_L - \gamma_{LS} \tag{139}$$

なる関係式が成立することが知られている．ここに用いられている記号は Young の式で用いられたものと同様である．固体と液体の付着力が液体の凝集力よりも大きいとき固体はぬれやすい．

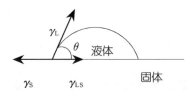

図1.41　固体上に滴下した液体に働く各種の表面張力

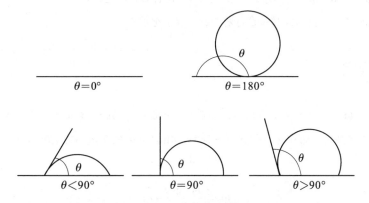

図1.42　固体上に滴下した液滴の接触角とぬれの様子

一方，液体の凝集力の方が固体と液体の付着力よりも大きいときには固体はぬれにくい.

1 ぬれの種類

a）拡張ぬれ

拡張仕事 W_s は固体表面に拡がった液体の薄膜を単位表面積だけもとに戻すのに必要な仕事であり，

$$W_s = \gamma_S - \gamma_L - \gamma_{LS} = \gamma_L (\cos\theta - 1) \tag{140}$$

で表される．$\theta = 0°$，すなわち $W_s = 0$ のとき**拡張ぬれ**が自然に起こり，$\theta > 0°$ のときは $W_s < 0$ となって拡張ぬれは起こらない.

b）浸漬ぬれ

浸漬仕事 W_i は，固体の毛細管内に浸透した液体を単位表面積だけもとにもどすのに必要な仕事であり，

$$W_i = \gamma_S - \gamma_{LS} = \gamma_L \cos\theta \tag{141}$$

で表される．$\theta \leq 90°$ のとき，$W_i \geq 0$ となるので**浸漬ぬれ**が起こる．例えば，デンプンは水に対して $\theta = 80° \sim 86°$ の値を示すので，錠剤をつくる際にでんぷんを使用すると水が浸漬して崩壊しやすくなる.

c）付着ぬれ

付着仕事 W_a は，固体表面上の液滴を単位表面積だけ取り去るのに必要な仕事であり，

$$W_a = \gamma_S + \gamma_L - \gamma_{LS} = \gamma_L (1 + \cos\theta) \tag{142}$$

で表される．$\theta \leq 180°$ のとき，$W_a \geq 0$ となるので**付着ぬれ**が起こる.

図 1.43 に拡張ぬれ，浸漬ぬれ及び付着ぬれの様子を示す.

2 ぬれの測定

毛管法は図 1.44 に示されるように粉体試料を適当な太さの管に充填し，下方から液体を浸透させて，その上昇速度から**ウォッシュバーン Washburn の式**を用いて接触角 θ を計算する方法である.

$$h^2 = \frac{r\gamma\cos\theta}{2\eta} \cdot t \tag{143}$$

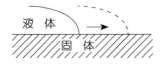 拡張ぬれ：気相中で固体面の一方から液体が薄膜状に拡散 $\theta = 0°$

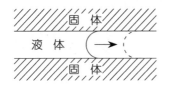 浸漬ぬれ：気相中で毛細管をなす固体面に沿って液体が移動 $0° < \theta \leqq 90°$

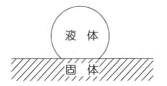 付着ぬれ：気相中で固体表面上に液体が接触付着 $90° < \theta \leqq 180°$

図 1.43 拡張ぬれ，浸漬ぬれ及び付着ぬれの様子

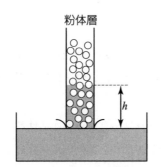

図 1.44 毛管法によるぬれの測定

ここで，h は時間 t における液体上昇の高さ，r は粉体層内の毛細管空隙の半径，γ は液体の表面張力，η は液体の粘度である．

これに対して，**液滴法**は平滑表面の固体のぬれの測定に用いられ，表面上に液滴をのせて接触角を直接に測定する方法である．**湿潤熱測定法**は固体表面が消失し，固－液界面が生じることにより発生する熱量を測定する．この場合，熱量が大きいほどぬれはよい．さらに**液相分配法**は互いに混じり合わない 2 種の液体間に粉末を加え，粉末の分配状態から判断する方法である．

1.3.5 界面活性剤

界面活性剤 surfactant は 1 分子内に親水性基と疎水性基（親油性基）とを共に有している．したがって，界面活性剤を水や油の溶液中に溶解あるいは分散すると，界面に吸着してその性質を著しく変化させることができる．こうした界面活性剤の性質を利用すると，水と油の共存する乳

化系や，水あるいは油に固体を分散させた懸濁系で安定な製剤を調製することが可能になる．一方，水難溶性の医薬品を界面活性剤で可溶化すると水溶性製剤としての取り扱いができるなど，その用途は薬学においてきわめて重要である．界面活性剤の疎水性基は長鎖のアルキル基が一般的であるが，親水性基は大きくイオン性あるいは非イオン性などにより分類され，さらにイオン性は陰イオン性，陽イオン性，両イオン性に分けられる（表1.9）．

1 種 類

a）イオン性界面活性剤

① 陰イオン（アニオン）性界面活性剤

　陰イオン性界面活性剤の代表は石けん，すなわち脂肪酸のアルカリ金属塩 $RCOO^-M^+$（Na^+, K^+）であり，日局には薬用石ケンが収載されている．また，多価の金属塩は金属石けん（$RCOO^-$）nM^{n+}（Ca^{2+}, Mg^{2+}, Al^{3+}）として知られている．

　有機塩基石けんやアルキル硫酸エステル $ROSO_3^-M^+$（例えば，ラウリル硫酸ナトリウム）なども陰イオン性界面活性剤に属する．

② 陽イオン（カチオン）性界面活性剤

　四級アンモニウム塩でベンザルコニウム塩化物及びベンゼトニウム塩化物（いずれも日局17）が代表例である．逆性石けんとも呼ばれ，高い殺菌作用を有している．

③ 両イオン性界面活性剤

　分子中にカチオン部分とアニオン部分を有する界面活性剤で，レシチン（ホスファチジルコリン）が代表例である．ホスファチジルコリンはカチオン部分としてコリン基，アニオン部分にリン酸基を有している．

b）非イオン性界面活性剤

　多価アルコール脂肪酸エステルとして，グリセリンステアリン酸エステル，ソルビタン脂肪酸エステル（Span系）及びソルビタンアシルエステルなどが知られている．一方，ポリオキシエチレン系ではポリオキシエチレン高級アルコールエーテル及びポリオキシエチレンソルビタン脂肪酸エステル（Tween系）がある．非イオン性界面活性剤は一般に低刺激性のものが多く，食用や注射剤，化粧品など多目的に使用されている．

c）その他の活性剤

　生物が細胞の内外に産生する界面活性物質は**バイオサーファクタント biosurfactant** と呼ばれ，最近多方面で注目されるようになっている．この背景には製剤を調製する際に使用する界面活性剤の安全性を考慮する必要から，生体由来の界面活性剤が一般には生体適合性あるいは生体内分解性を有するからである．バイオサーファクタントの例を表1.10にまとめて示す．

表1.9 界面活性剤の分類

分類			例
イオン性界面活性剤	アニオン（陰イオン）性	（石けん）カルボン酸塩 R-COO$^-$／可溶性石けん（アルカリ石けん）	ナトリウム塩 R-COO$^-$Na$^+$「薬用石ケン」（局） カリウム塩 R-COO$^-$K$^+$「カリ石ケン」（局）
		金属石けん	ステアリン酸カルシウム（局） ステアリン酸マグネシウム（局） モノステアリン酸アルミニウム（局）
		有機アミン石けん	オレイン酸トリエタノールアミン ステアリン酸トリエタノールアミン
		硫酸エステル塩 R-OSO$_3^-$	ラウリル硫酸ナトリウム（SLS）（局） C$_{12}$H$_{25}$-OSO$_3^-$Na$^+$
		スルホン酸塩 R-SO$_3^-$	Aerosol OT® （ジ-2-エチルヘキシルスルフォコハク酸ナトリウム）
		リン酸エステル R-PO$^-$(OH)$_2$	アルキルポリエーテルモノエステル類 R-O-(CH$_2$CH$_2$O)$_n$-P(=O)(OH)(OH)
	カチオン（陽イオン）性	四級アンモニウム塩（逆性石けん）$[\mathrm{R_1R_2N R_3R_4}]^+$	塩化セチルピリジニウム ベンザルコニウム塩化物（局） ベンゼトニウム塩化物（局） [C$_6$H$_5$-CH$_2$-N$^+$(CH$_3$)$_2$-R] Cl$^-$
	両性	アミノ酸型 R-NHCH$_2$COOH	ラウリルアミノプロピオン酸 C$_{12}$H$_{25}$NHCH$_2$CH$_2$COOH
		ベタイン型（アミノ酸の N-トリアルキル置換体）	レシチン CH$_2$OCOR／R'COOCH／CH$_2$-O-P(=O)(O$^-$)-O-CH$_2$CH$_2$N$^+$(CH$_3$)$_3$
非イオン性界面活性剤	多価アルコール脂肪酸エステル	グリセリンステアリン酸エステル系	グリセリンモノステアリン酸エステル(Arlacel 165) CH$_2$-O-CO-C$_{17}$H$_{35}$／CH-OH／CH$_2$-OH
		Span 系（ソルビタン脂肪酸エステル）	Span 20 monolaurate (C$_{12}$) Span 40 monopalmitate (C$_{14}$) Span 60 monostearate (C$_{16}$) (Span 65, 80, 85 など)
		ソルビタンアシルエステル	ソルビタンセスキオレイン酸エステル(Arlacel C)（局） Span 系の mono 及び dioleate
	ポリオキシエチレン系	Brij 系（ポリオキシエチレンアルコールエーテル）	ラウロマクロゴール（局） CH$_3$(CH$_2$)$_{11}$O(CH$_2$CH$_2$O)$_n$H
		Myrj 系（ポリオキシエチレン・アシルエステル）	ステアリン酸ポリオキシル 40（局） H(CH$_2$OCH$_2$)$_n$OCOC$_{17}$H$_{35}$ ($n \fallingdotseq 40$)
		Tween 系（ポリオキシエチレンソルビタンアシルエステル）	ポリソルベート 80（局） (Tween 20, 21, 40, 60, 61, 65, 80, 81, 85 など)

表 1.10 バイオサーファクタントの分類

糖脂質系	ラムノリピッド，ソホロリピッド，トレハロースリピッド，フィトグリコリピッド，リポタイコイン酸
脂肪酸系	コリノミコール酸，オープンリング酸，アガリチン酸，セバシン酸
バイオポリマー系	エマルザン，ケルザン，プルラン，カードラン，デキストラン，シクロデキストリン，アラビアゴム，トラガントゴム，キトサン
リポアミノ酸系	オルニチンリピッド，セリリピン，サーファクチン，グラミシジン S
リン脂質系	レシチン（卵黄，大豆）
胆汁酸系	デオキシコール酸，コール酸，リトコール酸，ケノデオキシコール酸，ウルソデオキシコール酸
サポニン	グリチルリチン，エスジン，キラヤサポニン

リン脂質の総称であるレシチンは，薬物ターゲティングですでに上市されている**リピッドマイクロスフェア**の乳化剤として使用されている．また，レシチンは生体膜由来であることと水溶液に分散した際，閉鎖形の二重膜構造を形成することから，薬物担体としてのリポソーム製剤の膜基剤としても注目を集めている．

2 特 性

a）HLB（hydrophile‐lipophile balance）

先にも述べたが，界面活性剤は 1 分子内に親水性部分と疎水性部分を有しているので，そのバランスにより特徴ある性質を示す．界面活性剤の親水性部分と疎水性（親油性）部分の重量比から **HLB** は

$$\mathrm{HLB} = 7 + 11.7 \log\left(\frac{M_\mathrm{w}}{M_\mathrm{o}}\right) \tag{144}$$

で求めることができる．ここで，M_w 及び M_o はそれぞれ親水性部分の分子量及び疎水性（親油性）部分の分子量である．この式より，$M_\mathrm{w} > M_\mathrm{o}$ のとき，HLB > 7 で親水性が大きくなり，一方，$M_\mathrm{w} < M_\mathrm{o}$ のとき，HLB < 7 で疎水性（親油性）が大きくなることがわかる．

また，脂肪酸の中和価 A，エステルのけん化価 S がわかると，HLB の計算式は

$$\mathrm{HLB} = 20\left(1 - \frac{S}{A}\right) \tag{145}$$

で求めることができる．この計算式は Span 系及び Tween 系の界面活性剤の HLB を求めることに使われている．

2 種類以上の界面活性剤を混合したときの HLB は相加性が成り立つので，(146) 式により求めることができる．すなわち，HLB が $\mathrm{HLB_A}$，$\mathrm{HLB_B}$，…の界面活性剤のそれぞれの重量を W_A，W_B，

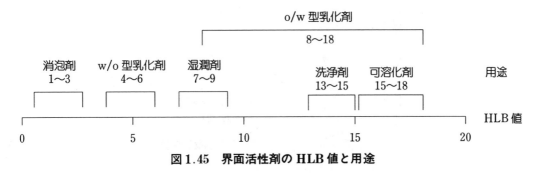

図1.45　界面活性剤のHLB値と用途

…で混合したとすると，

$$\text{混合 HLB}_{A+B} = \frac{\text{HLB}_A \times W_A + \text{HLB}_B \times W_B + \cdots}{W_A + W_B + \cdots} \quad (146)$$

により混合後の界面活性剤のHLBを求めることができる．このように求めたHLBはその値によって図1.45に示すような用途に分類することができる．特に乳剤や乳化を利用した軟膏の日局製剤総則中の**クリーム剤**（例えば，親水クリーム（親水軟膏）や吸水クリーム（吸水軟膏）など）の調製には2種類以上の界面活性剤を適切に混合すると安定な製剤ができ，このときに利用したHLBを所要あるいは**要求HLB**（required HLB）と呼んでいる．

b）ミセル micelles

液体内部に界面活性剤分子が集合体を形成（50～150位の集合体）したものを**ミセル** micelle という．ミセルの種類は球状，層状及び棒状ミセルが一般的であり，図1.46にミセルの構造を描いた模式図を示す．

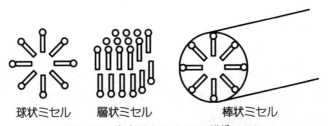

図1.46　代表的なミセルの構造モデル

界面活性剤を水溶液に溶解させていくときにミセルが形成され始める濃度を**臨界ミセル濃度** critical micelle concentration（cmc）という．界面活性剤溶液はこのcmcを境に種々の物理化学的特性値が急激に変化する．この様子を図1.47に示す．この性質を利用して，界面活性剤のcmcを容易に求めることができ，特に，表面張力を測定する方法が簡便で，精度よくcmcを求めることができる．

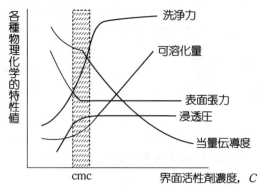

図1.47 臨界ミセル濃度（cmc）付近での界面活性剤溶液の各種物理化学的特性値の変化

c）クラフト点 Krafft point

イオン性界面活性剤の溶解度がある温度以上で急激に増加する．このときの温度を**クラフト点 Krafft point** と呼ぶ．これは温度の上昇とともにミセルを形成するために，溶解度が cmc の値となる温度で急激に増加するためである．一般に疎水基の炭素数（アルキル鎖）が増加すると，クラフト点は高くなる．

d）曇点 cloud point

非イオン性界面活性剤の水溶液は温度が上昇するとある温度で急激に白濁する．この温度を**曇点 cloud point** と呼ぶ．非イオン性界面活性剤の溶解は水素結合あるいは水和によるが，温度上昇とともに親水基と水の水素結合が切断され，つまり水和度が減少（溶解度が減少）するため，白濁する．

e）可溶化 solubilization

水に難溶な物質が cmc 以上の界面活性剤のミセル内に取り込まれて溶解度以上に溶解し，かつ溶液は透明である状態を**可溶化** solubilization と呼ぶ．界面活性剤による可溶化はビタミン E などの親油性物質を水溶化させて，ビタミン C などの水溶性ビタミンと混合して総合ビタミン剤を調製するなど，製剤上有益な特性である．

章末確認問題（以下の文章の正誤を答えよ）

1. イオン性界面活性剤において，アルキル鎖が長くなるほどクラフト点は高くなる．
2. 親水性親油性バランス（HLB）値が小さい界面活性剤ほど，親水性が高い．
3. HLB値が3.7の界面活性剤2gと，HLB値が11.5の界面活性剤1gを混合して得た界面活性剤のHLB値は，6.3である．
4. イオン性界面活性剤水溶液のモル電気伝導率は，臨界ミセル濃度以上で急激に上昇する．
5. 非イオン性界面活性剤の水への溶解度は，曇点以上で急激に低下する．

正解：1. ○   2. ×   3. ○   4. ×   5. ○

（出典：第100回薬剤師国家試験 問174改変）

参 考 文 献

1) P. J. Sinko（2006）Physical Pharmacy and Pharmaceutical Sciences, 5th ed., Lippincott Williams & Wilkins
2) 日本油化学会編（2009）界面と界面活性剤，日本油化学会

1.4 分散の理論

　分散系 dispersion system とは分散媒 dispersing medium（連続相）の中に分散相 dispersed phase の微細粒子が分散した状態をいう．分散系は，分散粒子の大きさにより分子分散系 molecular dispersion system，コロイド分散系 colloid dispersion system，粗大分散系 coarse dispersion system に分類される．

　水溶液中では，塩化ナトリウムはイオンの状態で，ブドウ糖は分子の状態でそれぞれ均一に溶解して透明な溶液を形成する．これらを分子分散系という．一方，肉眼でも光学顕微鏡下でも粒子が検出されないが，実際には微細な粒子（粒子径；1 nm～1 μm）が分散している系がある．これをコロイド分散系といい，その大きさをコロイド次元という．コロイド分散系よりもさらに大きな粒子が分散している系を粗大分散系という．分子分散系，コロイド分散系，粗大分散系の特徴を表 1.11 に示す．

　コロイド分散系や粗大分散系では，分子分散系とは異なった性質を示すことが多い．本節では，コロイド分散系を中心に粗大分散系も含めた事項について解説する．

1.4.1 コロイド分散系

1 コロイドの分類

　分散粒子の縦，横，高さの 3 方向ともに**コロイド次元**の分散系を粒状コロイド，2 方向のみがコロイド次元で他の 1 方向が可視的な大きさの場合を繊維状コロイドまたは糸状コロイド，1 方向のみがコロイド次元で他の 2 方向が可視的な大きさの場合を膜状コロイドという．

　粒状コロイドは，さらに会合コロイド association colloid，分子コロイド molecular colloid，分

表 1.11　分散系の比較

	分子分散系	コロイド分散系	粗大分散系
粒子径	～1 nm	1 nm～1 μm	1 μm～
顕微鏡観察	電子顕微鏡でも見えない	電子顕微鏡で見える 光学顕微鏡で見えない	光学顕微鏡で見える
ろ過	限外ろ過膜，半透膜を通る	半透膜は通らない ろ紙は通る	ろ紙，半透膜を通らない
拡散	迅速に拡散する	拡散速度は遅い	ほとんど拡散しない
例	塩化ナトリウム水溶液 ブドウ糖水溶液など	高分子水溶液 界面活性剤のミセル 水酸化鉄コロイドなど	赤血球 エマルション 粉体など

表 1.12 分散コロイドの分類

分散媒	分散相	浮遊系	沈積系
気相	液相	霧[1]	
気相	固相	煙[1]	粉体，多孔質[2]，キセロゲル[2]
液相	気相	気泡	泡沫（泡塊）
液相	液相	乳濁液（エマルション）[3]	クリーム
液相	固相	懸濁液（サスペンション）[3]	ゲル（膠状沈殿，ゼリー）
固相	気相	} 固体コロイド	} 多孔質[2]，キセロゲル[2]
固相	液相		固体コロイド
固相	固相		ハイドロコロイド

[1] 気相を分散媒とする浮遊系の分散コロイドを気体コロイド，エアロゾル（エアゾール），煙霧質，気体分散系ともいう．
[2] 固相は分散相とも分散媒とも考えられる．
[3] 分散相の粒子径が大きい系もあり，粗大分散系に分類されることもある．

散コロイド dispersion colloid に分類される．**会合コロイド**は界面活性剤などが分散媒中で**会合体**（ミセル micelle）を形成し，その大きさがコロイド次元になったものである．**分子コロイド**はポビドン，カルメロースナトリウムなどの高分子の水溶液で，1分子の大きさがコロイド次元のものである．薬物放出制御を目的として，高分子の殻に薬物を封入したコロイド粒子を**ナノパーティクル** nanoparticle という．球状であることから，**ナノスフェア** nanosphere ともいう．

分散コロイドは，相の状態から表 1.12 のように分類される．浮遊系とは多量の分散媒中で分散相の粒子が互いに独立している系である．沈積系とは粒子が沈降，または浮上して互いに接触，または結合してその間隙を分散媒が満たしている系である．

会合コロイドと分子コロイドは分散媒中に分散相が溶解しているので，**親液コロイド** lyophilic colloid という．分散コロイドは溶解せずに分散しているだけなので，**疎液コロイド** lyophobic colloid という．分散媒が水の場合，親液コロイド，疎液コロイドをそれぞれ**親水コロイド** hydrophilic colloid，**疎水コロイド** hydrophobic colloid という．親水コロイドは熱力学的に安定で自発的に形成されるが，疎水コロイドや粗大分散系は熱力学的に不安定で自発的，可逆的には形成されない．

2 コロイドの性質

a）光学的性質

コロイド分散系に細い光を照射すると光の通路が明るく見える．これが**チンダル現象** Tyndall phenomenon で，光が分散粒子により散乱されるため生じる．この現象の有無により，コロイド分散系か分子分散系かを見分けることができる．限外顕微鏡はチンダル現象を利用したものである．

b）熱運動

コロイド分散系を限外顕微鏡で観察すると，分散粒子が絶えず不規則に運動しているのがわかる．この現象を**ブラウン運動** Brownian motion という．これは，熱運動している分散媒分子が分散相の粒子に絶えず衝突することにより生じる．

c）電気的性質

水溶液は，全体で正電荷と負電荷の数が等しく存在しており，電気的に中性である．水溶液中でコロイド粒子の表面は，官能基の解離やイオンの吸着によって帯電する．今，コロイド粒子の表面が正に帯電していると仮定する．溶媒中の水分子や陰イオンは正に帯電した粒子表面に向かって引き寄せられ，一部は粒子表面に強く吸着・固定される．これを**固定層**（シュテルン Stern 層）という．一方，溶媒中の陽イオンは，反発力によって退けられる．結果として固定層よりも外側の領域では陽イオンよりも陰イオンが多く存在し，電気的に不均一な分布が生じる．これを**拡散層**という．固定層と拡散層を併せて**電気二重層** electric double layer という．表面からの距離が遠くなると陽イオンと陰イオンが同数分布するようになり，電気的に中性となる．図1.48のような粒子表面付近のイオン雰囲気をシュテルン **Stern** のモデルという．

粒子表面からの距離 x における電位 ψ について考える．粒子表面の電位を ψ_0，固定層の厚み δ における電位を ψ_s とすると，この間では電位が直線的に低下する．一方，拡散層では電位は指数関数的に低下する．固定層外郭のわずか外側に**すべり面** slipping plane がある．すべり面とは粒子

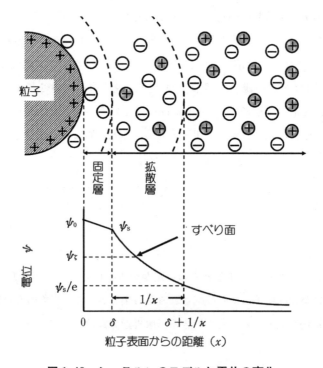

図1.48　シュテルンのモデルと電位の変化

が運動するときの粒子側（粒子とそれに吸着したイオン及びそれらと一緒に行動する水分子から成る）と液体側との界面である．このすべり面における電位が**ゼータ電位** ζ-potential, ψ_ζ で，この値は ψ_s と近似的に等しい．

$x > \delta$ のとき，ψ は（147）式で表される．

$$\psi = \psi_s \exp\{-\kappa(x-\delta)\} \tag{147}$$

$$\kappa = \sqrt{\frac{2 \times 10^3 N_A e^2 I}{\varepsilon k T}} \tag{148}$$

N_A はアボガドロ数，e は電気素量，I は分散媒のイオン強度，ε は分散媒の誘電率，k はボルツマン定数，T は絶対温度である．

固定層外郭から距離が $1/\kappa$ のとき $\psi = \psi_s/e$ となる．e は自然対数の底である．この $1/\kappa$ の値は電位が固定層外郭における値の $1/e$ に減衰する距離であるので，電気二重層の厚さ，デバイ長，あるいはイオン雰囲気の厚さという．

（148）式より分散媒のイオン強度が増大すると κ が増大し，その逆数である $1/\kappa$ は減少する．すなわちイオン強度の増大により電気二重層の厚さが減少し，荷電粒子の電位が分散媒中で遮へいされて電位による影響が遠くまで及ばなくなる．この遮へい効果によって分散液中の同種荷電粒子間の静電反発力が減少し粒子が凝集する．

ゼータ電位 ψ_ζ は**界面動電現象** electrokinetic phenomena から測定できる．界面動電現象には電気泳動 electrophoresis, 電気浸透 electroosmosis, 流動電位 streaming potential, 沈降電位 sedimentation potential, 泳動電位 migration potential がある．**電気泳動**は，コロイド分散液中に電極を置き直流電場をかけたときに，粒子が反対符号の電極の方向に移動する現象である．電場の強さと粒子の移動速度との関係からゼータ電位が求められる．電気浸透はコロイド粒子の充てん層を媒質中に浸して電場をかけて，媒質の移動速度を測定する方法である．流動電位はコロイド粒子の充てん層に媒質を流して生じる電位差を測定する方法である．沈降電位（泳動電位）は粒子を重力または遠心力により沈降させて電位差が生じる現象で，粒子の移動速度と電位差との関係を調べる．

3 コロイドの安定性

a）電解質による影響

疎水コロイドの水溶液中での安定性に関してデリヤーギン Derjaguin, ランダウ Landau, フェルウェイ Verway, オーベルビーク Overbeek により研究された理論を **DLVO 理論**という．

表面距離が x だけ離れたコロイド粒子（半径 a）間にはファン・デル・ワールス引力 V_A が作用し，そのポテンシャルエネルギーは（149）式で表される．A はハマカー定数である．一方，2つのコロイド粒子が接近するとそれぞれの電気二重層が重なり出すため，電気的な反発力が生じる．このポテンシャルエネルギー V_R は（150）式で表される．なお，分散媒の水溶液中に z 価

$-z$ 価型電解質（例えば，NaCl では $z=1$）を n mol/L 添加したものとする．k はボルツマン定数，T は絶対温度である．κ は（148）式で表される．

$$V_A = -\frac{Aa}{12x} \tag{149}$$

$$V_R = \frac{64\pi a\gamma^2 nkT\exp(-\kappa x)}{\kappa^2} \tag{150}$$

粒子表面の電位を ψ_0 としたとき，γ は（151）式で表される．

$$\gamma = \frac{\exp\{(ze\psi_0)/(2kT)\}-1}{\exp\{(ze\psi_0)/(2kT)\}+1} \tag{151}$$

V_A と V_R は図 1.49 A) のような単調曲線となる．この 2 つのポテンシャルエネルギーの和（$V_A + V_R$）が粒子間相互作用に関する全ポテンシャルエネルギーとなり，図 1.49 B) の曲線となる．$V_A + V_R$ の曲線の形によりコロイドの安定性が決まる．分散媒中の**イオン強度**が大きい場合（曲線 C）は，引力により粒子同士の接近が促進されて直ちに粒子間距離はエネルギーの第一極小点（点 a）に達する．すなわち，粒子の凝集が速やかに生じる．第一極小点（点 a）に粒子が接近すると，強く凝集して再分散させることは困難となる（不可逆的凝集）．一方，イオン強度が中程度の場合（曲線 B）や小さい場合（曲線 A）にはポテンシャル障壁（点 b）が存在するため，粒子の凝集は速やかではなく，緩やかに時間をかけて進行する．とくにイオン強度が小さい場合（曲

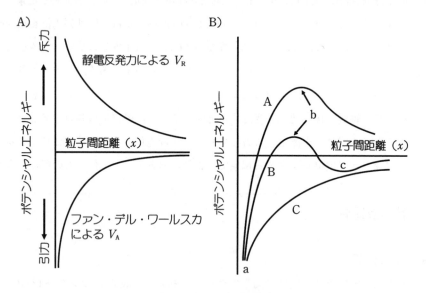

図 1.49　DLVO 理論
A）V_A と V_R
B）$V_A + V_R$
A；イオン強度が小さいとき，B；イオン強度が中程度のとき，C；イオン強度が大きいとき
a；第一極小点（不可逆的凝集が生じる），b；ポテンシャル障壁，c；第二極小点（可逆的凝集が生じる）

線A）には，静電反発力の影響が大きいためポテンシャル障壁が高く，粒子同士が容易に接近できない．さらに，イオン強度が中程度（曲線B）の場合には，エネルギーの第二極小点（点c）が存在し，この距離に粒子が落ち込むとゆるく凝集する．しかし，エネルギーの谷が浅いため，振とう，撹拌などにより可逆的に再分散する（可逆的凝集）．

このように疎水コロイドに電解質を添加してイオン強度が増加すると，ある濃度以上で急激に粒子が凝集して沈殿するが，これを**凝析** coagulation という．凝析が生じる電解質の最小濃度を**凝析価** coagulation value という．分散粒子のもつ電荷と反対符号のイオンの価数が大きくなるほど，凝析価は小さくなる．これを**シュルツ-ハーディ Schulze-Hardyの規則**という．

一方，親水コロイドでは粒子表面にイオンのほかに水分子も強く吸着して**水和層**が形成されている．そのため，少量の電解質を添加しても凝集しない．しかし，アルコールなどの脱水剤を併用すると，親水コロイドも少量の電解質の添加により凝集する．また，脱水剤を併用しなくても多量の電解質を添加すれば，電解質による脱水作用と電荷の中和により親水コロイドも凝集する．これを**塩析** salting-out という．塩析作用の強さは，陰イオンでは $SO_4^{2-} > F^- > Cl^- > Br^- > NO_3^- > I^- > SCN^-$ の順，1価陽イオンでは $Li^+ > Na^+ > K^+ > Rb^+ > Cs^+$，2価陽イオンでは $Mg^{2+} > Ca^{2+} > Sr^{2+} > Ba^{2+}$ の順である．これを**離液順列** lyotropic series または**ホフマイスター Hofmeister系列**という．

1.4.2 サスペンション

連続相である溶液中に固体の分散相が懸濁している系を**サスペンション** suspension（懸濁液）という．サスペンションの製剤としては，ローション剤，リニメント剤，懸濁性シロップ剤，懸濁性注射剤，懸濁性点眼剤などがある．

1 サスペンションの安定性

コロイド粒子は溶媒分子の衝突により**ブラウン運動**をするため，沈降しない．しかし，サスペンションは分散系の粒子が比較的大きいため重力の影響を受けやすく，長時間静置すると分散粒子が沈降する．分散粒子の沈降には，個々の粒子が独立して沈降する場合と，いくつかの粒子が凝集して沈降する場合とがある．前者を**自由沈降**あるいは分散沈降，後者を**凝集沈降**あるいは束縛沈降という．

自由沈降ではそれぞれの一次粒子が凝集せずに沈降するので，沈降界面は不明瞭である．沈降速度はストークスの式（152）式に従う．容器の底部には密で硬い沈積層（ケーキ cake）ができ，これを振とうにより再分散させることは困難である．このような不可逆的な沈積層の形成を**ケーキング** caking という．

一方，凝集沈降では一次粒子の部分的な凝集により，形成された二次粒子が沈降する．した

がって，沈降界面は明瞭である．沈積層は凝集粒子が網目構造を形成するため，かさ高く，振とうにより容易に再分散する．

2 粒子の沈降と浮上

一般に分散相と分散媒には密度差があるため，長時間静置すれば分散相の粒子が沈降または浮上する．サスペンションでは粒子の沈降であり，エマルションでは浮上である．

粒子の沈降または浮上速度 v は（152）式で表される．これを**ストークス Stokes の式**という．

$$v = \frac{(\rho - \rho_0)gd^2}{18\eta} \tag{152}$$

ρ 及び ρ_0 はそれぞれ分散相及び分散媒の密度，g は重力加速度，d は分散相の粒子径，η は分散媒の粘度である．

したがって，分散相の粒子径を小さく，分散媒と分散相の密度差を小さく，高分子などの添加により分散媒の粘度を大きくすれば，粒子の沈降あるいは浮上を抑制することができ，サスペンションやエマルションの安定性が向上する．

1.4.3 エマルション

互いに混和しない2つの液体の一方が微細な液滴となり，他方の連続相である液体中に分散している系を**エマルション** emulsion（乳濁液）という．エマルションの製剤としては，乳剤のほかに，乳濁性注射剤，乳剤性軟膏（クリーム剤），乳剤性ローション剤，乳剤性リニメント剤などがある．特に，連続相に界面活性剤の大型ミセルを分散させたものを**マイクロエマルション** microemulsion という．マイクロエマルションは液滴が非常に小さく（100 nm 以下），通常のエマルションと異なり，肉眼では見えないため透明である．

1 エマルションの型とその判定

エマルションには水中油滴型（**o/w型エマルション**），油中水滴型（**w/o型エマルション**）及び，o/w型エマルションの油滴の中にさらに細かい水滴が分散した w/o/w 型エマルション，w/o型エマルションの水滴の中にさらに細かい油滴が分散した o/w/o 型エマルションなどがある（図1.50）．w/o/w 型エマルション及び o/w/o 型エマルションのように，エマルションの液滴の中にさらに細かい液滴が乳化されている系を**複合エマルション**（多相エマルション）という．

エマルションが o/w 型であるか w/o 型であるかは，以下の方法で判定できる．

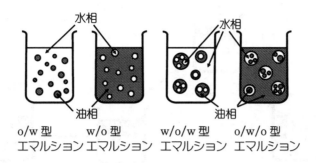

図1.50　o/w型エマルション，w/o型エマルション，w/o/w型エマルション及びo/w/o型エマルションの模式図

a）希釈法（希滴法）

エマルションは，外相である分散媒と同じ液体を加えると容易に希釈されるが，内相である分散相を加えると希釈されず，加えた液体が液滴として残る．したがって，エマルションに水あるいは油を加えて，水が容易に拡がればo/w型，油が容易に拡がればw/o型のエマルションであることがわかる．

b）色素法

エマルションに水溶性色素（メチレンブルー，メチルオレンジなど）を加えたときに色素が容易に拡がればo/w型，油溶性色素（スダンⅢなど）を加えたときに容易に拡がればw/o型のエマルションであることがわかる．

c）電気伝導度法

水は油よりも電気をよく通すという性質を利用した判定法である．エマルションの電気伝導度が大きい場合はo/w型，電気伝導度が小さい場合はw/o型のエマルションである．

2　エマルションの安定性

エマルションは熱力学的に不安定な系であり，長時間放置すれば2層に分離する．エマルションの破壊は図1.51のような過程を経由する．マイクロエマルションは，通常のエマルションよりも分散相の粒子径が小さいため，エマルションよりは熱力学的に安定である．

クリーミング creaming とは，分散相と分散媒の密度差による分散相粒子の浮上で，その速度はストークスの式に従う．クリーミングの状態にある系を弱い力で撹拌すると，再び粒子が分散して均一なエマルションになる．したがって，クリーミングは可逆的な変化である．

これに対して，**凝集** flocculation は，クリーミングと前後して分散粒子が会合することである．したがって，撹拌によって単一の粒子に再分散することは難しく，不可逆的な変化である．凝集すると粒子径が大きくなり，浮上速度が大きくなる．

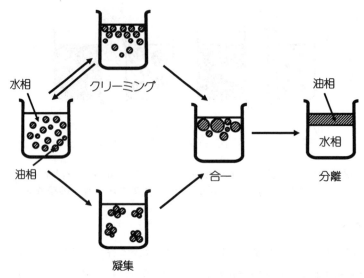

図1.51 o/w型エマルションの破壊過程のモデル図

合一 coalescence とは，会合した液滴を長時間放置することにより界面膜が破壊され，より粗大な液滴が生じることをいう．最終的には2層に分離する．

3 転相

o/w型エマルションに油相を加えていくとw/o型エマルションに変化する．また逆にw/o型エマルションに水相を加えていくとo/w型エマルションに変化する（図1.52）．このようなエマルションの型の変化を**転相** phase inversion という．このことからもエマルションの型が判定できる．

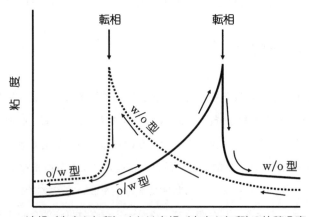

図1.52 エマルションの粘度
実線は o/w 型エマルションに油相を徐々に添加した場合，破線は w/o 型エマルションに水相を徐々に添加した場合の粘度変化を示す．

エマルションの調製には，非イオン性界面活性剤がよく用いられる．非イオン性界面活性剤の親水基と水分子との相互作用は，温度によって強い影響を受ける．すなわち，低温では親水基は水和しているが，高温になると水素結合が切れて脱水和する．そのため，非イオン性界面活性剤は低温では親水性が高いが，高温になると親水性が低下する．したがって低温では o/w 型エマルションが，高温では w/o 型エマルションが生成されるので，温度変化によりエマルションの転相が生じる．このような転相が起こる温度を**転相温度** phase inversion temperature（PIT）という．

1.4.4 高分子の構造と高分子溶液の性質

「天然ゴムのような物質はとても大きな分子量をもち，小さな分子をいくつもつなげることによってできた**巨大分子** macromolecules である」という概念を Staudinger（1922）が提唱した．この概念は，合成高分子にも天然高分子にも当てはまる．多くの高分子は，小さな分子の**単量体** monomer が繰り返し結合した構造をもつ．単量体が繰り返し結合することを**重合** polymerization といい，最終生成物を**重合体** polymer という．ギリシャ語の「多くの部分 poly‑meros」が語源である．

1 高分子の構造

a）高分子の定義

一般に分子量が1万以上の物質の総称を**高分子**という．炭素が中心となり多数の原子が互いに共有結合でつながり，鎖状の骨格を形成したものを有機高分子化合物という．ケイ素や硫黄も同じ能力をもち，無機高分子化合物となる．この項では有機高分子化合物を高分子と呼ぶ．

b）高分子の合成

単量体のエチレンが重合すると，繰り返し構造が共有結合したポリエチレンができる．括弧内の構造は繰り返し単位を表し，n は1つの重合体における繰り返し単位の数を表し，**重合度**という．反応（1）では原子の数が減少しないので，付加重合という．

$$n\mathrm{CH_2 = CH_2} \longrightarrow \{\mathrm{CH_2 - CH_2}\}_n \tag{1}$$

一方，n 個の乳酸と m 個のグリコール酸が重合してできた重合体は，反応（2）で表される．

$$n\mathrm{HO-CH(CH_3)-COOH} + m\mathrm{HO-CH_2-COOH}$$
$$\longrightarrow \mathrm{H}\{\mathrm{O-CH(CH_3)-CO}\}_n\{\mathrm{O-CH_2-CO}\}_m\mathrm{OH} + (n+m-1)\mathrm{H_2O} \tag{2}$$

反応（2）では，水蒸気を発生させながら重合体が形成される．この反応では水の分だけ原子が失われるので，縮合重合という．特に，この重合体のように，2つの異なる単量体を混合して

重合させたものを**共重合体** copolymer という．反応（2）で得られる重合体は，乳酸-グリコール酸共重合体である．

c）一般的な高分子の構造

高分子には，(a) 線状，(b) 分枝状，(c) 網状の構造が確認されている（図1.53）．単量体のもつ官能基の数によって構造が決まる．反応に関わる官能基が2つのときは線状の構造が得られる．官能基を3つ以上もつものが混ぜ合わさると分枝状および網状の構造になる．一般に，線状高分子は熱可塑性であるが，分枝状および網状高分子は熱硬化性である．

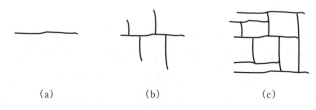

(a)　　　　　(b)　　　　　(c)

図1.53　高分子の構造の模式図

2　高分子溶液の性質

a）溶液中の高分子の状態

固体の状態では，線状高分子はランダムコイル状に折りたためられた状態で存在し，見かけの密度は約 $1\,\text{g/cm}^3$ である．溶液中では溶媒分子がコイル状の構造の内部に拡散によって侵入すると体積が何倍にもふくれあがり，高分子部分の見かけの密度は $10^{-5} \sim 10^{-3}\,\text{g/cm}^3$ になる．コイル状の高分子の体積は高分子と溶媒の相互作用の強さに依存する．高分子に対する親和性の小さい溶媒（貧溶媒）中では鎖が縮んで体積が小さくなる．逆に親和性の大きい溶媒（良溶媒）中では，高分子が溶媒和し体積が大きくなる．溶媒和した高分子は次第にもつれがほどけて溶媒内へ広がり，溶媒の粘度が増大する（図1.54）．嵩高い置換基やイオン性の置換基，糖鎖や不飽和結合などを骨格に持つ高分子は自由度が小さいので，線状高分子が溶媒全体に広がった形の方が安定になる（参照 1.6.6 分散系の粘度）．

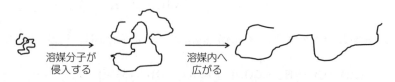

図1.54　溶媒中の線状高分子の模式図

b）分散系の安定性に与える影響

　水和した高分子は一種の親水コロイドであり分子コロイドに分類される．この高分子を疎水コロイドに添加すると，分散媒の粘度が増加するとともに，高分子が疎水コロイド粒子表面に吸着する．高分子の分散粒子表面への吸着の様式には，A-1）全セグメントが吸着する，A-2）末端基のみが吸着する，A-3）一部のセグメントがトレイン train として吸着し，その他の部分はテイル tail またはループ loop として分散媒中に伸びる場合の3種類がある（図1.55）．多くの高分子でみられる一般的な吸着様式はA-3）である．

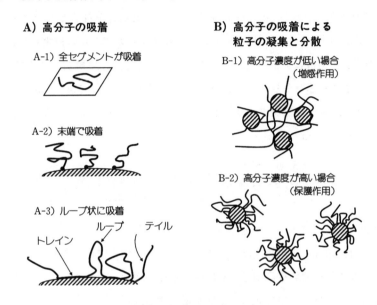

図1.55　高分子の吸着と粒子の凝集・分散

　高分子が低濃度の場合，分散粒子間を高分子が架橋するため粒子は凝集して沈澱しやすくなる．この高分子による凝集作用をB-1）**増感作用** sensitization という．また，用いられる高分子を高分子凝集剤といい，懸濁粒子の回収，除去およびそれに伴う水の清澄化に使用される．

　高分子が高濃度の場合，吸着層が密になり高分子による反発作用が生じて分散系が安定化される．高分子による粒子に対する分散作用をB-2）**保護作用** protective action という．また，用いられる高分子を高分子分散剤という．墨汁に添加されている膠（にかわ）やインクのアラビアゴムは，保護コロイドの代表例である．

c）ゲル化，相分離，コアセルベーション

　高分子溶液は温度を変化させると**ゲル**を形成する傾向にある．溶質分子は長くてしなやかな細長い鎖でできているので，絡まったり，分子間力で結合したり，あるいは部分的に結晶化し，ゲル状になる．

　貧溶媒中では高分子と溶媒が接触するよりも高分子同士が接触することの方が優位になる．良溶媒中では均一な溶液の状態になり，貧溶媒中では希薄な溶液と比較的濃い溶液に分離する現

象，**相分離**が起こる．貧溶媒中では，高分子が溶媒に溶けるよりも，溶媒が高分子中に溶けやすいことを示している．これはフェノール-水系の相互溶解度でみられる現象と類似したものである．

　高分子の水溶液は塩を加えても相分離を起こす．これを**塩析**という．水和している高分子は一種の親水コロイドであり，多量の電解質を加えると水和層が失われて凝集する．

　また，温度によるゲル化と凝集による相分離を組み合わせることによって，高分子溶液を濃厚な高分子の液滴（コアセルベート coacervate）と希薄な高分子溶液に分離させることができる．この現象を**コアセルベーション** coacervation といい，放出制御を目的とした**マイクロカプセル** microcapsule の製法の一つとして利用されている．マイクロカプセルの一般的な製法では，まず封入する薬物を高分子溶液に分散させ，凝集を促進させる溶媒や電解質を加えてよく撹拌する．すると分散させた薬物が芯となり，その表面に高分子が吸着し薄い皮膜を形成する．冷やすことにより皮膜が固化し，単離し乾燥すれば粉末のマイクロカプセルが得られる．マイクロカプセルの粒子径は通常 5〜500 μm である．

章末確認問題（以下の文章の正誤を答えよ）

1. 生理食塩液は，分子コロイドの一種である．
2. 親水コロイドは，溶液の電解質濃度を高めることによって安定化できる．
3. ケーキングを起こしやすい懸濁剤は，分散媒の粘度を増大させることによって安定化できる．
4. w/o 型エマルションは，水を加えると粘度が増大する．
5. 線状高分子は良溶媒中で収縮してコイル形状となる．

正解　1. ×　2. ×　3. ○　4. ○　5. ×

1.5 粉体の性質

　医薬品製剤には散剤のように粉体そのものからなる製剤の他に，原薬または中間製品が粉体であるものが95%以上を占めており，粉砕，分級，混合，造粒，製錠，コーティングなどの工程を経て錠剤やカプセル剤などの固形製剤が製造される．一方，液状製剤（注射剤，点眼剤など）や半固形製剤（軟膏剤，坐剤など）の製造においても原薬を溶剤や基剤中に溶解または分散させて製剤化されている．このように最終剤形のいかんを問わず，製造現場で使用されている原薬や製剤添加物の大多数は粉末状で利用されている．これらが固体状態であるということは，安定性の面のみに限定すれば液状医薬品の場合より確かに有利ではあるが，その半面では固形製剤は不均一系製品であるので，原薬や添加物の物理化学的特性や処理法のいかんが製剤工程における取扱い性や最終製剤の品質，さらには薬効の発現のしかたにも影響を及ぼすことがある．このような状況に鑑みると，製剤の開発に先立って原薬や添加物の結晶特性や粉体物性に関する詳細な情報を得ておくことは，その後の製造工程を円滑にするとともに，製剤の品質向上をはかるために製剤学的にきわめて重要である．

　ところで，粉体とは形状や大きさ（粒子径）の異なる，多数の固体（微）粒子からなる集合体をいい，通常は付着力などの粒子間相互作用が1個の粒子の重力に比べて大きい粒子の集合体をいう．粉体は固体そのものであるが，外力に応じて流動するという流体的な性質ももっているので，固体，液体，気体とは区別した，第4の物質形態として取扱われることが多い．

　本節では固体状原薬や添加物の最も基本的な結晶としての性質，また粉体粒子の性質である粒子径，粒子径分布及び比表面積，さらに集合体としての性質である流動性と充填性などの基本的事項について述べる．

1.5.1 結晶特性

1 結晶構造

　粉体を構成する粒子は，それらが置かれた状態の中でそれ以上分離しない最小の個別単位をさすが，通常は個々の結晶粒子である．結晶とは，その構成要素である分子が3次元的に規則正しく配列している物質のことである．結晶内における分子配列を**結晶構造**というが，この配列は同一平面上にない3本の直線に沿った，分子の立体構造に応じて定まる長さを単位とする変位（平

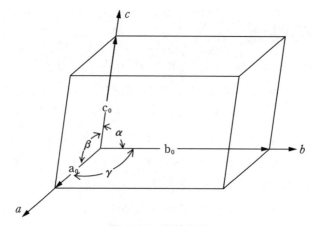

図 1.56　単位格子
a, b, c：結晶軸
a_0, b_0, c_0：3 軸の長さ
α, β, γ：軸間角度
a_0, b_0, c_0 及び α, β, γ：格子定数

行 6 面体）の前後・左右・上下方向への繰り返しによってできあがっている．この平行 6 面体の最小単位を**結晶格子** crystal lattice または**単位格子**という（図 1.56）．したがって，結晶格子の形状と大きさは，薬物分子の立体構造に応じて 3 辺の長さと 3 つの角度によって決定される．一例として図 1.57 は多形現象を示すフロセミド I 形及び II 形結晶について，単結晶 X 線構造解析によって得られた 3 次元分子配列を表示したものであるが，いずれの結晶格子内でも分子は全く同じように配列している．結晶格子は，実際の結晶構造から 7 種類（三斜晶系，単斜晶系，斜方晶系などと呼ばれる）に分類される．また，同じ分子の結晶体が示す規則正しい多面体の形態（外形）を**晶癖** crystal habit という．晶癖は結晶構造や晶析条件の違いに基づいて，構成している各結晶面の成長速度に違いを生じるために発生するものである．例えば，塩化ナトリウム結晶の外観は通常は立方体であるが，条件によっては八面体や棒状となることもある．一方，同じ化合物の結晶性固体の種々の形を**結晶形** crystal form という．

2　結晶多形，溶媒和物及び水和物

結晶多形 polymorph とは，同一分子でありながら結晶中での分子配列のしかたが異なるものをいう．すなわち，同一物質であっても晶析条件によって結晶成長条件が異なるために，晶癖の異なる複数の結晶形が出現するものであり，一成分系である．有機物医薬品の約 80％に結晶多形が存在するとされており，結晶形間で融点，融解熱，密度，硬度，安定性，溶解度，溶解速度が異なるため，これらの物理化学的性質（特に溶解度と溶解速度）の違いによりバイオアベイラビリティに影響を及ぼす場合がある．なお，日局収載の医薬品において，結晶多形をもつものについては，各条の性状の項に「本品は結晶多形が認められる．」と表示されている．

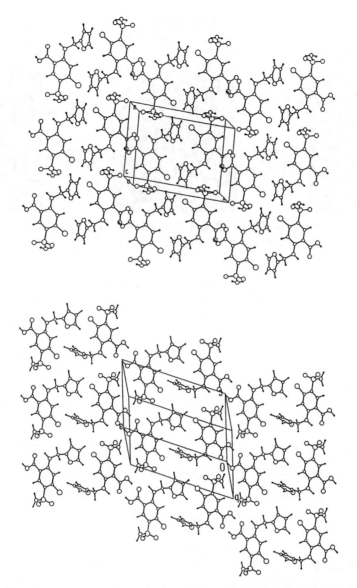

図1.57　フロセミドⅠ形（上）及びⅡ形（下）結晶中の分子配列
［官前，松田（1996）］

　一方，これとは別に溶媒分子が結晶格子内に取り込まれた固体結晶を**溶媒和物** solvate といい，特に溶媒が水の場合には**水和物** hydrate という．同じ薬物の無水物と水和物を比較した場合，一般に無水物のほうが水和物よりもエネルギーレベルが高いため，水に対する溶解度は無水物のほうが高い．このように，結晶多形の他に異なった結晶構造をもつ溶媒和物を**擬似多形** pseudopolymorph と呼ぶが，この場合は2～3成分系となる．擬似多形では結晶中に化学量論的に一定の組成比で溶媒分子を含む場合が多い．

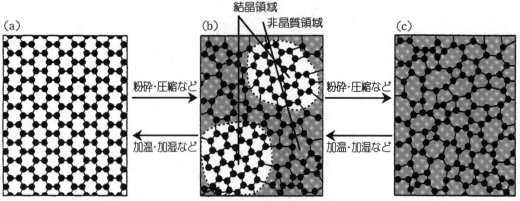

図1.58 結晶 (a), 非晶質 (c) 及び両者の混在物 (b) の2次元モデル (●は構造単位を示す)

3 非晶質

結晶中で分子の3次元配列が全く規則性を示さないものを**非晶質**または**アモルファス** amorphous という（図1.58 (c) 参照．ただし，本図では2次元表示）．したがって，非晶質は一定の晶癖や融点を示さない．非晶質は粉砕，凍結乾燥や噴霧乾燥などによって得られるが，融解した薬物を急冷して得られるガラス状態の物質は完全な非晶質であり，熱力学的に非平衡状態にある．すなわち，このような状態にある薬物は格子エネルギー*が結晶形よりはるかに小さく，エネルギー的に高い状態にあるため，溶解性には優れているが物理的にも化学的にも不安定であり，時間とともに安定な結晶に転移する傾向がある（図1.58 (b)）．この現象を**緩和**というが，緩和時間は非晶質を調製するまでの履歴や保存条件（温度，湿度など）に依存する．

4 結晶特性の評価法

結晶特性の評価法として，①粉末X線回折法，②熱分析法（DSC, TGA, 昇温顕微鏡法），③スペクトル測定法（IR, ラマン分光法，固体NMR），④走査型電子顕微鏡観察法の他に，⑤溶解度及び溶解速度測定などがあるが，ここでは最も基本的で重要な①及び②について概説する．

a）粉末X線回折法

本測定法は日局17一般試験法に「粉末X線回折測定法」として収載されている．無配向化した粉末試料にX線を照射し，その物質中の電子を強制振動させることにより生じる干渉性散乱X線による回折強度を，各回折角について測定する方法である．図1.59に示すように物質が結晶性

---

* 格子エネルギー；結晶の凝集エネルギーであり，絶対0度で結晶を構成する個々の分子に分解するのに要するエネルギーをいう．

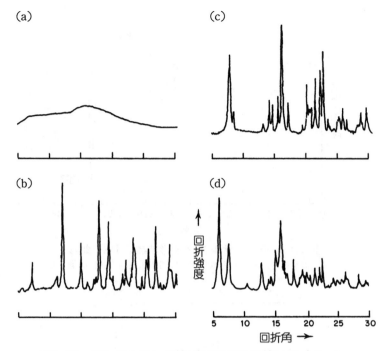

図 1.59　アンピシリンの結晶形の粉末 X 線回折パターン
(a) 非晶質　(b) 3 水和物　(c) 無水物 I 形　(d) 無水物 II 形
[United States Pharmacopeia (2016), 39 th ed., United States Pharmacopeia Convension]

である場合（b～d）には，X 線回折パターンは各化合物の各結晶形に固有かつ特徴的であるが，非晶質（a）は結晶構造に規則性がないために干渉性 X 線散乱強度が小さく，回折パターンはブロードな極大強度をもつ**ハロー（halo）**パターンを示す．なお，回折パターンでは，結晶格子の種類と大きさに依存して回折線の角度（横方向）が，また，主として化合物の原子の種類と配列に依存して回折線の強度（縦方向）が変化する．本法を用いることにより，結晶多形や溶媒和物の同定や定量，結晶性の定性的評価，結晶化度（結晶と非晶質の混合物における結晶相と非晶相の割合）などを測定することができる．

b）熱分析法

　本測定法は，結晶の温度を一定の温度プログラムに従って変化させながら，その物理的性質を温度または時間の関数として測定する分析法の総称（日局 17 一般試験法「熱分析法」）であり，一般に**示差熱分析法**（DTA：differential thermal analysis）または**示差走査熱量測定法**（DSC：differential scanning calorimetry）が汎用されている．DTA は試料の熱的挙動を温度変化として検出する方法であり，一方，DSC は熱量（エンタルピー）変化として検出する方法である．これらの他に，試料の温度変化に伴う脱水，吸着または脱離，酸化などによる質量変化を観測する方法として，**熱重量測定法**（TG：thermogravimetry）がある．これらはいずれも結晶の物理的性質のうち，固相/液相間の転移（融解，凝固）や固相/固相間のガラス転移や非晶質の結晶への転移，

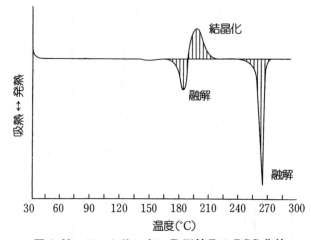

図 1.60　テルミサルタン B 形結晶の DSC 曲線
［寺田勝英，山本恵司，米持悦生編（2003）固体医薬品の物性評価，じほう］

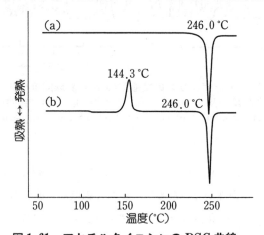

図 1.61　アセチルタイロシンの DSC 曲線
（a）結晶　（b）噴霧乾燥法により調製した非晶質
［寺田勝英，山本恵司，米持悦生編（2003）固体医薬品の物性評価，じほう］

多形転移，脱水などの相変化，熱分解や化学反応に伴う発熱または吸熱の熱的挙動を観測できる．図 1.60 は代表的な結晶転移の例である．テルミサルタンの B 形（準安定形）結晶は 183℃でいったん融解し，その直後に発熱現象を伴って結晶化して安定形である A 形結晶に転移した後，269℃で融解する．このように多形現象を示す医薬品結晶については，一般に準安定形結晶よりも安定形結晶のほうが融点は高い．また，図 1.61 に非晶質の結晶化の例を示す．アセチルタイロシン非晶質（b）は 144℃で非晶質から結晶への転移による発熱ピークを示し，その後，246℃に結晶の融解による吸熱ピークを示す．

1.5.2　粒子と表面の概念及び製剤学的意義

粉体を構成する個々の粒子を一次粒子というが，一般に取り扱われる"粒子"は必ずしも単一

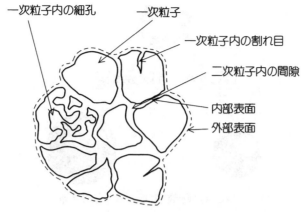

図1.62 一次粒子，二次粒子及び表面の概念図

粒子とは限らず，図1.62に示すように，例えばなんらかの力（凝集力，圧縮力など）により固められた粒子（凝集体や顆粒など）であり，これらの"粒子"を二次粒子という．

一方，粒子表面の概念は，**一次粒子**の流動性を改善するために造粒によって得られた顆粒のように，**二次粒子**の外部表面をもって表面（マクロ表面）とする取扱いもあれば，吸着剤としての天然ケイ酸アルミニウムや薬用炭，制酸剤として利用されている酸化マグネシウムや乾燥水酸化アルミニウムゲル細粒（いずれも日局17）などのように，粒子内部の亀裂や細孔表面（ミクロ表面）までを含める場合がある．このような物質については，取扱い性（流動性，飛散性など）に重点を置く場合にはマクロ表面が重要であり，逆に酸中和速度に着目する場合にはミクロ表面が問題となる．このように粒子が微細化するにつれて表面積は逆に大きくなり（(154) 式参照），それに伴って表面エネルギーや表面構造不整などの効果も大きくなるので，粒子が大きいときにはほとんど無視できた表面の役割が次第に重要な意味をもってくる．

また，経口投与固形製剤の多くは投与後に有効成分が消化管内で崩壊・分散し溶解した後，吸収されて薬効を発揮するが，特に難溶性医薬品の場合にはその吸収速度は有効成分の溶解過程が律速段階となる場合が多い．このような場合に粉砕などによって粒子を微細化し，表面積を大きくすることによって溶解速度を改善し，吸収促進や速効化を達成した例は多い．一例として，グリセオフルビンについては微細化によって増大した比表面積と相対吸収率の間に良好な相関関係が認められている（第2章 製剤設計の項参照）．このため，USP39（2016）ではグリセオフルビンの比表面積は$1.3 \sim 1.7 \, m^2/g$であることが規定されている．

しかし，逆に原薬粒子が空気酸化，吸湿や加水分解を受けやすい場合には，粒子の微細化は好ましいことではない．したがって，粒子径や表面積を問題にする場合には，これらを目的に応じてどのようなレベルで粒子や表面を捉え，どのような方法で測定し，評価するかが大切である．

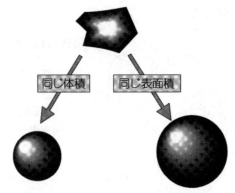

**図1.63 体積や表面積などから定義される代表径
（体積球相当径，表面積球相当径）**
［椿　淳一郎，早川　修（2001）現場で役立つ粒子径計測技術，日刊工業新聞社］

1.5.3 粒子径

　粉体の一次物性としては粒子径や粒子径分布の他に粒子形状や密度があるが，粒子径は最も基本的な物性値で，第一に評価されるべき重要項目である．粒子が球形である場合には常にその直径をもって粒子径とすればよいが，実際に取扱われる粒子は不規則な形状をしているので，後述するように粒子径の定義のしかたによって得られる数値は当然異なってくる．

1 相当径

　不規則な形状の粒子径については，前述したように1つの粒子径のみで表すことはできない．そこで簡便な表現法として，図1.63のように粒子の大きさとして測定された量（体積，投影面積，表面積）を適当な幾何学的公式を用いて，規則的な形状（例えば，円や球）の粒子に換算した場合の粒子径を**相当径** equivalent diameter という．この場合，測定された量と換算された形状によって，例えば投影面積円相当径または体積球相当径などという．したがって，測定量が異なれば，同じ球相当径であってもその数値は当然異なってくる．また，特定の粒子形状（球，立方体）と特定の物理的条件を仮定したときに導かれる物理的公式を用いて，測定量を粒子径に換算する場合がある．例えば，Stokes の沈降理論（後述）に基づいて液体中を沈降する粒子が等速沈降状態に達したときの沈降速度と同じ速度で沈降し，かつ同じ密度をもつ球の直径を終末沈降速度球相当径または**ストークス径**という．

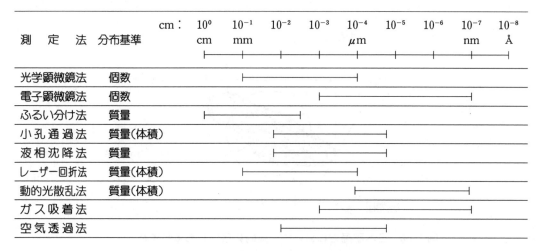

図1.64 粒子径測定法と測定範囲

2 粒子径測定法

　一般に，粉体あるいは造粒製剤の充填性や流動性は，一次物性である粒子径分布や平均粒子径によって著しい影響を受けることが多い．またUSP（米国薬局方）やEP（欧州薬局方）における医薬品製剤には，最適な薬効を期待するために，有効成分の上限粒子径や粒子径範囲が規定されているものがある．このように，医薬品の開発において粒子径の評価は最も基本的で重要な問題である．

　ところで，粉体は種々の粒子径をもつ多数の粒子が集合した多分散系であるので，粒子径は必ず分布をもつ．また，多くの粒子径測定法は原理や装置が異なるので，同一の試料を測定しても結果は必ずしも一致しない．したがって，測定に用いた装置や方法がどのような物理量（幾何学量）を測定しているのかを十分に把握した上で利用する必要がある．汎用されている粒子径測定法と測定可能な粒子径範囲を図1.64に示した．

　以下に各測定法について概略を述べる．

a) 顕微鏡法　microscopic method

　日局17一般試験法「粒度測定法」において第1法として規定されており，最も基本的な粒子径測定法である．本法は光学顕微鏡または走査型電子顕微鏡を用いて肉眼または顕微鏡写真によって直接に個々の粒子の外観や形状を観察し，その大きさを測定する方法である．図1.65に一般試験法において顕微鏡下での粒子投影像から定義される粒子径を示した．本法は簡便であるが，凝集微粒子と単一粒子との識別性，粒子径分布幅が広い試料については測定粒子個数によるデータの信頼性，レンズの焦点距離による解像能の問題などがあり，かえって煩雑な場合がある．しかし最近では画像解析装置などによるデータ解析により，粒子径分布，平均粒子径，粒子形状

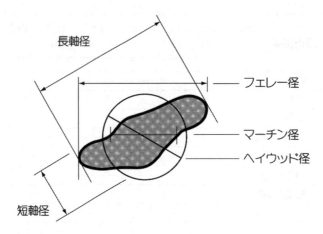

図1.65　日本薬局方において一般的に用いられる粒子径

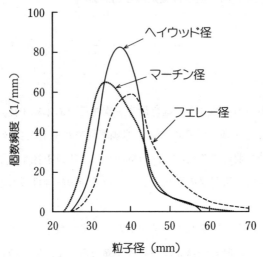

図1.66　ヘイウッド径，マーチン径，フェレー径の比較
38〜77 mmの粒子254個について実測した例．
[三輪茂雄（1972）粉粒体工学，朝倉書店]

などをきわめて迅速に自動測定できるようになっている．

日局における各種粒子径の定義は，以下のとおりである．

フェレー径（定方向接線径）：ランダムに配向した粒子に接し，すべての粒子に対して同一方向に引いた仮想的平行線間の距離

マーチン径（定方向面積等分径）：ランダムに配向した粒子を，すべての粒子に対して同一方向に引いた1本の線によって2つの等しい投影面積に分割する点における粒子の長さ

ヘイウッド径（投影面積円相当径）：粒子と同じ投影面積をもつ円の直径

図1.66に示すように，同一の粉体試料であっても粒子径の定義が異なると粒子径分布も異なることがわかる．

本法の原理は日局17一般試験法「注射剤の不溶性微粒子試験法」中の第2法 顕微鏡粒子計数

法や「点眼剤の不溶性微粒子試験法」にも反映されており，その場合の粒子径は長軸径（図1.65）として測定される．

b）ふるい分け法　analytical sieving method

　日局17一般試験法「粒度測定法」において第2法として規定されており，簡便かつ迅速で汎用性の高い測定法である．ふるい分け法は，ISO規格に準じた種々の目開きの網目をもつ内径200 mmのステンレス製ふるいをロー・タップ式ふるい振とう機または電磁式ふるい振とう機などにセットして，機械的に振とうすることによって粒子を網目から通過させる方法であり，比較的大きい粉体試料（粒子の大多数が75μm以上）の粒子径測定に適している．しかし，最近ではこれらの機械的振とう法の他に，気中分散法としてエアー・ジェット法や超音波を利用したソニック・シフター法なども利用されており，5μm程度までのふるい分けも可能となっている．

　日局一般試験法による場合は，一定質量の試料を最上段のふるいの網上に載せ，ふるい分け操作を繰り返し行い，いずれのふるいについても，ふるい上質量変化が直前の質量に対して5%または0.1 g以下となったとき，終了する．個々のふるい上及び最下段の受け皿中に残っている試料の質量を測定し，粒子径分布は積算質量基準分布として表す．一般には，分布は使用したふるいの目開き（μm）に相当する粒子径を横軸にした**積算ふるい下質量基準**（p.126）で表示するが，この場合には，用いたふるい範囲に全試料が通過するふるいを含めておく必要がある．

c）小孔通過法（コールター・カウンター法）　Coulter counter method

　本法は米国コールター・エレクトロニクス社製のコールター・カウンターを用いて測定を行うものである．電解質水溶液中に所定の孔径をもつ細孔を有する隔壁を置き，この溶液中に微粒子を分散・懸濁させると，粒子は溶液とともに細孔を通過するが，懸濁した粒子の体積分だけ溶液量が少なくなるので，その減少分だけ電気抵抗が増加し，細孔の両側においた電極間の電気抵抗は粒子が通過するごとに瞬間的に増加する．したがって，これを一連の電気パルスとして検出し，これらを計数することによって懸濁液中の粒子濃度を求めることができる．またパルスの高さは個々の粒子体積に比例するため，一定の高さのパルス数を順次測定すれば，体積基準（体積に粒子密度を乗じると質量基準に変換できる）の積算頻度分布曲線を得ることができる．本法は湿式測定法であるので，水溶性の粉体試料には不適である．

　なお本法は，USPでは1994年まで注射剤の不溶性微粒子試験法において用いられていたが，種々の難点を有することから，USP23（1995）以降は採用されなくなった．

d）液相沈降法　sedimentation method

1. ピペット法

　適当な媒体（通常は水）中に粉体粒子を分散させ，媒体中を沈降する粒子の終末速度（(149)式）からストークスStokes式に基づいて粒子の大きさを測定する方法である．本法によって得られ

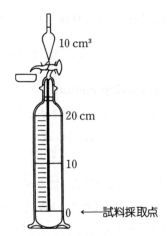

図 1.67 アンドレアゼンピペット

た粒子径を**ストークス径**という．沈降時の媒体による流体抵抗がストークスの抵抗法則に従う場合には，(152) 式の**ストークス式**を用いて粒子径を求めることができる．

$$v = \frac{h}{t} = \frac{(\rho - \rho_0)gd_t^2}{18\eta} \tag{153}$$

ここで，v は終末沈降速度，h は沈降距離，t は h を沈降する時間，ρ 及び ρ_0 は，それぞれ粒子及び分散媒の密度，g は重力の加速度，d_t は t 時間後に採取点まで沈降する粒子の粒子径，η は分散媒の粘度である．

一般には一定の沈降距離（液面から試料採取点までの距離）を定めて，採取点での沈降量や懸濁液中の粒子濃度（質量基準）を所定のサンプリング時間ごとに測定して粒子径分布を求める．図 1.67 に示した**アンドレアゼンピペット**では，液面から下端の標線まで沈降した粒子をピペットで上部の受け皿まで吸い上げて質量濃度を測定する．本法も液相中で測定されるため，水溶性の試料は不適である．

2. 沈降天秤法

沈降天秤法は，図 1.68 (b) のように試料粉体の懸濁液を入れた沈降管内で，液面から一定の深さに設置された秤量皿の上に沈降して堆積する粒子の質量を経時的に測定し，粒子径分布を算出する方法である．

これら 2 つの液相沈降法における試料の分散方法には，(a) 分散沈降法と (b) 一斉沈降法がある（図 1.68）．前者はあらかじめ分散媒に試料全量を分散させてから沈降させる方法である（同図 (a) ピペット法，沈降天秤法）．ピペット法では測定開始時（$t = 0$）には粒子は分散媒中に均一に懸濁・分散しているので，時間とともに採取位置で採取される液中の粒子濃度（質量）は減少していく．t 時間後の深さ h における粒子濃度は，(153) 式で表される沈降速度（h/t）に相当する粒子径 d_t よりも「微細な」粒子のみから構成されるとして計算されるので，粒子径分布曲線は積算ふるい上分布（図 1.77）として求められる．これに対して，沈降天秤法では，t 時間後

の深さ h における粒子濃度は，沈降速度（h/t）に相当する粒子径 d_t よりも「粗大な」粒子のみから構成されるとして計算される（積算ふるい下分布）．なお，一斉沈降法（図1.68（b））では時間 $t=0$ で液面 $h=0$ に，沈降速度 $v=0$ で待機している．この分散法は液面への試料の分散が困難であるので，ほとんど用いられていない．

また試料濃度の測定法には，深さ h 以上または h 以下の全濃度変化を測定する積算形と，h における濃度変化を測定する増分形があるが，ここでは理解を容易にするために積分形について説明する．

分散沈降法における沈降曲線：粒子が単分散系（試料が粒子径分布をもたず，均一粒子径である場合）では，天秤皿上に堆積した粒子の質量は，いずれの粒子も等速度で沈降するので時間に比例して直線的に増加し，全粒子が沈降し終わった時点で一定値となる．これに対して，多分散系（試料が粒子径分布をもつ場合）では，天秤皿上の粒子質量の増加は，粒子径 d_1, d_2, d_3, … の各粒子群は，それぞれ時間 t_1, t_2, t_3, … において距離 h を沈降してしまうので，h における測定面以上の各成分の粒子濃度はそれぞれの時間でゼロになる．したがって沈降曲線は，これらの時間区分ごとに傾斜の異なる直線群として表される．全体としてそれぞれの沈降曲線の合成による折れ線状の沈降曲線となる．

一斉沈降法における沈降曲線：一斉沈降法では，単分散系試料の場合，沈降曲線は一定時間後に全粒子が瞬時に皿上に堆積するので，沈降曲線は垂直に立ち上がる．これに対して，多分散系試料では粒子径 d_1, d_2, d_3, … が距離 h を沈降するのに要する時間 t_1, t_2, t_3, … において，各粒子が積算され階段状に堆積量が増加する．したがって，連続した粒子径分布をもつ一般の粉体ではS字形の積算曲線が得られ，各粒子径に対応する時間 t を求めれば直ちに積算粒子径分布（図1.77）がわかる．

なお，これら2つの液相沈降法では，当然，水溶性の粉体は不適である．また沈降中に粒子同士が凝集すると正しい測定値が得られないので，適正な分散濃度が重要である．さらにストークス式はブラウン運動の影響が無視できるものとして誘導されているため，粒子径が小さすぎる（$<1\mu m$）と，水のブラウン運動により沈降しなくなり，この式は成立しない．これらの方法は現在ではほとんど実用されておらず，古典的な測定法となっている．

e) レーザー回折法　laser diffraction method

日局17第一追補一般試験法「レーザー回折・散乱法による粒子径測定法」として収載されている測定法である．本法はレーザー光に対する回折（フラウンホーファ回折）現象を利用して1〜1000 μm 程度の粒子に適用されるが，医薬品粉体のように粒子径が100 μm 以下でふるい分け法の適用が困難な試料に対しては，信頼性と再現性の両面で優れており，製薬企業などで現在最も汎用されている．測定は液相中または気相中のいずれにおいても可能である．すなわち，これらの分散媒に適当な濃度で分散させた粉体試料を横切るように単一波長のレーザー光束を照射すると，粒子により種々の角度に散乱された光がフーリエレンズDの焦点距離の位置に置かれた

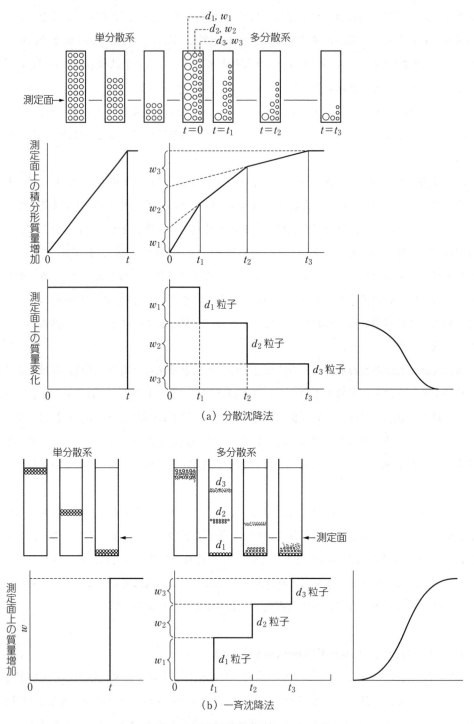

図1.68 試料の分散方法と沈降曲線

検出器Jによって検出され，散乱光及び透過光による回折像が得られる．これによって回折パターンに関連する情報がコンピュータによるデータ解析のために入手・記録されるように装置が設計されている．なお，本法では体積基準球相当径（質量基準にも換算できる）が測定される．

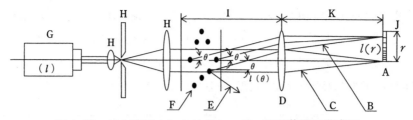

図1.69　日本薬局方におけるレーザー回折装置の構成例

記号
A　吸光度検出器
B　散乱光
C　非散乱光（透過光）
D　フーリエレンズ
E　レンズDで集められない散乱光
F　粒子集団
G　レーザー光源
H　ビーム調整部
I　測定位置
J　複数の素子をもつ検出器
K　レンズDの焦点距離

f）比表面積法　specific surface area method

比表面積 specific surface area，S_W は，単位質量当たりの粉体の全表面積（m²/g）として定義されるが，粒子密度 ρ_p が既知であれば，S_W を測定することによって（154）式から代表粒子径として**比表面積径** d_{vs} を算出することができる．したがって，本法では粒子径分布は得られない．

$$S_W = \frac{6}{\rho_p d_{vs}} \tag{154}$$

（154）式における係数6は，球と立方体以外の形状の粉体では異なった値を示す．このように定義された比表面積径は，実際の粉体と同一の比表面積をもつ球形粒子の直径に相当する（図1.63参照）．本法には原理の異なる2つの測定法（ガス吸着法，空気透過法）があるが，いずれも乾式で行われる（後述）．

これらの測定法の他に，日局17参考情報中には「動的光散乱法による液体中の粒子径測定法」が収載されている．本測定法では液体中に分散したサブミクロン粒子（数 nm～約 1 μm）のブラウン運動の大きさによって生じる，散乱強度の時間的変化に基づいて，平均粒子径及び粒子径分布が測定できる（図1.68）．乳濁性注射剤，懸濁性注射剤及びリポソーム製剤などのコロイド分散系製剤が測定対象となる．

1.5.4　粒子形状と表面積

先に述べたように，同一の粉体試料であっても個々の粒子は異なった形状と表面積をもっており，たとえ平均粒子径が等しくても形状が異なれば表面積も異なってくる．このように粒子形状は表面積に影響を与えるだけでなく，粉体の流動性や充填性（後述）にも影響する．また表面積については，粒子内部の細孔は直接には関係しないが，粉体粒子の付着・凝集性には粒子外表面

における接触点での凝集力が関係する．したがって，粉体の流動性を改善するためには粒子外表面の性質を変える必要がある．一方，溶解や吸着に関係する表面は溶媒や吸着質が到達できる範囲であり，この場合には細孔径や細孔容積，その構造が重要になる．このように粒子形状と表面積は，製剤特性に直接に影響を及ぼす重要な一次物性である．

1 粒子形状

固体の単位体積当たりの表面積が最小となるのは球であり，粒子が3次元的に非対称になるほど表面積は大きくなる．球形粒子の表面積及び体積と粒子径 d の間には（155）式及び（156）式の関係が成立する．

$$表面積 = \pi d^2 \tag{155}$$

$$体積 = \frac{\pi}{6} d^3 \tag{156}$$

したがって，ある方法で測定した非対称粒子の相当径 d と実際の粒子の表面積 s 及び体積 v の間には，それぞれ（157）式及び（158）式の関係が成立する．

$$s = \alpha_s d^2 \tag{157}$$

$$v = \alpha_v d^3 \tag{158}$$

ここで，α_s 及び α_v をそれぞれ**表面積形状係数**，**体積形状係数**という．また，これらの比 α（$= \alpha_s/\alpha_v$）を**比表面積形状係数**（または単に形状係数）と呼び，これによって粒子形状を数値化することができる．これらの形状係数は，一部の理論実験を除いていずれも実用的価値は乏しい．

2 比表面積

比表面積は前述したように単位質量当たりの粉体の全表面積であるので，非球形粒子については粒子個数を n とすると，（159）式で与えられる．

$$S_W = 全粒子表面積/全粒子質量$$

$$= \frac{n\alpha_s d^2}{n\rho_p \alpha_v d^3} = \frac{\alpha_s}{\alpha_v} \times \frac{1}{\rho_p d} = \frac{\alpha}{\rho_p d_{vs}} \tag{159}$$

（159）式は（154）式の一般形であり，先述したように α は球と立方体の場合に6となるが，粒子の対称性が低下するほど6より大きくなる．また，この場合の d_{vs} を**比表面積径**という．また，d_{vs} は表1.13（後出）における体面積平均径 D_3 に一致する．なお，（159）式から明らかなように，比表面積は理論的には粒子径に反比例する．

3 比表面積測定法

粉体試料の比表面積測定法としてガス吸着法と空気透過法が用いられるが，前者はミクロ表面まで評価できるのに対して後者は流体力学的原理に基づくため，マクロ表面のみを測定することになる（図 1.62 参照）．したがって，比較的大きくかつ表面の平滑な粒子の場合には両者による測定値は近似するが，微粒子で粒子内の細孔が増加するほど，比表面積値は前者のほうが後者より大きくなる（したがって，比表面積径は後者のほうが前者より大きくなる）ことに注意する必要がある．

a）ガス吸着法

ガス吸着法は，粉体粒子の表面上で気体分子がファン・デル・ワールス力のような比較的弱い分子間力が関係する物理吸着（多分子層吸着）に着目したものである．粉体粒子表面に分子断面積が既知の不活性気体分子（通常は，窒素）を吸着させ，単分子層が形成されたときの吸着量 V_m（mL）を測定し，次式により比表面積 S_W（m²/g）を求めるものである．

$$S_W = \frac{V_m N a}{m \times 22400} \tag{160}$$

ここで，N はアボガドロ数（6.022×10^{23}/mol），a は吸着気体分子 1 個の有効断面積（N：0.162×10^{-18} m²），m は試料粉体の質量（g）である．

液体窒素の沸点下（-195.8℃）で気体を粒子表面に吸着させ，V_m と相対圧力（P/P_0）をプロットすると，図 1.70 に示すような BET 型の**吸着等温線**が得られる．$P/P_0 = 0.05 \sim 0.30$ の範囲内で図 1.70 のデータに（161）式の **BET 式**を適用すると図 1.71 のような直線関係が得られるので，この直線の傾きと切片より V_m を求めることができる．

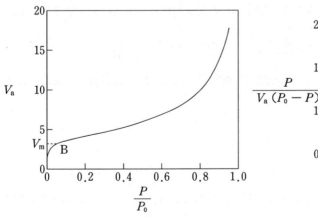

図 1.70 窒素ガスの吸着等温線（BET 型）
B点：単分子層吸着量

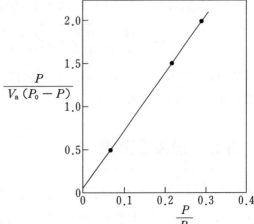

図 1.71 BET 式のプロット

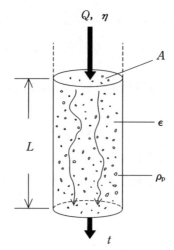

図 1.72 空気透過法の概念図

$$\frac{1}{V_a\left(\frac{P_0}{P}-1\right)} = \frac{(C-1)}{V_m C} \times \frac{P}{P_0} + \frac{1}{V_m C} \tag{161}$$

ここで，V_a は標準状態における吸着気体の体積（mL），P_0 は吸着気体の飽和蒸気圧（P_a），P は－195.8℃（液体窒素の沸点）で試料表面と平衡状態にある吸着気体の分圧（P_a），C は試料表面における吸着気体の吸着エンタルピーに関係する定数である．本法は日局17一般試験法中で「比表面積測定法」として収載されている．

b）空気透過法

比表面積 S_W，粒子密度 ρ_p の粉体を，図1.72に示すように断面積 A，層高 L，空隙率 ε の粉体充填層に成形し，これに一定の圧力差 ΔP で粘度 η の空気を透過させると，流体の抵抗に関係するコゼニー・カーマン Kozeny-Carman 式に基づいて誘導された(162)式により，S_W を求めることができる．前述したグリセオフルビン（USP39）の比表面積は，本法により測定される．

$$S_W = \frac{14}{\rho_p}\sqrt{\frac{\Delta P A t}{\eta L Q} \cdot \frac{\varepsilon^3}{(1-\varepsilon)^2}} \quad \text{ただし，} \varepsilon = 1 - \frac{W}{\rho_p A L} \tag{162}$$

ここで，t は流量 Q の空気が充填層を透過する際の所要時間であり，W は試料質量である．この原理を利用した装置が市販されている．

1.5.5 粉体の密度

粉体の密度は，粒子間及び粒子内部に存在する細孔容積の評価方法によって，3つの異なる定義がなされており，その数値も当然異なる．日局17参考情報では以下の密度が定義されている．

1 結晶密度　crystal density

結晶密度は物質そのものの密度で，結晶格子内に分子または原子単位より大きい空隙はないものとして求めた単位体積当たりの平均質量である．したがって，この密度はその物質の特定の結晶構造に固有な特性であり，測定法に依存しない．多形現象を示す医薬品や非晶質医薬品の場合には結晶形間や結晶化度によって結晶密度が異なる．**真密度** true density ともいう．

2 粒子密度　particle density

粒子密度は，結晶密度に加えて粒子内部の閉じた空隙や開孔部はあるが，気体が侵入できない空隙も体積の一部として評価して求められる密度である．したがって，粒子密度は測定された体積に依存する．通常は日局 17 一般試験法「固体の粒子密度測定法」中に記載されている気体置換型ピクノメータ法により粒子体積（真の体積）を測定して密度を求める．

3 かさ密度及びタップ密度　bulk density and tapped density

図 1.73 に示すように，かさ密度は，粉体層中の粒子間の空隙も粉体体積の一部（かさ体積）として評価して求められる．したがって，かさ体積は粒子密度と粉体層中での粒子の空間配列に依存する．かさ密度は粉体層のわずかな揺動によってもその空間配列が変化するため，再現性よく測定することはきわめて難しい．日局 17 一般試験法「かさ密度及びタップ密度測定法」では，**かさ密度**（図 1.73 における m/V）は "容器中に粉体を圧密せずにゆるやかに充填することにより得られる見かけの密度" として定義されている．ちなみに，日局 17 では結晶セルロースにかさ密度及びその測定法が規定されている．

一方，**タップ密度**は "粉体を充填した容器を一定高さより一定速度で繰り返し落下させ，容器中の粉体のかさ体積がほぼ一定となるまで密に充填したときに得られる見かけの密度"（図 1.83 参照）であり，かさ密度より再現性のよい結果が得られる．

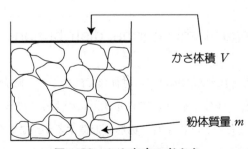

図 1.73　かさ密度の考え方

these密度の測定法として定質量法と定容量法が規定されているが，いずれの場合も，どのようにして測定したか，その測定条件を明記しておくことが重要である．

1.5.6 粒子径分布と平均粒子径

粒子径分布がある粉体の特性を表す方法として，①粒子径分布を表，グラフまたは数式により表現する方法と，②適当な代表値を用いる方法がある．ここでは，まず粒子径分布について説明する．

1 正規分布　normal distribution

ある粒子径範囲に存在する粒子の個数または質量を粒子径範囲に対してプロットすると，図1.74に示すような**頻度分布曲線** frequency distribution curve が得られる．この分布が正規分布に従う場合には，曲線は最大頻度値から得られた**モード径**（最頻度径）（図1.78）に対して左右対称であり，この値は統計学的な平均値に一致する．このような分布曲線は粒子径がそろっている場合（分布A）と不ぞろいな場合（分布B）によって平均値が同じであっても裾の広がり方が異なることがわかる．正規分布の場合には標準偏差σが分布の大小を表す指標となるが，統計理論により平均値±1σの範囲内に母集団の約68.3%の粒子径が収まり，±2σ内では約95.4%，±3σ内には約99.7%の粒子径が含まれることになる．しかし，一般に粒子径分布が正規分布に従う例はきわめて少なく，大多数は対数正規分布に従う．

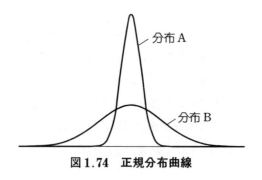

図1.74　正規分布曲線

2 対数正規分布　logarithmic normal distribution

ほとんどの粉体試料の粒子径分布曲線は左右対称形ではなく，大粒子側へ裾をひく．一例としてバレイショデンプンの粒子径分布を図1.75に示す．このような場合には横軸を正規目盛から対数目盛に変えると正規分布のように左右対称形に近似するが，この分布を**対数正規分布**という．図1.76は典型的な対数正規分布の例である．対数正規分布曲線の結果を対数確率紙（横軸：

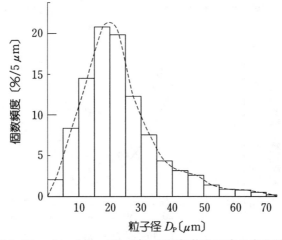

図1.75　バレイショデンプンの個数基準頻度分布曲線[5]

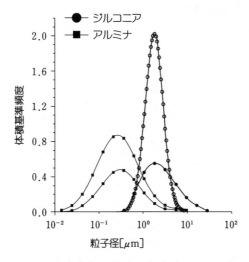

図1.76　酸化ジルコニウム及び酸化アルミニウムの対数正規分布曲線

対数目盛,縦軸:積算ふるい下頻度の確率目盛)にプロットすると分布は直線関係を示すので,確率目盛で50%に相当する粒子径を平均粒子径とし,これを**幾何平均径** geometric mean diameter(エアゾール剤の項参照)という.また分布幅の大小は直線の傾きから得られる**幾何標準偏差** σ_g(>1)を用いるが,σ_gが大きくなるほど分布幅は広がることになる.

一方,分布曲線には図1.75や1.76のように頻度分布の形で表す場合の他に,粒子径がある値 x より小さい(または大きい)粒子の総量が粒子全体に占める量的割合としてプロットする方法があり,x より小さい割合を**積算ふるい下分布**という.逆に x より大きい場合には**積算ふるい上分布**という.両者の関係は図1.77で表されるように,2つの曲線は積算頻度50%ラインで当然,上下に対称の関係となる.この場合,積算頻度50%に相当する粒子径を**メディアン径**(中位径)という.

ところで,分布を表す場合には**個数基準分布**と**質量基準分布**があるが,前者は粒子量を個数割

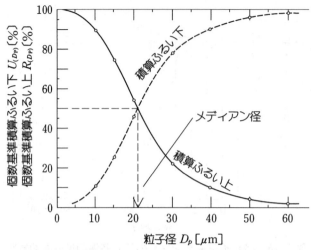

図1.77 バレイショデンプン（図1.75）の積算ふるい上及びふるい下粒子径分布曲線

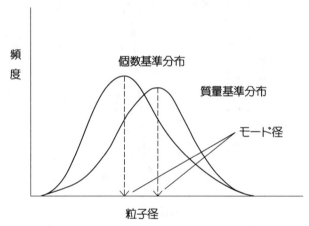

図1.78 個数基準分布と質量基準分布

合で示すのに対して，後者は質量割合で表示する．質量基準分布は個数基準分布に対して粒子径の3乗に比例する重みがかかってくるので，粒子径の大きいほうの頻度が相対的に高くなる．この結果，同じ試料であっても分布曲線は図1.78のように質量基準分布は常に大粒子側へ移動する．

3 ロジン・ラムラー分布　Rosin‒Rammler distribution

鉱物の粉砕品のように粒子径分布幅が広い粉体については，その分布曲線はロジン・ラムラー式でよく整理できるとされており，粒度線図もつくられているが，医薬品粉体でこの分布に従う例はほとんどなく，利用頻度は低い．

4 | 平均粒子径　mean particle diameter

　代表粒子径には先述したモード径やメディアン径の他に，表1.13で定義される各種の平均粒子径が，関係する粉体現象と目的に応じて用いられる．

正規分布と対数正規分布

　粒子径分布が正規分布に従う場合には，頻度分布式（確率密度分布関数）及び標準偏差σは，それぞれ，(163)式及び(164)式で表される．

$$\frac{dn}{dD_p} = \frac{\Sigma n}{\sigma \sqrt{2\pi}} \cdot \exp\left(-\frac{(D_p - \overline{D_p})^2}{2\sigma^2}\right) \quad (163)$$

$$\overline{D_p} = \frac{\Sigma(nD_p)}{\Sigma n}$$

$\overline{D_p}$：算術平均径

D_p：粒子径

n：粒子個数

$$\sigma = \sqrt{\frac{\Sigma\{n(D_p - \overline{D_p})^2\}}{\Sigma n}} \quad (164)$$

　一方，対数正規分布に従う場合の頻度分布式及び幾何標準偏差σ_gは，それぞれ，(165)式，(166)式及び(167)式で表される．

$$\frac{dn}{d(\log D_p)} = \frac{\Sigma n}{\log \sigma_g \cdot \sqrt{2\pi}} \cdot \exp\left(-\frac{(\log D_p - \log D_{50})^2}{2\log^2 \sigma_g}\right) \quad (165)$$

ここで，D_{50}，σ_gは次の値である．

表1.13　平均粒子径

名称	記号	計算式 個数基準	質量基準
長さ平均径	D_1	$\dfrac{\Sigma nd}{\Sigma n}$	$\dfrac{\Sigma(w/d^2)}{\Sigma(w/d^3)}$
面積長さ平均径	D_2	$\dfrac{\Sigma nd^2}{\Sigma nd}$	$\dfrac{\Sigma(w/d)}{\Sigma(w/d^2)}$
体面積平均径	D_3	$\dfrac{\Sigma nd^3}{\Sigma nd^2}$	$\dfrac{\Sigma w}{\Sigma(w/d)}$
質量平均径	D_4	$\dfrac{\Sigma nd^4}{\Sigma nd^3}$	$\dfrac{\Sigma wd}{\Sigma w}$
面積平均径	D_s	$\sqrt{\dfrac{\Sigma nd^2}{\Sigma n}}$	$\sqrt{\dfrac{\Sigma(w/d)}{\Sigma(w/d^3)}}$
体積平均径	D_v	$\sqrt[3]{\dfrac{\Sigma nd^3}{\Sigma n}}$	$\sqrt[3]{\dfrac{\Sigma w}{(\Sigma w/d^3)}}$

$$D_{50} = \frac{\Sigma(n \log D_{\mathrm{p}})}{\Sigma n} \qquad (166)$$

$$\log \sigma_{\mathrm{g}} = \sqrt{\frac{\Sigma\{n(\log D_{\mathrm{p}} - \log D_{50})^2\}}{\Sigma n}} \qquad (167)$$

したがって，σ_{g} は理論的には（168）式で計算される．実際には対数確率紙上で粒子径に対して積算ふるい下分布をプロットして得られた回帰直線上で，84.13％径（積算ふるい上分布の場合には，15.87％径）を読み取ることにより求めることができる．

$$\begin{aligned}\sigma_{\mathrm{g}} &= (積算ふるい下 84.13\%径)/(50\%粒子径 = 幾何平均径)\\ &= (積算ふるい上 15.87\%径)/(50\%粒子径)\end{aligned} \qquad (168)$$

1.5.7 充填性

粉体や顆粒の充填性は，カプセルへの充填や錠剤機の臼中への処方成分の供給などにおいて，製剤中の有効成分の含量均一性に直接関係する重要な物性であるので，高品質な製剤を製造するためには適切な評価とこれに基づいた制御が必要である．通常は表 1.14 のような評価パラメータによって充填性を評価する．これらの中で，かさ密度（前述）は充填時の粗密状態を間接的に表現している点できわめて重要である．この特性値に関係する因子は，①粒子特性（粒子形状，粒子径，粒子径分布，凝集性），②容器の大きさと形状，③容器への堆積方法と堆積後の処理法であるが，特性値として評価する際に問題となるのは②と③である．一方，容器内での粉体層の充填状態を直接数値化した特性値は **空隙率** であり，この値が小さいほど充填性が優れていることを示す．図 1.79 のように空隙率は粒子径によって影響を受ける．ある大きさ以上の粒子（**臨界粒子径**，第 2 章 粒子設計と製剤設計の項参照）になると，空隙率は粒子径が増大してもあまり変

表 1.14 粉体の充填性及び「かさ」に関係する物性値

かさ比容積（見かけ比容積） apparent specific volume	粉体単位質量（m）当たりのかさ体積（V）	$v = \dfrac{V}{m} = \dfrac{1}{\rho_{\mathrm{B}}}$
かさ密度（見かけ密度）ρ_{B} bulk density または apparent density	粉体単位かさ体積（V）当たりの質量（m）	$\rho_{\mathrm{B}} = \dfrac{m}{V}$
空隙率 ε porosity	粉体のかさ体積中で空隙の占める体積の割合	$\varepsilon = \dfrac{V - V_{\mathrm{p}}}{V} = 1 - \dfrac{\rho_{\mathrm{B}}}{\rho_{\mathrm{p}}}$ V_{p} は粉体の真の体積
充填率 packing fraction	粉体のかさ体積（V）に対する粉体の真の体積（V_{p}）	$\dfrac{V_{\mathrm{p}}}{V}$

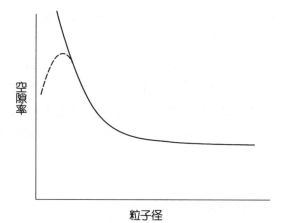

図1.79 空隙率に及ぼす粒子径の影響

化しないが，逆に粒子径が小さくなるにつれて粒子間の付着・凝集性が粒子の自重に比較して相対的に増大するため，空隙率は急激に大きくなり，かさ高く（すなわち，かさ比容積が大きく）なる．ただし，粒子が微細になることによって凝集体を形成する結果，二次粒子の粒子径が大きくなると充填性がかえってよくなり，空隙率が減少することがある（図1.79の破線部）．

1.5.8 流動性

粉体の流動性も散剤などの服用性及び調剤の容易さ，製造工程での円滑性に関係する重要な力学的特性である．例えば，図1.80のように回転円筒型（図1.81）によって測定された内部流動

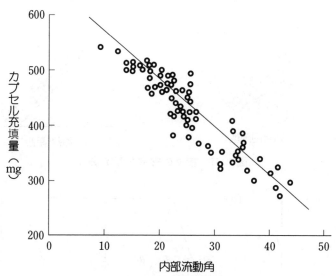

図1.80 アスピリンと乳糖混合物のカプセル内への充填量に及ぼす内部流動角の影響
[J. M. Newton ら (1987) *J. Pharm. Pharmacol.*, **39**, 164-168]

角として表される流動性とカプセルへの充填性の間には高度な相関関係が成立し，流動性がよくなるほど充填量は増加する．流動性に影響を及ぼす一次物性は多く，かつこれらが複雑に絡み合うために，測定法や測定条件はいまだ十分に規格化されていない．測定法の選択に当たっては，粉体が示す種々の挙動をよく見極めた上で，目的に最もかなったものを採用する必要がある．流動性の指標となる物性値としては，日局17参考情報「粉体の流動性」では，基本的に，①安息角，②圧縮度，③オリフィスからの流出速度，④せん断試験による内部摩擦係数があげられている．

1 安息角　angle of repose

安息角は静止または運動している粉体堆積層の自由形成斜面が水平面となす角度である．安息角の測定法は図1.81のように種々の方法が提案されているが，最も基本的で汎用されている測定法は注入法である．注入法による場合では，流動性のよい粉体については図1.82(a)のように理想的な安息角が得られるが，流動性の悪い粉体の場合には注入のしかたの違いによって(b)や(c)のような異なった自由斜面が形成されるため，複数の安息角の定義が可能となる．したがって，統一的な取扱いが必要な場合には，次式による安息角 θ を用いる．なお，安息角と粒子

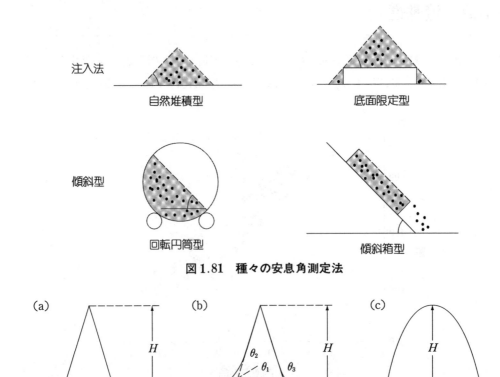

図1.81　種々の安息角測定法

図1.82　注入法における堆積パターンの例

径の間にも図1.79に類似したパターンが得られる．すなわち，粒子径の大きい粉体や流動性のよい粉体の場合には安息角や空隙率は小さいが，微粒子になり流動性が悪くなるにつれて安息角や空隙率は急激に増大する（図1.79参照）．安息角は湿度によって変化し，吸湿により増大する．また安息角が増大すると，かさ比容積（表1.14）も大きくなり，"かさ高い"粉体となる．

$$\tan\theta = \frac{H}{\left(\frac{D}{2}\right)} \tag{169}$$

2 圧縮度　compressibility index

（170）式及び（171）式で表される圧縮度及び**ハウスナー Hausner 比**は，粉体の流動性を予測するための簡便で迅速かつ一般的な方法である．これらの特性値は先述した日局17「かさ密度及びタップ密度測定法」における疎充填時のかさ体積 V_0 とタップ後のかさ体積 V_f（図1.83）を測定することにより求められる．圧縮度と流動性の間には図1.84に示すように，きわめて密接な相関関係が成立する．

$$\text{圧縮度（\%）} = 100 \times (V_0 - V_f)/V_0 \tag{170}$$

$$\text{Hausner 比} = V_0/V_f \tag{171}$$

なお，日局17では圧縮度及び Hausner 比と流動性の間に表1.15のような関係が示されている．

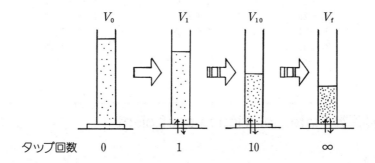

図1.83　タッピングの進行に伴うかさ体積の減少（V_f：最終かさ体積）

3 オリフィスからの流出速度

容器底部の中央に設けられた小孔（オリフィス orifice）から粉体が流出する際の速度（流出量/時間）を測定するものである．流動性のよい粉体ほど，この値は大きくなり，実用的見地からの利用性は高い．しかし，流動性の悪い粉体は流出速度にばらつきを生じたり，全く流出しないなど，利用しにくいという欠点がある．

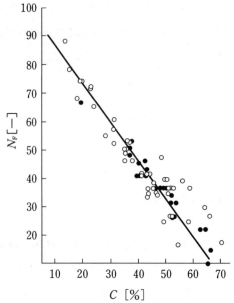

図 1.84 圧縮度 C と流動性指数 N_F との関係
 ○：単一粉体　●：混合粉体
［佐藤文雄ら（1972）粉体工学会誌，9，90-97］

表 1.15 流動性と対応する圧縮度及び Hausner 比

圧縮度（%）	流動性の程度	Hausner 比
≦ 10	極めて良好	1.00〜1.11
11〜15	良好	1.12〜1.18
16〜20	やや良好	1.19〜1.25
21〜25	普通	1.26〜1.34
26〜31	やや不良	1.35〜1.45
32〜37	不良	1.46〜1.59
≧ 38	極めて不良	> 1.60

4 内部摩擦係数　internal friction coefficient

　図 1.85 に示すような原理に基づくせん断試験装置を用いたせん断セル法（日局 17 参考情報）は，医薬品粉体の粉体力学的研究において広範囲に用いられており，実験上のパラメータをより正確に制御できるという利点をもっている．本法ではセル中の粉体充填層に種々の垂直応力 σ を与え，その都度，層内でせん断が起こる際の引張り応力 τ を測定すると，σ と τ の間には図 1.86 のような直線関係が得られることが多い．図中 (1) は非付着性粉体の場合で，

$$\tau = \mu\sigma \tag{172}$$

の関係が成立し，この式における μ $(0 < \mu < 1)$ を**内部摩擦係数**という．これに対して (2) は付着性粉体の場合で，

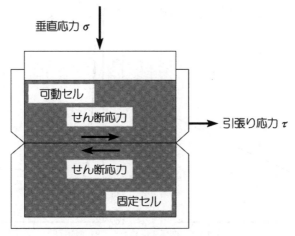

図1.85　せん断試験装置の概略

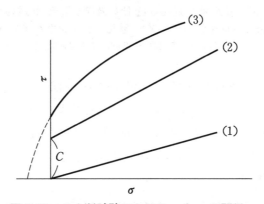

図1.86　せん断試験におけるσとτの関係

$$\tau = \mu\sigma + C \tag{173}$$

となる．縦軸切片として得られるCは粉体層の付着力である．流動性が良好な粉体ほどμも小さい．なお，(172) 及び (173) 式を**クーロンCoulomb式**と呼び，これらの式に従う粉体をクーロン粉体という．これに対して，付着性が強く流動性に乏しい粉体（非クーロン粉体）の場合には(3) に示すようにτとσの関係は上に凸の曲線となる．

5 流動性の改善

流動性を改善するための方法・操作や技術として，次のような項目があげられる．

① 造粒によって粒子径を増大させる（例：散剤　→　細粒，顆粒剤）．
② 各種の滑沢剤（例：タルク，軽質無水ケイ酸など）を0.1〜1％添加し，粒子間摩擦力や付着・凝集性を低減させる．この場合，添加量には最適濃度が存在することに注意する（図1.87）．

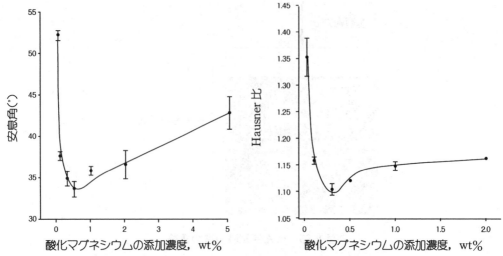

図 1.87　安息角と Hausner 比に及ぼす滑沢剤の影響
（試料：バレイショデンプン-酸化マグネシウム混合系）
［松田芳久，加藤史恵，寺岡麗子（2008）医薬品研究，**39**，488-496］

③ 粉体の供給・輸送装置に振動や撹拌などの機械的外力を加える．
④ 粉体をできるだけ乾燥させ，粒子間の付着・凝集力を低減させる．
⑤ 粉体が帯電して流動性が低下している場合には，除電装置を設置する．

1.5.9　吸湿性

　原薬または製剤としての医薬品粉体は，製造工程中や保存時にしばしば水分と接触することがある．医薬品粉体のように比較的大きい比表面積をもつ粉体の物理化学的挙動は，湿度によって著しく変化する．一般にこれらの粉体は**吸湿**によって流動性の低下，固結，湿潤・液化が起こったり，化学反応が促進されて分解や着色，配合変化，多形転移などを起こしたりする．これは粒子表面に吸着または付着した水の存在によるものであるが，製剤では防湿対策が重要な課題となる．

1　水溶性医薬品の吸湿

　図 1.88 に示すように，水溶性かつ結晶性の医薬品では相対湿度がある臨界値を超えると吸湿量が急激に増大し，ついには潮解する．このときの相対湿度を**臨界相対湿度** critical relative humidity（CRH）と呼ぶが，これは粉体に固有な値である．このような現象を示す粉体では，その表面に吸着された水膜中に粉体の構成成分が溶解し，粒子はその飽和溶液の薄膜でおおわれた状態にあると考えられる．したがって，換言すれば，CRH は粉体の飽和水溶液の蒸気圧に等しい大気中の相対湿度として表したものといえる（図 1.89）．CRH 以上の相対湿度では吸着された水

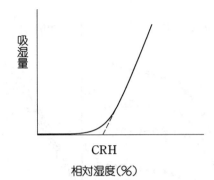

図1.88　臨界相対湿度（CRH）

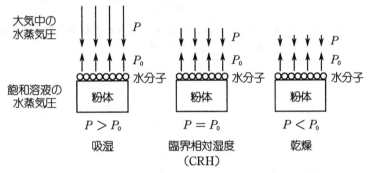

図1.89　臨界相対湿度の考え方

分によって飽和水溶液が希釈されるため，固体がさらに水膜中に溶解し，吸湿が進行する．CRHの小さい粉体は吸湿性が高く，一般に25℃で50%以下の物質を吸湿性物質とみなしているが，これは必ずしも公的な定義ではない．ちなみに，抗てんかん薬であるバルプロ酸ナトリウムのCRHはきわめて低く，37.2〜44.6%（4種類の多形が存在するため，結晶形によって吸湿性が大きく異なる）であるため，高湿度下ではごく短時間で**潮解**し，吸湿率は急増する（図1.90右）．このような医薬品の固形製剤工程では特別な除湿環境と製剤の防湿包装（アルミピロー包装など）が必須である．

　CRHをもつ2種以上の粉体を混合した場合，混合物のCRHは各成分のCRHの積に等しい．これを**エルダーの仮説** Elder's hypothesis（1949年）といい，次式が成立する．この仮説はその後，理論的に成立することが検証されている．

$$\mathrm{CRH_{AB} = CRH_A \times CRH_B} \tag{174}$$

ここで，$\mathrm{CRH_{AB}}$：混合物のCRH，$\mathrm{CRH_A}$，$\mathrm{CRH_B}$：それぞれA，B成分のCRH．（174）式に従えば，いずれの単独成分よりも混合物のほうが常にCRHは小さく，混合することによって，より吸湿しやすくなることを示している．これは粒子間の接触点付近で複数の薬品を含む飽和水溶液の膜が形成される結果，単独の場合よりも混合系のほうが濃度が高くなる．この結果，蒸気圧（P_0）が低下するため，CRHも低下するのである（ラウールの法則を参照）．なお，この仮説は各

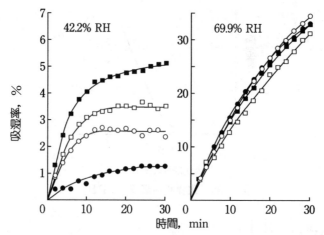

図 1.90　25℃ で保存されたバルプロ酸ナトリウム結晶多形の吸湿曲線
○，Ⅰ型；●，Ⅱ型；□，Ⅲ型；■，Ⅳ形．
［松田芳久（2007）ファルマシア，**43**, 111-116］

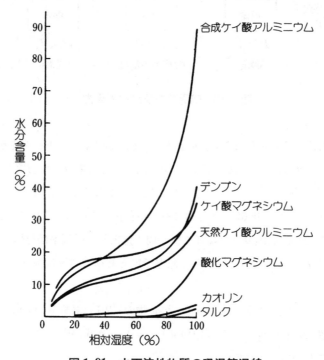

図 1.91　水不溶性物質の吸湿等温線

成分の混合比に関係なく成立するが，成分間で相互作用（例：互変 2 対塩が生成する場合，共通イオンをもつ場合）のある場合には成立しない．

2 水不溶性医薬品の吸湿

固体表面と水分子の相互作用を評価するために，日局 17 一般試験法において「収着-脱着等温

線測定法及び水分活性測定法」が新たに収載された．本測定法の記述によれば，水は 2 つの様式 [①吸着（表面においてのみ相互作用する），②吸収（水分子が固体内部へ侵入する）] で固体と物理的に相互作用するとされ，①と②の両方が起こるときは収着として定義されている．収着-脱着等温線はヒステリシス現象を示し，収着曲線と脱着曲線は一致しないが，収着曲線については，一般に図 1.91 のような吸湿等温線が観察される．すなわち，これらの場合は固体表面における水分子の吸着現象であるので，CRH をもたない．図 1.91 に示すように多孔性で比表面積のきわめて大きい粉体（ケイ酸マグネシウム，天然ケイ酸アルミニウムなど）では BET 型の吸着等温線（図 1.70 参照）を示すが，水溶性粉体のような潮解は起こらない．

章末確認問題（以下の文章の正誤を答えよ）

1. 液体中で終末速度に達した粒子が一定の距離を沈降するのに要する時間の平方根と粒子径は，反比例の関係にある．
2. 実用粉体を対象としてガス吸着法で得られた代表粒子径と空気透過法で得られた代表粒子径は一致する．
3. 一般にかさ密度の小さい粉体ほど，安息角も小さい．
4. 安息角は粉体表面の固－気界面エネルギーの指標となるので，安息角の大小は粉体のぬれ易さと関係がある．
5. 臨界相対湿度は，ある温度で水溶性薬品の飽和溶液が示す蒸気圧を相対湿度で示したものである．

正解：1. ○   2. ×   3. ×   4. ×   5. ○

参　考　文　献

1) 厚生労働省編（2016）第十七改正日本薬局方
2) United States Pharmacopeia（2016），39th ed., United States Pharmacopeia Convension
3) 芦澤一英編（2001）医薬品の多形現象と晶析の科学，丸善プラネット
4) 寺田勝英，山本恵司，米持悦生編（2003）固体医薬品の物性評価，じほう
5) 三輪茂雄（1972）粉粒体工学，朝倉書店
6) 早川宗八郎編（1973）粉体物性測定法，朝倉書店
7) 粉体工学会編（1994）粒子径計測技術，日刊工業新聞社
8) 椿　淳一郎，早川　修（2001）現場で役立つ粒子径計測技術，日刊工業新聞社
9) 山本隆一（1958）薬学雑誌，**78**，205-209

1.6 レオロジー

"粘い"あるいは"さらさらとした"液体，練り歯磨きやヨーグルトの硬さ，塗布したときの化粧用クリームの"のび"，これらの性質を定量化するにはどうしたらよいだろうか．これらの物性は外力を加えたときの物体の変形や流動の大きさの違いにより生じる．この変形と流動を定量的に解析する学問がレオロジー rheology である．

レオロジーという語は，ギリシャ語の"rheo-"（"流れる"を意味する）に関する学問（-logy）という語源から発している．しかし，レオロジーは単なる流体（気体，液体）の流動のみでなく，固体や分散系をも含めた物質の流動および変形に関する学問である．すなわち，流体の粘性と固体の弾性とを組合せて，種々の系の流動と変形を解析する学問である．

薬学領域において，液体や半固形製剤の物性，打錠時の粉体の圧縮成形性，血液などの生体コロイドの流動や変形などを調べる上でレオロジーは重要である．

1.6.1 弾性変形

1 フックの法則

外力を加えると瞬時に変形し，力を除くと変形が瞬時に消失する性質を**弾性** elasticity という．

図1.92（a）のような断面積 A，長さ l_0 の棒に力 F を加えて引張る場合を考える．このとき変形量 Δl は（175）式で表され，F に比例し，時間とは無関係である．

$$\Delta l = kF \tag{175}$$

k は定数である．（175）式の関係を**フック Hooke の法則**という．この変形量 Δl は l_0 及び A に依存する．そこで，F のかわりに圧力 S（$=F/A$）を，Δl のかわりに単位長さ当たりの変形量 γ（$=\Delta l/l_0$）を用いれば（176）式が成立する．

$$\gamma = \frac{S}{E} \tag{176}$$

定数 E は**ヤング率** Young's modulus で，この値は物体の大きさ（長さおよび断面積）に無関係で物質固有の性質を示す．

γ は無次元数である．γ のように単位長さ（あるいは単位面積，単位体積）当たりの変形量を**ひずみ** strain という．

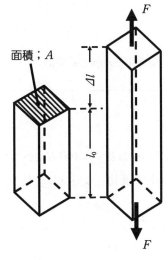
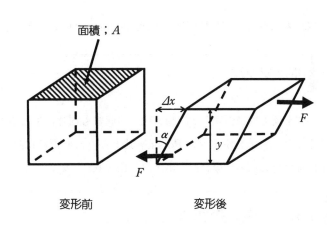

図 1.92 理想弾性体の変形

一般に物体に外力を加えると，反作用としてその物体の内部に反対向きの力が生じる．これを**応力** stress といい，単位面積当たりの力で表す（単位は Pa すなわち N/m²）．(176) 式の S は応力でもある．応力は面に対してある傾きをもっているが，これを面に対して平行な成分と垂直な成分に分解することができる．前者を接線応力 tangential stress，後者を法線応力 normal stress という．**せん断応力** shearing stress は接線応力であり，引張り応力 tensile stress や圧縮応力 compressive stress は法線応力である．

2 弾性率

(176) 式よりヤング率 E は応力とひずみの比（$= S/\gamma$）で表される．このように弾性体の応力とひずみの比を表す定数を**弾性率** modulus of elasticity といい，変形のしにくさを表す．弾性率の単位は応力と同じく単位面積当たりの力すなわち Pa である．ヤング率をのび弾性率ともいう．

図 1.92 (b) のように，せん断によって弾性体を変形させるときには，ひずみは (177) 式で表され，これもせん断応力 S（$= F/A$）に比例する（(178) 式）．

$$\gamma = \frac{\Delta x}{y} = \tan \alpha \tag{177}$$

$$\gamma = \frac{S}{G} \tag{178}$$

定数 G も弾性率で，**剛性率** rigidity または**せん断弾性率** shear modulus といい，その逆数をせん断コンプライアンス shear compliance という．

また，体積 V_0 の弾性体に均一な圧力 P を作用させて，その体積を ΔV だけ変化させるときには

ひずみ（$=\Delta V/V_0$）は（179）式で表される．

$$\frac{\Delta V}{V_0} = \frac{P}{B} \tag{179}$$

定数 B も弾性率で体積弾性率 bulk modulus といい，その逆数を圧縮率 compressibility という．

3 ポアソン比

物体を縦方向に引張ると，横方向への収縮も同時に生じる．横方向へのひずみを縦方向へのひずみで割った値を**ポアソン Poisson 比**という．変形時に物体の体積が変化しない（したがって密度も変化しない）場合は，ポアソン比は 0.5 となる．

1.6.2 粘性流動

1 粘 度

a）ニュートンの粘性法則

図 1.93 のように大きな面積 A の平行な 2 枚の平板で液体をはさみ，下の板を固定して力 F により上の板を一定速度で平行移動させる．下の板から距離 r だけ離れた点の液体の移動する速度を v とすると，速度勾配 velocity gradient（**せん断速度** rate of shear または**ずり速度**ともいう）$D = \mathrm{d}v/\mathrm{d}r$ が r の位置にかかわらず一定となる流れが生じる．これをクエット Couette の流れという．

このとき速度をならして一様にしようとして，せん断応力が働き内部摩擦力が生じる．この性質を**粘性** viscosity という．

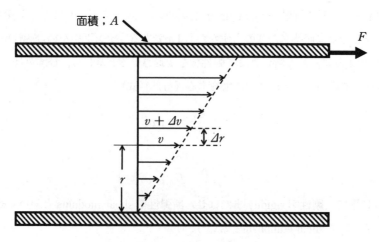

図 1.93　クエットの流れ

多くの液体や低分子溶液では，速度勾配はせん断応力 S（$= F/A$）に比例する（(180) 式）．この関係をニュートン Newton の**粘性法則**といい，比例定数 η を**粘度** viscosity または**粘性係数**，粘性率，絶対粘度という．

$$S = \eta D \tag{180}$$

粘度の単位は Pa・s であるが，ポアズ（P，1 P = 10^{-1} Pa・s）も使用されている．また，実用単位として mPa・s（1 mPa・s = 10^{-3} Pa・s）やセンチポアズ cP（1 cP = 10^{-2} P）も使用されている．常温における水の粘度は 1 mPa・s である．

粘度 η をその物質の密度 ρ で割った値 ν（$= \eta/\rho$）を**動粘度** kinematic viscosity あるいは運動粘度という．単位は m^2/s であるが，ストークス St（1 St = 10^{-4} m^2/s）やセンチストークス cSt（1c St = 10^{-2} St）も使われている．

粘度の逆数を**流動度** fluidity といい，流れやすさの度合いを示す．その単位は m^2/Ns である．

b）粘度の温度依存性

液体では粘度 η と絶対温度 T との間には**アンドレード Andrade の式**（(181) 式）が成立し，温度の上昇により粘度が低下する．

$$\eta = A e^{\Delta E/RT} \tag{181}$$

A，ΔE は定数，R は気体定数である．

この式はアレニウスの式と類似の式であり，定数 ΔE を流動の活性化エネルギー activation energy という．定数 A は $T \to \infty$ に外挿したときの液体の粘度である．

一方，気体の場合には温度の上昇に伴い粘度が増大する．

2 ハーゲン-ポアズイユの法則

円筒管内に液体を流すと，流速が小さい場合は液体が管軸の方向に平行に流れ，他の方向の速度成分をもたない．このような流れを**層流** laminar flow という．

半径 R，長さ l の管内を層流が流れる間に圧力が ΔP だけ低下したとする（図 1.94）．このとき，管内の中心から距離 r だけ離れた点の液体の流速 v は (182) 式で表される．

$$v = \frac{(R^2 - r^2)\Delta P}{4\eta l} \tag{182}$$

式 (182) より管の中心（$r = 0$）における流速が最大流速 v_{max} となり，(183) 式で表される．

$$v_{max} = \frac{R^2 \Delta P}{4\eta l} \tag{183}$$

単位時間（1 秒間）あたりの流量 V は (184) 式で表され，これを**ハーゲン-ポアズイユ Hagen**

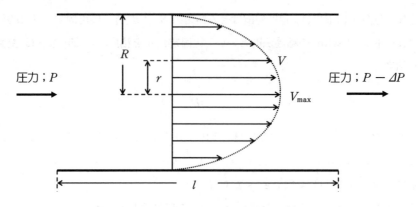

図1.94　円筒内を流れる層流の速度分布

-Poiseille の法則という．

$$V = \frac{\pi R^4 \Delta P}{8\eta l} \tag{184}$$

1.6.3　流動曲線

1 | ニュートン流動と非ニュートン流動

　ニュートンの粘性法則に従う流体（液体）を**ニュートン流体（液体）** Newtonian fluid (liquid) といい，その流動を**ニュートン流動** Newtonian flow という．一方，多くの高分子溶液やエマルション，サスペンションなどではニュートンの流動法則に従わない．このような流体（液体）を**非ニュートン流体（液体）** non-Newtonian fluid (liquid) といい，その流動を**非ニュートン流動** non-Newtonian flow という．

　図1.95Aのように，横軸がせん断応力 S，縦軸がせん断速度 D である S-D の関係を示すグラフを**流動曲線（レオグラム）** rheogram という．ニュートン流動では S が D に比例するため，流動曲線は原点を通る直線となる（図1.95A (a)）．その傾きの逆数が粘度 η（$= S/D$）であるので，η は S，D に関係なく一定値となる．非ニュートン流体（図1.95A (b)-(e)）では，流動曲線は曲線あるいは原点を通らない直線となる．そのため，非ニュートン流体では粘度 η が一定とならず，S あるいは D に依存する．このように η が S あるいは D に依存して一定とならない現象を**異常粘性** anomalous viscosity という．異常粘性では流動曲線上の1点における S/D の値が，その測定条件における見かけの粘度 apparent viscosity η_a である．η_a のかわりに流動曲線上の点における接線の勾配の逆数 η_d（$= dS/dD$）を用いることもある．この η_d を微分粘度 differential viscosity という．

　図1.95Aのそれぞれの流動曲線について，せん断応力 S と見かけの粘度 η_a との関係を図

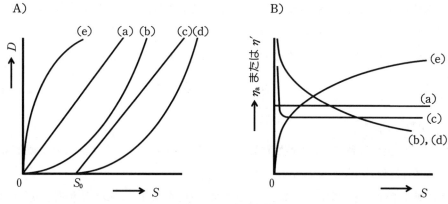

図1.95 流動曲線
A) せん断応力 S とせん断速度 D との関係，
B) せん断応力 S と見かけ粘度 η_a，塑性粘度 η' との関係．
(a) ニュートン流動，(b) 準粘性流動，(c) 塑性流動，(d) 擬塑性流動，(e) ダイラタント流動．
B) の縦軸は (a)，(b)，(d)，(e) は見かけ粘度 η_a，(c) は塑性粘度 η'

1.95 B に示してある．

非ニュートン流動の流動特性を以下に述べる．

2 準粘性流動

流動曲線が図1.95A (b) のように，原点を通って下に凸の増加曲線になる場合を**準粘性流動** quasi-viscous flow という．これは，せん断応力の増加により粘度が減少して流れやすくなる現象である．トラガントやメチルセルロース，カルメロースナトリウムなどの水溶液で見られる．これらの水溶液では，せん断応力の増大につれ高分子の長軸が流動方向に配向して流動抵抗が減少する．このような流動では (185) 式のようなべき乗則が成立する場合が多い．

$$S^n = aD \tag{185}$$

n, a は定数（$n > 1$）．

3 塑性流動と擬塑性流動

濃厚なサスペンション（ペースト）やエマルション（クリーム）では，ある値以上の応力 S_0（**降伏値** yield value という）が加わらないと流動しないが，S_0 以上の応力 S が加わると $(S-S_0)$ に比例したせん断速度 D で流動することが多い（図1.95A (c)）．このような流動を**塑性流動** plastic flow または**ビンガム** Bingham **流動**という．練り歯みがき，軟膏，ケチャップなどに見られる．

擬塑性流動 pseudoplastic flow の流動曲線も降伏値を有するが，それ以上の力を加えると下に凸の増加曲線になる（図1.95A（d））．この流動曲線は濃厚な高分子溶液にみられる．

塑性流動および擬塑性流動では，S と D との関係は（186）式で表される．

$$(S - S_0)^n = \eta' D \qquad (186)$$

n，η' は定数（$n \geqq 1$）．

$n = 1$ のときが塑性流動で，η' を**塑性粘度** plastic viscosity といい，その逆数を**易動度** mobility という．擬塑性流動では $n > 1$ である．

準粘性流動や塑性流動，擬塑性流動では，せん断応力が増大するにつれて粘度が減少する．この原因として，せん断応力の増加に伴う懸濁粒子の流れの方向への配向と，溶質及び粒子により形成されていた3次元の網目構造（足場構造ともいう）の破壊が考えられる．このような構造の変化により粘性が変化する性質を**構造粘性** structural viscosity という．流動開始時の構造変化の違いにより，流動が準粘性流動や塑性流動，擬塑性流動になる．

4 ダイラタント流動

図1.95A（e）のように流動曲線は原点を通るが，上に凸の増加曲線になる流動を**ダイラタント流動** dilatant flow といい，そのような現象を**ダイラタンシー** dilatancy という．デンプンなどの非凝集性の微細粒子の高濃度（約50%以上）サスペンションなどで見られる．

これは，静止状態では粒子が密に充填し，粒子間空隙を分散媒が十分に満たしている．せん断応力が小さい場合には粒子の配列が維持され比較的流動しやすい．強いせん断力下では粒子の配列が崩れて広がり，粒子間空隙の体積が増加する．その結果，分散媒が空隙を十分に満たせなくなり，流動性が失われて固化するためである．

ダイラタント流動も S–D の関係は（185）式で表されるが，$0 < n < 1$ である．

図1.95Bのようにニュートン流動では，粘度はせん断応力に関係なく一定である．準粘性流動，塑性流動や擬塑性流動では，見かけ粘度はせん断応力の増加に伴い減少するが，ダイラタント流動では逆に増加する．塑性流動における塑性粘度は，せん断応力に関係なく一定である．

5 チキソトロピー

せん断により粘度の低下が生じるが，放置すると緩やかに粘度が回復する（すなわちせん断による粘度低下が可逆的である）現象を**チキソトロピー（揺変性）** thixotropy という．

せん断応力を増加させて一定値に達した後に応力を減少させて流動曲線を描くと，チキソトロピーを示す物質では下降曲線（応力減少時の流動曲線）は上昇曲線（応力増加時の流動曲線）と一致せず左側に現れる（図1.96）．これを**ヒステリシス・ループ** hysteresis loop という．

チキソトロピーが生じる原因は，応力変化により生じる構造の変化に時間を要するため，すなわち，"せん断による網目構造の破壊" と "応力減少時の構造の回復" という2つの過程が緩やかに進行するためである．

速度変化に対して構造の破壊が大きく回復速度が小さいほどヒステリシス・ループが大きくなるため，ループの面積がチキソトロピーの大きさの指標となる．

チキソトロピーという語は本来，撹拌や振とうによるゲルからゾルへの等温可逆的な変化をさしたが，図1.96のような原点を通る曲線の場合もこの語が使われる．

チキソトロピーはペニシリンの懸濁製剤や軟膏などで見られる．

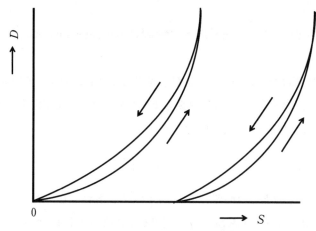

図1.96　チキソトロピーの流動曲線

1.6.4　粘弾性

濃厚な分散液は粘性（液体の性質としての流動性）と弾性（応力を加えると変形し，除去すると変形が回復する，固体としての性質）とを有している．非晶質高分子材料は速い変形に対しては弾性体のようにふるまうが，長時間の変形に対しては粘性体のようにふるまう．このように粘性と弾性の両方の性質を有する性質を**粘弾性** viscoelasticity という．

粘弾性は粘性（ニュートンの粘性法則）のモデル体であるダッシュポット（粘度 η）と弾性（フックの法則）のモデル体であるバネ（弾性率 E）の組合せによるモデルで表現できる．

1　マックスウェルの2要素モデル

マックスウェル Maxwell の2要素モデルは，図1.97 (a) のようにダッシュポットとバネを直列に連結したモデルである．

このモデルを応力 S_0 で引張って全体のひずみを γ とした後，そのひずみを一定に保つ．このと

き応力 S は図1.97（b）のように S_0 から時間 t の経過とともに減少する．これを**応力緩和** stress relaxation という．

バネに加わる応力を S_1，ひずみを γ_1 とすると，フックの法則より $S_1 = E\gamma_1$ となる．一方，ダッシュポットに加わる応力を S_2，ひずみを γ_2 とすると，ニュートンの粘性法則より $S_2 = \eta\, d\gamma_2/dt$ となる．

バネとダッシュポットは直列だから，$S = S_1 = S_2$，$\gamma = \gamma_1 + \gamma_2$ となる．応力緩和の実験では $\gamma = $ 一定より $d\gamma/dt = 0$ となるので，S は（187）式で表される．

$$S = S_0 e^{-Et/\eta} \tag{187}$$

式（187）より応力 $S = S_0/e$ となる時間 τ（**緩和時間** relaxation time という）は，$\tau = \eta/E$ で表される．

一定の力 S_0 をかけ続けたときのひずみ γ が時間経過とともに増大する現象をクリープ creep という（図1.97（c））．マックスウェルの2要素モデルのクリープを測定すると $S_1 = S_2 = S_0$（一定）より，ひずみ γ は（188）式で表される．

$$\gamma = \frac{S_0}{\eta} t + \frac{S_0}{E} \tag{188}$$

このひずみが γ_a になったとき（時間 t_a）に力を除くと，弾性変形によるひずみ S_0/E は回復するが，残りの粘性流動によるひずみ $S_0 t_a/\eta$ は回復せずにそのまま残留する．

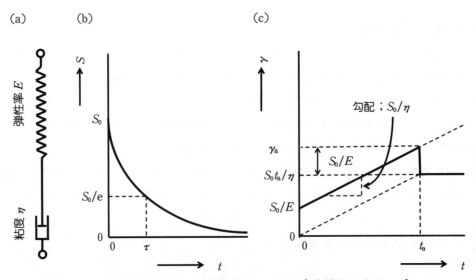

図1.97 マックスウェルの2要素モデルによる応力緩和とクリープ
(a) マックスウェルの2要素モデル．(b) 応力緩和曲線．(c) クリープ直線．

2 フォークトの2要素モデル

フォークト Voigt の2要素モデルは，図1.98(a) のようにダッシュポットとバネを並列に連結したモデルである．

フォークトの2要素モデルのクリープ実験では，$S = S_1 + S_2 =$ 一定となるので，ひずみγ（$= \gamma_1 = \gamma_2$）は（189）式で表される（図1.98(b)）．

$$\gamma = \frac{S}{E}(1 - e^{-Et/\eta}) \tag{189}$$

（189）式より，ひずみγは時間経過とともに一定値γ_∞（$= S/E$）に漸近する．ひずみがγ_∞の$(1 - 1/e)$倍になる時間（**遅延時間** retardation time という）λは，$\lambda = \eta/E$で表される．

また，時間t_aでγ_aだけひずみが生じたときに，ただちに力をとり除いた後のひずみγの時間的経過（クリープ回復）は（190）式で表される．

$$\gamma = \gamma_a e^{-(t-t_a)/\lambda} \tag{190}$$

以上，マックスウェルおよびフォークトの2要素モデルについて述べたが，実在の物体では多数のバネとダッシュポットの組合せを考えることが多い．

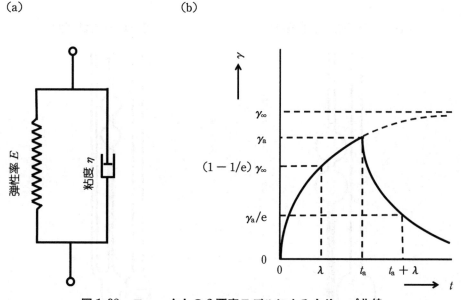

図1.98 フォークトの2要素モデルによるクリープ曲線
(a) フォークトの2要素モデル．(b) クリープ曲線．

1.6.5 粘度測定

粘度の測定法には，毛細管粘度計法，回転粘度計法，落球粘度計法（落体法）などがある．このうち，日局17一般試験法の粘度測定法には第1法として毛細管粘度計法が，第2法として回転粘度計法が収載されている．

1 毛細管粘度計

毛細管粘度計にはオストワルド型やウベローデ型などがあり，ニュートン流体の粘度測定に用いられる（図1.99）．

毛細管内を層流が流れる場合，**ハーゲン–ポアズイユの式**（(184)式）が成立する．体積 V_t の球部（液柱の高さ；h）中を時間 t を要して液体が流下したとする．このときの圧力低下を ΔP とすれば，$\Delta P = \rho g h$ となるので（ρ；液体の密度，g；重力加速度），(184)式は(191)式となり，これにより動粘度 ν が得られる．

$$\nu = \frac{\eta}{\rho} = Kt \tag{191}$$

ただし，

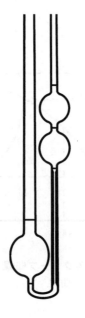

(a) オストワルド型粘度計

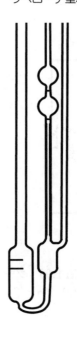

(b) ウベローデ型粘度計

図1.99　毛細管粘度計

$$K = \frac{\pi R^4 gh}{8V_t l} \tag{192}$$

K は粘度計により一定であるので，これを予め測定しておけば時間 t から**動粘度** ν が求められる．この値に密度 ρ を乗じれば粘度 η が算出できる．

毛細管粘度計では，流動曲線上のただ1点における見かけの粘度しか測定できず，流動曲線の形が把握できない．そのため，非ニュートン流体の粘度測定には適さない．

2 回転粘度計

回転粘度計は，せん断応力 S またはせん断速度 D を変化させて粘度 η を S の関数として求め，流動曲線を得ることができる．そのため，ニュートン流体，非ニュートン流体のいずれにも使用できる．これには，共軸二重円筒型，単一円筒型，円錐-平板型などがある．

a）共軸二重円筒型粘度計

間隔の狭い同心円筒の間に粘性流体を入れて内側または外側の円筒を回転すると，近似的にクェットの流れが生じる．これを利用したのが共軸二重円筒型粘度計で，図 1.100 に示すように外筒を回転させるクェット Couette 型や，内筒を回転させるストーマー Stormer 型などがある．

外筒の半径を R_1，内筒の半径を R_2，液中に浸っている筒の高さを h とし，回転させる筒の角の角速度を ω とすれば，粘度 η は（193）式で表される．

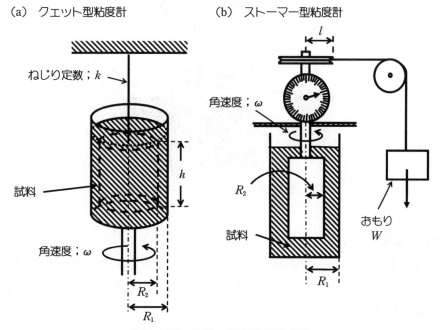

図 1.100 共軸二重円筒型粘度計

$$\eta = \frac{T}{4\pi\omega h}\left(\frac{1}{R_2^2} - \frac{1}{R_1^2}\right) \qquad (193)$$

Tはトルクである．クェット型粘度計では，内筒がねじり定数kのワイヤで吊るされている．粘度測定時に内筒が角度θだけねじれて粘性抵抗とワイヤの復元力が釣り合えば，$T=k\theta$となる．

ストーマー型粘度計では，おもりの質量をW，円筒の回転軸に取り付けられたプーリーの半径をlとすれば，$T=Wgl$で表される（gは重力加速度）．

b）単一円筒型粘度計

単一円筒型粘度計には，図1.101に示すブルックフィールドBrookfield型（略してB型）粘度計がある．液体中で円筒を回転させ，それに作用する粘性抵抗をばねのねじれより測定する装置である．共軸二重円筒型粘度計の外筒の半径R_1を無限大にしたと考えることができ，式（193）の$R_1 \to \infty$の極限値から，粘度ηは（194）式で求められる．

$$\eta = \frac{T}{4\pi\omega hR^2} \qquad (194)$$

ただし，R；円筒の半径

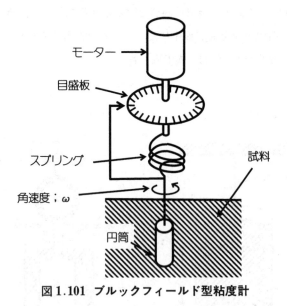

図1.101 ブルックフィールド型粘度計

c）円錐-平板型粘度計

円錐-平板型粘度計 cone and plate viscometer は，円錐と平板の間隙に試料を入れ，円錐を等速あるいは等加速度で回転させてトルクTを測定することにより流動曲線を得る（図1.102）．本装置は使用する試料量が少なくてすむ．

円錐と平板のなす角をθとする．円錐を角速度ωで回転させると，中心から距離rだけ離れた

点（この点における試料層の厚さを h とする）におけるせん断速度 D は（195）式で表される．

$$D = \frac{r\omega}{h} \fallingdotseq \frac{\omega}{\theta} \tag{195}$$

（195）式より，せん断速度は r に関係なく試料層全体にわたり均一である．

円錐及び平板の半径を R，トルクを T とすると，粘度 η は（196）式で与えられる．

$$\eta = \frac{3\theta T}{2\pi\omega R^3} \tag{196}$$

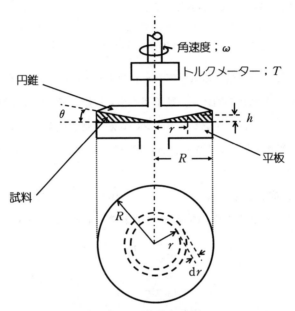

図 1.102　円錐-平板型粘度計

3 落球粘度計

落球粘度計は，毛細管粘度計や回転粘度計が使えないような高粘度の液体の粘度測定に使用される．

本装置は，密度 ρ_0 の試料液体中に密度 ρ，直径 d の球を一定距離 l だけ落下させて，落下に要する時間 t を測定することにより粘度を求めるものである．すなわち，液中を小さい速度 v で球が落下するとき，粘度 η はストークス Stokes の法則を用いて（197）式で求められる．

$$\eta = \frac{d^2(\rho - \rho_0)gt}{18l} \tag{197}$$

g は重力加速度である．

1.6.6 分散系の粘度

1 分散系の粘度

分散系では,粘度 η と分散粒子の濃度との関係として**アインシュタインの粘度式** Einstein's viscosity formula((198)式)が汎用されている.

$$\eta = \eta_0 (1 + 2.5\phi) \tag{198}$$

η_0 は分散媒の粘度,ϕ は分散相の体積分率(=分散相の体積/分散系全体の体積)である.

(198)式は,分散粒子が球状の剛体で,粒子間の相互作用が無視できる程度の希薄な系について成立する.疎水コロイドではアインシュタインの式が実測値とよく一致する.一方,親水コロイドの場合,粒子の溶媒和や膨潤が生ずれば ϕ が増加し,粘度が(198)式から予想される値よりも大きくなる.

η と η_0 の比を**相対粘度** relative viscosity といい((199)式),それから1を引いた値(すなわち,粒子の分散により生じた粘度増加の割合)を**比粘度** specific viscosity という((200)式).

$$\eta_{\text{rel}} = \frac{\eta}{\eta_0} \tag{199}$$

$$\eta_{\text{sp}} = \eta_{\text{rel}} - 1 \tag{200}$$

η_{rel} は相対粘度,η_{sp} は比粘度で,いずれも無次元数である.

アインシュタインの式は,(201)式のように変形できる.

$$\frac{\eta_{\text{sp}}}{\phi} = 2.5 \tag{201}$$

2 高分子溶液の粘度と高分子の溶存状態

高分子溶液では ϕ を直接測定するのが難しいので,(201)式の左辺の ϕ のかわりに単位容積当たりの質量濃度 c を用いて**還元粘度** reduced viscosity η_{red} を定義する((202)式).

$$\eta_{\text{red}} = \frac{\eta_{\text{sp}}}{c} \tag{202}$$

還元粘度を $c \rightarrow 0$(無限希釈)に外挿した値 $[\eta]$ を**固有粘度(極限粘度)** intrinsic viscosity あるいは極限粘度数 limiting viscosity number という((203)式).還元粘度及び固有粘度の次元は濃度の逆数である.

$$[\eta] = \lim_{c \to 0} \eta_{\text{red}} = \lim_{c \to 0} \frac{\eta_{\text{sp}}}{c} \tag{203}$$

還元粘度も固有粘度もともに溶質の単位濃度当たりの粘度増加の割合を表すが，前者では溶質間の相互作用による影響も含んでいる．これに対し固有粘度は，個々の粒子が独立に存在したときの溶質の単位濃度当たりの系の粘度増加に与える効果を示している．

高分子の平均分子量 M とその溶液の固有粘度 $[\eta]$ との間には (204) 式（マーク Mark - フーウィンク Houwink の式あるいはマーク-フーウィンク-桜田の式という）が成立するので，固有粘度から高分子の分子量を求めることができる（K, a は定数）．

$$[\eta] = KM^a \tag{204}$$

高分子に対して親和性の大きな溶媒（**良溶媒** good solvent）に高分子を溶解させると，高分子のランダムコイルが膨張し，$[\eta]$ が大きくなる．親和性の小さな溶媒（**貧溶媒** poor solvent）中では高分子のランダムコイルが収縮し，$[\eta]$ が小さくなる．

高分子溶液の浸透圧を Π，気体定数を R，絶対温度を T とすると，(205) 式が成立する．

$$\frac{\Pi}{c} = RT \left(\frac{1}{M} + A_2 \cdot c + \cdots \right) \tag{205}$$

A_2 を第2ビリアル係数という．良溶媒中では $A_2 > 0$，貧溶媒中では $A_2 < 0$ である．$A_2 = 0$ のときの溶媒を θ 溶媒（θ solvent），その状態を θ 状態（θ condition）という．

θ 状態は，高分子溶質間および溶質-溶媒間の相互作用が見かけ上無視できる状態（高分子と溶媒分子が理想混合にある状態）であり，このときマーク-フーウィンクの式の a の値は 0.5 となる．一方，良溶媒中では $a > 0.5$，貧溶媒中では $a < 0.5$ である．

章末確認問題（以下の文章の正誤を答えよ）

1. 粘度の単位は Pa である．
2. 固有粘度の単位は Pa・s である．
3. 毛細管粘度計は一般に非ニュートン流体の粘度測定に用いられる．
4. ニュートン流動では，粘度が一定である．
5. 粘弾性体のマックスウェルの2要素モデルは，バネとダッシュポットとを直列に連結したモデルである．

正解：1. ×　2. ×　3. ×　4. ○　5. ○

2

製剤設計

2.1 製剤設計の基本的考え方

　医薬品製剤の開発は，図2.1に示したように物質創製研究，スクリーニングテスト，非臨床試験，臨床試験などさまざまな過程を経て行われる．一方，製剤研究も医薬品開発と並行して検討され，スクリーニングで薬理効果が認められ，候補となった薬物はプレフォーミュレーションの段階に移行する．この段階では，原薬の安定性，溶解性などの物理化学的性質及び吸収，分布，代謝，排泄などの生物薬剤学的性質が評価される．また非臨床試験で用いる製剤の製造も行われる．これらの情報に加え，治療上の適応（疾患のタイプ，対象患者，全身あるいは局所適応，短期あるいは長期適応）に対応した投与経路及び剤形の選択が行われる．このような段階が終了したのち，その製剤に要求される品質特性を満たすべく，製剤の処方及び製造法の検討，すなわち，**製剤設計 formulation**に入る．実際の医薬品開発段階では，ヒトを対象とした臨床第I相試験までにこれらの設計のための基礎研究は終了し，通例，**臨床第II相試験**では試作製剤（治験用製剤）が用いられる．

　このように製剤の製造には，有効性，安全性及び品質が保証された精巧なデバイスを製造するという明確なコンセプトに基づいた綿密な製剤設計が要求される．さらにその設計を行う上で，単に製造という製品の特性に止まらず，生体という製剤を取り巻く外的環境とのかかわり方についても十分に検討しておかなければならない．本章では，まず，生物薬剤学を含むさまざまな観点から最適の投与経路と剤形を選択するために必要な基本事項について学習する．

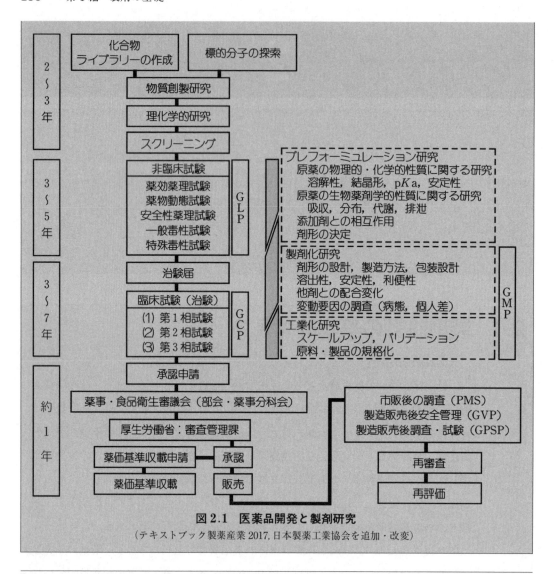

図 2.1 医薬品開発と製剤研究
(テキストブック製薬産業 2017, 日本製薬工業協会を追加・改変)

2.1.1 製剤設計と生物薬剤学

　薬物の投与経路及び剤形の選択，それに引き続く製剤設計の基礎として，第Ⅰ編 第1章の製剤化のサイエンス（**物理薬剤学** physical pharmacy）の知識に加えて，製剤投与後の薬物の生体内動態（**生物薬剤学** biopharmacy）の知識もきわめて重要である．したがって，本章では主として製剤設計上必要な生物薬剤学的な知識を中心に述べる．

　多くの薬物の場合，作用部位における薬物濃度はその効果に関連し，また，作用部位での濃度は製剤投与後の薬物の生体内挙動により決定される．薬物の投与経路と生体内動態の関係を図2.2に示す．製剤設計においては薬物の生体内動態のうち，投与部位からの吸収過程を対象とした考慮が最も重要となるが，この際，各投与部位の生体膜の構造，性質，機能などに対応した製剤設計が必要となる．また，薬物の消化管吸収過程における消化管粘膜や肝臓通過時における代

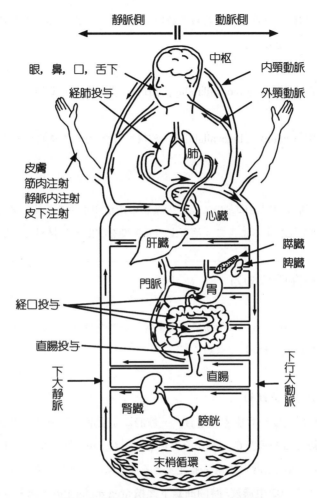

図 2.2 薬物の投与経路と生体内動態

謝（**初回通過効果** first pass effect）あるいは全身循環血 systemic circulation への移行後の薬物の分布や消失に関する知識も，薬物の血中濃度制御や生物学的利用能 bioavailability（BA）などとともに製剤の評価を行う上で必要となる．

2.1.2　生物学的利用能

1　生物学的利用能（バイオアベイラビリティ）

　製剤からの薬物の吸収特性は，プレフォーミュレーション段階における投与経路の選択，製剤設計における試作製剤の評価，あるいは最終的に製剤化された製品の品質評価を行う上できわめて重要である．このように，製剤投与時の薬物の全身循環血への移行を評価する場合，通常，個々

の薬物の生物学的利用能を計算し，これらの数値を用いることが多い．ここで，生物学的利用能とは，以下の2点として定義される．

① **生物学的利用速度**（rate of bioavailability, *RBA*）：投与された薬物のうち，全身循環血に到達できる速度
② **生物学的利用率**（extent of bioavailability, *EBA*）：投与された薬物のうち，全身循環血に到達できる割合

これらの数値は，新薬の開発において，その薬物の用法や用量を決定する基準となる．また，同一薬物を含む製剤を比較するときに，治療上の互換性を判断する材料となる．

2 生物学的利用能の求め方

生物学的利用能は，ヒトあるいは動物に薬物を含む製剤を投与し，得られた薬物血中濃度や尿中排泄量のデータに基づき計算して求める．

a）生物学的利用速度（*RBA*）

薬物の生物学的利用速度を評価する場合，一般的に，製剤投与後の薬物血中濃度-時間曲線（図2.3）における**最高血中濃度** C_{max} 及びその**到達時間** t_{max} が指標となる．血中濃度データの速度論的解析の結果から吸収速度定数 k_a が推定できる場合には，その数値を用いる．また，投与直後から無限大時間までの**血中濃度-時間曲線下面積** area under the blood concentration vs time curve（*AUC*）とそのモーメント moment（*AUMC*）から，（1）式で計算される吸収部位における**平均滞留時間** mean residence time, *MRT*（$\bar{t}$）を用いて薬物の生物学的利用速度を再評価することもある．

$$\bar{t}\,(\text{平均滞留時間}) = \left(\frac{AUMC}{AUC}\right)_{\text{吸収製剤}} - \left(\frac{AUMC}{AUC}\right)_{\text{静注製剤}} \tag{1}$$

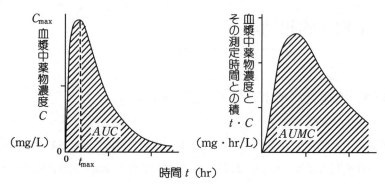

図2.3 製剤投与時の血中濃度-時間曲線とモーメント

b）生物学的利用率（*EBA*）と生物学的同等性（*BE*）

製剤投与後の *AUC* が指標として用いられることが多い．ある製剤において投与量 D のときの *AUC* と全身クリアランス total body clearance（*CL*）は（2）式で表されるので，*EBA* は（3）式のように *AUC* と関連付けられる．

$$CL = \frac{EBA_{（吸収製剤）} \times D}{AUC_{（吸収製剤）}} \qquad (2)$$

$$EBA_{（吸収製剤）} = \frac{CL \cdot AUC_{（吸収製剤）}}{D} \qquad (3)$$

また，製剤を静脈内注射した場合，*EBA* は1とみなすことができ，（4）式が導かれる．

$$EBA_{（吸収製剤）} = \frac{AUC_{（吸収製剤）} \times D_{（静注製剤）}}{AUC_{（静注製剤）} \times D_{（吸収製剤）}} \qquad (4)$$

（4）式は吸収製剤の**絶対的生物学的利用能** absolute bioavailability を示す．この式は未変化薬物の無限大時間までの尿中排泄量 $A_e(\infty)$ についても成立するので，（5）式のようにも表される．

$$EBA_{（吸収製剤）} = \frac{A_e(\infty)_{吸収製剤} \times D_{（静注製剤）}}{A_e(\infty)_{静注製剤} \times D_{（吸収製剤）}} \qquad (5)$$

（4）式及び（5）式は，主として投与経路による *EBA* の違いを明らかにし，投与経路の選択を行うときの判断材料となる．

また，同一の用法・用量，同一の効能・効果を掲げる製剤でも，主に製造会社の違いなどにより *BA* が異なることがあり，薬物の有効性や安全性に問題が生じることがある．同一の薬物を含有する異なる製剤間における *BA*（*RBA* と *EBA*）を比較する場合，（6）式のように定義される**相対的生物学的利用能** comparative bioavailability を用いる．

$$相対的生物学的利用能（\%）= \frac{試験製剤の BA}{標準製剤の BA} \times 100 \qquad (6)$$

また，このように相対的利用能試験を行い，両製剤間に有意差を認めないときには，両製剤は生物学的に同等 bioequivalent であり，**生物学的同等性** bioequivalency（*BE*）をもつという．

プレフォーミュレーションあるいは製剤設計（添加物の選択，製造法の検討）の段階で試作される製剤の生物学的利用能は，（7）式に示される**相対的至適利用能** relative optimal bioavailability を用いて，原薬，添加剤あるいは製剤技術を分離して評価する．

$$相対的至適利用能（\%）= \frac{試験製剤の BA（薬物のみ＋添加剤＋剤形化）}{水溶液の BA} \times 100 \qquad (7)$$

3 生物学的利用速度（*RBA*）と生物学的利用率（*EBA*）の関係

RBA と *EBA* を変えた場合の血中濃度－時間曲線に与える影響を図2.4に示す．製剤設計上 *RBA* と *EBA* のいずれを重要視するかは薬物の治療目的で決まる．たとえば，鎮痛剤や催眠剤な

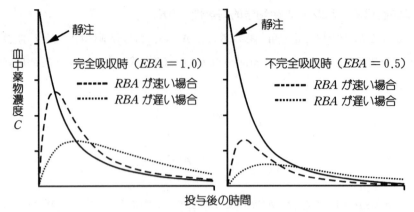

図 2.4 　血中薬物濃度-時間曲線に及ぼす RBA 及び EBA の影響

どのように急速な効果の発現が求められる場合には，RBA が重要である．一方，長期に連続投与され，血中濃度がある範囲内にあることが要求される場合には，EBA がより重要となる．

4 ｜ 生物学的利用能の測定を重視すべき薬物

薬物の生物学的利用能は単に製剤からの変動特性によってのみ変動するわけではなく，投与部位における安定性，さらには初回通過効果などの生体側の因子によっても影響を受ける．これらを統合し，これまで生物学的利用能の測定を重視すべき薬物として以下のものが挙げられている．

①安全性の狭い薬物，②難溶解性薬物，③消化管内において不安定な薬物，④能動輸送により吸収される薬物，⑤体内動態が非線形を示す薬物，⑥抗がん薬，冠血管拡張薬，血糖降下薬など，溶出速度（吸収速度）が治療効果の発現に影響する薬物．

2.1.3　消化管からの薬物吸収

投与された薬物が薬理効果を発現するためには，まず体内に薬物が入る必要があり，薬物の吸収を理解する必要がある．製剤中の薬物の適用部位からの吸収及び全身循環血への移行過程は，薬物の生物学的利用能に関係するばかりではなく，その薬物の薬理作用や有用性ならびに副作用や安全性にも密接に関連する．現在臨床現場では多くの剤形が用いられているが，その中でも経口投与製剤（散剤，顆粒剤，錠剤，カプセル剤，液剤など）は最も簡便で一般的に用いられている剤形であり，全医薬品製剤の 60％強を占めている．経口投与された薬物は，消化管内の殺菌，駆虫，消化管粘膜の保護，あるいは食後の消化促進などを目的とするものを除き，多くは胃及び小腸から吸収され，全身的に作用することが期待される．

消化管は口腔，咽頭から始まり，肛門に至る 1 本の管状の臓器であり，関連する器官を図 2.5 に示す．薬物吸収の対象となるのは胃，小腸及び大腸である．

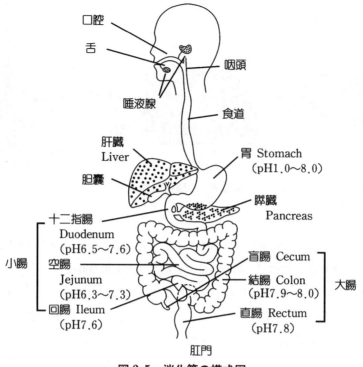

図 2.5　消化管の模式図

1 胃の構造と薬物吸収

　胃の機能は，食物の一時的な貯蔵と消化（酵素による消化と胃運動による機械的消化）であり，食物を消化した後，蠕動運動により十二指腸に送り出す．胃がその内容物を十二指腸に排出する速度（**胃内容排出速度** gastric emptying rate，GER）は，摂取した食物の種類によって異なる．**胃内容排出時間** gastric emptying time（GET）は，炭水化物に富む食物では短く，タンパク質の多い食物や脂肪を含む食物で長くなる．胃からの薬物吸収は受動拡散であり，電解質では分子形（非イオン形）のみが吸収され，イオン形はほとんど吸収されないといわれている．胃液は強い酸性（pH 1〜3）を示すため，弱酸性薬物はほとんどが分子形，弱塩基性薬物はほとんどイオン形で存在することになる．

2 小腸の構造と薬物吸収

　小腸は，十二指腸，空腸，回腸より構成され，大腸は，盲腸，結腸，直腸を総称する．これら消化管各部位のうち，小腸にはその上面に肉眼で観察できる多数の輪状ひだや高さ 0.5〜1.5 mm の絨毛と呼ばれる突起が存在する．さらに，絨毛を覆う個々の上皮細胞の表面には無数の長さ約 80 nm の微絨毛が存在，その内表面積は胃や大腸に比べて著しく大きい（図 2.6）．小腸はこのよ

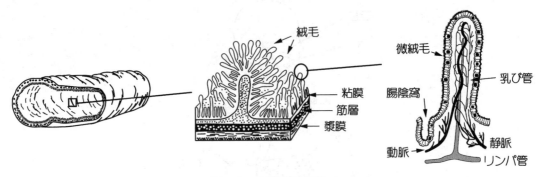

図 2.6　小腸壁の構造

うな構造をとることにより，単なる円筒（直径 4 cm，長さ 280 cm，表面積 3,300 cm²）として計算した場合の内部表面積に比べて，約 600 倍の表面積（表面積 200 m²）を有する．したがって，小腸は薬物吸収に有利であり，薬物吸収の場として最も重要な役割を果たしている．また，小腸内の pH はほぼ中性（pH 5〜8）を示す．多くの薬物は消化管内から**受動拡散** passive diffusion により吸収されるが，小腸部には，L-アミノ酸，単糖類，ピリミジン，ビタミンなど，生体必須物質あるいはそれと類似構造をもつ薬物を**担体** carrier により輸送する**能動輸送系** active transport system が存在することが知られており，飽和現象，競合現象などが認められる．

3 吸収に影響する因子

a）薬物側及び製剤側の因子

① 脂溶性

薬物の膜透過速度は**フィック Fick の拡散法則** Fick's law of diffusion で表される（（8）式）．

$$\frac{dQ}{dt} = DSK\frac{(C_D - C_R)}{h} \tag{8}$$

ただし，dQ/dt：透過速度，Q：薬物の透過量，D：膜中での拡散定数，S：膜の表面積，h：膜の厚さ，C_D 及び C_R：それぞれ膜の内及び外側における物質中の薬物濃度，K：膜脂質-水間分配係数（$K = C_1/C_D = C_2/C_R$：C_1 及び C_2 はそれぞれ膜の両側の薬物濃度）である．ここで，低濃度側に**シンク条件** sink condition，$C_D \gg C_R$，$C_R \approx 0$ を仮定すると（9）式が得られる．

$$\frac{dQ}{dt} = \frac{DSK}{h}C_D = PSC_D \tag{9}$$

ここで，P は薬物の**透過係数** permeability coefficient を表し，（9）式より明らかなように，透過速度はその分配係数に比例する．このために，通常，薬物の消化管からの吸収速度は薬物の脂溶性に比例する．

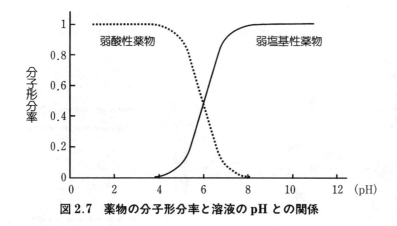

図2.7 薬物の分子形分率と溶液のpHとの関係

② 解離度

　薬物の多くは弱電解質であり，水溶液のpHにより分子形とイオン形に解離する．この場合，同一の薬物でも分子形の方がイオン形よりも吸収されやすい．

　一般に，弱酸性薬物（HA）及び弱塩基性薬物（B）のpK_aと溶液のpHとの間には**ヘンダーソン-ハッセルバルヒ Henderson-Hasselbalch の式**が成立し，この式により弱酸性薬物及び塩基性薬物それぞれの分子形分率f_{HA}及びf_Bを求めると，(10)式，(11)式が得られる．

$$\text{弱酸性薬物} \quad f_{HA} = \frac{1}{1+10^{pH-pK_a}} \tag{10}$$

$$\text{弱塩基性薬物} \quad f_B = \frac{1}{1+10^{pK_a-pH}} \tag{11}$$

　図2.7は，弱酸性薬物（一例として，$pK_a=6$）あるいは弱塩基性薬物（一例として，$pK_a=6$）の分子形分率とpHの関係について示したものである．弱酸性薬物の場合，pHが増大するのに伴い分子形分率は減少するが，逆に塩基性薬物の分子形分率は増大することがわかる．このように，弱酸性薬物及び弱塩基性薬物は，吸収部位において分子形で存在する割合が多いほど，また分子形薬物の脂溶性が大きいほど吸収されやすい．この説を**pH分配仮説 pH partition theory**と呼ぶ．

③ 分子量

　薬物が吸収されて全身循環血中に移行するためには，消化管の上皮細胞内やその間隙を通過する必要がある．したがって，薬物の分子サイズ（分子量）もその透過性を決める重要な因子となり，一般に，分子量が増大すると吸収性は低下する．そのため，分子量の大きいイヌリン（約5,000），ヘパリン（7,000～25,000），デキストラン（約75,000）などは消化管からほとんど吸収されない．

④ 溶解速度

　内用固形製剤中の薬物は，消化管内で図2.8に示すような崩壊，分散，溶解の過程を経て溶液状態となって初めて吸収される．薬物の吸収性は，一般にその薬物の溶解速度に大きく左右される．したがって，薬物が難水溶性の場合，製剤から薬物の溶出過程が吸収の律速段階となる．

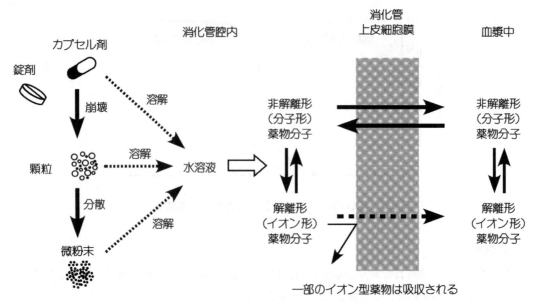

図2.8 経口投与製剤中の薬物が吸収されるまでの過程

溶解速度に関して，溶解が拡散律速の場合，**ノイエス-ホイットニー Noyes-Whitney の式**(12) が成立する．

$$\frac{dC}{dt} = kS(C_s - C) \tag{12}$$

ただし，C：時間 t における消化管内の薬物濃度，k：溶解速度定数，S：固体の有効表面積，C_s：薬物の飽和濃度である．(12) 式中の S 及び C_s に影響する因子は溶解速度 dC/dt に影響し，したがって吸収速度に影響することになる．

また，薬物の溶解速度は，粒子径，塩の種類，結晶多形，無晶形（非晶質），溶媒和物により変動するため，これらが薬物の吸収性にも影響することが知られている．以下具体例を示す．

i) **粒子径**：固形製剤中の薬物の粒子径を小さくするほど比表面積が増大し，吸収も増加する．難水溶性のグリセオフルビンの吸収率は微粉化により増大する（図2.9）．

ii) **塩形成**：酸性薬物のナトリウム塩やカリウム塩，あるいは塩基性薬物の酸性塩や硫酸塩などは，もとの薬物に比べて著しく高い溶解度をもつので，内服時の吸収が改善する．

iii) **結晶多形**：有機化合物のなかには，同一の化学組成をもちながら異なる結晶構造をもつものが多い．このような現象を示す物質は**結晶多形 polymorph** と呼ばれ，通常，安定形と準安定形が存在する．この場合，溶解初期における溶解速度や溶解度は準安定形のほうが安定形よりも高いので，吸収性も増大する．例えば，クロラムフェニコールパルミチン酸エステルの懸濁液剤中の A 形結晶（安定形）と B 形結晶（準安定形）の混合割合を変えると，B 形が多いほど血中濃度は高くなる（図2.10）．

iv) **非晶質（無晶形）**：結晶状態を示さない無晶形は，結晶形より溶解性がよい．

v) **溶媒和物**：溶媒和とは，溶液中で薬物が溶媒分子を強く引き付けて 1 つのまとまった分子群

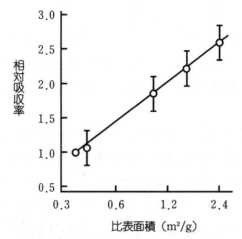

図 2.9 グリセオフルビンの比表面積と相対吸収率(比表面積 0.36 のときの吸収率を 1 とする)
[R. M. Atkinson *et al*. (1962) *Antibiot. Chemother*., **12**, 232]

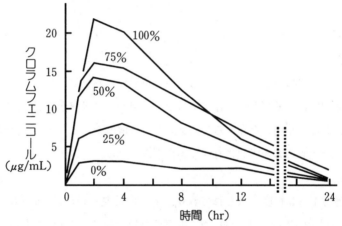

図 2.10 クロラムフェニコールパルミチン酸エステル(クロラムフェニコール換算量 1.5 g)の A 及び B 形を含む懸濁剤経口投与後のヒト血中濃度
図中の数字は試料中に含まれる B 形の割合
[A. J. Aguiar *et al*. (1967) *J. Pharm. Sci.* **56**, 847]

になる現象である.アンピシリンの無水物は水和物に比べて溶解度が高く,高い吸収率を示すことが知られている.

⑤ 消化管内での安定性

薬物のなかには,消化管内に存在する胃液や各種消化酵素などにより分解するものがある.ペニシリン類やエリスロマイシンなどは胃酸で分解しやすい薬物であり,腸溶性剤皮によるコーティングや難水溶化あるいは耐酸性の誘導体化などの工夫が必要となる.また,インスリン,副腎皮質刺激ホルモン(ACTH),ペプチド系抗生物質などは,消化管分泌液中の消化酵素により容易に加水分解するので,経口投与できない.一方,薬物のなかには消化管から吸収される過程で,とくに小腸粘膜細胞内及び肝臓において代謝を受け,消失するものもある(**初回通過効果**).

⑥ **食物及び製剤添加物**

　一般に摂取により**胃内容排出速度**（GER）が低下し，薬物の消化管吸収が遅くなる．また，製剤添加物として用いられる界面活性剤，高分子化合物，糖，油脂，アルコール，グリセリン，制酸剤なども薬物の溶解性，胃内容排出速度，血流などを変化させるため，薬物吸収が変化する．

⑦ **複合体形成**

　包接化合物を形成する**シクロデキストリン**は，薬物をその環状構造中に包み込むため，薬物の安定性，溶解性，吸収性を改善する．また，薬物と金属イオンとのキレート形成が吸収を低下させる例もある．例えば，テトラサイクリン系抗生物質（テトラサイクリン塩酸塩，オキシテトラサイクリン塩酸塩など）はカルシウムイオン（牛乳，ヨーグルトなどの乳製品中）と難吸収性のキレートを形成し，吸収が低下する．また，ニューキノロン系抗菌薬（ノルフロキサシン，シプロフロキサシンなど）は，アルミニウムやマグネシウムを含有する制酸剤との併用で難吸収性のキレートを形成し，吸収が低下する．

b）生体側の因子

① 消化管の構造

　既述したように，小腸は薬物吸収の場として最も重要な役割を果たしている．しかし，酸性薬物の場合，酸性領域では分子形として存在するため，胃からの吸収が良好な薬物もみられる．また，ペプチド性医薬品は小腸に存在する各種タンパク分解酵素により容易に分解されるため，これら酵素活性の低い大腸の方が吸収に有利な場合もみられる．

② 消化管の pH

　胃内の pH は通常 1〜3 程度に保たれており，十二指腸内の pH は約 5〜6，空腸及び回腸の pH は約 7〜8 といわれている．したがって，解離性薬物ではこれら pH の変化により分子形分率が変化するため，吸収が変動することが知られている．

③ 分泌液

　胆汁中には強力な界面活性作用をもつ胆汁酸及びその塩が存在し，その可溶化作用により難溶解性薬物の溶解度を増大させ，吸収を改善することが知られている．例えば，グルセオフルビンの吸収は高脂肪食により増大するが，これは高脂肪食摂取により胆汁の分泌が促進され，薬物の溶解性が増大することによる（図 2.11）．しかし，胆汁酸の濃度が**臨界ミセル濃度** cmc 以上になると，薬物はミセルに取り込まれるため，吸収は抑制される．また，四級アンモニウム化合物などの吸収は，消化管上皮細胞の杯細胞から分泌される粘液 mucin により低下することも知られている．

④ 胃内容排出速度

　小腸は薬物の消化管吸収の場として中心的な役割を果たすため，胃内容物が腸に移行する速度すなわち**胃内容排出速度**（GER）が速いほど吸収に有利となる．GER は食物の有無や併用薬物ならびに病態などの因子により大きく変動する．GER に影響する主な因子を表 2.1 に示す．薬物は

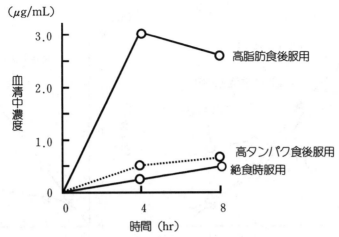

図 2.11 グリセオフルビンの吸収に及ぼす食事の影響（ヒト）
[R. G. Crouse (1961) *J. Invest. Dermatol.* **37**, 529]

表 2.1 胃内容排出速度（GER）に影響を及ぼす要因

GER を増大させる因子	GER を低下させる因子
絶食 甲状腺機能亢進 不安状態 メトクロプラミド	摂食 甲状腺機能低下 糖尿病 抗コリン薬（アトロピン，プロパンテリン），エタノール 三環系抗うつ薬（イミプラミン），麻薬性鎮痛薬（モルヒネ）

　一般に空腹時に比べ食後に投与されたほうが吸収は遅れる．その例として図 2.12 に，ジクロキサシリン服用後の血清中濃度に及ぼす食事の影響を示す．また，抗コリン薬であるプロパンテリンやアトロピンも GER を低下させるため，吸収が遅延する．しかし，レボドパやリボフラビンのような十二指腸で能動的に吸収される薬物では，GER の大きい空腹投与時に一度に高濃度の薬物が吸収部位に到達し，輸送担体が飽和するため吸収量が減少する（図 2.13）．また，製剤中のメチルセルロースなどの懸濁化剤やショ糖シロップが，胃内容物の粘度を上げるために GER 及び低下を招く．GER の変動による脂溶性製剤からの薬物血中濃度のバラツキは顆粒剤に比べて錠剤の方に大きく出やすい．

⑤ 血流速度

　薬物の消化管吸収は吸収部位の血流速度に依存する．すなわち，血流速度がきわめて速い場合，管腔側と血管側の薬物の濃度勾配が大きく，薬物は吸収されやすい．逆に血流速度が低下すると，管腔側と血管側の薬物の濃度勾配が小さくなり，吸収速度が低下する．特に膜透過性の高い薬物は，膜透過が律速段階になる薬物に比べて血流の影響を受けやすい．

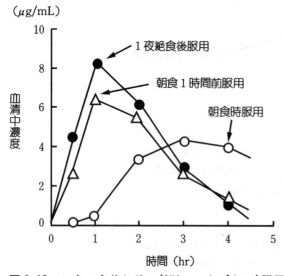

図 2.12 ジクロキサシリン(250 mg カプセル)服用後の血清中濃度に及ぼす食事の影響(ヒト)
[J. T. Dolusio et al. (1970) Antimicrob. Agent Chemother. 49, 1969]

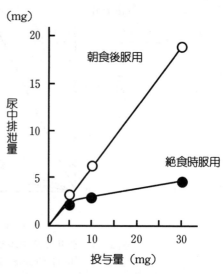

図 2.13 リボフラビンの吸収に及ぼす食事の影響(ヒト)
[G. Levy et al. (1966) J. Pharm. Sci. 55, 285]

4 大腸の構造と薬物吸収

　大腸の機能は，腸内細菌による食物繊維の発酵，一部の栄養素の吸収，便の形成，そして排泄である．大腸は，盲腸，結腸，直腸からなり，さらに結腸は上行結腸，横行結腸，下行結腸，S状結腸に分かれる．大腸の特徴は，小腸と異なって，腸絨毛を欠き，消化酵素が分泌されず，大量の腸内細菌が存在することである．

　経口投与では，通常，胃または小腸で製剤は崩壊し，薬物を放出し，小腸で吸収される．小腸で吸収されずに，大腸で作用する製剤には，以下のような製剤がある．サラゾピリン®(潰瘍性大腸炎治療薬)は有効成分であるサラゾスルファピリジンの約1/3が小腸で吸収され，残りが大腸で腸内細菌によってスルファジンと5-アミノサリチル酸(5-ASA，メサラジン)に分解・吸収される．5-ASAを有効成分とするペンタサ®は腸溶性の被膜コーティングを，アサコール®ではpH依存型の被膜コーティングを用い，大腸に到達してから5-ASAが放出されるように工夫されている製剤である．いずれも，有効成分である5-ASAの小腸での吸収を防ぎ，作用部位である大腸に到達するように工夫されている．

5 直腸の構造と薬物吸収

　直腸は，消化管の最下部に位置し，解剖学的にはS状結腸に続く大腸の一部分である．ヒトの

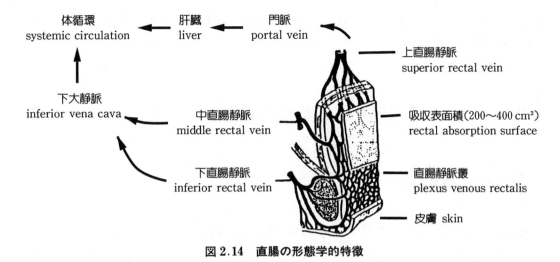

図 2.14　直腸の形態学的特徴

　直腸は，長さが約 10 〜 15 cm，直径が約 1.5 〜 3.5 cm の円筒形の組織である．直腸粘膜の表面は，胃や小腸と同様に単層円柱上皮で覆われているが，小腸に比べて粘液を産生する杯細胞の割合が多いことが特徴である．また，小腸にみられるようなひだが少なく，絨毛も発達しておらず，全表面積は約 200 〜 400 cm^2 である．直腸に流入する動脈には，上直腸動脈，中直腸動脈，下直腸動脈の3つがあり，これらの動脈により直腸組織に血液を供給している．一方，静脈系にも上直腸静脈，中直腸静脈，下直腸静脈の3本の静脈が存在する．これらのうち，上直腸静脈は小腸や結腸部位と同様に下腸間膜静脈を経て門脈に至るが，中直腸静脈と下直腸静脈は合流して内腸骨静脈となり，門脈を経ず直接下大静脈に至る．したがって，薬物を直腸中下部に投与すると直接下大静脈から全身循環血中に移行するので，肝臓における**初回通過効果（肝初回通過効果）**を回避することができる（図 2.14）．

　薬物の直腸投与の特徴を以下に示す．
① 直腸粘膜からの薬物の吸収では **pH 分配仮説**がよく成立し，脂溶性の高いものほど吸収されやすい．
② 食事や消化管液（胃液，膵液，胆汁など）の影響を受けにくい．
③ 経口投与時の薬物による胃腸障害を回避できる．
④ 直腸下部に投与された薬物は吸収後に門脈を経由せずに直接大静脈に移行するため，肝初回通過効果を回避できる．
⑤ 不快な味やにおいのある薬物の投与経路として適している．
⑥ 投与方法が簡便であり，嚥下困難な乳幼児や老人に対しても容易に投与できる．

　薬物の直腸投与には坐剤や**レクタルカプセル** rectal capsule（例えば，抱水クロラールなど）が用いられる．薬物は坐剤から直腸内分泌液に放出されてから，直腸粘膜を通過して血液中に移行する．基剤には**油脂性基剤**（ハードファット（ウィテップゾール®）やカカオ脂など）や**水溶性基剤**（マクロゴール，グリセロゼラチンなど）が用いられ，基剤からの有効成分の放出は基剤の

種類によって大きく影響される．一般には，有効成分が油脂性基剤に溶解している場合には，基剤-分泌液間の**分配係数**が小さいものほど放出に有利になるが，基剤の融点，液化時間（直腸内で液化するまでの時間）などの影響も受ける．

2.1.4 消化管以外からの薬物吸収

1 肺からの薬物吸収

呼吸器への薬物投与は，麻酔薬や局所作用発現を期待する薬物の投与経路とされているが，近年消化管から吸収されないような高分子物質に対しても肺が高い膜透過性を有することが明らかになり，肺は全身作用を目的とした薬物の投与経路としても注目されている．

呼吸器は，咽頭，気管，気管支，細気管支，終末気管支を経て，肺胞に連なる．肺胞は肺の最小基本単位であり，この部分で本来の生理機能であるガス交換が行われるが，肺に投与された薬物についても肺胞からの吸収が重要となる（図2.15）．

ヒトにおいて肺胞は約3～4億個存在するといわれ，その総表面積は約200 m^{2}であり，小腸粘膜の微絨毛を考慮した表面積に匹敵するといわれている．肺胞腔内と毛細血管を隔てている上皮細胞層の厚さは，わずか0.5～1μmである．小腸絨毛における上皮細胞と毛細血管までの距離は約40μm，皮膚表面から皮下の毛細血管までの距離は約100μmであることが知られており，肺胞における上皮細胞の厚さはきわめて薄いことがわかる．

肺における薬物吸収の特徴を以下に示す．

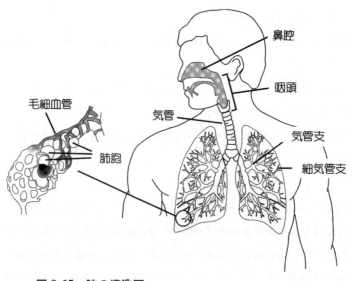

図2.15 肺の構造図
［The Macmillan Visual Dictionary の図を改変］

① 経肺吸収は，薬物の親油性が重要な因子であり，多くの薬物は初濃度にかかわらず一定の速度で収集される．しかし，水溶性の薬物でもかなり吸収される．
② 薬物の分子量の増大に伴い吸収率は低下するが，分子量が約5,000のイヌリンや約75,000のデキストランにおいても消化管に比べて吸収性がきわめて高い．
③ 肺から吸収された薬物は心臓を介して直接全身循環血中に移行するため，肝初回通過効果を回避できる．
④ 薬物の経肺吸収性は，製剤中での粒子径に左右される．投与された薬物が肺胞に到達するための最適粒子径は $0.5 \sim 1 \mu m$ であり，これより大きい粒子径の薬物（$10 \mu m$ 以上）は肺胞に到達する前に気管や気管支で捕捉される．また，この値より小さい粒子径の薬物（$0.5 \mu m$ 以下）は呼気中に再び排出されることが知られている．
⑤ 肺吸収を目的とした製剤には，β_2 刺激薬やステロイド薬などの気管支喘息治療薬の**加圧式定量噴霧式エアゾール剤** pressurized metered dose inhaler（pMDI）や**ドライパウダー吸入剤** dry powder inhaler（DPI）がある．2006年にドイツ，イギリス，米国で超速効型インスリン粉末のDPIが販売された（現在は販売中止）．インスリンの肺からの吸収率は $10 \sim 30\%$ 程度であり，速やかな血糖上昇抑制が得られている．

2 鼻からの薬物吸収

鼻は，1層の粘膜上皮細胞からなり，血管系が発達しており，薬物の投与部位として注目されている．鼻粘膜からの吸収は，**受動輸送**で，**pH分配仮説**に従って吸収される．分子量の小さいものほどよく吸収され，通常，分子量が1,000を超えると吸収は困難になる．しかし，水溶性の合成ペプチドであるデスモプレシン酢酸塩（分子量1,183）でも投与量の10％程度は吸収される．また，鼻粘膜から吸収された薬物は直接全身循環血に移行するため，**肝初回通過効果**を回避することができる．多くは局所作用（血管収縮，抗アレルギー）を期待した製剤であるが，全身作用を目的とした経鼻投与製剤では，バソプレシンの誘導体であるデスモプレシン酢酸塩（中枢性尿崩症治療薬デスモプレシン®），性腺刺激ホルモン放出ホルモン（GnRH）誘導体であるブセレリン酢酸塩（スプレキュア®）やナファレリン酢酸塩（子宮内膜症・子宮筋腫治療薬，ナファレリール®）などが市販されている．

3 口腔からの薬物吸収

口腔粘膜からの吸収は，主に**受動輸送**で吸収され，消化管と同様に**pH分配説**に従う．口腔粘膜から吸収された薬物は，経鼻投与と同様に直接全身循環血に移行するため，肝初回通過効果を回避することができる．したがって，肝初回通過効果を受けやすい薬物や，消化酵素で失活しやすい薬物の投与経路として有用である．口腔粘膜適用製剤としてバッカル錠（持続性を期待す

る）と舌下錠（即効性を期待する）がある．ニトログリセリンや硝酸イソソルビドの舌下錠（狭心症治療薬），硝酸イソソルビドの口腔用スプレー（ミオコール®），硝酸イソソルビド舌下スプレー（ニトロール®）などが全身作用を目的として使われている．

4 眼からの薬物吸収

　点眼投与は，主に局所作用を目的としており，結膜炎や緑内障などの治療に用いられる．点眼投与後の薬物は，角膜上皮，角膜実質，角膜内皮を透過して前眼房に移行する（図2.16）．眼の表面の涙液量は7μL程度（1日の分泌量：約1mL），結膜嚢の薬液収納量は10〜30μLであり，多量の涙液を貯留させることはできない．また，点眼の刺激による流涙で，点眼液が洗い流されることもある．吸収をあげるためには，薬物の滞留性を改善する必要があり，薬物を持続的に放出できる製剤として，コンタクトレンズ様の結膜嚢挿入剤オキュサート Ocusert®が開発された（1982〜1994の間，国内販売）．この製剤では封入されているピロカルピン塩酸塩（緑内障治療薬）が放出制御膜により徐々に放出されるようになっている．また，一定のNa^+濃度でゲル化するチモプトール EX®（チモロールマレイン酸塩），一定の温度以上でゲル化するリズモン TG®（チモロールマレイン酸塩，緑内障・高眼圧症治療薬）なども開発されており，これらは点眼液の粘度を上昇させることで，滞留性を改善している．点眼された薬物の一部は全身循環血中に移行するが，これは鼻涙管を通って鼻粘膜より吸収されるといわれている．また，点眼後にまばたきを繰返す動作は，鼻涙管へ流れる液量を増やすので好ましくないといわれている．

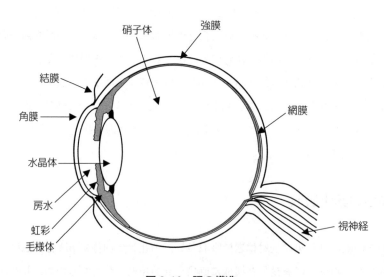

図2.16　眼の構造

5 皮膚からの薬物吸収

　皮膚は，表皮，真皮，皮下組織からなり，表皮の外側には角質層が存在する．角質層は，直下の基底細胞から分化した細胞層からなり，ケラチンや脂質（セラミドなど）を含んでいる（図2.17）．

　皮膚は外部からの物質の侵入を防ぎ，水分の蒸発を防ぐ堅固なバリアーとしての役割を担っている．したがって，角質層は薬物の経皮吸収における最大のバリアーとなる．

　薬物の経皮吸収の特徴を以下に示す．

① 皮膚からの薬物吸収は**受動拡散**による．薬物が角質層を通過するルートと，汗腺や毛囊などの付属器官を経由するルート（吸収全体に占める割合は1～2%といわれる）の2種類のルートがある．角質層を通過するルートは，さらに経**細胞内ルート**（ケラチン）と**細胞間隙ルート**（二重脂質膜からなる）に分かれる．経皮吸収では細胞間隙ルートが中心であるとされ，脂溶性の高い薬物ほど吸収されやすい．しかし，高い脂溶性は角質層中の親水部分中の拡散には不利で，適度な水溶性と脂溶性をもつ薬物の透過性が最も大きくなる．

② 皮膚から吸収された薬物は直接全身循環血中に移行するので，**肝初回通過効果**を受けない．

③ 角質層が堅固なバリアーとなり，皮下の血流も少ないので，皮膚吸収の速度はきわめて遅い．即効性はなく，最高血中濃度に到達するのに半日を要する．また，接着テープを皮膚に貼ってから剥がすだけで角質層が損傷を受けて，薬物は透過しやすくなる．

④ **経皮吸収治療システム** transdermal therapeutic system（TTS）（全身作用を期待する経皮吸

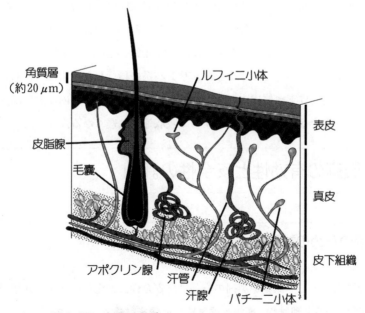

図2.17　皮膚の構造
［The Macmillan Visual Dictionary の図を改変］

収型製剤）あるいはそれ以外の皮膚に適用する製剤には種々の基剤が用いられている．それらの基剤と薬物の親和性が高いと，薬物は皮膚に移行しにくい．

⑤ 部位によって角質層の厚さや付属器官の密度が異なるため，適用部位によって経皮吸収特性に大きな差が生じる．ヒトにおけるヒドロコルチゾンの経皮吸収は，脚部で最も少なく，腹部は脚部の6倍，顎は60倍，陰嚢は180倍といわれている．

⑥ 角質層の水分含量は5～15％であるが，プラスチックフィルムで覆うことで皮膚中水分量は50％ほど増加する（密封療法）．水分含量が増すと角質層の透過性は増加する傾向にあるが，薬物によってその程度に比較的大きな差がみられる．

薬物の皮膚投与は，皮膚表面の殺菌や炎症などの局所作用を目的として行われてきたが，近年，全身作用を目的とした製剤が注目を浴びている．Transderm Scop™（スコポラミン，乗物酔いの防止），Nitrodisc™やNitro-Dur™（ニトログリセリン，狭心症治療薬），Estraderm™ TTS（エストラジオール，ホルモン補充療法），フランドル®テープ（硝酸イソソルビド，狭心症治療薬），ニコチネル®TTS（ニコチン，禁煙補助薬），フェントス®テープ（フェンタニルクエン酸塩，麻薬性鎮痛剤）などがある．

6 注 射

投与部位には，皮内，皮下，筋肉内，静脈内などが一般的である．

皮下または筋肉内に注入された薬液は，間隙の多い皮下脂肪や筋肉内の結合組織内を拡散し，毛細血管より吸収される．毛細血管壁を構成する細胞間隙は他の膜組織に比べて広く，そのために物質の透過は比較的容易である．この際，薬物の吸収速度は，薬物の脂溶性，分子サイズ，薬物と組織タンパク質との結合性，血流などによって左右される．毛細血管の細孔はかなり大きく，分子量5,000程度までの物質はそのサイズに依存した速度で透過しうるが，5,000を超えると薬物は血管系よりもリンパ系に移行しやすくなる．リンパ系に移行した薬物は最終的には血中に移行する．吸収速度は皮内＜皮下＜筋肉内の順に速くなる．しかし，筋肉内注射には油性溶液や懸濁液も使用でき，この場合は持続的吸収を示すので吸収速度は遅くなる．

2.1.5 製剤の有効性と安全性の評価

1 製剤評価のための試験法

医薬品の開発にあたって，原薬や製剤の有効性，安全性，安定性に関する**非臨床試験**（毒性試験，薬効薬理試験，一般薬理試験，薬物動態試験）と**臨床試験**（フェーズⅠ，フェーズⅡ，フェーズⅢ）の結果を医薬品製造販売承認申請書として厚生労働省に申請し，承認を受けなければなら

表 2.2 製剤の有効性と安全性における課題

剤形	有効性や安全性での問題点	評価法と対応
製剤全般	成分間の相互作用による化学変化 成分間の相互作用による物理化学的変化 吸湿・光・酸素・熱などの影響 有効成分の含量均一性	長期保存試験，苛酷試験，加速試験 反応を起こす成分と反応物質の同定，反応機構の解明 化学変化の抑制法の開発 混合度試験，製剤均一性試験
錠剤	崩壊性 溶出性 有効成分の吸収の程度と速度 徐放錠のバースト時の安全性	崩壊試験 溶出試験 消化管内移動，薬物血中濃度測定 投与量と溶出の再現性の検討
軟膏剤	溶出性 稠度	溶出試験 レオロジー特性評価試験
注射剤	微生物汚染 微粒子性異物の混入 発熱性物質の混入	無菌試験 不溶性異物検査，不溶性微粒子試験 発熱性物質試験，エンドトキシン試験

ない．製剤には，通常3年程度の有効期間が求められ，有効期間内の製剤の有効性と安全性が保証されなければならない．製剤は，有効成分だけでなく，多くの添加剤を含んでおり，成分間の相互作用（薬効の低下，分解物による毒性発現・副作用，添加剤の機能低減による品質の低下）による製剤としての有効性や安全性の低下を評価する必要があり，そのために，各種の製剤試験法がある．日局17一般試験法中には各種の製剤試験法が収載されており，剤形ごとに必要な試験法が規定されている．製剤には経口固形製剤，半固形製剤，経皮吸収型製剤，注射剤など多種多様な剤形があり，それぞれの製剤に応じた評価方法が必要となる（表2.2）．

2 先発医薬品と後発医薬品（ジェネリック医薬品）

新薬（先発医薬品）の開発には，長い年月と多額の研究開発費（平成26年度の日本製薬企業大手10社の年間平均研究開発費はおよそ1,337億円で，新薬上市の成功確率は24,553分の1）が必要であり，厚生労働省による製造販売承認を取得した後に初めて販売される（図2.1）．新薬を開発した製薬企業は，販売開始後，一定期間（再審査期間）中は有効性と安全性について調査することが義務づけられている．新薬は物質特許（出願から20年）により独占的に製造販売できるが，物質特許期限が切れ，新薬の再審査期間が終了すると，先発医薬品と同じ有効性を含有する医薬品（**後発医薬品，ジェネリック医薬品** generic drugs）を他の製薬企業が製造・販売することが可能となる．

後発医薬品においては，多額の開発費の負担がないため，先発医薬品に比べて安価に提供できる．そのため，医療費（平成28年度の国民医療費は約41.3兆円）を削減することができるとして，後発医薬品への切替えが促進されている（医療費に占める薬剤費を含む調剤医療費は約18.2％）．

医薬品に関する特許には，物質特許（医薬品そのものが独占的に保護される）以外に，用途特

許（特定の物質の新しい効能・効果に与えられる），製剤特許（医薬品の安定化，持続吸収化など，製剤上の新しい工夫に与えられる），製法特許（医薬品の製造方法に与えられる）などがある．特許権と並んで，重要な権利として商標権（商標登録日から10年間であるが，存続期間は更新手続きをすることで10年単位の延長が可能）がある．

後発医薬品の製造販売承認を受けるとき，先発医薬品との**生物学的同等性**を証明した資料が要求される．先発医薬品と同じ品質であることが基本であるが，先発医薬品に製剤特許が存在する場合は添加物や製造方法が異なることになる．この場合，後発医薬品が生物学的同等性を示していたとしても，先発医薬品とは異なった放出機構を有することが起こりうる．特に徐放性製剤のように高度な製剤技術を使用している製剤においては，医療従事者は銘柄の切替えに注意を要する．

以下に同等性に対する4つの基準を示す．

① 化学的同等性 chemical equivalents：同一製剤中に，同一有効成分を同一量含有し，公定書の物理化学的基準に合致する製剤

② 製剤学的同等性 pharmaceutical equivalents：同一製剤中に，同一有効成分を同一量含有し，公定書及びその他の規格に適合する製剤

③ 生物学的同等性 bioequivalents：同一の用法によりヒトに投与したとき，両者のバイオアベイラビリティが同等であるか，統計学的に有意な差を示さない製剤

④ 治療学的同等性 therapeutic equivalents：同一の用法によりヒトに投与したとき，両者の治療効果や副作用が同等であるか，統計学的に有意な差を示さない製剤

章末確認問題（以下の文章の正誤を答えよ）

1. 生物学的利用能は，生物学的利用速度（RBA）と生物学的利用率（EBA）として定義され，製剤投与時の薬物の全身循環血への移行を評価する場合に用いられる．
2. 胃，十二指腸，空腸・回腸内のpHはそれぞれ1～3，5～6，7～8程度であり，pK_a 5の弱塩基性薬物では十二指腸内で最も分子形分率が高まり，吸収されやすい．
3. 坐剤は経口投与が困難な患者への投与が可能であり，胃障害や肝初回通過効果を回避することができる．
4. ステロイドのエアゾール剤において，最も好ましいエアゾールの粒子径は500 nm以下である．
5. 経皮投与製剤の薬物吸収は受動拡散により，低分子で脂溶性の低い薬物ほど吸収されやすい．

正解：1. ○　2. ×　3. ○　4. ×　5. ×

参 考 文 献

1) アステラス製薬株式会社編（2014）数字に見る医療と医薬品 2014
2) 一般社団法人レギュラトリーサイエンス学会監（2015）医薬品製造販売指針 2015
3) 日本製薬工業協会編（2014）てきすとぶっく製薬産業 2016-2017
4) 川島嘉明ほか編（2011）コアカリ対応薬剤学 第3版，丸善
5) 渡辺善照ほか編（2012）標準薬剤学 改訂第3版，南江堂

2.2 プレフォーミュレーション preformulation

　プレフォーミュレーション（前処方化）研究とは，創薬段階で見出された候補化合物に対して，物理化学的，製剤学的，生物薬剤学的見地からの基本的特性を明らかにし，場合によっては望ましくない特性の改良を加え，医薬品として相応しい剤形を選択するための方針を決定するとともに，引き続いて実施される製剤設計研究に必要な情報を提供することを指す．

　医薬品の開発は，図 2.18 に示すようなステップで行われる．医薬品開発が国内開発主流の時代にあっては開発初期段階から市販製剤を指向した製剤化研究を行うのが一般的だったため，プレフォーミュレーション研究は製剤化研究の初期ステージとして製剤研究部門で実施されることが多かった．1990 年代以降，コンビナトリアル・ケミストリー **combinatorial chemistry**（**CC**）の進展により，候補化合物創製数が飛躍的に増加してきたことから，それに対応するかたちで，創薬部門において候補化合物の絞り込みを目的としたプレフォーミュレーション研究を行ったり，ハイスループット・スクリーニング **high‐throughput screening**（**HTS**）にプレフォーミュレーションの基本的特性の取得を組み込み，候補化合物の絞込みを一挙に行えるような手法も開発されている．

　以下，プレフォーミュレーション研究に関する，物理化学的特性評価，安定性評価，生物薬剤学的評価及び初期臨床製剤に分けて説明する．

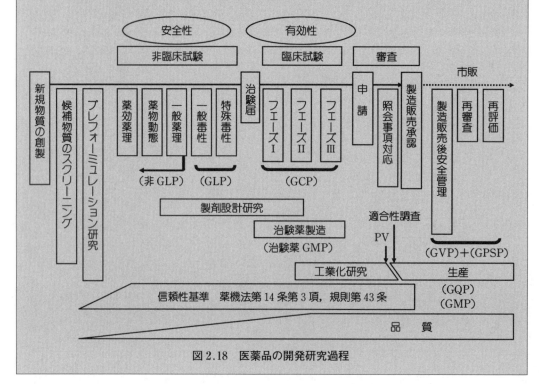

図 2.18　医薬品の開発研究過程

2.2.1 物理化学的特性 physico-chemical properties

プレフォーミュレーション研究で対象とする物理化学的特性を表2.3に示す．分子量，融点，純度などの情報は，化合物の創製段階（合成研究など）で得られていることが多いが，その他の評価項目も重要なものから手がけるべきである．なお，プレフォーミュレーション段階では候補化合物の合成スケールが小さく，使用できる化合物の量が限られているうえ，その精製度合いも完全でない場合もあるので，合成方法や製造工程，製造スケールの変更を行った場合には，これらの特性値も変わることがあることを念頭に入れておく必要がある．

表2.3 各種剤形とプレフォーミュレーションに必要な試験項目

	固形製剤	半固形製剤	液剤	注射剤
1. 性状に関する試験				
外観，色	○	○	○	○
臭い	○	○	○	○
味	○		○	
粒子径及び粒子形状	○	○	○（懸濁剤）	○（懸濁注）
見かけ密度	○			
真密度	○			
2. 物理化学的性質に関する試験				
水分，吸湿性	○	○	○	○
溶解性	○	○	○	○
pH	○	○	○	○
解離定数	○	○	○	○
紫外，可視部吸収スペクトル	○	○	○	○
結晶多形	○	○	○（懸濁剤）	○（懸濁注，凍結乾燥注）
熱分析	○			○（凍結乾燥注）
圧縮成形性	○			
溶解速度	○			
分配係数	○			
3. 安定性に関する試験				
温度，湿度安定性	○	○	○	○
光安定性	○	○	○	○
酸素安定性	○	○	○	○
水溶液の安定性	○	○	○	○
4. 配合性に関する試験				
配合変化	○			

1 性状 description

　外観，色調及び臭いを注意深く観察しておくことが望まれる．これは臨床試験段階の二重盲検試験での識別性だけでなく，市販化するまでの製造ロットの比較をする上で重要となる．味は，近年特に重要で，必要であれば製剤化の段階で着香や隠蔽などを行う必要もある．創薬段階では官能で調査することができないので，味覚センサーなどを利用して調査する．粉体のかさ密度や流動性などは製剤化の際の単位操作を行ううえで重要な項目となる．

2 分子量及び分配係数 molecular weight/ partition coefficient

　候補化合物をスクリーニングする場合，化合物の分子量と分配係数は重要な判断基準となる．最近の調査でも，経口剤として市販されている薬物の平均分子量は340程度[1]となっている．化合物の分子量は吸収性に深く関係しており，Lipinskiは，分子量が500を超えると経口吸収性が悪くなることを"Rule of Five"という化合物スクリーニングの指標[2]で提唱している．

　化合物の**分配係数**Pも消化管吸収の指標となる．これは生体膜が単純脂質関門であり，脂溶性分子あるいは分子の分子型のみが拡散によって生体膜を通過できると考えるとわかりやすい．分配係数の測定には，Hanschらのオクタノール/水系で$\log P$を実測する方法[3]が用いられるが，化合物の分子構造から *in silico* で$C \log P$（Calculated $\log P$）を予測することも行われる．消化管からの吸収性は，$C \log P$値が1〜3の範囲[4]が望ましいと考えられている．ただし，吸収に担体あるいはトランスポーターが介在する促進機能または能動輸送を受ける化合物の場合は，分配係数が小さくても十分吸収されることが多い．

3 粒子形状及び粒子径 particle property/ particle size

　医薬品の粒子形状，**粒子径**及び粒子径分布は製剤設計においてきわめて重要な物理特性の1つである．これらは，注射剤などの液剤においては溶解速度に影響し，経口投与製剤では含量などの均一性や溶出速度に影響する．また，軟膏剤では使用感などに影響するし，製剤の色調，味及び安定性に関係する場合もある．図2.19[5]にフェニトインの平均粒子径の違いによる吸収性への影響を示す．特に難水溶性の化合物においては吸収性に影響することから，場合によっては粉砕し，開発の初期の段階から原薬の粒子径を規格で管理することが多くなってきている．湿式ビーズミルや**超臨界流体**を用いることでサブミクロンレベルまでの粉砕も可能となっている．粒子径が小さくなるほど，粉体のかさが増えたり，再凝集など，ハンドリングの面での課題も伴ってくる．粒子径及び粒子粒分布の測定法については，第1章の粉体の性質で述べられている．

粒子径分布

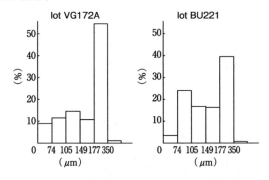

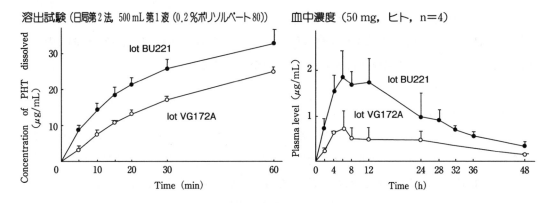

図 2.19　フェニトイン（PHT）の溶解性と吸収性に及ぼす粒子径の影響
［参考文献 4) を改変］

4 | 溶解度及び溶解速度 solubility/dissolution rate

　経口投与の場合，消化管中で溶解した薬物のみが吸収されるため，溶解度や溶解速度は固形製剤を設計するうえで重要な因子となる．一方，注射剤などの液剤では溶解に必要な溶媒量を決定するために必要な情報である．溶媒への薬物の溶解度は固有のものであるが，溶解速度は物理的な修飾によって変更することができる．溶解度及び溶解速度の測定方法などについては，第1章の溶液論で述べられている．製剤に含まれる有効成分の試験液への溶解性を**溶出性**という．溶出性を評価するための日局17一般試験法「溶出試験法」については第5章の製剤試験で記述されている．

　生理的pH領域（pH1～7）での化合物の溶解度が1 mg/mL以下の難溶性の薬物である場合には，生物学的利用能に問題を生じる場合があり，溶解性の向上のため，以下のような検討が行われる．

a）pHの調整

弱酸性または弱塩基性の化合物は水を溶媒としてイオンに解離するため，これらの溶解度は溶液のpHにより大きく影響を受ける．難溶性で弱電解質の溶解度（S_1またはS_2）は，飽和溶液での平衡式とヘンダーソン-ハッセルバルヒ Henderson-Hasselbalch の式から，次式で表すことができる．

$$S_1 = S_0 \left(1 + \frac{K_a}{[H_3O^+]}\right) \qquad \text{弱酸性薬物} \qquad (13)$$

$$S_2 = S_0 \left(1 + \frac{K_b}{[OH^-]}\right) = S_0 \left(1 + \frac{[H_3O^+]}{K_a}\right) \qquad \text{弱塩基性薬物} \qquad (14)$$

ここで，S_0は非解離形分子の飽和溶解度であり，K_a及びK_bは解離定数である．薬物の溶解度S_1またはS_2は$[H_3O^+]$に依存することから，pHの調整により溶解度を上昇させることができる．ただし，pHによっては保存時に医薬品が不安定になることがあったり，また，消化管内での生理的pHが変化することで溶解度は低下するので注意が必要である．

b）溶媒 solvent

親油性の強い化合物については，水と非毒性の有機溶媒を混合し，極性を調節して溶解度の上昇を図る．プロピレングリコール，グリセリン，エタノール，マクロゴール（ポリエチレングリコール；PEG），ソルビトールなどは，溶解度を増す溶媒（**コソルベント cosolvent**）として用いられる．候補化合物のスクリーニング段階で，水に溶解しにくい化合物に対しては，ジメチルスルホキサイド（DMSO）やマクロゴール400（PEG400）などに溶解することもある．

注射剤で水に溶解しにくい場合には，植物油，エタノール，プロピレングリコールなどの溶剤が用いられるが，適用経路に注意が必要である（これらの溶剤は皮下または筋肉内注射に適用される）．

c）界面活性剤 surfactant

界面活性剤は，固体/液体，気体/液体，液体/液体などの2相の界面における表面張力または界面張力を低下させる．水に対してぬれにくい化合物は，界面活性剤を添加してぬれやすくすることができる．また，水中でミセルを形成する界面活性剤に，水に溶解しにくい物質を溶解させることができる．探索段階では，水にポリソルベート80などの界面活性剤を少量添加して化合物の溶解を補助することがある．注射可能な界面活性剤には，これらの他に，レシチン，ポリオキシエチレン硬化ヒマシ油60，ソルビタン脂肪酸エステル，ポリオキシプロピレン（30）グリコール（プルロニックF68）などがある．

最近，油，界面活性剤，補助界面活性剤，コソルベントを組み合わせ，それに薬物を分散させた自己乳化型**マイクロエマルション製剤** self-microemulsifying drug delivery system（SMEDDS）という油状製剤が開発されている．この製剤は消化管内の水分中でo/w型エマルションを形成す

るため，吸収の上昇が期待される．シクロスポリンで実用化（ネオーラル®）されている．従来の油性製剤（サンディミュン®）と比較して吸収率が高く，食事の影響を受けにくいことが示されている．

d）塩 salt

　弱酸性や弱塩基性化合物は，結晶化させたり溶解性を改善することを目的として，個々の塩の形態をとることが多い．弱酸性化合物に対しては，ナトリウム塩，カリウム塩，カルシウム塩やアンモニウム塩などの塩が用いられる．ナトリウム塩は吸湿性の増大を伴うことがある．弱塩基性化合物に対しては，塩酸塩，硫酸塩，硝酸塩，リン酸塩，酢酸塩，スルホン酸塩，メタスルホン酸塩などの塩が用いられる．選択する塩によっては溶解度が低下することがある．例えば，フェノールフタレインリン酸塩やパモ酸塩などは水に溶けにくいため，徐放性製剤として利用されている．インスリンの亜鉛塩も，持続性注射剤として利用されている．塩酸塩は乾燥などの製剤化工程での脱塩酸を起こすことがあるので，注意が必要である．塩の違いは，溶解度の他に，結晶形，融点，安定性などにも影響するため，探索研究から非臨床試験に移行する早い時期に決定することが望ましい．

e）共結晶 cocrystal

　塩の構造は，複数の分子から構成される分子結晶の構成分子間にイオン結合による相互作用が存在しているが，最近，その構成分子間の少なくとも1つにイオン結合が存在しないものを，**共結晶**として区別するようになってきた．塩の形成には化合物が解離基を持っていることが必要だが，共結晶は解離基の有無に関係なくすべての医薬品化合物に対して適用できる点で有用と考えられている．共結晶の形成にはcoformerと呼ばれる1つ以上の構成分子を必要とし，カルボン酸やアミノ酸などがcoformerとして用いられる．

　塩と同様に，共結晶の形成による物性の改善も期待されている．例えば，酢酸メゲストロールとサッカリンの共結晶によって溶解度が上昇することなどが知られている[6]．また，難溶性化合物である2-[4-(4-chloro-2-fluorophenoxy) phenyl] pyrimidine-4-carboxamideのグルタミン酸との共結晶はイヌでのバイオアベラビリティを3倍改善している[7]．その他，共結晶の形成によって，安定性の改善などが期待されている．カフェインとシュウ酸の共結晶は，フリー体と比較して高湿度環境下でカフェインの水和物への結晶転移を抑制できることも報告されている[8]．

　塩及び共結晶の結晶化スクリーニング方法として，薬物及び塩及びcocrystalを構成する対となるcoformerを溶媒に溶解させ，溶液を溶媒留去して再結晶化させる再結晶化法，薬物とcoformerを固体状態で混合して粉砕する粉砕法，薬物をcoformer溶液中で懸濁し結晶転移させるスラリー法，薬物とcoformerを融解混合させ，再結晶化させる溶融法などがある．

　塩や共結晶など，創薬された化合物の適切な原薬形態を決定するためには，膨大な数のスクリーニングを効率的に行う必要があり，独自のスクリーニングシステムも注目されている[9]．い

ずれにせよ，創薬された化合物のもつポテンシャルを最大限に発揮できる適切な原薬形態の選択は医薬品の開発段階において特に重要である．

f) 水和物及び無水物 hydrate/anhydrate

結晶中に一定の化学量論比の水分子を含むものを**水和物**という．一般に，**無水物**は水和物よりも溶解度（溶解速度）が高い．アンピシリンやテトラサイクリンでは水和物と無水物と，あるいは水和物間でバイオアベラビリティが異なることが知られている．

g) 結晶形 crystal form

同じ化合物でも結晶構造が異なるとき，これを**結晶多形** polymorph という．図 2.20[10] に例示したように，結晶形によって溶解度が異なることが多い．開発段階で合成される化合物の結晶形が予期しない別のものに変わってしまったり，製剤化工程で結晶形が変化することがあるので，多形の探索や転移の有無について十分に調査をしておくことが必要である．

結晶は空間的に周期的な原子または分子配列を示すが，それが不規則な配列となった場合は**無晶形**または**非晶質**固体となる．一般に無晶形は結晶形に比較して高エネルギー状態にあり，大き

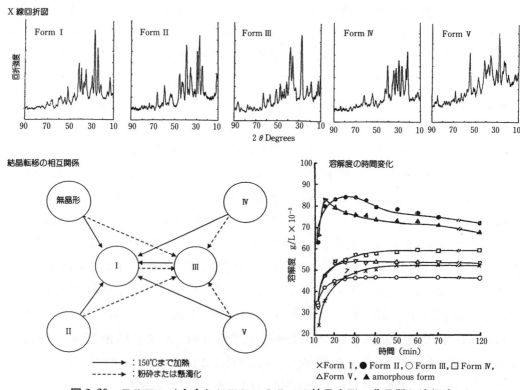

図 2.20　スルファメトキシジアジンの5つの結晶多形，非晶質と溶解度
［参考文献 6) を改変］

な溶解度が期待される．例えば，アスピリン，サリチル酸，クロラムフェニコールパルミチン酸エステル，ジアゼパム，メフェナム酸，スルフイソキサゾールなどの結晶をポビドン（PVP），ヒプロメロース（ヒドロキシプロピルメチルセルロース（HPMC）），結晶セルロースなどの高分子と混合粉砕すると無晶化し，対照物である微細結晶に比較して大きい溶解速度を示すことが知られている．

h）固体分散体 solid dispersion

固体分散体は，ChiouとRiegelman[11]によれば，「溶融法，溶媒法，溶融-溶媒法により調製された，固体状態での不活性な担体またはそのマトリックス中に，1種またはそれ以上の活性成分が分散したもの」と定義されている．グリセオフルビン/マクロゴール（PEG），タクロリムス/ヒプロメロースやニフェジピン/ポビドンなどは，それぞれ薬物を高分子の網目構造中に均質に分散させて溶解性を改善した実用例である．

i）複合体 complex

2種以上の異なる化合物分子またはイオンが，溶液中あるいは固体中で相互作用して形成される一定組成の高次化合物を**複合体**または配位化合物といい，①金属複合体，②有機分子複合体，③包接化合物に分類される[12]．金属複合体には無機化合物やキレート化合物なども含まれる．前述の共結晶も複合体である．①と②は安全性が懸念されたり，可溶化能が低い等が問題となる場合もある．原薬の溶解度改善に最も効果があるのは**包接化合物**である．なかでもシクロデキストリンは環状構造の内部が疎水的環境にあるため，疎水性の化合物をその大きさに応じて内部に取り込むことができる．シクロデキストリンとの包接体形成により溶解度，安定性，体内分布などが原薬に比して大きく変化する場合には，新規化合物とみなされることがあるため，複合体の化学平衡の原理をよく理解して利用することが大切である．

2.2.2 原薬の安定性

新薬候補化合物の物理的及び化学的な安定性の評価は，プレフォーミュレーション段階における重要な研究課題である．安定性に影響を及ぼす因子としては，熱（温度），水分，酸素及び光が挙げられる．化合物の安定性についてはできるだけ早い時期に検討しておくとともに，合成方法や工程変更，製造のスケールアップを行うごとに安定性を確認しておくことが望まれる．薬物由来の類縁物質量の管理も厳しくなってきており，申請段階で不純物が0.5％以上含まれる場合は構造決定が必要であり，1％以上であれば毒性試験を行っておくことが，「新有効成分含有医薬品のうち原薬の不純物に関するガイドライン」として国際的に調和され，国内でも通知されている（平成14年12月16日　医薬審発第1216001号）．

ジェネリック医薬品（後発医薬品）では，すでに先発医薬品で有効性と安全性を証明する臨床

試験が実施されているので短期間の開発が可能となる．有効成分は先発医薬品と同じであるが，原薬の製造メーカーが異なると，原薬中に含まれる類縁物質（不純物）のプロファイルが異なることがあり，原薬の安定性の評価はもちろん，製剤設計段階での詳細な検討が必要となる場合があるので注意が必要である．

1 化学的安定性

化合物の分解には，加水分解，酸化分解，脱水素反応及び異性化反応，脱離反応，光分解などの機構がある．安定性に与える温度の影響は，アレニウス Arrhenius 式で解析し，高い温度で短期間保存して，室温などでの長期間の安定性を予測する．

以下，加水分解，酸化分解，光分解について説明する．

a）加水分解 hydrolysis

加水分解とは薬物が水と反応して分解する反応の総称である．溶媒として水を用いる場合や生体成分中の分解速度は見かけ上 1 次反応となることが多く，速度定数は pH の影響を受けやすいため，消化管内の pH 範囲を含めた広範囲の pH での情報が必要とされる．顕著な加水分解が認められるときは，水溶液としての剤形は困難である．固形製剤では，製造時の水や添加物などが保有する水分，または高湿度下保存時の安定性などが問題となる．加水分解を回避するためには，製剤工程において水との接触を避け，最終製品をアルミ袋に包む，または二酸化ケイ素（シリカゲル）や塩化カルシウムなどの乾燥剤を使用するなどの対策がとられる．

b）酸化分解 oxidation

酸化反応は，電子が奪われる反応であり，加水分解とともに医薬品の分解機構の主たる原因である．これには空気中の酸素が関与していることが多い．アスコルビン酸，アドレナリン（エピネフリン），ビタミン A, クロルプロマジン，イソプロテレノール，モルヒネなどは酸化されやすい化合物として知られている．顕著な酸化分解が認められるときは，窒素環境下で作業をしたり，**抗酸化剤**を添加する．抗酸化剤には，亜硫酸水素ナトリウム，アスコルビン酸，トコフェロール，ブチルヒドロキシアニソール（BHA），エデト酸ナトリウム（EDTA ナトリウム）などがあるが，製剤の適用経路によっては使用できないものも多く，注意が必要である．経口固形製剤で酸化されやすい場合は錠剤化し，酸素透過性の低いポリビニルアルコール（PVA）でフィルムコーティングすることも有用である．ゼラチンも酸素の遮断能が高いことから，窒素環境下で過酸化物を除去した植物油に薬物を溶解または分散させ，ゼラチンを剤皮とする軟カプセルに充填して製剤化する方法もある．

c）光分解 photolysis

ニフェジピンなどのジヒドロピリジン系薬物やビタミン類など特定の波長で吸収をもつ薬物の場合，光は酸化反応の触媒として作用し，化学的な分解が促進される．光による分解に対しては褐色瓶やアルミ袋で遮光することが効果的であるが，内容物の確認が容易でなくなるので注意を要する．特定の波長の光を吸収する能力を有したラミネートフィルムなども開発されているので，化合物の分解の特性に応じたフィルムを使用することも有用である．その他，経口剤では糖衣や酸化チタンなどを含むフィルムコーティングで遮光することも有用である．

原薬の苛酷試験の1つとして**光安定性試験**を行うことがICHで調和・合意されている．光安定性試験には，分解経路を求めたり分析法を開発するための強制分解試験と，取り扱い，包装及び表示に必要な情報を得るための確証試験がある．確証試験では，総照度として，120万 lx・h 以上及び総近紫外放射エネルギーとして 200 W・h/m^2 以上の光に曝露することが求められている．

2 物理的安定性

原薬の物理的安定性としては，結晶形の変化，昇華，吸湿などに注意する．

結晶形の変化には，非晶質の結晶化と結晶転移がある．溶解度を改善するために**非晶質**の原薬がしばしば使用されるが，非晶質の薬物はエネルギー状態が高いため，製造工程または保存中に，より安定な結晶形に転移することがある．例えば，ポビドンとの**固体分散体**を形成するニフェジピンは非晶質であるが，高湿度下に保存するとニフェジピンが結晶化して，溶解性が変化することが報告されている[13]．凍結乾燥の注射剤では，薬物が非晶質になることがあるが，保存中に結晶化して，使用時に再溶解しにくくなることがある．また，厳密な意味での結晶形の変化ではないが，シクロデキストリンとの包接化合物では，製剤化工程中の水分によって包接がはずれることもある．ブロモバレリル尿素やピリドキサール塩酸塩などの結晶多形を有する化合物では，加熱または高湿度下で，ある一つの結晶形が他の結晶形に転移することがある．一般論として，結晶形は溶解度や溶解速度に影響するため，注意が必要である（図 2.20）．

ニトログリセリン（原薬は粘稠な液体）のように**蒸散**する場合は，製剤中の含量が低下するため，マクロゴール（PEG）などを添加して昇華を抑制する手法などがとられる．アスパラギン酸カリウムなどのように高湿度下で**潮解**現象がみられる場合，保存中に空気中の水分を吸湿し，錠剤の硬度が極端に低下する場合がある．

難溶解性の原薬の場合，製剤化には微細化されることが多いが，前述のようにハンドリングに苦労したり，保存中に再凝集して，見かけの粒子径が大きくなることがあり，取り扱いには注意が必要である．

エテンザミド，無水カフェイン及びアスピリン（分解物のサリチル酸に由来）の錠剤では，保存中に**ヒゲ状結晶**（ウィスカー whisker）が錠剤の表面に発生することがある．錠剤の外観が劣化し，硬度が低下するが，発生機序に関しては不明な点が多い．

3 添加物の影響

プレフォーミュレーションの段階では，処方設計の際の添加物のスクリーニングとして**配合変化試験**が行われる．通常は原薬と添加物を1:1で混合し，温度や水に対する化学的安定性を評価する．開発の初期段階では検討に要する時間も少ないため，通常は高温下（40℃〜60℃あるいはそれ以上）で，アレニウスArrhenius式に基づいた室温3年間に相当する期間（例えば60℃で4週間）保存し，短期間で外観変化や有効成分の安定性，類縁物質の増加を調べる．

第4章で述べるように，添加物には使用目的に応じて種々のものがあるが，中には原薬の安定性に影響するものがある．表2.4に原薬の安定性に影響することが知られている添加物の代表的事例を示した．表は主に固形製剤の安定性に関するものであるが，注射剤などの液剤では化学反応は進行しやすいため，より慎重に添加物を選択することが望まれる．

表2.4 添加剤により安定性が損なわれた例

添加剤	添加目的	現象
ステアリン酸マグネシウム	滑沢剤	表面に強アルカリ成分が残存していることがあり，接触した部分が分解することがある．
軽質無水ケイ酸	安定化剤，分散剤など	薬物が吸着することがある．
乳糖	賦形剤	乳糖などの還元糖はアミンを有する薬物とメイラード反応を生じ，着色する．リン酸ナトリウム塩などとも着色する．
マクロゴール	結合剤，可塑剤など	酸化されてラジカルを発生し，ゼラチンなどの不溶化の原因となる．さらに酸にまで分解し，pH低下を生じる．

最近の国際化に対応するため，添加物は日米EUの三極で使用できるもの（日局に取り入れられていても規格試験の一部が異なるので，入手には注意が必要）を選択することが望ましい．ジェネリック医薬品の開発では先発品で使用されている添加物を用いることで添加物の影響の調査を省略できるが，使用する添加物の組み合わせが特許として権利化されている場合には，他の組み合わせを採用しなければならないため，添加物のスクリーニングから開始する必要がある．

4 タンパク質，ペプチド及び抗体医薬品の安定性

近年，バイオテクノロジーを用いて製造されるバイオ医薬品の開発が盛んになっており，中でも抗体医薬品の市場はどんどんと大きくなっている．ペプチド，タンパク，抗体医薬品，ワクチンなどのバイオ医薬品では，目的タンパク質発現細胞を大量培養し，一定の品質をもつタンパク質を安定的に産生させる必要があり，そのための専用の製造整備と高い技術力が必要である[14]．

これまでの安定性に関する記述は主として低分子量の医薬品に関するものであるが，抗体医薬品は分子量が 15 万程度と大きく，また，糖鎖構造の不均一性が有効性や安全性に大きく影響を与える場合もあるため，高次構造の変化 denaturation，凝集 aggregation，agglomeration，沈殿 precipitation，や脱アミド化 deamidation など，特有の安定性が問題となる．これらの評価には，円二色性分析（CD），各種クロマトグラフィー，電気泳動法，enzyme‐linked immunosorbent assay（ELISA）法などの手法が用いられる．

2.2.3　生物薬剤学的特性 biopharmaceutical properties

　探索研究及び非臨床試験では，原薬の物理化学的特性や安定性の評価と並行して，原薬の生物薬剤学的特性を評価する．生物薬剤学的特性とは，医薬品の投与後の**吸収・分布・代謝・排泄**（absorption・distribution・metabolism・excretion；**ADME**）といった生体内での薬の動き（体内動態）のことを指すが，医薬品の有効性や安全性と密接に関連していることから，非常に重要な特性である．本来，生物薬剤学的特性は薬物に固有のものであるが，投与部位によって吸収や代謝などが変わってくる．特に経口投与においては，消化管内での製剤の移動や薬物の溶出性が変わると，吸収性に直接影響するため，吸収性の評価は特に重要な指標である．

　吸収性の評価はこれまで実験動物を用いた whole body での検討が主流であったが，最近，CaCO‐2 などの培養細胞や PAMPA[15] などの人工膜を用いた系や in silico による $C \log P$ などの予測計算との組み合わせによって吸収性の予測を試みることも多くなってきている．High‐Throughput Screening（HTS）でこれらの情報を得て，候補化合物絞込みまでを行うことも試みられている．以下に代表的な生物学的特性を紹介する．

1 タンパク結合 protein binding

　投与部位から循環血流中に移行した薬物は血流によって作用部位を含む組織へ到達し，薬効を発揮することになる．血液中では血球やアルブミン，グロブリンなどの血漿タンパク質に吸着した状態（**タンパク結合**）で存在するが，薬物によってその程度は異なる．タンパク結合した薬物は組織移行できないため，タンパク結合の評価は重要である．また，タンパク結合は併用される薬物などの影響を受けやすいため，他剤との相互作用を考える上でも重要な指標となる．

　測定方法には，結合型と非結合型を分離して定量する平衡透析法や限外ろ過法などと，結合型の薬物の UV スペクトルや蛍光スペクトルが変化することから求める方法などが知られている．

2 ファーマコキネティクスパラメータ pharmacokinetics parameters

薬物の生物薬剤学的特性の評価の1つに，生体中での薬物の動きを速度論的に研究する**薬物速度論** pharmacokinetics がある．投与後の血液や尿中の薬物もしくはその代謝物の経時的な測定によって，**最高血中濃度** C_{max}，**最高血中濃度到達時間** t_{max}，**血中濃度−時間曲線下面積 AUC**，**生物学的半減期** $t_{1/2}$ などのパラメータを算出する．プレフォーミュレーション段階での取得が望ましい生物薬剤学的検討の種類を表 2.5 に示す．さらに，経口徐放性製剤の設計を目指す際には，消化管下部からの吸収性が重要であるので，消化管各部位からの吸収性を比較しておくことが望ましい．創薬段階から前臨床段階では，ラットやイヌなどの動物を用いて，ファーマコキネティクスパラメータを得，それらの情報からヒトへの投与時の予測を行うが，エステラーゼによる代謝のように種差が認められる場合には注意が必要である．

最近，動物の種差の影響を避けるため，また動物愛護の精神から，フェーズⅠ試験に入る前にごく微量の薬物をヒトに投与し体内動態を調べる，**マイクロドーズ microdose 試験**が認められるようになってきており，今後の動向が注目されている．

表 2.5　動物による生物薬剤学的特性評価の方法と製剤化検討への指針

投与方法	試験の目的	製剤化検討への指針
静脈内投与	生物学的半減期を算出する．また，絶対的バイオアベイラビリティ absolute bioavailability の算出の基準となる．	1 日の投与回数の指針を構築する．生物学的半減期が 2 時間以内であると，徐放性製剤化のハードルが高まる．
経口溶液投与	消化管からの吸収の程度（absolute bioavailability）を比較したり，経口投与時の見かけの半減期を調査する．	初回通過効果などにより，absolute bioavailability が 20 % 以下の場合には，他の投与経路も検討する．
経口粉末（懸濁剤）投与	消化管内での溶解を伴うため，製剤化した際の吸収を予測する（粒子径及び懸濁剤の場合，どの程度が溶解しているかに注意する）．	溶液投与と比べてバイオアベイラビリティが大きく低下する場合には，初期臨床製剤のバイオアベイラビリティの確保のため，溶液投与なども検討する．

3 代謝 metabolism

薬物の代謝は，①特定の酵素の固定化などによる in vitro 試験，② in silico と培養細胞または初代細胞とを組み合わせた試験，③実験動物を用いた試験，などで調べる．最近ではヒト肝ミクロソームも購入できるので，チトクローム P450 Cytochrome P450；CYP ファミリー（1A2, 2C8, 2C9, 2C19, 2D6, 3A4 などが代表的な薬物代謝に関わる分子種）での代謝の程度を調査できる．また，比較的脂溶性の高いカチオン性物質は **P 糖タンパク** P‐glycoprotein（細胞内の物質を細胞外に排出する機能を有するため，消化管では吸収した薬物を再び管腔側へ排出する）の基質とな

りやすいので，プレフォーミュレーションの段階で評価しておくようになってきている．

2.2.4 初期臨床製剤

かつてはフェーズⅠの段階から最終製品を念頭においた処方・製造法の検討を行うことが多かったが，医薬品開発のグローバル化と，開発初期の**臨床第Ⅰ相試験**では最大耐容量（maximum torrelance dose；**MTD**）まで投与量を増加した上で有効臨床用量を設定しなければならないことから，より多くの投与量範囲をカバーできる製剤が求められており，市販製剤を意識しない溶液（または懸濁液）や原薬をカプセルに充填しただけのような比較的簡単な simple formulation と呼ばれる製剤が用いられる場合もある．特に欧米の企業を中心に，開発初期の段階ではあまり多くの時間を製剤設計にかけず，臨床第Ⅱ相前期でのPOC（proof of concept）が確立してから，本格的な市販化製剤の検討に着手する企業も増えている．しかし，プレフォーミュレーションの情報や確立された標準処方の考え方を参考に臨床で使用される製剤を構築していく方法が時として効率的なこともある．

1 CMC 研究

CMC（chemistry，manufacturing and control）とは，米国のFDAに提出する新薬申請や年次報告書などの資料のうち，原薬と製剤の化学的性質，製造法，及び品質管理を記載した文書のことを指すが，それらの活動，ならびにそれを行う部門の名称としても用いられるようになってきている．最近の傾向として，製薬企業において製剤化を検討する部門はCMC研究部門の一部として再編される例が多くなっている．原薬合成を担うプロセス開発部門と規格および試験法の設定を行う分析部門とともに，CMC部門として医薬品開発研究を効率的に行うようになってきている．さらにCMC研究は治験薬製造や承認申請とも直結することから，**治験薬 GMP** 組織の品質保証（QA）部門や，**コモンテクニカルドキュメント CTD** というICHによって示された国際共通化資料に記載する製剤開発の研究過程の記述の信頼性を担保する保証部門をCMC組織内にもつ企業も増えている．

2 製剤変更と生物学的同等性

前述のように，開発の段階に合わせて臨床試験に用いる製剤や処方が変わることが多くなってきているが，臨床試験での成績を解釈する上では，製剤の変更によっても互換性が保たれていることが必要である．市販製剤にあっては生物学的に同等であることの担保が必要であり，例えばジェネリック医薬品の申請においては**生物学的同等性ガイドライン**に基づく，ヒトによる**生物学的同等性**（bioequivalence；BE）試験の実施が求められているが，開発段階においては必ずしも

ヒトによる BE 試験ではなく，開発段階に応じた溶出挙動の同等性を製剤変更の根拠としようとする考えも提唱されている[16]．米国では **BCS**（Biopharmaceutics Classification System）の考え方（p.13）を導入し，一部の変更においては開発段階だけでなく市販製剤であっても BE 試験の免除 Biowaiver を認めている[17]．

BCS は，プレフォーミュレーション段階で得られる薬物の溶解度とヒトの消化管膜透過性の 2 つの因子で，薬物を Class Ⅰ〜 Class Ⅳ の 4 つの群に分類するもので，Class Ⅰ の薬物（pH1 〜 7.5 の範囲において最大の投与量の薬物が 250 mL の溶液に溶け，投与量の 90％以上が吸収される場合）で即放性製剤であれば，溶出試験を BE 試験の代替として認めている．

溶出挙動の同等性には 2 つの製剤の特定の測定時点における溶出率の平均値の差を比較するか，次式に示す f_2 関数を求める方法がある．

$$f_2 = 50 \log \left[\frac{100}{\sqrt{1 + \frac{\sum_{i=1}^{n}(T_i - R_i)^2}{n}}} \right] \tag{15}$$

ここで，T_i 及び R_i はそれぞれ各測定時点における 2 つの製剤の溶出率，n は溶出率を比較する時点の数である．製剤によって同等と判断する基準が異なるが，f_2 の値が 50 以上が目安となる．また，"生物学的に同等である" とは，生物学的同等性試験ガイドラインに沿ってヒトでのバイオアベラビリティパラメータを取得し，試験製剤と標準製剤のバイオアベラビリティパラメータの対数値の平均値の差の 90％信頼区間が，$\log(0.8) \sim \log(1.25)$ の範囲にあることをいう．

章末確認問題（以下の文章の正誤を答えよ）

1. 結晶多形とは，化学組成が同じ同一の化学物質であるにも関わらず，結晶内で原子または分子の配列が異なる物質をいい，1 つの化合物にはただ 1 つの多形しか存在しない．
2. プレフォーミュレーション研究は，医薬品として相応しい剤形を選択するための方針を決定づける目的で行うため，プレフォーミュレーションで決定した剤形は開発段階の途中で変更してはならない．
3. 注射剤などの液剤では溶解に必要な溶媒量を決定するために薬物の溶解度や溶解速度は必要な情報である．
4. 結晶中に一定の化学量論比の水分子を含むものを水和物といい，無水物は水和物よりも溶解度（溶解速度）が低い．
5. 原薬中に含まれる類縁物質（不純物）のプロファイルを明らかにしておけば，製剤中に存在する可能性のある不純物を予測する必要はない．

正解：1. ×　　2. ×　　3. ○　　4. ×　　5. ×

参 考 文 献

1) C. A. Lipinski, F. Lombardo, B.W. Dominy, P.J. Feeny (2001) *Adv. Drug Deliv. Rev.*, **46**, 3
2) M. Vieth, M.G. Siegel, R.E. Higgs, I.A. Watson, D.H. Robertson, K.A. Savin, G.L. Durst, P.A. Hipskind (2004) *J. Med. Chem.*, **47**(1), 224
3) C. Hansch, A. Leo (1995) In Exploring OSAR；American Chemical Society：Washington, DC.
4) M.J. Waring (2010) *Expert Opin. Drug Discov.*, **5**, 235
5) S. Yakou, S. Yamazaki, T. Sonobe, M. Sugihara, K. Fukumuro, T. Nagai (1986) *Chem. Pharm. Bull.*, **34**(10), 4400
6) K. Shiraki, N. Takata, R. Takano, Y. Hayashi, K. Terada (2008) *Pharm. Res.*, **25**, 2581
7) D.P. McNamara, S.L. Childs, J. Giordano, A. Iarriccio, J. Cassidy, M.S. Shet, R.Mannion, E. O' Donnell, A. Park (2006) *Pharm. Res.*, **23**, 1888
8) 高田則幸 (2010) 薬剤学，**70**, 193
9) A.V. Trask, W.D.S. Motherwell, W. Jones (2005) *Cryst. Growth Des*, **5**, 1013
10) M.A. Moustafa, A.R. Ebian, S.A. Khalil, M.M. Motawi (1971) *J. Pharm. Pharmacol.*, **23**, 868
11) W.L. Chiou, S. Riegelman (1971) *J. Pharm. Sci.*, **60**, 1281
12) A. Martin, J. Swarbrick, A. Cammarata (1983) Physical Pharmacy, Third edition, p.135
13) I. Sugimoto, K. Sasaki, A. Kuchiki, T. Ishihara, H. Nakagawa (1982) *Chem. Pharm. Bull.*, **30**, 4479
14) 松崎淳一 (2013) 生物工学，**91**, 9, 495
15) M. Kansy, F. Senner, K. Gubernator (1998) *J. Med. Chem.*, **41**, 1007
16) 村主教行，石川英司，大河内一宏，山原 弘，田村繁樹，濱浦健司，酒井康行，安田達雄，木所資典，青木 茂 (2006) 医薬品研究，**37**(6), 381
17) 米国食品医薬品局 (FDA)(2000) "Guidance for Industry；Waiver of In Vivo Bioavailability and Bioequivalence Studies for Immediate-Release Solid Oral Dosage Forms Based on A Biopharmaceutics Classification Sysyem"

2.3 粒子設計と製剤設計

製剤工程や調剤などの現場では，粉末を取り扱うことが多い．たとえば，錠剤や顆粒剤をはじめ，カプセル剤など固形製剤の製造においては，主薬だけでなく様々な添加剤が粉末として添加され，最終製剤へと加工される．注射剤や点眼剤などの液剤であっても，製剤工程上，出発原料のほとんどが粒子や粉体である．高品質な医薬品を製造するためには，製剤原料，中間製品，最終製剤に至る過程で用いられる粒子の物性などが大きく影響し，製造上のトラブル回避にもつながる．また薬剤師の調剤業務においても，顆粒剤や散剤の秤取のしやすさ，混合性などにも粉体の物性は深く関与している．

粒子を構成する分子構造（化学的性質は同じ）は同一であるが，粒子の物理化学的性質を改変することにより，粉体の性質を望ましいものに設計したり，新しい粉体物性を創製したりすることを**粒子設計**という．最終的に製造する製剤の特徴は，製剤に処方される，主薬，添加剤（賦形剤）等の製剤素材の粒子設計から始まるといっても過言ではない．

粒子は**一次粒子**（単粒子）と，**二次粒子**（一次粒子の集合・結合体，例えば顆粒等）とに分けられる．単粒子は結晶または非晶質体に分けられ，これらは分子や原子の配列状態によって決まる．したがって，分子や原子間の相互作用の仕方によって一次粒子としての物性が，また一次粒子間の相互作用の仕方によって二次粒子としての物性が決まる．このように，粒子設計法は，分子レベルと粒子レベルから設計することによって，粒子や粉体に機能性を賦与していく．

2.3.1 分子レベルからの設計

固体を構成する原子や分子の配向，またその距離によって，原子や分子間に働く相互作用の強さは異なる．一般的に，結晶中の原子や分子は，エネルギー的に最も低くなる配列・距離を取ろうとする．また，複数の化合物間での複合体形成によっても，分子間相互作用が変化し，固体のもつエネルギーは変化する．このような固体のもつ化学ポテンシャルは，物質の融解や溶媒中への溶解をはじめとする物理化学的諸現象に深く関係している．分子レベルからの粒子設計法とは，原子や分子の配列状態を積極的に制御し，結晶多形，擬似多形，非晶質体，包接化，層間化合物化，固体分散体化等により，粒子の物性を改善する方法である．また，薬理効果が既知の化合物を化学的に修飾し，吸収を向上させるなどの新たな機能性を分子に賦与するプロドラッグ化などの方法も行われている．

1 多形，擬似多形，非晶質体

結晶多形は，化学構造が同じであるため液体や気体状態では同じ性質を示すが，固体状態では，分子の配向や距離が異なる結晶構造を有するものをいう．したがって，多形を形成する固体状態の化合物は，異なった性質（粉体の一次物性）を示す．結晶多形には，安定形と準安定形があり，安定形は最も低い化学ポテンシャルをもつ．**擬似多形**は，結晶の基本格子は同じであるが，溶媒分子や水分子が格子間に取り込まれることにより結晶構造が異なるものをいう．**水和物**や**溶媒和物**がこれに該当する．また，分子や原子の配向や距離が全くランダムな状態（液体の状態）で固相化したものを，**非晶質体**または**アモルファス固体**と呼ぶ．多形，擬似多形，非晶質体はその状態によって融点，熱容量，熱伝導度，体積，密度，晶癖，結晶形，屈折率，溶解度，溶解速度，安定性，吸湿性などの物性が異なる．これらの物性は，どれも製剤設計上重要な一次物性である．多形間では，安定形は準安定形に比べ密度が大きく，高い融点を有し，溶解度は低い値を示す．薬物の生物学的利用能が，薬物の溶解度によって決まる場合には，溶解度の高い多形を選ぶことがポイントになる．例えば，シメチジンには，A，B，C，D形（一水和物）があり，ラットに経口投与したときの血中濃度は，C形が最も高く，胃潰瘍抑制効果が高いことが示された（図2.21）．その他クロラムフェニコールパルミチン酸エステル，グリセオフルビン，アンピシリン，カルバマゼピン等にも溶解性の異なる多形がある．

これらの固相状態の違いは，通常，温度制御などによる晶析速度など結晶化させる操作条件によって決まる．これは，製剤操作中に物性が変化することがあることを意味している．実際，原薬の製造ロットの違いにより結晶形が変化してしまい，溶解度の低下に伴う薬理効果の低下が生

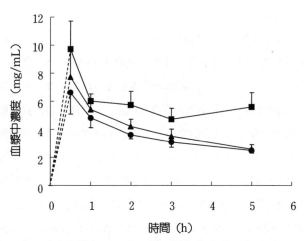

図2.21　シメチジンの多形をラットに経口投与した時のシメチジンの血漿中濃度
投与量100 mg/kg，平均値±標準偏差（n = 5）
●，A形；▲，B形；■，C形
[H. Kokubo, K. Morimoto, T. Ishida, M. Inoue, K. Morisaka (1987) *Int. J. Pharm.* **35**, 181]

じ，当該製造ロットを回収するなどの問題も起こっており，製剤工程において多形の発生には注意を十分に払って作業する必要がある．

2 固体分散体

非晶質体は，結晶粒子よりも高いエネルギー状態にあり，溶解度や，溶解速度が大きく，難溶性薬物の溶解性向上に有利である．非晶質体は，一般に溶融物や溶液を急激に冷却したり結晶化させたりすることにより得られるが，粉砕，磨砕等の製剤操作によっても生成することが知られている．しかしながら，保存中あるいは製剤工程中に安定な結晶形に変化する可能性もあり，その取り扱いには十分な注意が必要である．これに対し，高分子などの添加剤中に薬物を分子レベルで分散させて非晶質化させた複合粉体である**固体分散体**がある．固体分散体に用いられる添加剤には，分子レベルでの化合物の分散化とともに非晶質体の安定性を向上させる役割もある．主な固体分散体の調製法を以下に示す．

(1) 共沈法（溶媒留去法）：ポビドン（PVP），マクロゴール（PEG）等の水溶性高分子（担体）と医薬品を溶媒に溶解後，溶媒を留去（共沈）させると，高分子の網目構造（マトリックス）内に医薬品分子が分散した非晶質体を得る．例えば，PVP-ニフェジピン，-フェニトイン，-トルブタミドやポロキサマー-ジゴキシン，-ジギトキシン等の固体分散体が知られている．本法は共沈法または溶媒留去法と呼ばれている．マクロゴール等の高分子担体と医薬品を加熱溶融後，これを冷却して固体分散体を調製することもできる．例えば，PEG-アセトアミノフェン，-ニトロフラントイン，-グリセオフルビン等がある．

実際の調製法としては，**噴霧乾燥法**とコーティング法が，製剤操作の観点から有望視されている．噴霧乾燥法では，薬物と高分子の混合水溶液や薬物水溶液中にコロイダルシリカや粘土鉱物を分散させた懸濁液を噴霧乾燥して固体分散体を得る．本法の固体分散体の特徴は，①球状粒子として得られる，②高分子，添加剤の使用量が他の方法に比べて少ない，③濡れが改善され分散し易い，④溶解速度が速い等が挙げられる．また，薬物をPEGの加熱溶融液に溶解，分散させたものを噴霧冷却（凝固）する手法でも，固体分散体が得られる．コーティング法は，担体粒子（デンプン，白糖顆粒）表面に高分子と薬物の溶液を噴霧し，固体分散体被膜を形成させる方法である．薬物は高分子被膜内で分子状に分散する．コーティング法には，**流動層法**や遠心流動コーティング法等が用いられる．グリセオフルビン，ニフェジピン，ジゴキシン等の難溶性薬物の生物学的利用能を高めた製剤化例が知られている．腸溶性コーティング剤を担体として使用して得たジピリダモールの腸溶性固体分散体を，ビーグル犬に経口投与したときの血中濃度曲線を図2.22に示す．常法で得た腸溶性コーティング顆粒よりもAUCがはるかに大きいことがわかる．

(2) メカノケミカル法：医薬品を結晶セルロースや，シリカ，粘土鉱物，高分子等とともに混合粉砕したり，ローラーコンパクターで混合したりすると，医薬品が非晶質化する．

(3) エクストルーダー法：加熱溶融混練法を利用した，二軸エクストルーダー法による固体分散

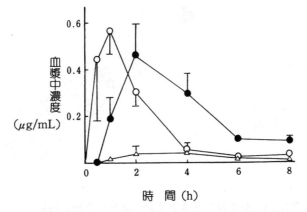

図2.22　経口投与によるビーグル犬におけるジピリダモールの血漿中濃度（50 mg ジピリダモールに相当）平均値±標準誤差
● 薬物：オイドラギット S（1：6）固体分散体．　　○ 裸錠．
△ 腸溶性コーティング（オイドラギット® S）顆粒．
[A. Hasegawa, R. Kawamura, H. Nakagawa, I. Sugimoto (1986) *Chem. Pharm. Bull.* **34**, 2183]

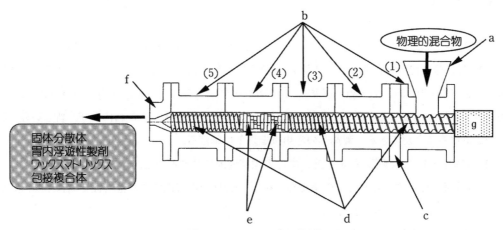

図2.23　二軸エクストルーダー装置図
a：ホッパー，b：バレル (1) ～(5)，c：プレートバレル（液体添加用バレル），
d：搬送用スクリュー，e：混練用パドル，f：ダイ，g：モーター

体調製法が報告されている．（図2.23）本法は，薬物と高分子（PVP や PEG）の物理的混合物をエクストルーダー内に連続供給し，押し出し混練してペレット状の固体分散体を得る方法である．混練物はバレルに組み込まれたヒーターにより所定の温度に加熱され溶融混練物になる．これを連続的に射出し，冷却固化することで固体分散体が製造される．本法により，HIV 感染症治療に用いられるロピナビルとリトナビルをコポリビドンで固体分散体化した製剤（カレトラ®配合錠）が製造されている．

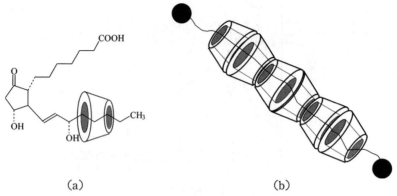

図2.24 シクロデキストリンによる化合物の包接
(a) PGE_1・α-シクロデキストリン包接化合物の模式図
(b) シクロデキストリンからなるポリロタキサンの模式図

3 包接化合物

　包接化合物としては，シクロデキストリンの包接体がよく知られている．**シクロデキストリン**（CyD）は，環状構造を有するオリゴ糖で，3種の同族体がある．構成するグルコースの単位数により，α-CyD（6個），β-CyD（7個），γ-CyD（8個）に分けられる．環の内側（空孔内）に，薬物分子を取り込むことにより，分子の性質を変えることができる．これにより，新しい粒子物性を設計することができる．製剤への応用例を以下に挙げる．

(1) 安定化-温度，湿度，酸素，光，酸等の環境要因に対する保護．
(2) 可溶化-難溶性（疎水性）の薬物を包接し，CyDの水溶性により溶解性を改善する．これにより生物学的利用能を向上する．
(3) 粉末化-油状物を包接させ，粉末化する．
(4) 揮発防止-昇華性の薬品を包接し，その揮散を防止する．これを利用してウィスカーの発生を防止することもできる．
(5) 矯味，矯臭．

以上の詳細を表2.6示す．**アルプロスタジルアルファデクス**（日局17）は，アルプロスタジル（プロスタグランジン E_1）の α-CyD の包接化合物で，非常に不安定なプロスタグランジン E_1 を包接化により安定化させ製剤化を可能にした．本包接化合物の包接状態は図2.24(a)のように表される．また，プロスタグランジン E_2 は β-CyD と包接することで安定化され，製剤化されている．

　近年 CyD は，医薬品以外にもお茶飲料に含まれるカテキンの渋味抑制や，わさびなどの辛味の維持など食品分野をはじめ，化粧品など幅広く利用されるようになっている．

　さらに，CyD を化学修飾（分岐 CyD として知られている）し，CyD 自身の物性を変えることにより，新しい物性の包接化合物を得ることもできる．β-CyD の水に対する溶解度（25℃）は，

表2.6 シクロデキストリン包接による製剤特性の向上例

目的	薬物
溶解性の改善	非ステロイド系消炎鎮痛薬,ステロイドホルモン,ジギタリス強心配糖体,脂溶性ビタミン,経口糖尿病治療薬
化学的安定化	加水分解：プロスタサイクリン,カルモフール,ジギタリス強心配糖体,インドメタシン 酸化・熱分解：ベンズアルデヒド,硝酸イソソルビド,ニトログリセリン 光分解：クロルプロマジン,ビタミンA, D, E, K,ニフェジピン 脱水・異性化：プロスタグランジンE類
バイオアベイラビリティの改善	経　口：フェニトイン,ジゴキシン,ジアゼパム,スピロノラクトン,カルモフール,フルルビプロフェン 経粘膜：アセトヘキサミド,フルルビプロフェン,フェノバルビタール,プレドニゾロン 経　皮：ベクロメタゾンプロピオン酸エステル,プレドニゾロン
油状・低融点物質の粉体化	ニトログリセリン,サリチル酸メチル,ONO-802,ベンズアルデヒド,精油,脂溶性ビタミン
揮散性の防止	ヨウ素,メントール,硝酸イソソルビド,クロロブタノール,ナフタレン
矯味・矯臭	抱水クロラール,クロフィブラート,フェンブフェン,フルルビプロフェン
局所刺激性の軽減	消化管粘膜：インドメタシン,フルルビプロフェン 溶血阻止：クロルプロマジン,イミプラミン,ベンジルアルコール,フルフェナム酸 筋組織障害性：クロルプロマジン,フルルビプロフェン,抗生物質

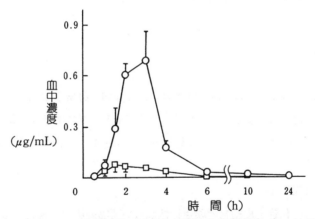

図2.25　ビタミン K_2 の血中濃度（μg/mL）
□ビタミン K_2 単独
○ジメチル-β-シクロデキストリン包接複合体
（イヌに60 mg相当量を経口投与）
[Dominique Duchêne ed. (1987) Cyclodextrins and Their Industrial Uses, Editions de Santé]

1.85 g/100 mLで,α-CyD（14.5 g/100 mL）やγ-CyD（23.2 g/100 mL）に比べて低い．C-2,C-6位の-OH基をメチル化した,ジメチル-β-CyDは,水溶性（57 g/100 mL）が増す．ビタミン K_2 をジメチル-β-CyDに包接させると粉末化できる．この包接体をイヌに経口投与すると,未処理ビタミン K_2 に比べて著しく生物学的利用能が向上することが知られている（図2.25）.

　最近では,長鎖の化合物1分子に対して複数のCyDを連続的に包接させることができるよう

になり，このポリロタキサン（図2.24 (b)）を利用した遺伝子やタンパク送達技術の開発，薬物放出制御技術への応用も研究されている．

包接化の主な方法として晶析法，混練法，乾式法が知られている．

1) **晶析（飽和溶液）法**：CyDの加温水溶液にゲスト分子を添加して撹拌する．徐々に溶液の温度を下げ包接化合物の沈殿を得る．包接化合物の溶解度が高い場合には，水溶液を凍結乾燥や噴霧乾燥により粉末化する．

2) **混練法**：CyDとゲスト化合物の混合物に適当量の水を添加し，混練機により混練する．混練物を乾燥し粉砕する．

3) **メカノケミカル法**：CyD粉末とゲスト分子粉末を直接，振動ミルやローラーコンパクター等で混合粉砕する．

4 層間化合物

モンモリロナイト，シリカ，タルク等の粘土鉱物に薬物を化学吸着させて，放出速度等の物性を改変することができる．メトロニダゾール・モンモリロナイト層間化合物は，酸性溶出溶媒中で薬物の放出を著しく抑制することが知られている．

5 プロドラッグ

プロドラッグとは，そのままでは薬理活性が無いが，体内で酵素などによって代謝を受けることによって活性を示す化合物となるように設計した薬である．プロドラッグ化の目的には，消化管からの吸収改善，薬理効果の持続化，安定性の向上，ターゲティング，副作用の軽減など多岐にわたる（表2.7）．

(1) 消化管からの吸収改善

水溶性が高いために消化管上皮細胞の膜透過性が低い薬物の吸収を改善することを目的とし，薬物の脂溶性を向上させた医薬品が開発されている．例えば，フルスルチアミン塩酸塩（チアミン（ビタミンB_1）誘導体）やエナラプリル（エナラプリラト誘導体），バカンピシリン塩酸塩（アンピシリン誘導体）などがある．

(2) 薬理効果の持続化

薬物に疎水性の官能基を導入することによって，体内での分解速度を遅延させ，薬理効果の持続化を図った医薬品もある．その例として，テストステロンプロピオン酸エステル注射剤やイリノテカン注射剤，エノシタビン注射剤などがある．また，近年発売されたラニナミビルオクタン酸エステル水和物の吸入粉末剤は，インフルエンザウイルスのノイラミニダーゼを選択的に阻害するインフルエンザ治療薬である．ノイラミニダーゼを阻害することによって，感染細胞内で増殖したウイルスの細胞外への遊離を阻害し，インフルエンザ症状の悪化を防ぐ．ラニナミビルオ

表2.7 プロドラッグの例

	プロドラッグ	活性体	目的
消化管からの吸収促進	フルスルチアミン塩酸塩 → 還元	チアミン（ビタミンB_1）	脂溶性増大による消化管吸収の改善
	エナラプリル → 加水分解	エナラプリラト	
薬理効果の持続化	テストステロンプロピオン酸エステル → 加水分解	テストステロン	導入したエステル基が体内で徐々に分解されることで作用の持続化
	イリノテカン → カルボキシエステラーゼ	SN-38	
	ラニナミビルオクタン酸エステル水和物 → 加水分解	ラニナミビル	
ターゲティング	アシクロビル → ウイルス性チミジンキナーゼ	アシクロビル三リン酸	ウイルスが感染した細胞で産生される酵素によって活性化

クタン酸エステル水和物は，気道や肺の細胞の酵素によって代謝され，活性体であるラニナミビルに変化した後，ノイラミニダーゼと強く結合して，その作用を阻害する．さらに，活性体は肺や気管支などに長時間滞留し，作用の持続化も図られている．この作用によって，オセルタミビルリン酸塩などでは複数回服用する必要があったのに対し，単回投与で抗インフルエンザ効果が得られる．

さらに，最近ではインターフェロンやアデノシンデアミナーゼに水溶性高分子であるポリエチレングリコールで化学修飾することにより，血中での酵素分解などを抑制し，血中滞留性を向上させることで作用時間の持続化，投与回数の減少が可能となる製剤も開発されている．

(3) ターゲティング及び副作用の軽減

疾患組織に特異的に存在する輸送系によって取り込まれたり，特異的に発現している酵素などによって代謝を受けたりすることにより活性体に戻るように設計されたプロドラッグは，特定組織へのターゲティングと正常組織での副作用発現を抑制することができる．

例えば，抗ウイルス薬であるアシクロビルは，ウイルスが感染した細胞内で誘導される酵素によって三リン酸化され，活性体となり作用する．

上記以外にも，不快な味や臭いの抑制，水溶性の向上などを目的としたプロドラッグも開発されている．

2.3.2 粒子レベルからの設計

粒子間の相互作用を利用して設計される主な粒子物性は，粒子径，粒子形状，密度等である．これらの物性は粉体の一次物性と呼ばれ，これにより粉体の流動性や充填性等の二次物性（粒子の集合体としての性質）が決まる．ここでは，粉体の一次物性と二次物性との関係，一次物性の粒子レベルからの設計法について述べる．

1 粒子の一次物性制御と粉体物性

(1) 臨界粒子径と粉体物性

粒子径は，粉体の流動性や，充填性などの二次物性を制御する最も基本的な物性である．多くの有機粉体の二次物性が，ある粒子径を境にして急激に変化することが知られている．この粒子径を**臨界粒子径**と呼ぶ．一般に同一粉体でもその流動性や充填性は，粒子径が臨界粒子径（およそ $50 \sim 100 \mu m$）前後で著しく変化することが多い．臨界粒子径よりも大きな粒子径の粉体は，流動性に優れるが，それより以下では流動性が悪くなる．これは，臨界粒子径以下になると，粒子間の摩擦力および粒子間に働く相互作用（付着力）が，分離力よりも強くなり，粉体の凝集性が増大するからである．さらに粒子径が小さくなると（およそ $1 \mu m$ 以下），比表面積の増大など

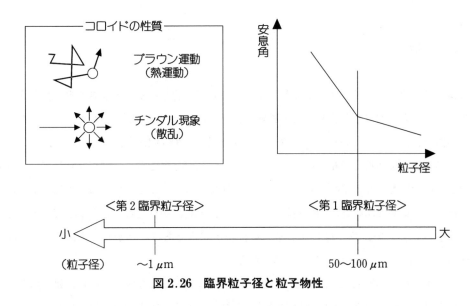

図2.26 臨界粒子径と粒子物性

により，粒子は周囲の場（光，熱，空気や水分子との衝突など）の影響を受けるようになり，コロイド粒子としての物性が現れる．例えば，**ブラウン運動**や，**チンダル現象**などにみられる光の散乱などである．このような物性が現れ始める粒子径を，第二臨界粒子径，前者のそれを第一臨界粒子径と呼ぶことにする．その概念を図2.26に示す．臨界粒子径は，種々の粉体操作においても現れる．例えば粉砕は数μmを境にして進みにくくなる．この臨界粒子径を下げる工夫として，湿式粉砕や混合粉砕が有効である．例えば難水溶性薬物をD-マンニトール等の低分子量の水溶性物質と混合粉砕することにより，第二臨界粒子径であるサブミクロン領域まで微細化することができ，溶解性が改善され，吸収効率が向上した報告もある．

(2) 粒子形状と粉体物性

粒子形状も，粉体の二次物性を制御する重要な物性値である．これは，粒子間の接触面積が粒子形状によって異なるため，粒子間に働く相互作用（摩擦力，付着力）が大きく変化するためである．同一物質であっても，粒子形状の制御によって第一臨界粒子径をより小さい方にシフトさせることもできる．これによって，比較的小粒子であっても，良好な流動性や充填性を維持することができる．また，粒子形状は，粒子の気流中での挙動にも関係している．このため，粉末吸入剤の吸入特性に影響を与える因子の一つとなる．

(3) 粒子密度と粉体物性

粒子の密度は，粒子が一次粒子の場合には，真密度に近い値となるが，造粒物のような二次粒子の場合には，粒子内空隙の量に応じて決まり，真密度よりも小さくなる．粒子内空隙の量は，二次粒子の調製法によって決まる．即ち撹拌造粒，転動流動層造粒，流動層造粒，噴霧乾燥造粒などの，造粒法の違いや造粒条件の変更により，硬い顆粒からソフトな顆粒まで目的に応じた顆粒が設計される．また，粒子内空隙は内部表面積の増加に寄与し，粒子の反応性，溶解性を増大させる．その他粒子の焼結や圧縮成形等の粉体操作とその製品の物性にも影響を及ぼす．

2 球形晶析法

　晶析操作は，化合物の精製法であると同時に，最も基本的な粒子の大きさと形を設計する方法である．晶析法を基本にした新しい**粒子設計法**として球形晶析法が開発された．従来，粒子レベルからの設計は，結合剤，コーティング剤，賦形剤等の各種の添加剤を使用してなされてきた．したがって薬物と添加剤との相互作用には，十分な注意が必要である．球形晶析法ではこれらの添加剤を一切使用せずに，薬物単独でその粒子物性を改質することができる．本法では，薬物の晶析操作中に，結晶を晶析溶液中で造粒することで粒子設計が行える．したがって，本法は晶析と造粒の複合操作といえる．得られる結晶造粒物が球状であることから，本法は"球形晶析法 spherical crystallization technique"と命名された．

　本法で使用される晶析溶媒は，部分的に混和する2成分または3成分の混合溶媒である．結晶が親水性の場合には，極性の高い溶媒が微量に遊離するように組成割合が決められる．この混合溶媒から結晶を析出させると，析出した結晶間に相分離して遊離した溶媒により液体架橋が形成され，結晶は凝集する．この遊離した液体を液体架橋剤と呼ぶ．系に適当な剪断力を与えると，結晶の凝集物は圧密球形化し造粒物になる．結晶が疎水性の場合には，極性の低い溶媒を遊離させて，同様の操作をして，球状造粒物を得る．例えば，サリチル酸の場合，晶析溶媒として，エタノール-液体架橋剤-水の3成分系が使用される．液体架橋剤として，ジクロルメタン，クロロホルム等が選ばれる．3成分の混合溶媒の溶解相図を図2.27に示す．

　本法では粉体の一次物性（結晶形，粒子形，粒子径）と二次物性（流動性，充填性，圧縮成形性）を同時に設計することができる．これにより，直接打錠や直接コーティングが可能な医薬品原末を調製できる．また複数の医薬品や化合物を同時に晶析させることにより，粒子設計された複合体（例えば球状アミノフィリン）を製することもできる．晶析溶媒に高分子を共存させるこ

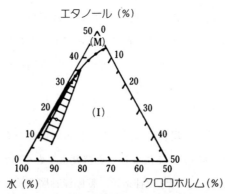

図 2.27　エタノール-水混合物におけるクロロホルムの溶解相図
(M) 混和領域, (I) 非混和領域, 斜線部領域でクロロホルムが遊離し, 球形晶析造粒が可能.
[Y. Kawashima, M. Okumura, H. Takenaka (1982) *Science* **216**, 1127]

とにより，薬物と高分子を共沈させ，マイクロスフェアーや，ナノスフェアー等の新規薬物送達システムの設計に幅広く利用されている．

3 オーダードミックスチャー（ordered mixture，規則混合物）

粒子間相互作用を利用して，粒子の一次物性（形状，粒子径，粒度分布等）や二次物性（流動性，充填性，溶解性等）を改変する方法として，オーダードミックスチャーを利用する方法がある．**オーダードミックスチャー**は，粗粒子（粒子径の大きな粒子）の表面上に微粒子が規則正しく配列した混合物の名称で，Hersey によって提唱された．粗粒子と微粒子間に強い相互作用（凝集力）が働くと，微粒子は粗粒子表面に吸着する．この混合物に剪断力が加えられると，微粒子は粗粒子表面に最密充填状態の単粒子吸着層を形成する．これが理想的なオーダードミックスチャーで，この混合物から採取されたサンプルはすべて完全混合物で，有効成分変動（σ）は 0 である．したがってこれを利用すると，含量均一性の保証された製剤が得られる（図 2.28）．この現象を利用した応用研究は多くみられるが，粒子設計法として取り入れたのは小石等の研究グループである．

剤形としては，担体粒子（粗粒子）表面に主薬（微粉末）を単粒子または多粒子層（擬オーダードミックスチャー）で被覆したものとなる．調製法としては，無機塩や乳糖の表面に薬物の微粒子を混合機で混合付着させたり，乳鉢で強い剪断力を与えたりしながら混合して得られる．以上の操作を効率良く行わせるためのメカニカル混合法として，高速気流中衝撃法（ハイブリダイゼーションシステム）や強剪断摩砕法（メカノフュージョンシステム）が開発されている．石坂等は，高速気流中衝撃法によってバレイショデンプン表面にインドメタシンを付着させ，溶解性を改善することに成功している．これらのオーダードミックス粒子表面に，さらにワックス等を固定化すれば薬物の放出も制御できる．

オーダードミックス様粒子の湿式調製法として，溶媒沈析（solvent deposition）法がある．本法は，有機溶媒中では，担体粒子（粘土鉱物等が使用される）表面に薬物は吸着され難いが，溶媒を留去する過程で，析出した薬物の微細粒子が担体粒子表面に均一に付着することを利用した

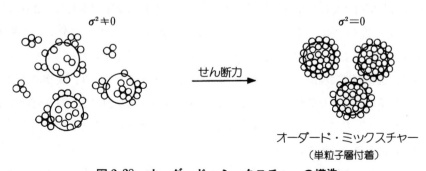

図 2.28 オーダード・ミックスチャーの構造

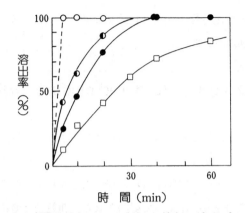

図 2.29 噴霧乾燥粒子から製した錠剤の溶出パターン
薬物（トルブタミド）：PCS = ○1：1, ◐2：1, ●5：1, □トルブタミド原末
[H. Takeuchi, T. Handa, Y. Kawashima (1987) *J. Pharm. Pharmacol.* **39**, 769]

方法である．竹内等は低置換度ヒドロキシプロピルセルロース（L‐HPC）や部分アルファー化デンプン（PCS）を担体として使用し，噴霧乾燥法によりトルブタミド等の難溶性薬物のオーダードミックスチャー類似構造を持つ球状粒子を製した．これを直接打錠し，速放錠を得ている（図 2.29）．薬物と PCS の組成割合によって薬物放出速度が変化し，オーダードミックスチャーが効率的に調製されたときに速度は最大となることがわかる．

2.3.3 マイクロカプセル

着目粒子に第 2 の粒子や高分子等の添加剤を加えて，複合構造を有する機能性粒子を設計することが，新しい製剤の設計には重要となる．2.3.1 項の 1 や 2.3.2 項の 2，2.3.2 項の 3 で説明した，固体分散体やオーダードミックスチャー，マイクロスフェア，マイクロカプセル，ナノスフェア等は複合粒子の代表例である．ここでは，リュープロレリン酢酸塩等のコントロールリリース製剤の開発例で知られるマイクロカプセルを中心に説明する．

マイクロカプセルは，単一または複数個の粒子を核とし，これを天然または合成高分子で被覆した**リザーバー型**の複合化粒子である．前者を単核・後者を多核マイクロカプセルという．マイクロカプセルの類似構造を持つ薬物担体粒子として，**マイクロスフェア**がある．これは，高分子の網目（マトリックス）内に，粒子（結晶）あるいは医薬品分子が均一に分散した球状の**マトリックス型**複合化粒子である．大きさは，いずれも数μm～数百μm である．マイクロカプセルの主な機能は，薬物の外部環境（水分・酸素・光等）からの保護と安定化，薬物の放出速度の制御による，副作用の軽減と有効性の増大である．マイクロカプセル内には，粒子だけでなく，液状の物も封入することができるので，液体を固体として扱うこともできる．医薬品のマイクロカプセル化の応用例とその目的を表 2.8 に示す．

マイクロカプセルの調製法は，化学的方法（界面重合法や液中硬化法等），物理化学的方法（相

表2.8 マイクロカプセルの医薬品への応用例

1) 粉末化：ビタミンE，肝油，ヒマシ油
2) 流動性改善：ビタミンB_1，リボフラビン，硫酸鉄
3) 持効化：アスピリン，ビタミンC，アンピシリン，キニジン
4) 矯味，矯臭：ヒマシ油，キニジン，キニーネ，アセトアミノフェン，クロキサシリン，ジクロキサシリン，テトラサイクリン
5) 消化管での副作用防止：アスピリン，アンピシリン，キニジン，アミノフィリン，テトラサイクリン
6) 反応性物質（配合禁忌）の配合性改善：アミノプロピロン，ピリドキシン，シアノコバラミン，チアミン
7) 保護：ビタミンA，K，酵素
8) 薬物ターゲティングにおける担体

［川島嘉明（1979）医薬ジャーナル，13，53］

表2.9 マイクロカプセルの被覆形成法

a．化学的技法
　① 界面重合法（界面重合反応法）
　② *in situ* 重合法（表面改質法，界面反応法）
　③ 液中硬化被覆法（オリフィス法）
b．物理化学的技法
　④ 水溶液からの相分離法（単純コアセルベーション法と複合コアセルベーション法の利用）
　⑤ 有機溶液系からの相分離法（温度変化法，非溶媒添加法，相分離誘起用液体ポリマーの利用法，界面析出法，界面濃縮法）
　⑥ 液中乾燥法（界面沈殿法，界面濃縮法，界面硬化反応法，界面析出法，二次エマルション法）
　⑦ 融解分散冷却法（噴霧凝固造粒，凝固造粒）
　⑧ 内包物交換法
　⑨ 粉床法（液滴法，ゲル滴法，エマルション法，界面反応法）
c．機械的かつ物理的な色彩の濃い技法
　⑩ 気中懸濁被覆法（流動気床法）
　⑪ 無機質壁カプセル法（摩砕・摩耗現象の利用技法，摩擦帯電利用法，コロイド利用法，沈殿反応利用法，熱硬化利用法）
　⑫ 真空蒸着被覆法
　⑬ 静電的合体法
　⑭ スプレードライング法（噴霧造粒法，噴霧乾燥法，噴霧凝固法）

［粉体工学会編（1986）粉体工学便覧，日刊工業新聞社］

分離（コアセルベーション）法や液中乾燥法等），物理的・機械的方法（気中懸濁（流動層）法や噴霧乾燥法等）に三大別される．その他の被膜形成法と併せて表2.9に調製法をまとめた．

(1) 界面重合法

界面重合法の例として，ナイロン被覆人工赤血球マイクロカプセルについて説明する．赤血球の溶血物と1,6-ヘキサメチレンジアミンの緩衝液に有機溶媒（シクロヘキサンとクロロホルムの混合物）を添加攪拌し，油中水型のエマルションを得る．これに，セバコイルジクロリドの有機溶液を添加してエマルション滴の界面で重合させ，生成したポリヘキサメチレンセバカミド（6,10-ナイロン）膜で血液成分をカプセル化する．

(2) 相分離法

相分離法では，高分子コロイドが濃厚相（コアセルベート相）と希薄相とに分離する現象を利用してカプセル化がなされる．高分子が単一の場合と複数の組合せが用いられる場合があり，前者を**単純コアセルベーション法**，後者を**複合コアセルベーション法**という．溶媒は高分子の種類と相分離を起こさせる方法により，水性溶媒か非水性溶媒が使用される．ゼラチン－アラビアゴム複合コアセルベーション法では，両高分子の水溶液のpHをゼラチンの等電点より低くすると，ゼラチンは正に荷電する．アラビアゴムはpHに関係なく負に荷電しており，両高分子は，静電的相互作用により凝縮し濃厚相を形成する．この濃厚相が系内に添加した芯物質（薬物）を包み込む．これがマイクロカプセルの原形である．この様子を相図で示すと図2.30のようになる．相分離はABAで囲まれた高分子濃度が低い所で起きる．例えば高分子濃度をC点に設定すると，タイラインはACBとなり，希薄相Aと濃厚相Bとに相分離する．系の温度を下げると相分離は促進される．

アスピリンや，消化管調律剤を内封したエチルセルロースマイクロカプセルが，系の温度変化による単純コアセルベーション法を利用して工業化されている．エチルセルロースは室温ではシクロヘキサンに不溶であるが加熱すると溶解する．この性質を利用して，加熱したエチルセルロース溶液に芯物質となる薬物結晶を分散させ，系を徐々に冷却すると，エチルセルロースの溶解度が減少し芯物質表面で相分離が生じ，芯物質がエチルセルロースに覆われる．この時，系内にブチルゴム，ポリエチレン，ポリイソブチレン等の高分子を共存させると相分離が促進することが知られている．これらの物質を**相分離誘起剤**という．

(3) 液中乾燥法

液中乾燥法を利用して，生分解性ポリマーのポリ乳酸・グリコール酸共重合体（PLGA）を壁膜とするリュープロレリン酢酸塩含有マイクロカプセルが開発された．本マイクロカプセルは，粒子径が約20μmで，その水性懸濁液を皮下または節肉内注射することができる．1回の注射で，

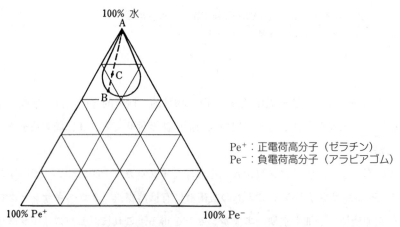

図2.30 高分子の相互作用による相分離（コアセルベーション）のための相図

[J. A. Bakan (1973) *Food Technol.* **7**, 34]

投与部位において1ヵ月以上にわたり薬物を放出させることができ，前立腺癌，子宮内膜症等の治療に有効な**薬物送達システム**として活用されている．

(4) 気中懸濁法，噴霧乾燥法

機械的方法は，工業化，量産化に適した方法といえる．**気中懸濁法**は，芯物質を気中にランダムに浮遊させ，表面に被膜剤の溶液を噴霧してコーティングする方法である．装置としては，流動層内にドラフトチューブ（コーティングカラム）を取りつけたワースターコーティング装置が使用される．この装置により，微粉末（約$100\mu m$）を直接コーティングすることができる．また，腸溶性コーティング層や徐放性コーティング層など複数のコーティング層から成る機能性マイクロカプセルの設計も可能である（図2.31）．**噴霧乾燥法**では，芯物質を被膜剤（高分子）溶液に溶解又は懸濁させ，これを乾燥室内に噴霧して製せられる．本法では，多核や多孔性の流動性や充填性に優れたマイクロカプセルが得られ易い．被膜基剤としては，エチルセルロースやアクリル酸系高分子のコロイド水分散系が一般的に使用される．

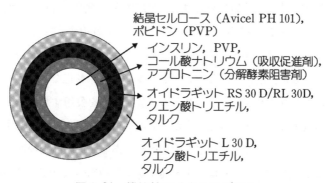

図2.31　機能性マイクロカプセル

2.3.4 最近の製剤設計の動向

製剤設計において，実際に薬を服用する患者のコンプライアンスを向上させたり，医療従事者が使用しやすい，即ち，医療過誤を起こさないようにしたりすることにも留意する必要がある．既に市販されている製剤についても，粒子設計や粒子加工法に基づく工夫により患者指向性の機能を付与することができる．このような製剤の代表例として，日局16より製剤総則にも収載されるようになった**口腔内崩壊錠**や，複数の有効成分を一つの製剤に含む**配合剤**が挙げられる．

1 口腔内崩壊錠

口腔内崩壊錠は，嚥下力の弱い高齢者や小児にも服用し易い口腔内で崩壊するように設計された製剤である．錠剤，カプセル剤，顆粒剤，散剤等の固形製剤のうち，錠剤が最も服用し易い剤

形と認識されている．しかしながら，嚥下力の低下している高齢者や多剤を服用している患者にとっては，錠剤であっても服用しづらい剤形となりうる．口腔内崩壊錠は，水無し，あるいは少量の水で口腔内において短時間の間に崩壊するため，患者の服用性を向上させることができる．また，疾患によって水を少量しか摂取できない患者にとってもメリットが大きい．

　口腔内崩壊錠の製造方法は，開発当初においては糖や糖アルコール類を薬物とともに水に懸濁させ，PTPの成形部分（ポケット）に充填後乾燥して錠剤とする方法が採られていた．しかしながら，錠剤硬度が弱く，取り扱いにくいといった欠点を有していた．これらの目標を達成するために，様々な新しい処方と製造法が開発され，湿潤粉体を圧縮成形する新しい打錠方法が第二世代の口腔内崩壊錠製造法として開発された．本法の特徴は，①流動性の悪い湿潤粉体を精度よく臼内に充填するための加圧定量充填機構，②杵への湿潤粉体の付着を防止するための高分子フィルム介在打錠機構，③錠剤の形を損なうことなく乾燥機に移すための錠剤排出機構を備えていることである．

　さらに製造法の開発は進み，賦形剤や崩壊剤など口腔内崩壊錠に適した物性を有する添加剤が開発され，通常錠と同様の打錠操作により口腔内崩壊錠を製造することができるようになった（第三世代）．賦形剤としては，成形性は低いが溶解性に優れ，吸湿性が低いマンニトールが汎用されている．口腔内崩壊錠に用いられるマンニトールには，球形化などにより優れた流動性，成形性を示すように粒子設計されている．これらの新規賦形剤を使用すれば通常のロータリー打錠機で目的の錠剤を製造することができる．また，崩壊剤には，吸水して膨潤することで崩壊を促す機構と水を錠剤内へ速やかに導入し崩壊を促す機構があるが，口腔内崩壊錠では，複数の崩壊剤が配合されている製剤が多い．これは，水を速やかに錠剤内へ入れて水溶性の高い賦形剤の溶解を促進すること，さらに膨潤タイプの崩壊剤によって速やかに錠剤が崩壊する．

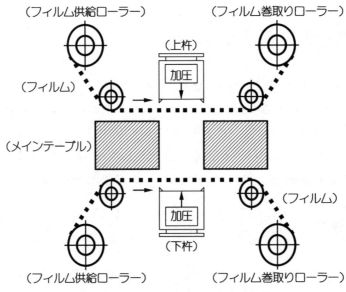

図 2.32　フィルム介在打錠機の機構

一般に製錠時には，打錠の際臼内壁と粉体層との摩擦を減らし打錠障害を防止する目的で滑沢剤が使用される．このとき，滑沢剤は打錠用粉末と予め混合したのち圧縮成形される．この方法を**内部滑沢法**と呼ぶ．しかしながら，疎水性の高い滑沢剤は，錠剤内部への水の侵入を抑制するため，崩壊時間を遅延させてしまう．これに対し，打錠時に，滑沢剤を臼と杵表面に薄く塗布して，打錠障害を抑制する**外部滑沢法**が開発された．この方法で調製される錠剤は，内部空隙率が高いことや疎水性の滑沢剤が錠剤内部に存在しないため，吸水性に優れかつ濡れ易くなり，即崩壊性の機能を発揮しやすいといった特徴がある（第四世代）．口腔内崩壊錠は，口腔内で速やかに錠剤が崩壊するため，強い苦味を有する医薬品や胃酸で分解されやすい医薬品への適用を難しくしていた．これを受け，口腔内速崩壊錠に処方する医薬品の溶出性をコントロールした製剤も上市されるようになった（第五世代）．この手法は，微粒子コーティング技術の開発，すなわち微細な医薬品結晶表面を被覆造粒することなく腸溶性高分子などでコーティングすることによって達成されている．

近年，**ジェネリック医薬品**が広く使用されるようになってきているが，ジェネリック医薬品開発において，既存の先発製剤に対する付加価値を付ける一つの機能として，口腔内崩壊錠の開発が益々盛んになってきている．

2 配合剤

高血圧や高コレステロール血症，慢性閉塞性肺疾患などの疾患では，複合的な要因によって疾患が引き起こされている場合が多い．その場合，一種類の薬を大量に服用することによって副作用が発生するリスクを冒すよりも，別々の作用点に効果を示す薬を服用することによってより効果的に薬の作用を引き出すことができる．その他にも，別々の疾患に対する治療薬を含む配合剤なども開発されている．

例えば，高血圧治療用の配合剤として，アンジオテンシンⅡ受容体に対して拮抗的に作用する薬（ARB）と血管のL型Caチャネルのブロックによる降圧効果と交感神経の終末に存在するN型Caチャネルをブロックによってノルアドレナリンの放出を阻害することで心拍数の上昇やストレス性昇圧を抑制するL/N型Ca拮抗薬を配合した製剤が開発されている．また，慢性閉塞性肺疾患（COPD）の安定期における治療薬として，長時間作用性抗コリン薬（LAMA）と長時間作用性β_2刺激薬（LABA）の配合剤からなる吸入剤や，緑内障・高眼圧症治療効果のあるプロスタグランジン$F_{2\alpha}$誘導体（ラタノプロスト）とβ遮断薬（チモロールマレイン酸塩）を含有する点眼剤などの配合剤も市販されている．

配合剤については，複数の製剤を服用する必要が無いため，使用する患者にとって，服用の容易さ，服用忘れを防ぐなどの利点がある．その反面，副作用が出た場合に原因が特定しにくかったり，単剤に比べて作用が弱くなったりすることもある．

高齢化社会を迎えるにあたり，複数の医薬品を服用する患者数も増加してきている．口腔内崩

壊錠や配合剤のみならず，服薬補助ゼリーなど，服用性に優れた利便性製剤の開発要求の高まりを受け，粒子設計，粒子加工技術のさらなる発展が期待される．

章末確認問題（以下の文章の正誤を答えよ）

1. 粒子設計法は，分子レベル，粒子レベルで粒子を設計することにより，粉体や製剤の機能性を高める方法である．
2. 化学構造が同じで，分子の配向や距離が異なる結晶構造を有する固体を結晶多形と呼ぶ．
3. 分子や原子の配向や距離がランダムな状態で固化したものを擬似多形と呼ぶ．
4. 固体の溶解度は，一般に安定形＞準安定形＞非晶質の順に高くなる．
5. 固溶体は，高分子などの添加剤中に薬物を分子レベルで分散させて非晶質化したものである．
6. 薬物をシクロデキストリンにより包接することで，安定化，可溶化，油状薬物の粉末化などが行える．
7. プロドラッグは，自身では薬理効果を示さないが，体内で代謝されて活性体となり，薬理効果を示す化合物である．
8. フルスルチアミン塩酸塩は，ターゲティングによる副作用の軽減を目的としたプロドラッグである．
9. 臨界粒子径を境にして，流動性や充填性などの粉体の二次物性が急激に変化する．
10. 製剤均一性を向上する一つの方法として，粗粒子表面上に微粒子が規則正しく配列されたオーダードミクスチャーが有効である．
11. マイクロカプセルは，ターゲティングに有効であるが，薬物の放出制御をすることができない．
12. 口腔内崩壊錠は，口腔内で速やかに溶解または崩壊させて服用する製剤であり，適切な崩壊性を有する．
13. 配合剤は，服用する製剤の数を減らすことができるので全ての患者に有効であり，欠点は無い．

正解： 1. ○　2. ○　3. ×　4. ×　5. ×　6. ○　7. ○　8. ×　9. ○　10. ○
　　　 11. ×　12. ○　13. ×

参 考 文 献

1) 竹内洋文監（2007）医薬品製剤化方略と新技術，シーエムシー出版
2) H. Takeuchi, T. Handa, Y. Kawashima（1987）*Chem. Pharm. Bull.*, **35**, 3800
3) A. Hasegawa, R. Kawamura, H. Nakagawa, I. Sugimoto（1986）*Chem. Pharm. Bull.*, **34**, 2183
4) 瀬崎仁編（1986）ドラッグデリバリーシステム，南江堂
5) 上釜兼人（1987）第4回製剤と粒子設計シンポジウム
6) Dominique Duchêne (ed.)（1987）Cyclodextrins and Their Industrial Uses", Editions de Santé
7) R. Shrivastava, S. R. Jain, S. G. Frank（1985）*J. Pharm. Sci.*, **74**, 214
8) Y. Kawashima, M. Okumura, H. Takenaka（1982）*Science*, **216**, 1127
9) 川島嘉明（1986）薬学雑誌 **106**, 433
10) Y. Kawashima, T. Niwa, H. Takeuchi, T. Hino, Y. Ito（1991）*J. Control. Release*, **16**, 279
11) J. A. Hersey（1975）*Powder Technol.*, **11**, 41
12) T. Ishizaka, H. Honda, K. Ikawa, N. Kizu, K. Yano, M. Koishi（1988）*Chem. Pharm. Bull.*, **36**, 2562
13) T. Ishizaka, H. Honda, Y. Kikuchi, K. Ono, T. Katano, M. Koishi（1989）*J. Pharm. Pharmacol.*, **41**, 361
14) J. W. McGinity, C. T. Ku, R. Bodmeier, M. R. Harris（1985）*Drug Dev. Ind. Pharm.* **11**, 891
15) H. Takeuchi, T. Handa, Y. Kawashima（1987）*J. Pharm. Pharmacol.*, **39**, 769
16) 川島嘉明（1979）医薬ジャーナル，**13**, 53
17) 粉体工学会編（1986）粉体工学便覧，日刊工業新聞社
18) H. Takenaka, Y. Kawashima, S. Y. Lin（1980）*J. Pharm. Sci.*, **69**, 513
19) J. A. Bakan（1973）*Food Technol.*, **7**, 34
20) M. Samejima, G. Hirata, Y. Koida（1982）*Chem. Pharm. Bull.*, **30**, 2894
21) 戸口 始，小川泰亮，岡田弘晃，山本真樹（1991）薬学雑誌，**111**, 397
22) Y. Fukumori（1990）Proc. Pre - World Cong. *Particle Technol.*, Gifu
23) H. Takeuchi, T. Handa, Y. Kawashima（1989）*Drug Dev. Ind. Pharm.*, **15**, 1999
24) H. Kokubo, K. Morimoto, T. Ishida, M. Inoue, K. Morisaka（1987）*Int. J. Pharmaceutics*, **35**, 181
25) 粉体工学会編（1999）粒子設計工学，産業図書
26) 粉体工学会・製剤と粒子設計部会編（1998）粉体の圧縮成形技術，日刊工業新聞社
27) 粉体工学会・製剤と粒子設計部会編（2003）すぐに役立つ粒子設計・加工技術，じほう
28) S. Ohmori, Y. Ohno, T. Makino, T. Kashihara（2004）*Int. J. Pharm.*, **278**, 459-469
29) 造粒プロセスの最新動向と応用技術（1998）技術情報協会
30) 微粒子・粉体の作成と応用（2006）シーエムシー出版
31) 奥田豊（2010）第35回製剤セミナー講演要旨集，**79**, 浜松
32) 市川秀喜監：医薬品製剤開発のための次世代微粒子コーティング技術（2012）シーエムシー出版
33) PLCM 研究会編（2012）すべてがわかる 口腔内崩壊錠ハンドブック，じほう
34) PLCM 研究会編（2015）すべてがわかる 口腔内崩壊錠ハンドブック－添加剤編－，じほう

2.4 ドラッグデリバリーシステム

従来より提唱されているドラッグデリバリーシステム（drug delivery system, DDS）の設計概念は，

① 治療に必要な部位に薬物を送達し，
② 治療に必要なときに，
③ 必要な量を，
④ 必要な期間薬物を放出する．

ことにある．表現を変えれば，①に相当する，標的部位指向性（**targeting**）と②～④に相当する薬物放出制御機能（**controlled release**）を製剤に具備させることにある．デリバリーは日本語では送達が当てられ，薬物送達システムと呼ばれる．

近年，新たに開発される薬物は，難溶性，あるいは高分子量のため難吸収性である薬物が多く，これらの薬物を的確に体内に送達することの重要性が益々増大している．最近ではこのような製剤設計も含める広義のDDSの概念が広く受け入れられている．さらに，これらの製剤においても使用者側の利便性に重点を置いた製剤設計のコンセプトが広まり，DDS製剤の範疇は益々広くなっている．

本節では，既存のDDS製剤を概観するとともに，近年の製剤開発動向も考慮し，DDS製剤の理解に必要な基本事項を中心に述べる．

2.4.1 薬物放出制御の種類と原理

ドラッグデリバリーシステムとして，多くの薬物徐放性製剤が開発されている．また，最近では放出時間制御型薬物放出など様々な放出制御製剤が研究，開発されている．本節では，まず，放出メカニズムを中心にそれらを概観する．

1 拡散と薬物放出制御

代表的な長時間放出タイプの放出制御機構として高分子膜による薬物の拡散速度の制御がある．

図2.33に示すように薬物分子が溶解（分配）し得る膜を隔てて薬物濃度に差異があるとき，定常状態での膜内の単位面積当たりの薬物透過速度Jは

$$J = \frac{1}{S} \cdot \frac{dM}{dt} = D \cdot \frac{C_1 - C_2}{h} \tag{16}$$

ここで，Mは薬物の量，Sは有効膜表面，Dは薬物の拡散定数，溶液と膜との分配平衡を考え

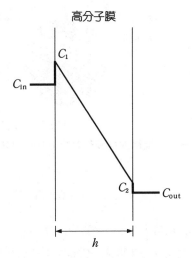

図 2.33　膜を隔てた物質移動

て，**分配係数**を K とすると，

$$K = \frac{C_1}{C_{\text{in}}} = \frac{C_2}{C_{\text{out}}} \tag{17}$$

(16) 式，(17) 式より

$$\frac{dM}{dt} = \frac{D \cdot K \cdot S (C_{\text{in}} - C_{\text{out}})}{h} \tag{18}$$

(18) 式より薬物の膜内の透過速度，すなわち，製剤からの薬物放出は膜厚，膜内での薬物分子の拡散定数および膜への薬物の分配係数で決定され，DK/h（$=P$）を**膜透過係数**という．

2　リザーバー型とマトリックス型

拡散制御型の放出制御製剤を**リザーバー型**徐放性製剤，**マトリックス型**徐放性製剤に大別することが可能である．両者の違いを図 2.34 に模式的に示す．

リザーバーは貯蔵庫の意味で，周囲を覆った膜内での拡散が律速となり薬物は徐放化される．式 (18) からわかるように**シンク条件**下では薬物放出速度は一定（0 次放出）となる．後述の眼治療システム（Ocusert™），子宮粘膜適用システム（Progestasert™），Transderm - Nitro™ 等の**経皮治療システム**（TTS）はすべてこのタイプに分類できる．また，浸透圧ポンプ（OROS™）は拡散制御ではないが，このタイプである．

マトリックスタイプは，マトリックス中に分散している薬物は表面から放出するが，薬物の放出に伴いマトリックス内部へ放出先端面が次第に後退するため，放出に必要な薬物の拡散距離が増大する．その結果，たとえシンク条件下で放出が起こっても時間とともに放出速度は低下する．このような薬物放出パターンは拡散距離の変化を考慮して導いた Higuchi 式（(19) 式）で説明される．

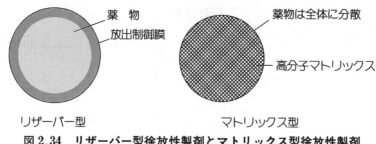

図2.34 リザーバー型徐放性製剤とマトリックス型徐放性製剤

$$Q = [D(\varepsilon/\tau)(2A - \varepsilon \cdot C_s)C_s \cdot t]^{1/2} \qquad (19)$$

ここで，Qは時間tまでの単位面積当たりの薬物放出量，Dはマトリックス中の薬物の拡散定数，Aはマトリックス単位容積当たりの薬物量，C_sはマトリックス中の薬物の溶解度である．

この式より，時間の平方根に対して累積放出量Qをプロットすれば直線関係が得られることがわかる．

3 侵食（エロージョン），溶解を伴う放出制御

マトリックス型の錠剤は，用いる基剤が疎水性である場合と，親水性である場合に大別できる．一般に，前者は薬物放出後も最初の形態を維持しており，前項に述べた典型的なマトリックス型の放出パターンを示す．一方，後者の場合は，薬物溶出中に基剤の侵食，溶解が起こり放出後には基剤は消失する．この場合の放出パターンの解析には，

$$M_j/M_\infty = k \cdot t^n \qquad (20)$$

が用いられることが多い．本式においては，$n = 1$であればいわゆる0次放出に相当する．$n = 0.5$であれば，Fickの拡散に従ったパターンとなり，$n > 0.5$がそれからはずれたnon-Fickianパターンと分類される．non-Fickianとなるのは，マトリックスへの溶出液の浸透，マトリックスのエロージョン等のファクターによる．このようなマトリックス基剤としては，HPC，HPMC等の水溶性高分子が知られている．

溶解性の低い被膜基剤，マトリックス基剤を用いて薬物自体の溶解速度をコントロールする製剤を溶解制御型として分類し，単純な拡散制御と区別する場合もある．

4 その他の放出制御機構

a）イオン交換

薬物を不溶性のイオン交換樹脂とイオン結合させ，消化管内でのイオン交換により薬物を放出させるシステムである．シロップ剤の徐放化には有効な手法である．

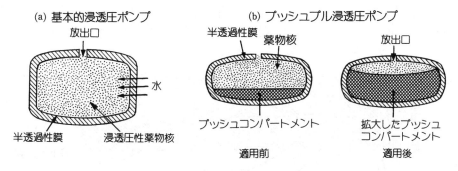

図 2.35　浸透圧剤形の断面図
[鮫島政義（1989）医薬品の開発，第 13 巻，p.177，廣川書店]

b）浸透圧ポンプ（osmotic pump）

Alza 社により開発システムであり，錠剤の表面を半透膜で覆い，小孔をあけた製剤によって 0 次放出が達成されている．OROS™（oral osmosis）と呼ばれる．図 2.35（a）にその基本形態を示す．消化管内では半透膜を通って水が侵入し薬物あるいは無機塩等の浸透圧誘発物質が溶解し，それによって発生する浸透圧差によりさらに水が侵入し，薬物溶液が小孔から放出される．飽和溶解度以上の薬物が存在すると浸透圧は一定となり，一定量の薬物が放出される（0 次放出）．

2.4.2　経口徐放性製剤

1　経口徐放性製剤の設計

経口徐放性製剤化が必要とされる薬物として，
① 生体内（血中）半減期が短い
② 薬物治療域（効果発現血中濃度と副作用発現血中濃度の差）が狭い
を挙げることができる．さらに，徐放化によって効果があがる条件として
③ 消化管吸収性が良好
④ 肝初回通過効果が小さい
を満たしていることが好ましい．これは徐放化によって，消化管内での薬物濃度が下がり吸収率の低下をもたらしたり，肝臓での代謝により全身循環薬物量が著しく低下することが懸念されるからである．

経口徐放性製剤を設計する目的としては，以下の 2 点をあげることができる．
① 薬物血中濃度の平滑化
② 服用回数の低減

図 2.36 に徐放性製剤を使用した場合の理想的な薬物血中濃度プロファイルを示す．このように血中濃度が平滑化されることによって，副作用を回避することができる．例えば，薬物治療域

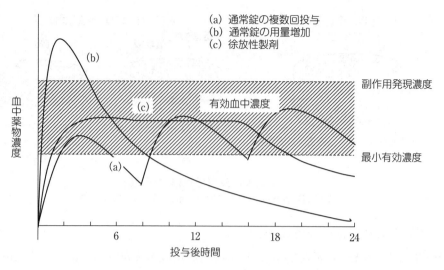

図2.36 製剤投与後の薬物血中濃度推移の模式図

表2.10 拡散制御型の経口徐放性製剤

システム名	形態	薬物（商品名，メーカー名）
微透析顆粒カプセル	コーティング顆粒（図2.37参照）	硝酸イソソルビドカプセル（ニトロールR®，エーザイ）
グラデュメット	不溶性プラスチックマトリックスの糖衣，フィルムコーティング錠	硫酸鉄（フェログラデュメット®，大日本住友）
ワックスマトリックス	ワックスマトリックス顆粒・錠剤	ジルチアゼム塩酸塩カプセル（ヘルベッサー®，田辺三菱）
		塩化カリウム（スローケー徐放錠®，ノバルティスファーマ）
半固形油性マトリックス（OSSM）	半固形油性基剤を充填した硬カプセル	カプトプリル（カプトリル-R®，第一三共）
Synchron system	親水性高分子のマトリックス錠剤	マレイン酸ブロムフェニラミン（Brocon C.R.®，Forest）

の狭いテオフィリンは徐放性製剤が有効に利用されている．溶解初期の薬物溶出性を抑えることによって，薬物の苦味を抑えることも徐放化の目的に加えることができる．一方服用回数の低減によって，**服薬アドヒアランス**（コンプライアンス）の向上が期待できる．この目的の徐放性経口製剤では，通常1日2回，1回の服用が目標とされる．

現在までに実用化されている経口投与を目的とした徐放性製剤は，単純な**長時間放出タイプ** prolonged-release type より**制御された放出タイプ** sustained-release type に分類される．

2 種々の経口徐放性製剤

もっとも一般的な経口徐放性製剤である拡散制御型，溶解制御型の経口徐放性製剤を実例とともに表2.10にまとめて示す．図2.37にはその1つニトロール®の構造を示す．このように不溶性被膜で溶出コントロールする顆粒剤とする場合には，白糖，白糖・コーンスターチ，アビセル®

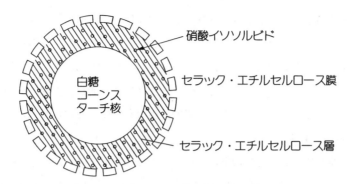

図 2.37 ニトロール R® の徐放性顆粒の模式図

表 2.11 複合型放出制御製剤

システム名	形態	薬物（商品名）	模式図
スパンスル Spansules	コーティング層の厚みの異なる顆粒をカプセルに充填	インドメタシン（インテバン SP カプセル®，大日本住友）	○速放性顆粒 ●徐放性顆粒1 ◎徐放性顆粒2 ◉徐放性顆粒3
スパスタブ Spacetabs	スパンスルを錠剤化	硝酸イソソルビド（フランドル錠®，トーアエイヨー），テオフィリン錠（テオドール®，田辺三菱）	○速放性顆粒 ◎徐放性顆粒1 ●徐放性顆粒2
腸溶性顆粒型	胃溶性顆粒と腸溶性顆粒を混合	ピンドロール（ブロクリン L カプセル®，塩野義）；セファレキシン（L-ケフレックス顆粒®，塩野義）	胃溶性顆粒 腸溶性顆粒
スパンタブ Spantabs	溶解性，放出性の異なる 2〜3 層からなる多層錠	四硝酸ペンタエリスリトール（ペクトレックス®，塩野義）	速放性 徐放性
ロンタブ Lontabs	徐放性マトリクス錠を内核として速溶性の外層で覆った有核錠	キニジン硫酸塩水和物 (Quinidex Extentabs™, Robins)	速放性 徐放性
レペタブ Repetabs	フィルムコーティングした徐放性部を核とし，その外側を速放性部で囲み糖衣錠としたもの	クロルフェニラミンマレイン酸塩（ポララミン複効錠®，MSD）	フィルムコーティング 糖衣

等の球状造粒物を核として用いることが多い．

また，速放出部，腸溶部，遅放出部を組み合わせて 1 剤形とした，複合放出制御タイプのものも以前から実用化されている．複合型放出制御製剤の設計の目的は，通常の徐放性製剤の初期の血中濃度の低さを考慮することにある．例えば，癌性疼痛緩和のモルヒネ硫酸塩水和物や同塩酸塩の製剤（カディアンカプセル®，パシーフカプセル®）は初期の薬物血中濃度の立ち上がりを考慮した製剤であり，速やかに痛みを抑制するとともにその持続性を考慮した 1 日 1 回の製剤である．複合製剤は，カプセルだけではなく，表 2.11 に示すような錠剤も知られている．

水溶性高分子を基剤として利用するマトリックス型徐放錠は，消化管下部まで到達すると水分が十分量無いために薬物を完全に放出し切れない恐れがある．このような観点から，速やかに中心部まで水の浸透が起こり薬物放出を確保する製剤としてOCAS®が知られている．この製剤は，マトリックス基剤にポリオキシエチレンを配合することにより消化管上部で十分なゲル化が起こるように設計されている．この手法によって薬物溶出の条件によるばらつきが小さくなることが示されている（Omnic OCAS）．

拡散以外の放出速度コントロール機構についてはすでに前項に述べた．その一例であるイオン交換型製剤として，レジネートおよびPennkinetic system（いずれもPennwalt社）が知られている．レジネートは陰イオン基を持つ陽イオン交換樹脂に塩基性薬物を陽イオンの形で結合させたものである．Pennkinetic systemは薬物を結合したイオン交換樹脂をマクロゴールで処理し，さらにこのいくつかをエチルセルロース膜でおおっている．イオン交換機構と拡散機構の両方を用いている．適用薬物としてデキストロメトルファン（Delsym™，Pennwalt社）がある．

浸透圧を利用したOROS™の基本タイプ（図2.35(a)）は中程度の水溶性薬物に適する．薬物が難溶性の場合は，内部に隔壁を設けて製した薬物相に貯蔵し，浸透圧誘発物質を封入したコンパートメントで押し出すシステム（プッシュプル式OROS）も考案されている（図2.35(b)）．プッシュプル方式を利用したインドメタシンナトリウムのOsmosin™（Merck Sharp & Dohme, イギリス）は1983年に市販されたが，消化管内出血と腸窄孔の発生により1984年発売が中止された例がある．OROS™への適用薬物例としてフェニルプロパノールアミン（Acutrim tablet），ニフェジピン（Pfocardia-SL）等がある．

3 放出開始時間制御型（時限放出型）

近年，服用してから一定時間経過後に薬物が放出される，いわゆる放出ラグタイムを有する製剤の研究開発が盛んに行われている．その目的としては，

① サーカディアンリズムを考慮した投薬
② 大腸等消化管目的部位への薬物デリバリー

を挙げることができる．前者は，たとえば，明け方の気管収縮による喘息発作等の治療が当てはまる．後者は，潰瘍性大腸炎のための大腸デリバリーがその例である．

粒子内部に崩壊剤を処方したTES（Time-controlled Explosion System）（図2.38(a)），カプセルをゲル形成性高分子でふたをしたPulsincap等が知られている．

また，最近の研究では，徐放性基剤オイドラギット®RSが有機酸により透過性が大きく変化する現象を利用したシグモイダルリリースシステム（SRS）（図2.38(b)），腸内での遊離酸の生成を利用した大腸デリバリーシステム（CODES）等も報告されている．

(a)
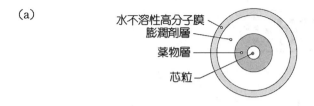

(b)
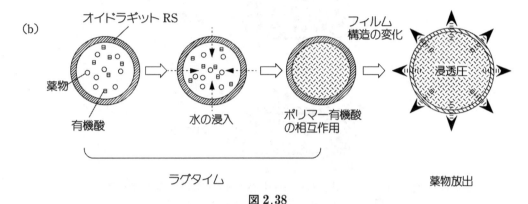

図 2.38
(a) Time-Controlled Explosion System
　　［秦武久,上田聡 (1988) *Pharm. Tech. Japan*, **4**, 1415］
(b) シグモイダルリリースシステム
　　［小林征雄 (1994) 粉体と工業, **26**, 49］

4　消化管内滞留時間の制御

　経口投与製剤の場合，薬物の長期徐放化が達成されても，薬物吸収部位を通過してしまっては目的は達成されず，即放性製剤と比較してもバイオアベイラビリティが低下する結果ともなりかねない．経口投与製剤を吸収部位に確実に滞留させることを目的とした手法として，**胃内浮遊性**および**消化管粘膜付着性製剤**に関する研究が行われている．後者については 2.4.5 の 4) に述べる．

　HBS (Hydrodynamically Balanced System) はその手法の一つとしてロッシュ社により開発された胃内浮遊性製剤である．硬カプセル内に，ゲル形成性水溶性高分子，比重の小さい賦形剤を処方してある（図 2.39）．適用薬物例はジアゼパムがある．最近の研究では，中空型微粒子製剤（マイクロバルーン），多孔性粒子の利用等が報告されている．

2.4.3　非経口放出制御製剤

　経口投与以外の剤形として，経皮吸収型製剤，眼科治療システム，子宮粘膜適用システム等の種々の製剤が開発されている．これら製剤の個々の特徴，実例について述べる．

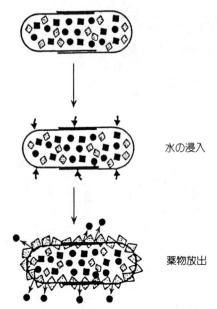

図 2.39 Hydrodynamically Balanced System (HBS) の浮遊・徐放出機構
■：賦形剤，●：薬物，◇：ハイドロコロイド
[南部直樹 (1986) ドラッグデリバリーシステム，p.119，南江堂]

1 経皮吸収型製剤

　経皮吸収型製剤は**経皮治療システム**（TTS）とも呼ばれる．日局15においては，本名称が剤形名として収載された．なお，日局17においては，貼付剤の中に本剤形名は定義されている．皮膚は生体を外界から保護する器官であり，本質的には薬物の吸収には適さない．皮膚表面の角質層は，とりわけ，薬物吸収のバリアーとなる．しかし，少量で薬効を発現できる薬物にとっては，他の投与方法では期待できない利点を有している．主な利点としては，

　① **肝初回通過効果を受けない**
　② 不要となった場合に直ちに投与を中断できる

を挙げることができる．

　①は注射剤と同様の利点であるが，自己投与が容易であり痛みを伴わない点がさらに有利である．②は，他の剤形には見られない利点である．

　スコポラミンは乗り物酔いに対する薬効があることが知られていたが，瞳孔散大，眩暈，眠気，口渇，記憶障害等の著しい副作用があり，薬効の持続時間も短いという欠点があった．TTS製剤とすることにより，薬効の持続化を図るとともに，下船，下車により不要となった場合は直ちにはがして投与を中断できるようになった．狭心症などの心疾患治療に開発されているニトログリセリンTTSは，就寝時の発作に備えて予防的に適用でき，この場合も起床後ははがすことにより投与を中断できる．

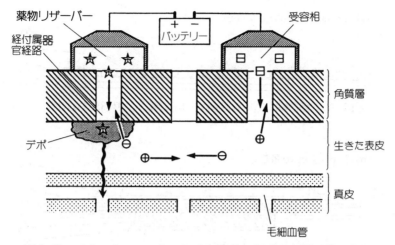

図 2.40 イオントフォレシスによる薬物の経皮吸収性改善の機構

☆：正電荷を有する薬物
⊟：受容相中の陰イオン
⊕：生体内に存在する移動度の大きい陽イオン
⊖：生体内に存在する移動度の大きい陰イオン
——▶：電気ポテンシャルの勾配に基づく物質移動
〰▶：化学ポテンシャルの勾配に基づく物質移動

［橋田　充，岡本浩一（1989）医薬品の開発，第13巻，p.127，廣川書店］

　経皮吸収型製剤の欠点は，既に述べたように吸収性の観点から適用し得る薬物が限られている点を挙げることができる．皮膚での薬物透過性を高めるために，種々の**吸収促進剤**の添加あるいは物理的な吸収促進法として**イオントフォレシス** iontophoresis 等が検討されている．後者は，図2.40 に示すように皮膚に電位差を与え，薬物の角質層内の移行を促進しようとするものである．このような吸収促進を行う場合はもとより，単純な貼付の繰り返しによる皮膚刺激も TTS 製剤の開発に当たって考慮しなければならない問題点である．

　最近の研究では，**マイクロニードル** micro needle が注目を集めている．すでに，化粧品ではヒアルロン酸を有効に送達できるとの製品も上市されている．薬物，特に高分子薬物を皮膚の角質層を透過させ血中に送達する手法として医薬品製剤でも研究は進められている．

2 経皮吸収型の実例

　前述のように現時点では，経皮吸収型製剤が適用されている薬物の種類はさほど多くはない．しかし，その特性を生かして現在でも新たな製剤が開発され，治療に有効に使用されている．以下に，その代表的な製剤を示す．

a）ニトログリセリン

　Transderm - Nitro（Alza 社と Ciba - Geigy 社），Nitro - Dur（Key 社），Nitrodisc（Searle 社）

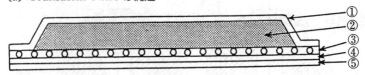

①被膜，②薬物貯蔵層，③放出制御膜，④接着層，⑤使用時にはがす膜

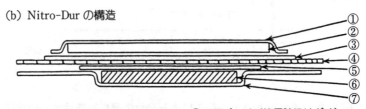

①ポリエチレンカバー（使用時にはがす），②吸収パッド（使用時にはがす），③接着テープ，④放出ライナー，⑤マトリックスが浸み出さないための基底膜，⑥放出マトリックス，⑦被膜

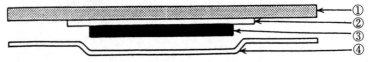

①接着層，②アルミホイル，③薬物含有シリコン層，④カバー

図 2.41　ニトログリセリン TTS の概念図
[上釜兼人，南部直樹，松田芳久編（1988）製剤学テキスト，p.169，廣川書店]

の3製剤がよく知られている（図 2.41））．Transderm‐Nitro は，図に示すように放出制御膜（エチレン・酢酸ビニル共重合体：EVA）を有する**リザーバー型製剤**である．これに対して，Nitro‐Dur，Nitrodisc はいずれも薬物を乳糖と共に高分子マトリクス中に分散させた**マトリックス型製剤**である．いずれの製剤も，血中薬物濃度は速やかに立ち上がり，少なくとも 24 時間ほぼ一定に保たれることが確認されている．

b）スコポラミン

Alza 社によって開発された Transderm‐Scop は Transderm‐Nitro（図 2.41 (a)）と類似の5層の構造よりなる TTS であり，耳介の後部に適用される．

c）硝酸イソソルビド

我が国で最初に開発された TTS で，狭心薬硝酸イソソルビドの粘着テープ剤として，フランドルテープ®（トーアエイヨー）が知られている．ポリエステル系フィルムの支持体膜に，イソソルビドを練り込んだ粘着剤（アクリル酸エステル系粘着剤）の2層よりなる構造を有している．

d）エストラジオール

ホルモン充填療法として女性ホルモンエストラジオールを投与することを目的としたEstraderm™ TTSが開発されている．エストラジオールは経口投与すると消化管，肝臓での代謝でほとんどエストロンに変換されてしまい目的を達成できない．その点でもTTS製剤が有用である．

e）ニコチン

禁煙を目的としてニコチンを投与するTTS製剤（ニコチネル®TTS）も市販されている．

f）ツロブテロール塩酸塩

気管支喘息などの気管支閉塞性障害に基づく諸症状の治療薬であるツロブテロール塩酸塩製剤（錠剤，ドライシロップ剤）に対応するツロブテロール貼付剤（ホクナリンテープ®）は，この薬効では初めての経皮吸収型製剤であり，その有効性が認められている．粘着剤部に薬物結晶を分散させることにより，溶解律速とし血中濃度上昇をコントロールしている．気管支閉塞性障害は明け方に起こりやすく，就寝前の本製剤の使用は就寝中の発作の防止にもなり有効である．

g）フェンタニルクエン酸塩

合成麻薬であるフェンタニルの経皮吸収型製剤（デュロテップパッチ®）は各種モルヒネ製剤同様，癌の疼痛管理に利用される．1度の貼付で，3日間ほぼ一定の血中濃度が維持される．

3 眼科治療製剤

緑内障治療のためのピロカルピン塩酸塩の0次放出が可能なアルギン酸マトリックスを放出制御膜であるエチレン・酢酸ビニル共重合体の膜ではさんだコンタクトレンズ様の**眼治療システム**（Ocusert™）が開発されたが（図2.42），現在国内では利用されていない．本製剤は，20あるいは40 μg/hの一定速度で約1週間にわたり薬物を放出する．

点眼剤では特に抗菌剤などで，1日数回の点眼を必要とするものが多いが，現時点ではこれらの徐放化製剤はない．緑内障，高眼圧症治療のためのチモロールマレイン酸塩製剤には通常製剤の他に点眼後にゲル化する製剤（チモプトールXE®点眼液）がある．ゲル化基剤には，ナトリウムイオンでゲル化するジェランガムが用いられている．このことにより滞留性が増大し，1日2回の点眼が1回で済むようになっている．また，最近開発された同様な製剤（リズモンTG®点眼液）は，熱応答によるゲル化基剤を使用しているところが新しい．ゲル化基剤はメチルセルロース，クエン酸ナトリウム，マクロゴール4000からなる．このようなゲル化点眼剤は他の点眼を併用するときにはその吸収を阻害する可能性もあるので，最後に点眼するよう注意が必要である．

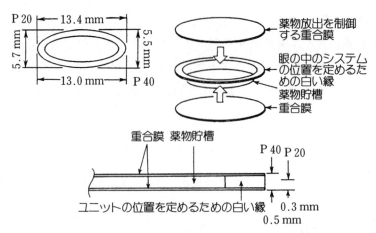

図 2.42　Ocusert の模式図
Ocusert には P20（放出速度が 20μg/h の製剤）と P40（同 40μg/h）
の 2 つの製剤がある．放出は約 1 週間持続する．
［上釜兼人，南部直樹，松田芳久編（1988）製剤学テキスト，p.173，廣川書店］

4 注射剤

　皮下注射として投与されるインスリン注射剤にはインスリンの溶解性の制御により徐放化した製剤が使用されている．中間型，持効型の放出制御製剤は基礎血糖値の制御に使用される．

　注射剤において投与回数を減じることは，そのコンプライアンス向上の観点で極めて意義深い．この観点で開発された，前立腺癌/閉経前乳癌等を適応症とするリュープロレリン酢酸塩（LH-RH アナログ）製剤のリュープリン®は，4 週間に 1 度あるいは 12 週間に 1 度（SR 注射用キット）の皮下注射でよく，広く受け入れられている．製剤は，**生分解性高分子**である乳酸・グリコール酸共重合体（PLGA）の微粒子中に薬物を封入した（マイクロカプセル）懸濁注射剤である．

　LH-RH を一定の血中濃度に保つと，性腺刺激ホルモン放出産生が低下することにより，テストステロン産生能が低下し薬効を示す．本 DDS 注射剤を用いると 1 回の注射により，注射後初期に一過性に血中濃度は増大するが，以降は一定の薬物放出速度（0 次放出）により一定の薬物血中濃度を維持して，薬効を示す．ゴセレリン酢酸塩注射剤（ゾラデックス，ゾラデックス LA®）も同様なコンセプトの製剤である．

5 その他の徐放性製剤

　1～4 以外に，鼻，口腔，膣，子宮，肺等の粘膜組織を有する各組織に適用する放出制御製剤の開発，研究が進められている．

　Progestasert™ は避妊を目的として，天然の黄体ホルモンであるプロゲステロンを長期にわたって放出する製剤であり，子宮に適用する．図 2.43 に示すように，プロゲステロンはシリコン

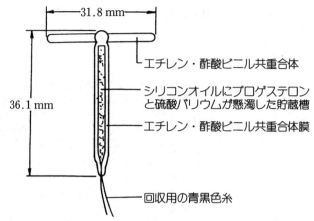

図 2.43 Progestasert™ 子宮内プロゲステロン避妊システム
[中野眞汎（1986）ドラッグデリバリーシステム―現状と将来―, p.71, 南山堂]

オイルに分散して貯蔵されエチレン・酢酸ビニル共重合体が拡散制御膜である．$65\,\mu g/day$ の速度で 1 年以上薬物を放出する．なお，国内では利用されていない．

経皮吸収型製剤と同様にニトログリセリンの持続放出を目的とした口腔内粘膜付着システム（Aynchron™）が開発されている．作用持続時間は TTS より劣るものの作用発現が速やかである点が優れている．アフタッチ®はアフタ性口内炎治療薬であるトリアムシノロンアセトニドの薬物層と HPC およびカルボキシビニルポリマーでできている粘膜付着層からなる二層錠であり，患部に付着して薬物が徐々に放出される製剤である．

埋め込み剤としては，シリコーン樹脂を基剤として用いた避妊剤ノープラント®が製品化されている．また，乳酸・グリコール酸共重合体を利用した針状埋め込み剤の検討もなされている．

2.4.4 DDSに使用される材料

DDS 製剤を設計するにあたっては，適切な材料を選択する必要がある．すでに開発されている徐放性製剤を中心とした DDS 製剤に使用されている基剤を表 2.12 にまとめて示す．また，そのいくつかについて以下に説明を補足する．

a）生分解性高分子

生分解性高分子としては，ポリエステルであるポリ乳酸 $[O-CH(CH_3)-CO]_n$，ポリグリコール酸 $[O-CH_2-CO]_n$，乳酸・グリコール酸共重合体 $[H\{(O-CH(CH_3)-CO)_x, (O-CH_2-CO_y)\}_n OH]$ が代表的である．これらは生体内で加水分解され，生体にも存在する乳酸，グリコール酸へと変換され，最終的には，水，二酸化炭素へと代謝される．分解性は，分子量はもとよりそれらの結晶化度，親水性・疎水性度によって異なる．乳酸・グリコール酸共重合体は，両者の混合比によってもこれらのファクターをコントロールできるため，製剤設計に利用しやすい．

表2.12　放出制御のための製剤用基剤

基剤名	商品名，特徴，使用例等
アクリル酸エチル・メタクリル酸共重合体	Eudragit® NE 30 D，ラテックスタイプ
アミノアルキルメタクリレート共重合体	Eudragit® RS シリーズ，水系コーティング用ラテックスタイプ，有機溶媒系，打錠用の3種類がある．
エチルセルロース（EC）	水不溶性フィルムコーティング剤として汎用．ラテックスタイプもある．(Aquacoat®, Surelease®)
カルナウバロウ	代表的なワックスマトリックス基剤．
ステアリルアルコール	徐放性塩酸カリウム錠「スローケー®」に使用．
セラック	ラックカイガラムシの分泌液より精製された天然物．エチルセルロースと混合し，ニトロール-R® に使用．耐水性フィルム剤．
ヒプロメロース（HPMC），ヒドロキシプロピルセルロース（HPC）	マトリックス基剤として用いると，水の浸入によりゲル化して薬物放出速度を制御．
シリコン	化学的に不活性であり，生体適合性に優れる．Nitrodisc™のマトリックス基剤として利用．
エチレン-酢酸ビニル共重合体	成形性に優れる．Occusert™, Progestasert™, Transderm™の放出制御膜として使用．
ポリ乳酸（PLA），乳酸・グリコール酸共重合体（PLGA）	生分解性高分子．リュープロレイン酢酸塩マイクロカプセルの基剤として使用．
キチン，キトサン	カニなどの甲殻類の外殻物質．アミノ多糖．キトサンはキチンを脱アセチル化したもの．
ゼラチン	タンパク．カプセルの原料．マイクロカプセルに応用．
コラーゲン	タンパク．抗原性低く，生体適合性高い．
アルブミン	タンパク．マイクロスフェアの基剤として研究．
リン脂質	大豆，卵黄から抽出．合成品もある．リポソーム，リピッドマイクロスフェアの原料．
シクロデキストリン	環状オリゴ糖．構成グルコース数が異なる α, β, γ の3種及びその誘導体．分子カプセル．

他のポリエステルとして，ポリ-β-ヒドロキシ酢酸 $[\!\!\operatorname{-O-CH(CH_3)-CH_2-CO}\!\!-]_n$，ポリカプロラクトン $[\!\!\operatorname{-O-CH_2-CH_2-CH_2-CH_2-CH_2-CO}\!\!-]_n$ 等の利用が検討されている．

b）リン脂質

リン脂質は生体膜の構成成分であり，生体適合性に優れている．グリセロリン脂質であるレシチン（ホスファチジルコリン：PC）は両性界面活性剤であるが，水中で二重膜構造をとり小胞（リポソーム）を形成する．また，乳化剤としても利用できる（**脂肪乳剤，リピッドマイクロスフェア**）．

当初，卵黄，ダイズから抽出された天然レシチンが中心であったが，最近では，アシル基の長さがそろったジミリストイルホスファチジルコリン（DMPC），ジパルミトイルホスファチジルコリン（DPPC），ジステアロイルホスファチジルコリン（DSPC）等の半合成品も比較的安価に供給されるようになっており，リポソーム製品にも利用されている．天然品はアシル基に不飽和脂肪酸が含まれるが，これらはすべて飽和脂肪酸であり，酸化安定性に優れる．

PC類の特性としては集合状態でのゲル－液晶相転移温度が重要である．DMPC：約23℃，DPPC：約41℃，DSPC：約55℃等である．これらの違いによって，リポソームの調製条件，内封物の放出等が異なる．

2.4.5 薬物の経粘膜吸収改善

すでに述べたように，近年開発される薬物は，難溶性，高分子量あるいは酵素分解性などのため吸収が困難である薬物が多いため，体内への薬物送達が製剤設計の重要課題となっている．この内，溶解性の改善に関しては別項で取り上げられるので，本節では，溶解状態になりながら吸収性に乏しい薬物の吸収性改善に関して述べる．

これらの薬物の粘膜吸収を改善する手法としては
① 吸収促進剤の利用
② 薬物分子の修飾
③ 投与部位の選択
④ 製剤設計の工夫
が考えられる．

1 吸収促進剤の利用

吸収促進剤は以下の2種類に大別できる．
① 何らかの作用により上皮細胞の薬物透過を促進する物質
② 粘膜近傍における薬物の代謝を抑制する物質

上皮細胞を薬物が透過するには，細胞内を通過する（**細胞内ルート**）か，細胞間のタイトジャンクションを通過する（**細胞間隙ルート**）かのいずれかが必要である．吸収促進作用があると言われているサリチル酸塩，中鎖脂肪酸塩，中鎖脂肪酸グリセリンエステルなどは，細胞膜の脂質あるいは膜タンパク質と相互作用して細胞への薬物の取り込みを増大させることが示されている．この内カプリン酸ナトリウム（C10）はアンピシリン，セフキゾキシムの抗生物質の坐剤に処方されて，実用化されている．

細胞間は密接に結合しており，閉鎖体（ZO），接着体（ZA），接着斑（desmosome）の結合部位が生理学的に明らかにされている．細胞間隙を開口するためには，EDTAなどのキレート剤などでその部位に存在するカルシウムイオンを引き抜くことが有効と考えられてきた．

ZA，desmosomeには細胞接着分子が多数存在し，マイクロフィラメントで補強されている．C10は細胞内カルシウムイオン濃度の上昇を介して細胞骨格系の収縮を起こし，タイトジャンクションを開口させることが明らかにされている．また，**キレート剤**EDTAもメカニズムは異なるものの同様にしてタイトジャンクションを開口させることが示されている．培養細胞を用いた実

表 2.13 タンパク分解酵素阻害剤によるペプチド性薬物の吸収改善

投与経路	薬物	タンパク分解酵素阻害剤
鼻	インスリン	グリココール酸ナトリウム
鼻	ゴナドレリン 黄体形成ホルモン放出ホルモン (LH-RH) ブセレリン	バシトラシン
鼻	ロイシン-エンケファリン	α-アミノボロン酸誘導体 ピューロマイシン ベスタチン
肺	インスリン，カルシトニン	バシトラシン，アプロチニン 大豆トリプシンインヒビター
経口	バソプレシン	アプロチニン
直腸	DDAVP (1-deamino-8-D-arginine vasopressin)	5-メトキシサリチル酸
空腸	インスリン	FK-448
回腸	インスリン Pancreatic RNase	コール酸ナトリウム アプロチニン
回腸 結腸	インスリン	大豆トリプシンインヒビター
直腸	インスリン	アプロチニン
鼻 口腔 直腸	インスリン	アプロチニン

[山本　昌 (1990) クリニカルファーマシー, **6**, 36, 廣川書店より改変]

験では，膜間の抵抗を測り，このような物質の存在下で膜抵抗が下がることによって，タイトジャンクションが開口していると判断されている．

　メカニズムの如何にかかわらず，吸収促進剤は不可逆的な膜への障害を与えてはいけない．吸収促進の程度のみならず，そのメカニズム，膜障害性の程度，その修復の可能性を含めた総合的な解析が必要である．

　ペプチド性薬物の経粘膜吸収製剤を開発するには，粘膜近傍におけるそれらの分解を抑制することも重要である．表 2.13 には現在までに検討されて効果が示されたタンパク分解酵素阻害剤を示す．これらの阻害剤のうちコール酸ナトリウム，グリココール酸ナトリウムなど界面活性作用を有するものは，細胞刺激性，障害性にも留意する必要があろう．

2 薬物分子の修飾

　吸収改善を目的とした薬物分子の修飾はいわゆる**プロドラッグ**として多くの実用例が知られている．プロドラッグとは，活性物質を化学修飾し，その修飾基が体内で解離して本来の活性物質として効果を示す化合物のことを言う．修飾に選択される化合物内の部位は，カルボキシル基，

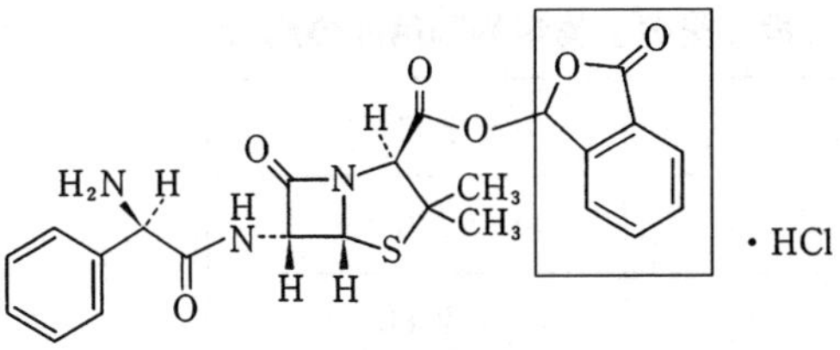

タランピシリン（塩酸塩）
（アンピシリン ＋ フタリジル基）

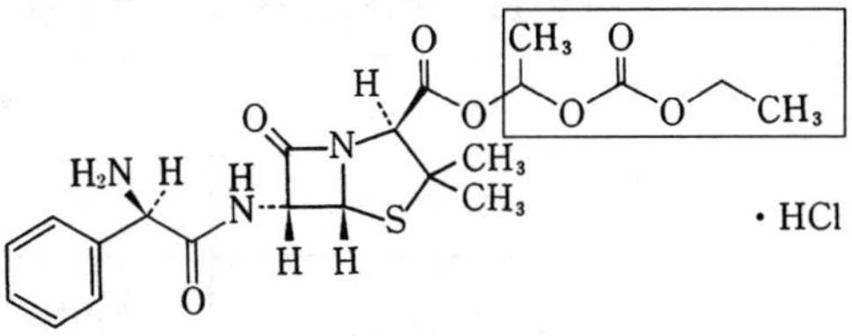

バカンピシリン（塩酸塩）
（アンピシリン ＋ エトキシカルボニル基）

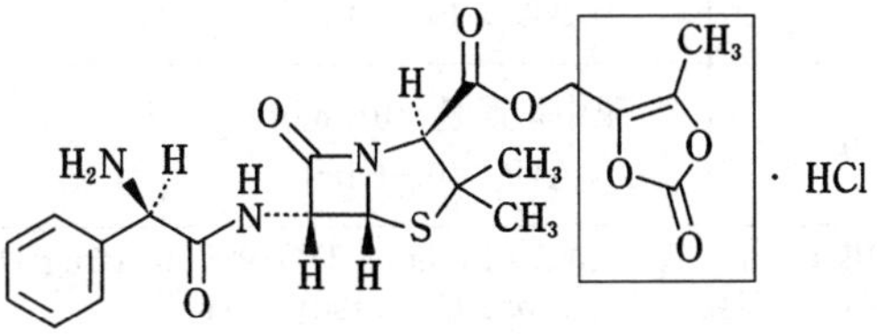

レナンピシリン（塩酸塩）
（アンピシリン ＋ アセトイン）

図2.44　アンピシリンのプロドラッグ

水酸基，アミノ基，スルフヒドリル基などである．これらの修飾基は，体内のキモトリプシン，トリプシン，カルボキシペプチダーゼ，アミノペプチダーゼ，リパーゼ，カルボキシエステラーゼ，ホスファターゼ，カルボキシエステラーゼなどの加水分解作用により解離することが期待される．また，体内の酸化還元酵素も活性体の生成に寄与する場合もある．

活性物質を遊離基として設計された化合物もプロドラッグの一種であるが，**キメラドラッグ**と呼ばれ区別される．プロドラッグ化された薬物は必ずしも吸収改善だけが目的とは限らないが，ここでは吸収改善を目指したものに限定して説明する．

吸収性を改善するためのプロドラッグ化の代表的なコンセプトは，脂溶性の増大にある．ペニシリン系及びセファロスポリン系の抗生物質は，カルボキシル基をエステル化することにより消化管内での解離を抑え吸収性を改善している．このようなコンセプトで設計された代表例として，アンピシリンのプロドラッグである，ピバンピシリン，バカンピシリン，タランピシリン，レナンピシリンがある．図2.44にはこれらの化学構造式を，表2.14には，経口投与後の生物利用能の比較研究結果の例を示す．

プロドラッグのエナラプリルは，ACE阻害剤のモノエチルエステル体であり，吸収性が増大して経口投与製剤として開発された．抗癌剤フルオロウラシル（5-FU）のプロドラッグであるテガフール（フトラフール®），カルモフールも脂溶性の増大により吸収性は親化合物5-FUより改善されているが，プロドラッグの機能としては血中，組織中での代謝によって5-FUが生成することによる作用の持続化に分類される．また，ドキシフルリジン（フルツロン®）は，フルオロウラシルの腫瘍組織選択的移行性の改善を目的としたプロドラッグである．

プロドラッグのカリンダシンは，カルベニシリンの胃内酸性での分解を抑制するように設計されている．一方，アシクロビルのバリン修飾体であるバラシクロビル，α-メチルドパのフェニル

表2.14 アンピシリンプロドラッグ経口投与後の生物学的利用能の比較

薬物	解析方法	生物学的利用能
アンピシリン		1.0
ピバンピシリン	尿中排泄量（0～6 hr） AUC（0～6 hr）	2.68 3.13
バカンピシリン	尿中排泄量（0～6 hr） AUC（0～6 hr）	1.43 1.67
タランピシリン	尿中排泄量（0～6 hr） AUC（0～6 hr）	1.70 1.87

[Stella, V. J., Mikkelson, T. J. and Pipkin, J. D. (1986) in Drug Delivery Systems (Juliano, R. L., ed) pp. 112-176, Oxford University Press]

アラニン修飾体は腸管の輸送体による能動輸送の吸収促進を企図したプロドラッグである．

以上のように，親化合物の特性によって異なるが，消化管内の安定性を確保しながら，受動輸送，能動輸送の両者を活用して親化合物の経口製剤化を可能にするため，様々な分子レベルでの工夫がなされている．

3 投与部位の選択

薬物の経粘膜投与としては，経口投与以外にも肺，鼻，口腔，膣などの粘膜を利用することも可能である．これらの一部はすでに製剤として実用化がされており，すでに2.4.3の5）に記述した．

これらの粘膜部位は消化管と比べると，消化酵素が乏しい分，薬物安定性の面で有利である．また，肝初回通過効果を回避できることも好ましい特徴である．これらの内，肺粘膜は小腸粘膜に匹敵する比表面積（約200 m^2）を有し，粘膜上皮細胞の厚さも0.1～0.2μmと薄いために，高分子量のペプチド性薬物の投与経路として注目されている．実際，2006年にファイザー社によって，インスリンの粉末吸入製剤 Exubera® が上市された．これは，ヒトインスリンをマンニトール，グリシン，クエン酸ナトリウムで製剤化したものであり，ペプチド性薬物の肺吸収を初めて具現化したものとして注目を集めたが，2008年に発売中止となった．最近になって（2014年）MannKind 社によって，速効型の吸入インスリン（Afrezaa）が米国FDAによって承認されている．

4 製剤設計の工夫

消化管を含めて粘膜経由で薬物を吸収させるためには製剤の滞留性に留意する必要がる．消化管内における内容物の移動は容易に理解できよう．また，鼻腔内での繊毛運動は製剤を咽喉へと

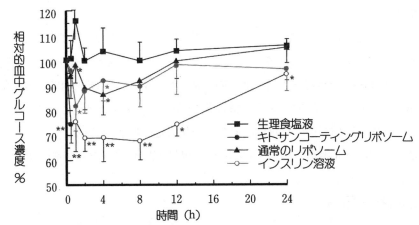

図 2.45 インスリン (24 IU/rat) を封入したキトサンコーティングリポソームをラットに経口投与したときの血中グルコース濃度の変化
*：$p < 0.05$，**：$p < 0.01$，リポソーム組成：DPPC：DCP = 8：2
[Takeuchi, et al. (1996) *Pharm. Res.*, **13**, 896-901]

移動させ，肺，気管支でも同様に移動が促進される．製剤を投与した際に，これらの生理現象の影響を最小限にとどめることが安定した薬物の吸収につながる．

このことを考慮した製剤設計として製剤への粘膜付着特性の付与が検討されている．現在までの研究で，カルボキシメチルセルロース，ヒドロキシメチルセルロースなどのセルロース誘導体，ポリアクリル酸系ポリマーのカーボポール，キチンを脱アセチル化したキトサンなど多くの物質の粘膜付着特性が明らかにされている．これらの内，キトサンにはタイトジャンクション開口作用によると推定される吸収促進作用も確認されており，この目的の製剤設計に最も有用な物質の一つと考えられる．動物実験ながら，インスリンを封入したリポソームをキトサンで表面修飾して正常ラットに投与すると，血糖値の低下が半日以上持続し消化管粘膜付着特性が機能していることが報告されている（図2.45）．また，粘膜付着特性付与を目的とした新しいポリマー，poly (methacrylic acid) grafted with poly (ethylene glycol) なども開発されており，ラットのインスリン吸収実験においてその効果が報告されている．

難吸収性薬物の経粘膜投与を実現化する製剤としては，微粒子製剤が適切である．特に1μm以下のサブミクロンサイズの微粒子は**コロイダルドラッグデリバリーシステム**と呼ばれ，活発に研究が行われている．これらコロイド粒子は粒子自体が粘膜透過を示唆する報告も数多くあり，今後の研究により実用製剤開発が期待されている．

2.4.6 標的指向型製剤

薬物が体内に入ってからの標的指向性（ターゲティング）は，DDS製剤の基本概念においても究極の機能である．薬物が目的とする部位，細胞のみに送達されれば治療効率が上るばかりでなく，副作用発現も低下できる．特に活性が細胞毒性につながる抗癌剤等においては，強く求めら

れる機能である．

　標的指向製剤を設計するに当たっては，生体組織の機能，構造を理解して，血流に乗せて標的組織に薬物を運搬することが必須となる．さらに，標的細胞への親和性を活用して細胞に選択的に接近させ，薬物取込みを誘引して，その薬効を発現させることが求められる．残念ながら，この機能を 100％の確率で発揮できる完全な**標的指向製剤**は現時点では開発されていない．しかしながら，この目標のために様々な，製剤学研究，製品開発が進行している．

　本節では，これらの標的製剤の基本的コンセプト，製剤手法および実際の製剤について説明する．

1 受動的ターゲティング

　血流中に投与された低分子薬物は比較的自由に血管壁を透過でき，その分子の特性に応じて体内組織に分布する．また，**糸球体ろ過**を受け，尿中にも排泄される．高分子に薬物を化学的に結合させる，あるいは粒子内に薬物を封入することにより，これらの薬物体内挙動を制御することが可能である．高分子化の場合は，およそ 3 万以上の分子量になると糸球体ろ過を受けにくくなり，血液内の滞留性は低分子の薬物よりは相対的に向上する．微粒子運搬体（キャリアー）を利用する場合にも，体外への排泄は制御される．しかし，微粒子の場合は，そのサイズによって肺静脈内で塞栓を起こしたり，肝臓，脾臓などの**細網内皮系** reticuloendothelial system（**RES**）により貪食を受け，血流から消失する．

　一方，血管からの分子や粒子の漏出（透過性）は，血管壁の構造が組織によって異なるため，そのサイズの影響を受けることが知られている．低分子薬物を高分子に結合させたり，微粒子に封入することにより，全身血液循環中での薬物の滞留性を高めることを基本として，受動的な薬物移行により目的組織への薬物の標的送達する考え方を**パッシブターゲティング** passive targetting（**受動的ターゲティング**）という．

　特に，炎症部，癌組織においては血管壁が疎になりやすく，分子量の極めて大きい高分子，粒子径がおよそ 100～200 nm 以下の粒子は選択的にその部位において流出しやすい．したがって，キャリアーとして用いる高分子の分子量，微粒子のサイズを制御することにより炎症，癌組織に薬物を選択的に送達することが可能である．これは，図 2.46 に模式的に示すようにこれらの組織では血管壁に穴が開いており，ある程度の大きさであれば薬物を封入した微粒子が組織側に移行しやすくなっていることによる．また，癌組織においてはリンパ系が未発達であり，微粒子製剤の滞留性向上に寄与している．このような特性は前田浩博士らにより **EPR**（Enhanced Permeability and Retention）**効果**と命名され，受動ターゲティングの基本コンセプトとなっている．

2 能動的ターゲティング

　これに対して，たとえば，がん細胞などの標的目的部位表面に選択的に発現する受容体，ある

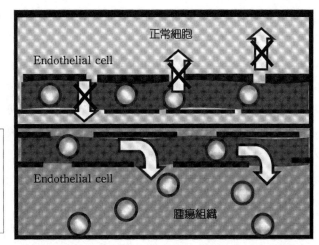

図 2.46 EPR（Enhanced Permeability and Retention）効果を示す模式図

いは抗原と特異的な親和性を有するリガンド，抗体などを利用して，選択的に薬物を標的送達する手法を**アクティブターゲティング** active targetting（**能動的ターゲティング**）という．このようなアクティブターゲティングにおいても，全身血流に投与する限りは，到達経路中での組織への分布，代謝は回避する必要があり，血液循環中の薬物滞留性の向上は必須である．この観点での製剤化研究は数多く行われているが，実用化に至った例は数少ない．近年いくつかの製剤が上市されている**抗体医薬**のように標的性を有する物質そのものを医薬とする戦略の方が成功しているといえる．一方，前述の肝臓，脾臓などでの粒子の RES 取り込みを利用して，肝臓，マクロファージに薬物を標的送達することは実用化されており，これはアクティブターゲティングに分類できる．

その他のターゲット療法の手法として，すでに実用的に利用されている**動脈化学癌塞栓療法**がある．これは物理的に組織での抗癌剤の滞留性を高め標的化する手法である．血管を造影しながらカテーテルを用いてゼラチンスポンジで目的動脈を塞栓した後に，薬物を同一動脈に投与する．薬物をキャリアーに封入することにより徐放化機能を与えると有効に薬物効果が得られることが臨床成績として報告されている．

外界からの刺激により，キャリアーに封入された薬物をピンポイントで放出させる手法もターゲティングの一手法である．外界からの刺激に応答する薬物放出特性を微粒子キャリアーに付与することによって初めて達成できるため，粒子の製剤設計が極めて重要となる．外界からの刺激としては，超音波，磁場，温熱などが検討されている．

一方，分子レベルでの刺激応答も考案され，**光線力学療法** photodynamic therapy（PDT）として実用化されている．これは，あらかじめ注射投与されたポルフィリン関連化合物が，病変部に集積し，外部から照射されたレーザー光により励起して活性酸素を生成し，薬効を示すシステムである．癌治療を目的としてはポルフィマーナトリウム（フォトフリン®）が認可されている．薬物は静注されるが，正常組織より癌組織により集積しやすい特性が知られている．光線力学的療法は外科的手術に比べ侵襲の少ない治療法で，機能温存が可能なため，高齢者など手術のでき

ない患者や病変部位の機能低下が見られる患者に有用性が高いといわれている．一方，光感受性物質を投与するため，光線過敏性が高まり，日焼け症状を起こしやすくなる副作用が問題とされていた．この問題を回避するためより代謝の速いタラポルフィンナトリウム（レザフィリン®）も上市されている．また，後眼部に病巣を有する加齢黄斑変性症治療薬として，ベルテポルフィンの**リポソーム製剤**であるビスダイン®（ノバルティス）も最近日本でも上市された．これは同じくレーザー光による活性化により新生血管の阻害が起こり薬効を示す．以上の手法も広義の能動的ターゲティングに分類することが可能である．

細胞内の酵素の働きで選択的に活性を示すいわゆる**プロドラッグ**型標的製剤も実用化されている．アシクロビルはウィルス感染細胞内のチミジンキナーゼによって選択的にリン酸化され抗ウィルス活性を示す．正常細胞内のチミジンキナーゼに対する反応性はきわめて低く標的化が達成されている．

3 微粒子キャリアー

ターゲティングに用いられる微粒子は大部分がコロイド次元（サブミクロンサイズ）の微粒子である．**リポソーム** liposome，**リピッドエマルション** lipid emulsion などすでに実用化されているいくつかの微粒子キャリアーについてその構造，特性，応用例を説明する．代表的な微粒子キャリアーの模式図を図 2.47 に示す．いずれも 100 ～ 200 nm の粒子径を有するものが通常である．

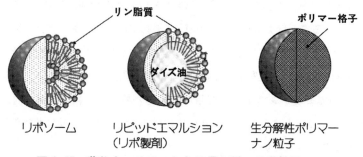

図 2.47　薬物キャリアーとなり得る種々の微粒子

a）リポソーム

リポソームは細胞膜構成成分でもあるリン脂質の二重膜構造からなる小胞のことをいう．1960年代半ばにイギリスの Bangham 博士が水中で，リン脂質が自発的にこのような閉鎖小胞構造を取ることを明らかにしリポソーム liposome と命名した．

リン脂質分子はリン酸部を親水基，アシル基を疎水部とする界面活性物質であるが水には溶解しない．フラスコ内で適切な有機溶媒に一旦溶解してエバポレートすることにより薄膜を形成させた後，水（緩衝液等）に接触させ，ボルテックス・ミキサーなどで振動撹拌することにより閉鎖小胞構造を自発的に形成する．このようにして得られるリポソームは図 2.48 に示す**多重層リポソーム** multi lamellar vesicle（MLV）と呼ばれる．MLV の大きさは平均粒子径数 μm である．

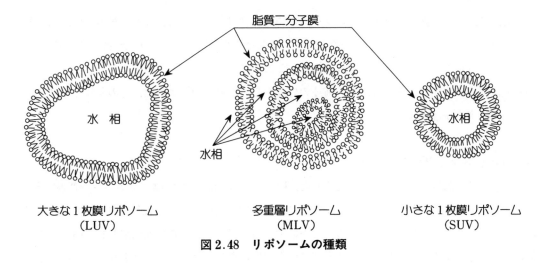

図2.48　リポソームの種類

　MLVに超音波を照射することにより粒子径は小さくなり，図に示すリン脂質二重膜が一層で取り囲む**一枚膜リポソーム** small unilamellar vesicle（SUV）となる．その平均粒子径は数百μm以下で，薬物標的送達の目的にかなった100 nm程度にすることができる．さらに，エクストルーダーなどの装置を利用して目的の細孔径を有する膜（ポリカーボネートメンブランフィルター）を透過させて，均一な粒子径とすることができる．また，逆層溶媒蒸発法など調製法を工夫することにより図に示す一枚膜の大きなリポソームを調製することもできる．なお，大量生産のためには，加温法，凍結乾燥法などの手法が考案されている．

　リポソームは，親水性の薬物は小胞内の水相に，脂溶性の薬物は二重膜の内部にといずれの薬物も封入できるところに特徴がある．さらに，リン脂質の選択あるいは荷電物質の添加により粒子表面の電荷を制御できる．また，表面が脂質二重膜であることから，**パッシブターゲティング**を目的としたリガンド，抗体などの機能性分子による表面修飾も他の微粒子に比べて相対的に容易である．

　ターゲティングにおけるリポソームの利用に関しては，血中滞留性の改善の研究が早くから行われ，ポリエチレングリコール（PEG）を結合させたリン脂質を処方することにより調製された表面にPEG層を有するリポソームが有用であることが明らかにされた．これは，表面のポリマー層がRES取込みを抑制するためであり，**EPR効果**によって腫瘍部位への薬物集積性も高まることも明らかになっている．RESによる捕捉をかいくぐることからステルスリポソームとも呼ばれている．

　製品化されている標的化リポソーム製剤としては，真菌症に対するアムホテリシンB製剤のアムビゾーム®AmBisome®，抗癌剤ドキソルビシン塩酸塩製剤のドキシル®Doxil®（適応症はHIV患者のカポジ肉腫）などが知られている．後者は，PEG修飾リポソームである．抗癌剤ドキソルビシン，アドリアマイシンは心筋に対する毒性が知られており，リポソーム製剤化することによりこの副作用は低減される．なお，Doxil®は，2009年に日本でも承認された．また，前述のビスダイン®もメカニズムは異なるが標的化を目的としたリポソーム製剤である．

　研究面では，**アクティブターゲティング**を目指した抗体による表面修飾を行ったイムノリポ

ソーム，糖鎖による修飾を行ったリポソームが幅広く検討されている．また，細胞への遺伝子導入のキャリアー（ベクター）としても脂質組成，新たな脂質の開発などの研究が展開されている．リポソームは用いる脂質の種類，組成を選択することによって，脂質二重膜の相転移を利用した薬物放出制御が可能であることから，前述の外部からの温熱刺激による標的化の薬物キャリアーとしての研究も続けられている．

b）リピッドマイクロスフェア

大豆油をリン脂質（レシチン）で乳化した，粒子径約 200 nm の微小エマルション（脂肪乳剤）が，従来より栄養補給のための点滴注射剤（イントラリピッド®）として使用されてきた．欧米では**リピッドエマルション**ともいわれる．この粒子において，リン脂質は乳化剤として働き粒子表面に一層で存在すること，したがって内部には水相は存在しないところがリポソームとは大きく異なる．通常は，マントンゴーリン，マイクロフルイダイザーなどの高圧乳化機により調製される．

これらの粒子は，動物実験において動脈硬化病変部位，炎症部位への集積が確認され，標的化製剤として開発されるに至った．集積メカニズムは **EPR 効果**であるといわれている．図 2.47 に示すように，薬物は中心の大豆油部分に封入される．日本発の製剤であり，**リピッドマイクロスフェア**あるいは**リポ製剤**と呼ばれ実用化されている．代表的なリポ製剤として，デキサメタゾンパルミチン酸エステル，プロスタグランジン E_1（アルプロスタジル）を封入した製剤（リメタゾン®，リプル®/パルクス®）がある．前者は，ステロイド剤であるが，大豆油への溶解性を高めるためにパルミチン酸誘導体化されている．これらの製剤は，それぞれ，関節リウマチ治療薬，慢性動脈閉塞症などに適用されている．

c）高分子ミセル

ミセルは動的平衡にあるため，微粒子キャリアーとしては適さないと考えられていたが，高分子により形成される会合体（**高分子ミセル**）は薬物キャリアーとして有効であることが示されるようになった．例えば，ポリエチレングリコール－ポリアスパラギン酸共重合体に抗癌剤ドキソルビシンを共有結合させると薬物を核としたミセルが形成されることが報告されている．さらにドキソルビシンを添加して形成させたミセルは固形癌への集積が高まり薬効を示すことが明らかになっている．シスプラチン，パクリタキセル（タキソール®）などの抗癌剤に関しても同様な検討が続いている．このような高分子ミセル製剤のいくつかは，現在，日本において臨床試験にまで進んでいる．

4 高分子化医薬

a）PEG 化医薬

従来タンパク製剤のポリエチレングリコール（PEG）化は抗原性を低下させる働きが注目され

てきた．一方で，高分子を結合することにより腎クリアランスが変化し，血中滞留性が改善する．また，PEG はリポソーム表面修飾に関しても述べたように，血漿中の補体などとの相互作用を制御して細網内皮系への取込みを抑える効果がある．これらの効果により，薬物に PEG を結合させることにより，リポソーム製剤と同様に，血中滞留性が向上することが明らかになっている．

この効果を利用して PEG 化インターフェロン α2a（ペガシス®），インターフェロン α2b（ペグイントロン®）が実用化されている．これらは，各インターフェロンに PEG を結合させた製剤であり，週1回の注射投与により C 型慢性肝炎の治療に有効であることが明らかになっている．従来のインターフェロン製剤より注射回数が少なくてすみ，QOL の向上に寄与している．PEG 化の効果は他のタンパク製剤でも認められており，米国では，ヒト顆粒球コロニー刺激因子（G-CSF）の PEG 化製剤も承認されている．また，腫瘍壊死因子（TNF-α）に関しても検討が進んでいる．

b）スマンクス

日本発の高分子化医薬品**スマンクス**（SMANCS®）は，スチレン無水マレイン酸共重合体（SMA）を酸性ポリペプチドの抗癌剤ネオカルチノスタチン（NCS）に結合させ，分子量，脂溶性を高めた医薬品である．SMA の分子量は約 2,000，SMACS の分子量も 16,000 程度であるが，血漿中でアルブミンと結合するため実際にはさらに高分子量として挙動する．本製剤は造影剤であるヨード化ケシ油脂肪酸エチルエステル（リピオドール® など）に懸濁させ，カテーテルを用いて肝動脈内に投与する．EPR 効果によって肝細胞癌の蓄積性が向上し効果を増大させる．日局名をジノスタチンスチマラマーという．なお，本製剤は 2012 年に製造販売中止となり，これに伴って日局からも削除された．

5 薬物分子の標的指向性

近年のバイオテクノロジーの進展により，抗体のキメラ化，ヒト化抗体の産生が可能になり，さらにヒト抗体も得られるようになった．すでに医薬品として利用されているものがいくつかある．例えば，リツキシマブ（リツキサン®）は B リンパ球抗原である CD20 に反応するキメラ抗体で，B 細胞非ホジキンリンパ腫治療に用いられる．トラスツマブ（ハーセプチン®）は抗 HER2 ヒト化モノクローナル抗体で，HER2 タンパク質を細胞表面に過剰発現している転移性乳癌の治療に用いられる．

これらの**抗体医薬品**（分子標的治療薬）はある意味では究極のアクティブターゲティング製剤といえる．しかし，抗体によっては，全身投与された場合に必ずしも病巣以外にも作用を及ぼす危険も否定はできず，製剤的手法の活用の余地は残されている．

2.5 ペプチド・タンパク質性薬物，及び機能性核酸の製剤設計

　近年，遺伝子工学 gene engineering や分子生物学 molecular biology の発展ならびにヒトゲノム解析プロジェクト human genome project の進展により，ゲノム情報を基に創薬を行うゲノム創薬 genome-based drug discovery，遺伝子自体を治療に用いる遺伝子治療 gene therapy ならびに一塩基多型 single nucleotide polymorphism に代表される遺伝子の個人差に基づくテーラーメイド医療 personalized medicine などが新たな創薬・治療法として登場してきた．ヒトゲノム解読後はポストゲノム時代とも呼ばれ，プロテオーム proteome，トランスクリプトーム transcriptome，リピドーム lipidome，グリコーム glycome など，生体関連物質を網羅的に解析する方法論も構築されつつある．これら生体情報を迅速かつ網羅的に解析可能な技術基盤の進歩の結果，生体内でホメオスタシス homeostasis を司るさまざまなペプチドホルモン，サイトカイン，ケモカインなどの発見が加速してきた．一方，ペプチド合成化学，細胞培養技術，バイオテクノロジーの進歩に伴い，従来，ごく微量しか入手できなかったペプチドや生理活性タンパク質が大量に入手できるようになり，またこれらの機能や体内動態が明らかになるにつれて，これら生理活性ペプチドあるいはタンパク質を医薬品へ応用する試みが活発になってきた．特にタンパク質の中で，分子標的薬 molecular targeting drug とも呼ばれる抗体医薬品 antibody drug の開発は，ヒト化抗体作成技術の確立と相まって最も盛んに行われている．

　欠陥のある遺伝子に対して正常な遺伝子を補ったり，正常な遺伝子に置換することを目的とした遺伝子治療は，疾病の根治療法として注目され，臨床試験が活発に行われている．一方，疾病の原因となる遺伝子 gene の過剰発現を特異的に抑制できるオリゴヌクレオチドの開発研究も活発に行われ，アンチセンス核酸，低分子干渉RNA（siRNA），アプタマーなどは次世代の医薬品として大きな期待が寄せられている．さらに，間葉系幹細胞，ES細胞およびiPS細胞を目的に応じて分化誘導させた細胞，さらに，CRISPR/Cas9システムなどのゲノム編集技術を応用した細胞を用いる細胞性医薬品などは，近い将来，革新的な医療を提供することになろう．さらに未来型製剤として，マイクロ/ナノマシン製剤 micro-/nano-machine などの研究も行われている．

2.5.1 ペプチド・タンパク質性薬物の製剤設計

　従来，動物から抽出していたインスリンなどのタンパク質性医薬品や生理活性ペプチドの医薬品開発は，バイオテクノロジーの進歩に伴い急速に進展し，インスリン，成長ホルモン，インターフェロン，エリスロポエチンなどが治療上不可欠な高分子医薬品に成長した．しかし，これら生理活性ペプチドやタンパク質は，一般に親水性で分子量が大きいため，生体膜透過性が低く，ペプチダーゼやプロテアーゼによる分解を受けやすいという欠点を有することから，DDS 技術を含むさまざまな製剤学的手法によりこれらの欠点を改善する試みがなされてきた[1]．さらに，タンパク質は化学的・物理的にも不安定であったり，種々の界面に吸着しやすい性質を有するため，製剤化には工夫を要する．また，コンプライアンス compliance，アドヒアランス adherence や患者に優しい製剤開発の必要性を考えると，注射剤以外のタンパク質製剤の開発は急務であり，特に，経口投与可能なタンパク質製剤の開発は製剤研究者にとって重要な課題である．

1 ペプチド・タンパク質性薬物の性質

　一般に天然のペプチドの分子量は約 5,000 以下であり，水溶性で水にはほとんど任意の割合で溶解する．ペプチド結合（酸アミド結合）は化学的には比較的安定であるが，酵素的には非常に不安定である．この高い水溶性と酵素分解されやすい性質のため，一般に，ペプチドトランスポーター peptide transporter の基質にならないペプチドやタンパク質の消化管粘膜及び他の粘膜や皮膚からの吸収は低い．また，血中に移行したペプチドは，その低分子量，水溶性，血中に存在するペプチダーゼによる分解のため，消失半減期はきわめて短い．

　タンパク質は分子量 10,000 以上のポリペプチドであり，ある特定の三次元構造にフォールディング folding されることにより生理活性を発揮する．タンパク質にはペプチド主鎖以外に糖鎖を結合したものや金属を配位したものもある．タンパク質には塩基性アミノ酸及び酸性アミノ酸が存在し，その割合により等電点が変化する．水への溶解度は概して高いが，等電点近傍の pH では溶解度は低下する．タンパク質の立体構造は脆弱で，わずか 10 kcal/mol 程度の自由エネルギーで安定化されており，極端な場合，1 個の芳香族アミノ酸残基の置換により構造が変化する．他に pH 変化，撹拌，振とう，熱，変性剤の添加などによりタンパク質は容易に変性を起こし，二次構造または三次構造の変化に伴う活性の低下または消失がみられる．タンパク質は単分子コロイドに分類され，界面活性作用を有することから，容器やチューブなど種々の界面に吸着する性質を有する．

2 ペプチド・タンパク質性薬物の安定性と安定化

　ペプチド性薬物は化学的に比較的安定であり，特別に安定化を図ることは少ない．もし不安定であれば凍結乾燥または粉末製剤とし，用時溶解して水溶液とすることで解決する．一方，タンパク質性薬物は物理化学的に不安定であり，安定化が必要となる場合が多い．例えば，皮下投与型の高濃度抗体製剤は，凝集体形成を生じやすいため，抗体の安定化は極めて重要である．タンパク質性薬物含有注射剤の安定化剤として，ポリエチレングリコール，アミノ酸，糖類，アルブミンなどが用いられる．また，タンパク質は等電点付近で難水溶性となるため，その場合には等電点から離れた pH を用いて溶解させる必要がある．例えば，インスリン注射液は塩酸を加えて溶解する．日局 17 において，安定性の観点から凍結を避け冷所に保存する製剤として，オキシトシン注，バソプレシン注，各種のインスリン製剤があげられ，バソプレシン注は製造後 36 か月の有効期限が定められている．なお，インスリンヒト（遺伝子組換え）注射液およびオキシトシン注は有効期限の規定はない．

3 ペプチド・タンパク質性薬物のデリバリーシステム

　生理活性ペプチドやタンパク質は，それ自体が水溶性や高分子のものが多く，粘膜の透過性が低いばかりでなく，粘液や粘膜において種々のタンパク分解酵素により分解されるため，粘膜からの吸収性は低い．また，これらの多くは酵素分解や糸球体ろ過により速やかに血中から消失する．これらペプチドやタンパク質の吸収を改善するには，製剤添加物（**吸収促進剤** absorption enhancer，**タンパク分解酵素阻害剤** protease inhibitor），微粒子（リポソーム，solid‐in‐oil‐in‐water（s/o/w）エマルション），多糖やポリペプチドからなるカプセルへの封入，消化管以外の投与ルート（鼻，肺，口腔，眼，膣，直腸など）の利用，ペプチドやタンパク質の構造修飾（プロドラッグ化，脂質修飾，膜透過ペプチド修飾），投与剤形の工夫などがある[2]．

4 自己投与製剤

　多くのペプチド及びタンパク質薬物の場合，その薬効を発揮させるには頻回投与が必要である．このため可能な限り患者自身が投与できる剤形が望ましく，多くの自己投与製剤が研究されている．以下に代表的な具体例を示しながら自己投与製剤の製剤設計について紹介する．なお，表 2.15 に実用化された経皮・経粘膜ルートからのペプチド及びタンパク質性薬物のデリバリー法の代表例を示す[3]．

a）経鼻投与製剤

　経鼻投与は，鼻炎や副鼻腔炎などの疾患に対する局所作用を期待した薬物の投与ルートだけでなく，ペプチド及びタンパク質性薬物の全身作用を期待した投与ルート，粘膜インフルエンザワクチンの投与ルート，脳への薬物デリバリーを期待した投与ルートとして注目されている．その理由として，鼻粘膜は皮膚や消化管粘膜に比べて膜透過性が高く，鼻粘膜から吸収された薬物は**初回通過効果** first pass effect を回避できるため，消化管経路や肺経路よりも高い**バイオアベイラビリティ** bioavailability が得られること，また，点鼻剤やスプレー剤のように患者自身による投与が簡便であるなどの利点が考えられる．特に，鼻粘膜は消化管粘膜と比較して水溶性薬物の透過性は高く，粘膜を透過した薬物は直接体循環系に移行するので，肝臓での初回通過効果を回避できる．全身作用を期待したペプチド性薬物には，中枢性尿崩症治療薬としてデスモプレシン酢酸塩点鼻薬，骨粗鬆症治療薬としてカルシトニン，分娩誘発薬としてオキシトシン，子宮内膜症治療薬として性腺刺激ホルモン放出ホルモン luteinizing hormone‐releasing hormone（LH‐RH）誘導体のナファレリン酢酸塩点鼻薬，ブセレリン酢酸塩点鼻薬，ゴセレリン酢酸塩点鼻薬が市販されている（表2.15）．さらに，鼻腔内に投与された薬物の一部が鼻粘膜上に存在する嗅球を介して直接脳に移行することも報告されている[4]．

表2.15　実用化された経皮・経粘膜ルートからのペプチド・タンパク質性薬物のデリバリー法の例

投与ルート	薬　物	商品名	剤　形
肺	インスリン	Exubera（2008年に発売中止）	吸入剤
鼻腔	デスモプレシン酢酸塩	デスモプレシン	点鼻剤
	オキシトシン	Syntocinon	点鼻剤
	カルシトニン	Miacalcin	点鼻剤
	ブセレリン酢酸塩	スプレキュア，フセット	点鼻剤
	ナファレリン酢酸塩	ナサニール	点鼻剤
口腔	ストレプトキナーゼ・ストレプトドルナーゼ	バリダーゼバッカル	バッカル錠
経皮	インスリン	Medi-Ject, PowderJect	針なし注射
	インスリン	シマジェット	針なし注射
眼	シクロスポリン	パピロックミニ	点眼剤

b）経肺投与製剤

　経肺ルート pulmonary route は喘息や気管支炎などの治療のための局所効果だけでなく，全身作用を期待できる投与ルートとして注目されている．肺は40種類以上の細胞から構成される複雑な構造を示すが，140 m^2 にも及ぶ広大な表面積を有するとともに，吸収障壁として働く上皮細胞の厚さが0.5 μm 以下と薄く，さらに，肺は心臓から排出された血液の100％が直接通過するため血流が豊富なことなどから，経肺ルートは薬物吸収にとって利点が多い[5]．加えて，酵素活性が低く**初回通過効果**を受けにくいため，薬物吸収部位として優れた特性を有する．このような理由から，経口投与では3％以下の血中移行性しか示さないクロモグリク酸ナトリウムが，吸入製剤

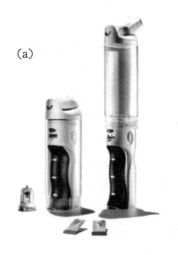
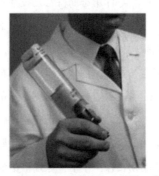
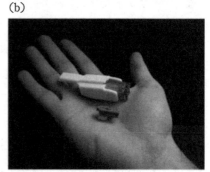

図 2.49 経肺インスリン製剤
(a) Exubera®, (b) Afrezza®

では70％の高値を示すのは良い例である．タンパク質性薬物の経肺投与製剤に関して，2006年欧州審査委員会ならびに**米国食品医薬品局（FDA）**は吸入型インスリン製剤エクスベラ Exubera® を認可した（図2.49(a)）．エクスベラは粉末状のインスリン製剤で，専用吸入器を使って口から吸い込む．1型糖尿病患者を対象にした試験では，服用後平均49分で血中インスリン濃度がピークに達する速効タイプで，注射型インスリンの平均105分より格段に速いという特徴を有する．しかし，エクスベラは基礎インスリン分泌を補う製剤としては不適なため，作用時間の長い中間型インスリンなどとの併用が必要である．また，吸入インスリンは喫煙者や喘息患者には適さない．さらに，吸入インスリンの生体内利用率は10％程度にとどまり，皮下注射より大幅に低く，必要なインスリンの量が多くなるので，治療コストが高くなる懸念もあった．これらの要因が重なり，Exubera™は2008年1月に発売が中止された．これに呼応してLilly社は，Alkermes社との吸引型インスリン剤の共同開発契約を停止，Novo Nordisk社もAradigm社とのAERx iDMSに関する共同開発を中止した．一方，MannKind社は，2010年，吸入インスリン製剤であるAfrezza™（図2.49(b)）の再承認申請をFDAに行い，2014年6月に承認を受けた．

c）経皮投与製剤

薬物の皮膚への投与は，皮膚局所の疾病の治療薬として古くから用いられてきたが，近年，皮膚透過性が高く，低い血中濃度で薬理効果を示すスコポラミンやニトログリセリンなどの**経皮治療システム** transdermal therapeutic system（TTS）と呼ばれる全身作用を目的とした経皮コントロールドリリース製剤が市販されている．これらTTS製剤の発展と相まって，日局15から新たな剤形として**経皮吸収型製剤** transdermal system が追加された．一方，ペプチドやタンパク質性薬物の経皮吸収性は角質層が透過バリアーとなるため，きわめて低い．この低吸収性を改善する方策として，Azone®及びその誘導体による**吸収促進剤**の利用，リポソーム liposome や**膜透過ペプチド** cell penetrating peptide の利用，**イオントフォレシス** iontophoresis，ソノフォレシス

sonophoresisなどの物理的刺激を利用した方法，またはこれらを組み合わせた方法を用いてインスリン，カルシトニン，インターフェロン，エリスロポエチンなどの経皮吸収性について検討が行われている[6]．これらの他に，生分解性高分子製のごく微細なマイクロ針（マイクロニードル）を用いて，皮膚表面にマイクロスケールの孔を開け，高分子や極端に疎水性の高い薬物の吸収を促進する方法，電磁レーザーで一時的に角質層を変質させ薬物を体内に送り込む方法，針を用いず電気パルスで制御可能な収縮性形状記憶合金（ニッケル，チタン）繊維を駆動力とし，薬物を皮膚から体内にすばやく送り込む方法，薬液を高圧で発射させ，皮膚を貫通する方法（無針注射器），高周波を用いて皮膚の表皮にマイクロサイズのチャネルを開け，薬物の吸収を高める経皮投与法，さらにはポータブルポンプとマイクロ針とを組み合わせた方法など，さまざまな新規投与法が開発されている．

d）経腟投与製剤

腟は酵素活性の比較的低い部位であるが，月経周期により腟壁表皮の厚みが変化し，吸収性に影響を及ぼす．最も吸収の良い時期は排卵後期である．腟粘膜は鼻粘膜と同様に血管が豊富に存在し投与が簡便であることから，消化管に比べてペプチド性薬物及びタンパク質性薬物の吸収に適した経路である．粘膜付着性の高いヒアルロン酸ベンジルエステルからなるマイクロスフェア中にカルシトニンを封入させると，この薬物の吸収が向上することが報告された[2]．また，吸収促進剤として有機酸を添加するとリュープロレリンの吸収が増大することが報告されている[7]．

e）経直腸投与製剤

ヒト直腸への薬物投与は古くから行われており，次のような利点を有する．①投与量の多い薬物にも適する，②吸収時に食事の摂取や**胃内容排出速度** gastric emptying rate（GER）の影響を受けにくい，③小腸や肝臓での初回通過効果を回避できる，④ペプチドやタンパク質の吸収に際して分解酵素量が少ないため，吸収促進剤の効果が発現しやすい，などがあげられる．市販医薬品に含まれる吸収促進剤として，小児用アンピシリン及びセフチゾキシムに添加されたカプリン酸ナトリウムがある．同様にペプチド性薬物やタンパク質性薬物の直腸吸収性を改善する方策として，種々の吸収促進剤の利用が行われている．また，中空坐剤中にインスリン，組換えヒト顆粒球コロニー刺激因子，ヒト絨毛性ゴナドトロピン（hCG）などのタンパク質性薬物にα-シクロデキストリンを添加すると，これら薬物の薬理効果が増大すること，また，タンパク質分解酵素阻害剤であるアプロチニンの添加により，インスリンの直腸吸収が増大することが知られている．

f）口腔粘膜投与製剤

口腔粘膜上皮は重層扁平上皮で，粘膜固有層には乳頭をそなえ，多数の血管が存在する．そのため，局所作用ならびに全身作用を期待した製剤が開発されてきた．その代表例はニトログリセ

リン舌下錠である．ペプチド及びタンパク質性薬物の例としては，消炎酵素剤であるストレプトキナーゼ・ストレプトドルナーゼのバッカル錠（バリダーゼ®）が市販されている．他にインスリン，LH-RH誘導体，thyrotropin-releasing hormone（TRH），カルシトニンの吸収性などが検討されている．

g）経眼投与製剤

眼の最外層の角膜は5つの層から形成され，外側から上皮，Bowman膜，固有層，デスメ膜，内皮と呼ばれる．薬物吸収を考えるとき，角膜上皮は厚さ$50\sim100\mu m$の脂溶性バリアーとして働き，固有層は親水性バリアーとして働く．また，角膜の外層には涙液層と呼ばれる粘液層が存在し，涙液は涙腺で産生後，角膜表面に広がり，鼻腔側に存在する涙嚢や鼻涙管へ流出するため，点眼された薬物溶液はこのようなルートで眼から排出される．市販製剤として，環状ペプチド構造を有し，きわめて難水溶性で，Biopharmaceutics Classification System（BCS）（p.13）では classⅡに分類される免疫抑制薬シクロスポリンの点眼剤（パピロックミニ®）がある．

h）経口投与製剤

経口投与は最も汎用される薬物投与ルートであり，ペプチド及びタンパク質性薬物の開発が期待されている．しかし，ペプチドやタンパク質を消化管から吸収させるためには，ペプチダーゼやプロテアーゼなどの消化酵素による分解（酵素バリアー）と消化管上皮細胞膜による透過バリアーの両者を突破させる必要がある．ペプチダーゼやプロテアーゼ活性が小腸に比べて低い大腸へこれら薬物を送達し，吸収性を改善する研究も行われている．ベンチャー企業を中心に，カルシトニンやインスリンの経口投与製剤の研究開発が進められている．その例として，Tatペプチドやオリゴアルギニンなどの膜透過ペプチド，キトサンカプセル，リポソーム，s/o/wエマルションを応用した例などが知られている．

消化管関連リンパ組織 gut-associated lymphatic tissue（GALT）である**パイエル板** Peyer's patchは主に回腸に存在し，消化管の粘膜免疫に対して重要な役割を担っている．パイエル板の管腔側にはM細胞が存在し，消化管に存在する抗原の取り込みならびに抗原提示細胞への抗原の供給を行う．乳酸-グリコール酸共重合体により調製された**マイクロスフェア** microsphereがM細胞から取り込まれやすい性質を利用して，パイエル板からの吸収を企図した製剤も開発されている[2]．また，消化管粘膜に発現しているレクチンlectinを利用したデリバリー法[8]，アゾポリマー，キトサンやシクロデキストリンが大腸に存在する腸内細菌叢から産生される酵素により分解される性質を利用した，タンパク質性薬物の**大腸デリバリー法**[2]が知られている．さらに，これらの系に吸収促進剤や**タンパク質分解酵素阻害剤**を添加すると，タンパク質性薬物の安定性や吸収性はさらに増大する．一方，インスリンにカプロン酸をアジド法により1または2分子導入したインスリンのアシル化誘導体は，インスリンに比べて消化管吸収性が高いことが知られている．また，別法としてテトラペプチドであるテトラガストリンや担体輸送によって取り込まれる

表 2.16 各種インスリン注射剤

分類型	製剤名	薬物	効果発現時間	最大作用時間	持続時間
超速効型	超速効型インスリンアナログ	インスリンアスパルト	10〜20 分	1〜3 時間	3〜5 時間
		インスリンリスプロ	15 分以内	0.5〜1.5 時間	3〜5 時間
速効型	中性インスリン注射液	インスリン	約 30 分	約 2 時間	約 8 時間
混合型	二相性プロタミン結晶性インスリンアナログ水性懸濁注射液	インスリンアスパルト	10〜20 分	1〜4 時間	約 24 時間
		インスリンリスプロ	15 分以内	0.5〜6 時間	18〜24 時間
中間型	イソフェンインスリン水性懸濁注射液	インスリン	約 1.5 時間	4〜12 時間	約 24 時間
持効型	持効型溶解インスリンアナログ	インスリングラルギン(遺伝子組換え)	約 1 時間	ピークなし	約 24 時間

[医薬ニュース (2005) **14**(6), 10-12]

TRH フェニルアラニルグリシンについてもアシル化の効果は認められる．なお，一般に高い吸収促進効果を有する吸収促進剤は細胞傷害性が強く，その傷害性の軽減が望まれているが，最近，吸収促進剤とアミノ酸を併用すると細胞・組織傷害性が軽減されることが報告されている[9]．

i）自己投与皮下注射剤

1 型糖尿病患者だけでなく，経口血糖降下薬療法では良好な血糖コントロールを得られない 2 型糖尿病患者には，しばしばインスリン療法が行われるようになった．実際，表 2.16 に示すようにインスリン療法では，患者自身が毎日行う自己注射が基本となる．したがって，簡便な投与デバイスの開発は重要なポイントである．その 1 つに，ペン型注射器が開発され，中でもカートリッジの交換が不要，注入器自体が使い捨てになった**プレフィルド製剤**が発売されており，インスリン注射は非常に簡便になった．また，現在主に使用されているペン型注射器用注射針は 31〜32 G（ゲージ）のものであり，またナノパス®は，針先に向かって外径および内径筒がより細くなるように改良されている（33 G，34 G ダブルテーパー）[10]．遺伝子工学の手法を応用してヒトインスリンの構造を一部改変したインスリンアナログが開発され，超速効型と呼ばれるインスリンリスプロ（ヒューマログ®），インスリンアスパルト（ノボラピッド®）や，持効型と呼ばれるインスリングラルギン（ランタス®）などが市販されている（表 2.16）．一方，速効型インスリン，準速効型の無晶性インスリン亜鉛水性懸濁注射液，インスリン亜鉛水性懸濁注射液，結晶性インスリン亜鉛水性懸濁注射液，プロタミンインスリン亜鉛水性懸濁注射液は 2005 年で販売が中止された（表 2.16）[11]．最近，ペン型注射器の細い針をなくした無針の注射剤が開発された．無針注射剤は，スプリングまたはガス圧によって瞬時に皮下に注射でき，投与による痛みはなく，これまでヒト成長ホルモン（Serojet™）及びインスリン（Biojector®）に対して実用化されており（図 2.50），今後さらに多くのタンパク質性薬物などに適用されるものと期待される[12]．加えて，2015 年，皮内注射を簡便かつ確実に実施可能なデバイスを用いた皮内投与型インフルエンザワクチンの日本国内での製造販売承認申請がなされた．

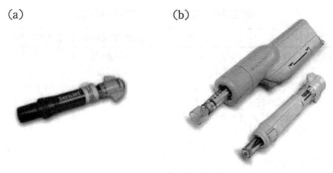

図 2.50　無針注射器
(a) Serojet™, (b) Biojector®

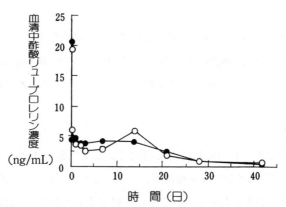

図 2.51　ラットの皮下または筋肉内にリュープロレリン酢酸塩含有マイクロカプセルを投与したときの血液中薬物濃度
○：皮下投与，●：筋肉内投与
[Y. Ogawa (1992) *Eur. J. Hosp. Pharm.* **2**, 120]

5　持続性注射剤

a）徐放性製剤

　ペプチドまたはタンパク質性薬物を適当な基剤中に分散させ，そこから緩徐に放出させる**デポ製剤** depot formulation が開発されている．LH-RH 誘導体を連続投与した場合，下垂体に存在するそのレセプター数が減少するという本来とは逆の効果を示し，それによりステロイドホルモンの分泌が減少し，結果として各種ホルモン依存性の疾患に有効であることが証明されている．この LH-RH 誘導体を乳酸・グリコール酸共重合体からなるマイクロスフェア中に内包したリュープロレリン酢酸塩注射剤は，皮下投与後，マイクロスフェアが徐々に加水分解されることにより，4〜5 週間にわたって一定量の薬物を持続放出する（図2.51）[13]．現在では 3 か月間放出を持続する製剤も市販されている（リュープリン®）．これらの製剤は臨床において子宮内膜症及び前立腺癌に対して適用が認められている．また，このマイクロスフェアデポ製剤は，ヒト成長ホルモンへの応用が研究されている．その他の製剤として，**生分解性** biodegradable でかつ**生体適合性**

biocompatible を有する水溶性デポ素材であるコラーゲンやゼラチンを利用した研究があり，インターフェロンやインターロイキン-2をコラーゲンのペレット pellet 中に分散させてマウスに皮下投与すると，約1週間にわたりほぼ一定の血液中薬物濃度が得られる．一方，**再生医療** regenerative medicine を施す際には，通常，再生誘導のための足場（人工細胞外マトリックス），再生誘導スペースの確保，幹細胞の単離・増殖，細胞増殖因子の徐放化システムなどが必要とされ，中でも胚性幹細胞（ES細胞），2006年山中伸弥教授らによって作成された人工多能性幹細胞（iPS細胞）や他の幹細胞の分化・増殖を任意に行うためには，細胞増殖因子の徐放化システムは極めて重要な技術であり，さまざまな状況において適用可能なシステムの構築が必要である[14]．

b）持続性製剤

タンパク質性薬物は血中のタンパク質分解酵素による分解や**糸球体ろ過** glomerular filtration による排泄のため，血中滞留性が短く，頻回投与が必要であり，患者に苦痛を与える．そこでタンパク質の活性を損なわない適当な化学修飾をすることによって，タンパク質を長時間にわたり生体内に存在させるとともに，その作用を持続させ，有効な薬理活性を得る方策が検討されてきた．ポリエチレングリコール（PEG）やポビドン（PVP），デキストランなどの高分子キャリアは，分子量，置換度，電荷，HLB値などにより体内動態が変化するが，これらの因子を適切に選択することにより持続性製剤の構築が可能である．その中でPEG修飾アデノシンデアミナーゼ（ADAGEN™）は世界初の**PEG修飾タンパク質医薬品**として1990年に米国で認可された．他にPEG修飾L-アスパラギナーゼ（ONCASPAR™），PEG-インターフェロンα，PEG-ヘモグロビンなどが認可され，臨床で既に応用されている．PEG化インターフェロンαにはPEG-IFNα-2a（PEGASYS™：分子量40 kD）とPEG-IFNα-2b（PEGIntron™，分子量12 kD）の2種類があり，日本ではPEG-IFNα-2aがC型慢性肝炎への単独療法で保険適用になり，PEG-IFNα-2bはリバビリンとの併用で難治性C型肝炎患者に2004年12月から使用可能になった[15]．PEG化IFNの利点として，①投与皮下組織から血中への移行が低下し，かつ腎からの排泄も抑制されることから，血中滞留性が増大する，②非PEG化IFNα-2aに比べて長期投与しても抗IFN抗体が出現しにくい，③発熱，関節炎，筋肉痛など，いわゆる感冒様症状が軽減することがあげられる．一方，PEG-IFNは1回投与すると1週間以上一定の血中濃度が保たれるため，副作用が長時間持続する可能性が高い．例えば，白血球数や好中球数の減少例も高頻度で認められる．また，非PEG化IFN製剤と比較して投与中に血小板数が著明に低下することがまれにあり，注意を要する．さらに，PEG-IFN単独療法ではやや高頻度に脳出血，心筋梗塞の発生が報告されており，高齢者，高血圧症，糖尿病を合併する患者に対して慎重な投与が必要となる．一方，近年IFNを使用せずとも，高率にC型肝炎ウイルスを除去できるダクラタスビル塩酸塩とアスナプレビルの経口製剤が市販された．他のPEG化の例として，腫瘍壊死因子（TNF-α）のPEG化により副作用の軽減が図られた例も報告されており，PEG化の新たな利用法として注目される[16]．

他の高分子をキャリアとして用いた例として，スマンクス SMANCS® がある．スマンクス®は

ジノスタチンスチマラマー（日局17第一追補より削除）と呼ばれ，**タンパク質性抗癌剤**であるネオカルチノスタチンにブチルエステル化したスチレン-マレイン酸共重合体を共有結合させたものである．このスマンクス®は臨床では，油性造影剤リピオドール®に溶解した油性抗癌剤として，原発性肝癌，転移性肝癌などの動注療法に用いられてきたが，2004年に発売中止となった．なお，腫瘍組織の血管透過性の亢進ならびにリンパ組織の未発達に基づき，スマンクス®の高い癌組織滞留性は **EPR**（enhanced permeability and retention）**効果**と呼ばれる．

2.5.2 機能性核酸の投与設計

　ヒトゲノム解析プロジェクトの完了に伴い，ヒトの遺伝子は約2万5千個であることが明らかとなった．これによりヒトが有する高次機能は遺伝子数だけでは説明がつかず，ノンコーディング non-coding RNA やタンパク質の翻訳後修飾 post modification などの重要性が認識されるようになった．

　核酸合成化学の進展により，アンチセンス核酸 antisense nucleic acid，リボザイム ribozyme，デコイ核酸 decoy nucleic acid，siRNA などの化学合成や分子修飾が可能となった．これら機能性核酸を用いた治療戦略は画期的ではあるが，医薬品に仕立て上げるためには，薬効，安全性，体内動態，品質，製剤安定性，コストなど，多くの課題をクリアする必要がある．特に，これら核酸類はサイトカインや成長因子などの細胞表面のレセプターに結合して薬効を発揮するものとは異なり，細胞内での転写・翻訳や，細胞内の DNA，RNA やタンパク質への結合により効果を発現することから，効率よく細胞内に取り込ませる必要がある．しかしながら，これら核酸類は高水溶性，高分子量，酵素感受性などのため，それ自体では細胞内移行性が低く，効果発現のためには何らかの工夫を要する．これまで機能性核酸分子の細胞内導入のために，ウイルスの感染性を利用したウイルスベクター法が広範に利用されてきた．また他方では，薬物を必要な場所に，必要な量を，必要な時間だけ送達することを目指したドラッグデリバリーシステム（DDS）技術が応用され，ウイルスに代わる方法として多くの研究が行われている．最近では，両者をハイブリッド化した方法も報告されている．

　一方，他の機能性核酸として RNA アプタマーがある．RNA アプタマーは標的とするタンパク質を特異的に認識する RNA 分子であり，抗体と同様に特定のタンパク質に極めて強く結合し，その機能を阻害する．ペガプタニブは，加齢黄斑変性症治療薬として FDA より認可された世界初の RNA アプタマー薬である．

1 遺伝子治療及び遺伝子発現抑制技術

　遺伝子治療とは，患者の細胞に遺伝子を導入する治療法で，本来は，欠陥のある遺伝子を正常化することを理想としているが，欠陥遺伝子の組換え効率が低いため，現在試みられているもの

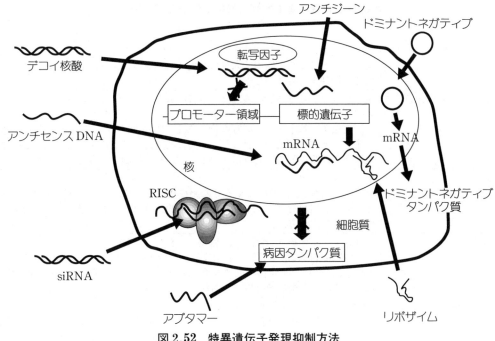

図 2.52　特異遺伝子発現抑制方法

の多くは，特定の遺伝子が機能しない患者に正常遺伝子を補ったり，有害遺伝子をもつ患者にその遺伝子の機能を抑制する遺伝子を導入する方法である．遺伝子治療は，1989 年に世界で初めて遺伝子標識腫瘍浸潤リンパ球がメラノーマ患者に投与されたのに続き，1990 年，米国においてアデノシンデアミナーゼ欠損症による重度免疫不全患者に対する初の遺伝子治療が行われて以来，2010 年 7 月現在，全世界ですでに 5,000 人を超える臨床研究ならびに 1,600 以上の臨床プロトコールが実施されている．わが国でも重症複合型免疫不全症（SCID）の小児に対し，アデノシンデアミナーゼ遺伝子を投与した遺伝子治療が 1995 年に実施されたのを皮切りに，難治性痛に対する遺伝子治療も開始された．さらに 2000 年に施行された「遺伝子治療臨床研究に関する指針」では，遺伝子治療の対象が難治性致死疾患から狭心症，閉塞性動脈硬化症，慢性関節リウマチなどの慢性病にも拡大され，遺伝子治療は再生医療や細胞医療とともに次世代を担う新規治療法として進展・普及が期待されている．

　遺伝子発現を特異的に抑制する技術の中で核酸を使用する方法として，ドミナントネガティブ法 dominant-negative method，アンチセンス核酸法，アンチジーン法 antigene method，リボザイム法，デコイ核酸法，siRNA 法が知られている[17]．これらの主な特徴を図 2.52 及び表 2.17 に示す．この中で最も注目を集めている RNA 干渉（RNAi）は，2 本鎖 RNA（dsRNA）によって配列特異的に mRNA が RNA-induced silencing complex（RISC）内で切断され，それにより遺伝子の発現が特異的に抑制される現象のことである．RNAi の現象は 1998 年に Fire や Mello らにより線虫で報告され，次いで，トリパノソーマ，ヒドラ，プラナリア，菌類，ショウジョウバエ，植物など，さまざまな生物種において同様な現象が存在することが明らかとなった[18]．また，

表 2.17 核酸による配列特異的遺伝子発現抑制法

方法	特徴
ドミナントネガティブ法	変異遺伝子を導入して活性を低下または失活させた発現ベクター 変異タンパク質を細胞内で大量に発現させることにより，標的タンパク質の機能を抑制する方法
アンチセンス核酸法	オリゴヌクレオチド（アンチセンス DNA 法），発現ベクター（アンチセンス RNA 法） 標的遺伝子（基本的には転写産物である 1 本鎖 RNA）に相補的な配列の遺伝子を人為的に細胞内に導入し，その標的遺伝子と塩基対形成を起こさせて，遺伝子の翻訳などの標的遺伝子の生理的機能を抑制する方法
アンチジーン法	オリゴヌクレオチド ワトソン-クリック型の二重らせん型核酸に対して，3 本目の核酸がフーグスチーン型塩基対によって塩基配列特異的に結合し，その遺伝子の発現を特異的に抑制する方法
リボザイム法	オリゴヌクレオチド（RNA），発現ベクター（RNA） RNA を触媒的に加水分解する RNA 分子であるリボザイムを細胞内で標的 mRNA に対して配列特異的に結合するとともに，mRNA を分解し標的遺伝子の生理的な機能を抑制する方法
デコイ核酸法	2 本鎖オリゴヌクレオチド（DNA） 転写因子 DNA 結合部位の配列を含む 2 本鎖 DNA オリゴヌクレオチドを細胞内に導入することにより，特定の転写調節因子の結合部位への結合を阻害し，その転写因子に制御される遺伝子群の活性化を抑制する方法
siRNA 法	2 本鎖オリゴヌクレオチド（RNA） 配列特異的に mRNA が RISC 内で切断され，それにより遺伝子の発現が特異的に抑制される現象

Tuschl らのグループは 2001 年哺乳動物細胞において，21 ～ 25 塩基対（bp）の dsRNA がインターフェロン応答や off‐target 効果といった副反応をほとんど起こすことなく，標的遺伝子の発現抑制が可能なことを報告した[19]．また，家族性高コレステロール血症の治療薬として，Isis Pharmaceuticals 社は全身投与型アンチセンス核酸 Kynamro®を開発し，2013 年 1 月に FDA より認可された．さらに最近では，ヘテロ 2 本鎖核酸の開発も進められている．

2 遺伝子及びオリゴヌクレオチドの性質

　核酸を構成する**ヌクレオチド**は，溶液の種類や条件に応じて塩基とリン酸基が解離して電荷を帯びるが，2 本鎖 DNA（遺伝子）の場合，塩基の電荷は相補鎖間の水素結合により打ち消しあっているため，分子全体としてはリン酸基の負電荷のみとなる．このリン酸基の数はヌクレオチドの数に比例するため，すべての 2 本鎖 DNA 分子は同じ電荷密度をもつ．一方，2 重らせん構造をとらない 1 本鎖 DNA や 1 本鎖 RNA はヌクレオチドの塩基の電荷が相補鎖によって消失せず，また配列依存的に分子内水素結合によりヘアピンループ構造など，複雑立体構造を形成する．しかし，いずれにせよこれら 2 本鎖及び 1 本鎖核酸分子は，負電荷を有する高分子で極めて水溶性であるため，生体膜透過性は極めて低い．

3 遺伝子及びオリゴヌクレオチドのデリバリーシステム

　これまでわが国で遺伝子治療臨床研究を行った機関は2012年2月現在，約25施設にのぼり，対象疾患はアデノシンデアミナーゼ欠損症，癌（腎癌，非小細胞肺癌，乳癌，食道癌，悪性グリオーマ，前立腺癌，再発性白血病，神経芽腫，進行性膠芽腫，進行性悪性黒色腫），X連鎖重症複合型免疫不全症（X-SCID），閉塞性動脈硬化症/バージャー病，進行期パーキンソン病，網膜色素変性である．これらプロトコールで用いられた遺伝子導入法は，レトロウイルスベクター Retrovirus vector（13例），アデノウイルスベクター Adenovirus vector（13例），アデノ随伴ウイルスベクター Adeno-associated virus vector（3例），遺伝子組換え単純ヘルペスウイルス G47Δ（5例），センダイウイルスベクター Hemagglutinating virus of Japan vector（2例），正電荷リポソーム Cationic liposome（3例），Naked DNA（5例），サルレンチウイルスベクター Simian immunodeficiency virus vector（1例）であり，**ウイルスベクター**を用いた例が圧倒的に多い．この傾向は世界レベルでも同様である．しかしながら，これら遺伝子治療は中には有効例も知られているが，それらの多くは十分な治療効果を上げることができず，いくつかの技術的問題に直面している．特に，遺伝子を細胞に効率よく，かつ安全に送達させるデリバリー技術の未熟さが指摘されている．そこで，遺伝子導入効率・標的指向性・安全性に優れたさまざまな遺伝子導入法が開発されてきた（表2.18）．なお，**オリゴヌクレオチド**は遺伝子に比べて分子サイズ，電荷数，相補鎖の有無などの違いはあるものの，難細胞膜透過性及び易酵素分解性など共通の欠点を有し，それらの効果を期待するには何らかの分子修飾またはキャリアシステムの利用が必要なことは遺伝子の場合と同様であるが，プラスミドDNAとオリゴヌクレオチドの分子量には約100倍以上の差があるため，キャリアとの複合体の物理化学的性質，体内動態，薬理効果などの相違には注意を払うべきである．

表2.18　遺伝子導入法の分類

方　法	ベクター・キャリア・機器類
ウイルス法	アデノウイルス レトロウイルス アデノ随伴ウイルス レンチウイルス
非ウイルス法	リポフェクション法：カチオン性脂質，DOPE ポリフェクション法：カチオン性ポリマー ペプチド法：膜透過ペプチド（Tat，オリゴアルギニン）
物理的方法	電気：エレクトロポレーション 光：レーザー光 超音波：ソノフォレシス/マイクロバブル 圧力：ハイドロダイナミック，ジーンガン

a）ウイルスベクター法

　遺伝子を細胞及び組織に送り込む方法は in vivo 法及び ex vivo 法に分類され，導入時にウイルスを用いるか否かによって，**ウイルスベクター法** viral vector method 及び非ウイルスベクター法 non‑viral vector method に大別される．ウイルス法にはレトロウイルス，アデノウイルス，アデノ随伴ウイルス Adeno‑associated virus（AAV），レンチウイルス Lentivirus，シンドビスウイルス Sindbis virus などが知られている[20]．表 2.19 に代表的なウイルスベクターの特徴を示す．各ウイルスベクターの特徴はさまざまであるが，一般的にはこれらウイルスベクターはウイルスに備わる細胞への高感染性によりその高い遺伝子導入が可能であり，発現も持続するものが多い．なお，2004 年 3 月，中国の国家食品薬品監督管理局は，世界初の遺伝子治療薬 Gendicine（組換えヒトアデノウイルス‑p53 注射剤）の販売を正式に認可した．しかしながら，ウイルスベクターはウイルスタンパク質に由来する免疫反応を惹起すること，ベクター中から増殖能力を有するウイルスを完全には除去する保証が得られないこと，さらに導入遺伝子を含むウイルスゲノムを染色体に組み込む際に他の遺伝子発現に影響を与える可能性があることなどの問題点が懸念されていた．実際，アデノウイルスによる死亡事故（米国）やレトロウイルスによる白血病の発症（フランス）が明らかとなった．さらに，米国では患者の精子中に治療で使用されたウイルスベクターが検出され，導入された遺伝子が継承される可能性が危惧された．これらの副作用事例は，ウイルスベクターの安全性はかなり高いが，万全ではないことを示唆するものである．このため現在，ウイルスベクターの様々な改良を企図した研究が実施されており，特にアデノウイルスベクターでは，ファイバーミュータントや臓器特異的に発現するマイクロ RNA 標的配列を挿入し，任意の細胞において遺伝子発現制御を可能とする遺伝子改変アデノウイルスベクターの開発も行われている[21]．

　これまで，遺伝子治療はレトロウイルス，アデノウイルス，レンチウイルスが主流であったが，AAV ベクターは，これらの先行ベクターを追い越して，2012 年に欧州でリポ蛋白リパーゼ欠損症

表 2.19　ウイルスベクターの特徴

	アデノウイルス	レトロウイルス	アデノ随伴ウイルス	レンチウイルス
エンベロープ	なし	あり	なし	あり
ウイルスゲノム	2 本鎖 DNA	RNA	1 本鎖 DNA	RNA
粒子サイズ	80〜120 nm	100 nm	20〜30 nm	100 nm
挿入遺伝子サイズ	<7.5 kb	<8 kb	<4 kb	<8 kb
染色体への挿入	なし	あり	ほとんどなし	あり
遺伝子発現	一過性	安定	安定	安定
感染細胞	広範（神経細胞は低い）	分裂細胞のみ	広範（造血系細胞は低い）	広範
非分裂細胞	導入可	導入不可	導入可	導入可
炎症反応の惹起	高い	低い	低い	低い
細胞傷害性	あり	なし	なし	なし
発癌の可能性	なし	あり	なし	あり
臨床応用	あり	あり	あり	なし

の治療薬として認可を得た．AAVベクターの利点は，細胞分裂していない筋肉細胞や神経細胞にも遺伝子を導入できること，ゲノムに組み込まれる危険性がないので，発癌などの遺伝子治療で報告されている重篤な副作用は生じないことである．

注目すべきことに，2015年腫瘍溶解性ウイルス療法の治療であるtalimogene laherpare pvecについてFDAは生物学的製剤承認申請を承認した．

b）非ウイルスキャリア法

非ウイルスベクター法は，ウイルスを用いない方法という観点から分類すると，プラスミドDNAのみを用いる方法とキャリアを用いる方法に大別されるが，狭義にはキャリアを用いる方法のことを指す．それにならって，本項ではキャリアを用いたものについて述べ，それ以外は後の項で述べる．キャリアを用いる方法は，カチオン性脂質，リポソーム（カチオン性，膜融合，pH感受性など），カチオン性ポリマー，カチオン性ペプチド，リン酸カルシウム，DEAE-デキストラン，赤血球ゴーストなどが知られている．この方法は，プラスミドDNAとの複合体を容易に作成できること，感染性や病原性を有する物質を含まないこと，糖鎖やタンパク質などのリガンドの導入により特定部位へのターゲティングが可能になるなどの利点を有し，基礎研究分野では汎用されている．しかし，非ウイルスベクターは遺伝子発現効率が低く，発現も一過性であるという欠点を有するため，これらの改善が望まれている．現在，キャリアを用いる方法として，プラスミドDNAとカチオン性ポリマーとの複合体（ポリプレックス）を用いるポリフェクションpolyfection法とプラスミドDNAとカチオン性脂質との複合体（リポプレックス）を用いるリポフェクションlipofection法が汎用されている．また最近，ポリマーと脂質とを組み合わせたリポポリプレックスの有用性についても明らかにされている．

4　リポフェクション法

リポフェクション法は1987年にFelgnerらによってDOTMAとDOPEとの等量混合物（Lipofectin™）が細胞に効率よく遺伝子導入されたことに端を発している[22]．しかし，Lipofectin™は細胞障害性を有すること，遺伝子導入効率がまだ不十分であることなどから，さまざまなカチオン性脂質が開発されてきた（図2.53）．例えば，DOSPA（Lipofectamine™），DOGS（Transfectam™），DM-DHP（TransFast™），SNALP（stable nucleic acid-lipid particles）などが知られている．これらのカチオン性脂質にはいずれの場合も等量のDOPEが添加されているが，DOPEはヘキサゴナルⅡ構造をとるため，膜融合能が高く，遺伝子導入効率を増大させることが知られている．家族性アミロイドポリニューロパチー治療薬としてsiRNAを封入したSNALPは，第Ⅲ相臨床試験中である．最近，日本で開発されたLIC-101は安全性に優れたカチオン性脂質として注目されている．他のカチオン性脂質としてコレステロール誘導体（DC-コレステロール）などがある．最近，エンベロープ型ウイルスの構造を基盤として，DNA/ポリカチオン複合

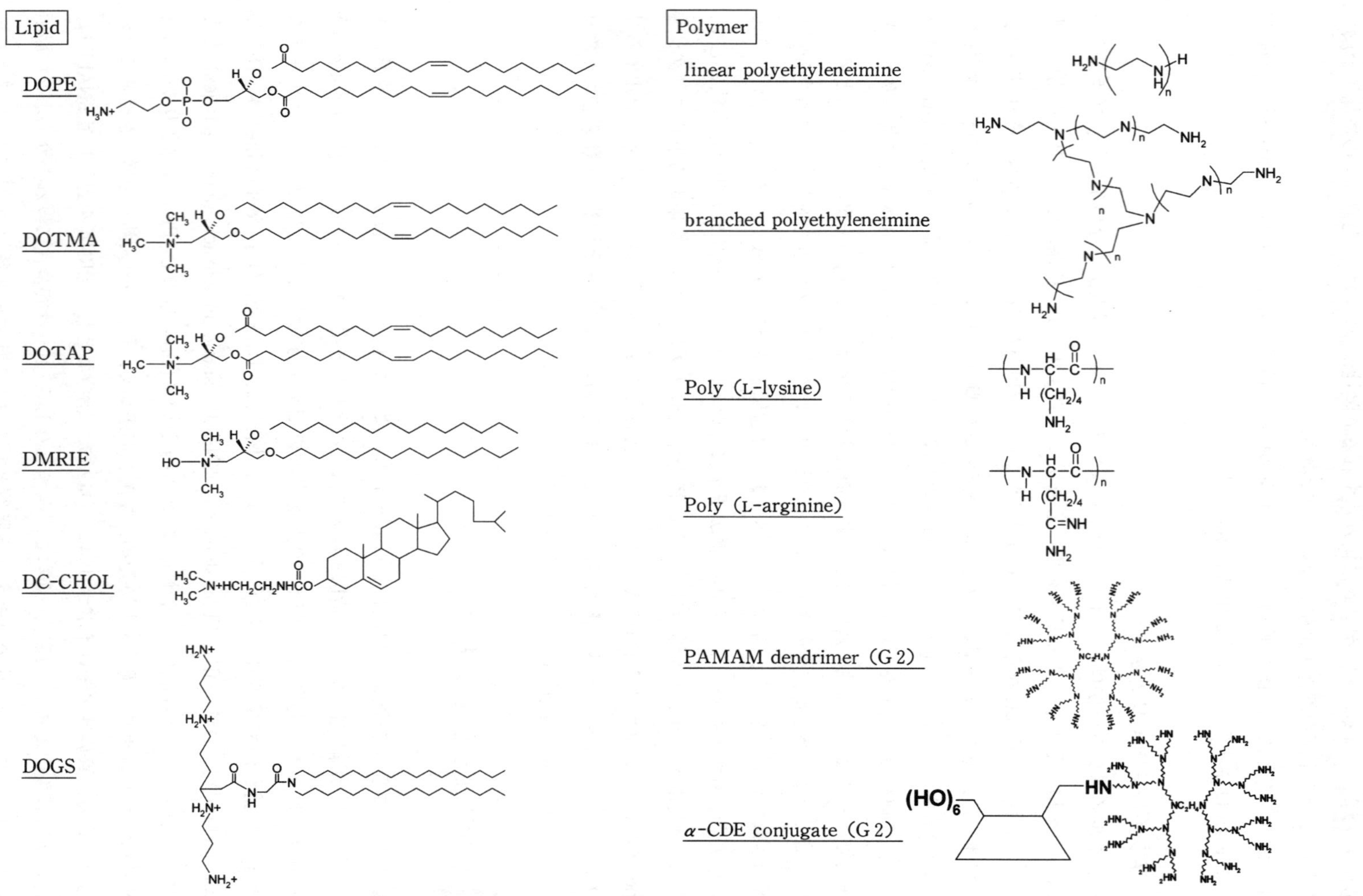

図 2.53 主なカチオン性脂質とカチオン性ポリマー

体が多種類の機能性素子を修飾した脂質エンベロープ膜に内封された多機能性エンベロープ型ナノ構造体 MEND が構築され，非ウイルスキャリアとしての有用性が明らかにされている[23]．

5 ポリフェクション法

ポリフェクション法はリポフェクション法より 10 年以上長い歴史を有するにもかかわらず，2010 年 7 月現在，リポフェクション法は遺伝子治療臨床プロトコール中の約 6.6％を占めているのに対して，ポリフェクション法の実施例はほとんど報告されていない．しかしながら，ポリフェクション法はリポフェクション法に比べて，①均一な複合体を形成する，②遺伝子導入効率に優れる，③血清の影響を受けにくいなどの利点を有し，新規遺伝子用キャリアとしての期待が高まっている．これまで数多くのポリプレックスを形成するカチオン性ポリマーが報告されている．代表的なポリマーの構造式を図 2.53 に示す．それらはヒストン histon，カチオン性アルブミン cationic albumin，キトサン chitosan といった天然素材から，ポリ-L-リシン poly-L-lysine（PLL）やアテロコラーゲン atelocollagen などのポリペプチド，Tat ペプチドやオクタアルギニンなどの膜透過ペプチド，ポリエチレンイミン polyethyleneimine（PEI），ポリアミドアミンスターバーストデンドリマー polyamidoamine（PAMAM）starburst™ デンドリマー，ポリエチレングリコール/ポリ-L-リシンブロック共重合体などの合成ポリマーなど，多岐にわたる（図 2.53）．最近，siRNA デリバリー関連研究の進展は目覚ましいものがある．例えば，酵母のグルカン殻に siRNA を封入した粒子を経口投与後，炎症性疾患の一般的なモデルであるリポ多糖誘発性炎症を起こしたマウスの生存率を高め，全身性炎症を抑制することが報告された[24]．また，シクロデキストリン含有ポリカチオンからなるナノ粒子と siRNA との複合体を静脈内投与した臨床試験も実施された[25]．さらに，シクロデキストリンと PAMAM starburst™ デンドリマーとの共有結合体（図 2.53）[26] の例のように，異なるキャリアを組み合わせたハイブリッド型キャリアを用いた研究例も最近増えている．また，ブロック共重合体の高い凝集力を利用して遺伝子を内包できる**高分子ミセル**は，ウイルスと類似した特徴的な構造を有することで，新規キャリアとして注目されている[27]．この他に，高分子微粒子 macromolecular particle，ナノゲル nanogel などについても研究が進んでいる．

6 その他の導入法

プラスミド DNA やオリゴヌクレオチドのみを用いた方法として，電気，キャビテーション，圧力，温度などの物理的エネルギーによるデリバリー法が開発され，応用範囲が拡大している[28]．その代表的なものとして，エレクトロポレーション electroporation 法，超音波/マイクロバブル sonophoresis/microbubble 法，レーザー直接照射 direct laser irradiation 法，レーザー誘起応力波 laser-induced stress wave 法，高水圧遺伝子導入 hydrodynamic 法，骨格筋注射 intramuscular injection 法，カテーテル catheter 法，遺伝子銃 gene gun 法などが知られている．これらプラスミド DNA 単独を用いる方法は，キャリアの品質や安全性について検討する必要がないため，臨床応用に際して制約が少ない．しかしながら，本法は適用可能な部位が限られること，特殊な装置が必要なこと，投与方法の安全性が確立していないことなどの問題点を有し，今後さらなる検討が必要である．

7 細胞内デリバリー

遺伝子やオリゴヌクレオチドの効果を期待するには，細胞内動態を制御する必要がある．例えば，遺伝子の発現部位は核内であり，siRNA は細胞質に存在する RISC というタンパク質複合体が標的部位である．そこで，これら核酸医薬の効果を最大限に発揮させるには，細胞内動態を制御する必要がある．図 2.54 は非ウイルスキャリアによる真核細胞への遺伝子導入推定機構の模式図を示す[29]．これら核酸医薬の細胞内動態の中で，特にリポプレックスやポリプレックスが細胞内に導入される際には，一般にエンドサイトーシス endocytosis 経路を介し，細胞内取り込み直後はエンドソーム endosome 内に存在するが，核酸医薬を核または細胞質にデリバリーするためには，エンドソームから脱出させる必要がある．また，遺伝子の場合は細胞質から核への移行は最大の律速段階となる．さらには，キャリアからの核酸医薬の遊離，遺伝子のメチル化やヒストン脱アセチル化といったエピジェネティクス効果 epigenetic effect，プラスミド DNA の核内分布なども重要な因子である．エンドソームからの脱出を促進させるためには，pH の低下に伴い膜融合能を有する pH 感受性リポソーム pH‐sensitive liposome，インフルエンザウイルス由来のへ

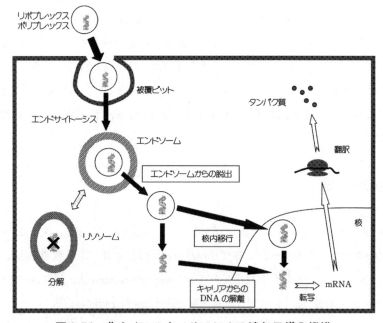

図 2.54　非ウイルスキャリアによる遺伝子導入機構

マグルチニン hemagglutinin, PEI や PAMAM デンドリマーなどのプロトンスポンジ効果, GALA ペプチドなどを利用した方法が知られている．最近, PAMAM starburst™ デンドリマー/シクロデキストリン結合体のα-シクロデキストリンのエンドソーム膜に対する作用が明らかにされている[26]．一方，核内に遺伝子を送達する方法は，核移行シグナルと呼ばれる塩基性アミノ酸のクラスターを利用した方法が主に利用されている．また，核移行シグナルをもたないリポプレックスやポリプレックスは，細胞分裂時に核膜が一時的に消失する際に核内に移行するものと考えられている．

8 細胞性製剤と医療用マイクロ/ナノマシン

細胞性医薬品の臨床研究・試験および再生医療等製品としての開発が活発に行われている．例えば，間葉系幹細胞を用いた脳卒中・脳梗塞・脊髄損傷治療，iPS 細胞から網膜色素上皮細胞に分化させた細胞を患者の目への移植などの再生医療が注目されている．また，急性移植片対宿主病（GVHD）を対象としたヒト間葉系幹細胞（MSC）を利用した細胞性医薬品及び虚血性心疾患による重症心不全を対象とした骨格筋芽細胞シートがいずれも 2014 年，製造販売承認が申請された．さらに，我が国ではヒト自家移植組織（表皮・軟骨）が販売されている．一方，遺伝子治療領域では患者の体内から取り出した細胞に，体外で疾病に対して治療効果を有する遺伝子を導入した細胞を再度，患者の体内に戻し，治療効果を期待する方法を ***ex vivo 法*** と呼ぶ．この方法は，患者自身の細胞を用いるため，導入した細胞に対して拒絶反応はみられないが，遺伝子の発現持続時間が短いという欠点を有する．そこで，幹細胞に遺伝子を導入し，体内で増殖・分化し，遺伝子の発現時間の延長を図る試みがなされている．最近では，iPS 細胞や ES 細胞へ遺伝子を導入したものや**ゲノム編集技術** genome-editing technology である TALEN や CRISPR/Cas9 を用いて，遺伝子特異的な破壊や遺伝子のノックインを行った遺伝子改変細胞を治療に利用する試みも活発に研究されている．一方，患者自身の細胞ではなく，より普遍的に細胞を治療に応用するための方法論が検討されている．すなわち，治療用遺伝子を導入した機能性細胞を高分子膜からなるカプセルで包み込み，抗原提示細胞やナチュラルキラー細胞などの免疫担当細胞や，**補体** complement や**抗体** antibody などの生体防御因子の進入を防ぐことで免疫隔離を達成し，生体の拒絶反応を回避して生存を維持できる，いわゆる**細胞性製剤**である[30]．ただし，用いるカプセルは細胞の生存に必要な栄養物，酸素，生体内情報伝達物質，生理活性物質，細胞からの老廃物の出入りが良好な膜であって，さらには長期間にわたる膜及び細胞の安定性が要求される．しかし，将来的にはこれらの技術的問題点が改善され，優れた製剤になり得るものと期待される．一方，マイクロ/ナノテクノロジーの大きな進展によって，分子レベルや細胞レベルで生体を操作する**マイクロ/ナノマシン**の開発も行われている[31]．例えば，カプセル型内視鏡では，PillCam SB や EndoCapsule™ が既に認可されており，さらにバッテリーフリーの次世代型カプセル型内視鏡（Sayaka™）やマイクロレーザーカテーテルの開発も進んでいる．また，マイクロ/ナノマシ

ンではないが，医療用ロボットとして本格的遠隔ロボット手術装置ダビンチ（Computer Motor社）やゼウス（Intuitive Surgical社），直径3ミリのロボット鉗子（東芝），内視鏡下手術支援ロボットMTLP-1（日立製作所）などが臨床で使用されている[32]．また，情報通信機能を搭載したウェアラブル端末による血糖値測定技術の開発も進められている．現在，これらマイクロ/ナノマシンの医療現場での使用に際しては安全性・使用性・信頼性など克服すべき問題点は多いが，将来的にはこれらの問題が徐々に改善され，マイクロ/ナノマシンを用いた病気の治療も現実のものとなるであろう．また，現在も飛躍的な進歩を続ける人工知能により，医療ビッグデータ等の様々な解析が進み，新しい治療法への道が開かれるであろう．

章末確認問題（以下の文章の正誤を答えよ）

1. ペプチド性薬物およびタンパク質性薬物の吸収を改善するには，吸収促進剤やタンパク質分解酵素などの製剤添加物を用いることがある．
2. インスリンアスパルトは，持効型のヒトインスリンアナログ製剤である．
3. ポリエチレングリコール（PEG）修飾インターフェロンは，血中滞留性に優れる持続性製剤である．
4. 遺伝子導入効率は概してウイルスベクター法より非ウイルスベクター法の方が高い．
5. 全身投与型アンチセンス核酸の臨床応用例はない．

正解：1. ○　2. ×　3. ○　4. ×　5. ×

参 考 文 献

1) 山本　昌（2001）薬学雑誌，**121**, 929
2) 上釜兼人，川島嘉明，松田芳久編（2000）最新製剤学，廣川書店
3) 永井恒司監修（2000）新・ドラッグデリバリーシステム，シーエムシー
4) S. Mathison, R. Nagilla, U.B. Kompella (1998) *J. Drug Target.* **5**, 415
5) 筏　義人監修（1994）生体内薬物送達学，産業図書
6) 永井恒司監修（2004）ドラッグデリバリーシステムの新展開—究極の薬物治療をめざして—，シーエムシー
7) 山本　昌（2005）*Drug Delivery System*, **20**, 404
8) F. Gabor, E. Bogner, A. Weissenboeck, M. Wirth (2004) *Adv. Drug Deliv. Rev.* **56**, 459
9) T. Yata, Y. Endo, M. Sone, K. Ogawara, K. Higaki, T. Kimura (2001) *J. Pharm. Sci.* **90**, 1456
10) 中村　晋，内田大学，越坂理也，今田映美，高橋良枝，龍野一郎（2005）*Progress in Medicine* **25**, 2879
11) 医薬ニュース（2005）**14**, 10

12）藤本頴助（2005）月刊薬事 **47**, 1998
13）Y. Ogawa（1992）*Eur. J. Hosp. Pharm.* **2**, 120
14）田畑泰彦編（2003）ドラッグデリバリーシステム―DDS技術の新たな展開とその活用法―，メディカルドゥ
15）岡上 武（2005）DDS研究の現状と将来展望 **21**, 2008
16）Y. Yamamoto, Y. Tsutsumi, Y. Yoshioka, T. Nishibata, K. Kobayashi, T. Okamoto, Y. Mukai, T. Shimizu, S. Nakagawa, S. Nagata, T. Mayumi（2003）*Nat. Biotechnol.* **21**, 546
17）多比良和誠編（2001）遺伝子の機能阻害実験法，羊土社
18）A. Fire, S. Xu, M. K. Montgomery, S. A. Kostas, S. E. Driver, C. C. Mello（1998）*Nature* **391**, 806.
19）S. M. Elbashir, J. Harborth, W. Lendeckel, A. Yalcin, K. Weber, T. Tuschl（2001）*Nature* **411**, 494
20）日本遺伝子治療学会編（1999）遺伝子治療開発ハンドブック，エヌ・ティー・エス
21）櫻井文教，川端健二，水口裕之（2009）*Drug Delivery System* **24**, 572
22）P. L. Felgner, T. R. Gadek, M. Holm, R. Roman, H. W. Chan, M. Wenz, J. P. Northrop, G. M. Ringold, M. Danielsen（1987）*Proc. Natl. Acad. Sci. USA.* **84**, 7413
23）原島秀吉，田畑泰彦編（2006）ウイルスを用いない遺伝子導入法の材料，技術，方法論の新たな展開，メディカルドゥ
24）M. Aouadi, G. J. Tesz, S. M. Nicoloro, M. Wang, M. Chouinard, E. Soto, G. R. Ostroff, M. P. Czech（2008）*Nature* **458**, 1180
25）M. E. Davis, J. E. Zuckerman, C. H. Choi, D. Seligson, A. Tolcher, C. A. Alabi, Y. Yen, J. D. Heidel, A. Ribas（2010）*Nature* **464**, 1067
26）有馬英俊（2004）薬学雑誌 **124**, 451
27）位高啓史，鄭 雄一，片岡一則（2006）日本臨牀 **64**, 253
28）小暮健太郎，秋田英万，原島秀吉（2006）日本臨牀 **64**, 258
29）K. Taira, K. Kataoka, T. Niidome（Eds.）（2005）Non‐viral Gene Therapy, Springer
30）中川晋作，真弓忠範（2005）DDS研究の現状と将来展望 **21**, 2096
31）川合知二監修（2001）図解ナノテクノロジーのすべて，工業調査会
32）井村裕夫，谷川原祐介監修（2002）21世紀の医療と創薬，じほう

第 II 編

製剤各論・製剤工学

3 各種剤形の特徴と製剤工程

3.1 固形製剤

　薬物はそのままで投与されることはまれで，なんらかの剤形に加工される．固形製剤は，経口投与する製剤として最も汎用されている剤形である．所定量の有効成分を安定的に投与するためには，含量均一性が確保されなければならず，そのために，製造工程は多様な薬物の物性に対応するための種々の工夫が凝らされている．さらに，医薬品は生命に直接関わることから，GMPにより製剤の製造基準が厳しく規定されている．このような背景から固形製剤の製造工程は以下の特徴をもつ．

① 多品種少量生産である．
② 製品中の有効成分含有率を一定にするために，バッチ（回分式）処理を行うことが多い．
③ 外部から，あるいは外部への汚染を極力避けなければならない．
④ 多成分混合系の加工プロセスである．
⑤ 温度，熱，光，水分に敏感な材料の加工プロセスである．
⑥ 有効成分が少量単位で用いられるため，高い含量均一性が求められる．

　このため，これらの製造工程の自動化は遅れていたが，近年の計測・制御技術の進歩により，高度に自動化が進んだ製剤工場が多く建設されるようになった．
　本章では，固形剤である散剤，顆粒剤，錠剤，カプセル剤，及びそれらのコーティング製剤について特徴をまとめながら，製造工程と製剤機械を中心に解説する．なお，局方に規定される各種剤形の定義は総論を参照されたい．図3.1に固形製剤の基本的な製造プロセスの概念図を示す．経口投与される有効成分は疎水性のものが多いため，まず粉砕して微粒子化する．これにより比表面積が増大して溶解速度が

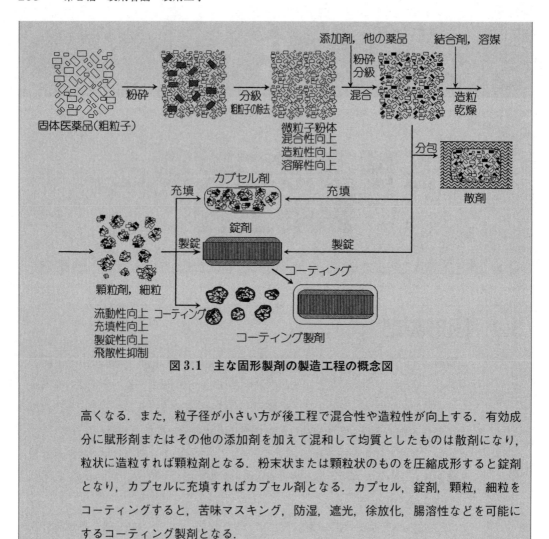

図 3.1 主な固形製剤の製造工程の概念図

高くなる．また，粒子径が小さい方が後工程で混合性や造粒性が向上する．有効成分に賦形剤またはその他の添加剤を加えて混和して均質としたものは散剤になり，粒状に造粒すれば顆粒剤となる．粉末状または顆粒状のものを圧縮成形すると錠剤となり，カプセルに充填すればカプセル剤となる．カプセル，錠剤，顆粒，細粒をコーティングすると，苦味マスキング，防湿，遮光，徐放化，腸溶性などを可能にするコーティング製剤となる．

3.1.1 散剤 powders

散剤は最も単純な固形製剤であり，図 3.1 に示したように，有効成分の粉砕，分級，添加剤の混合の工程を経て製造される．ここでは，通常の散剤の製造に関係する粉砕，分級と混合について解説する．

1 粉砕 milling, grinding, comminution

粉砕とは機械的な外力を加えることによって粒子を破壊し，粒子径を減少させることであり，製剤工程では重要な単位操作の 1 つである．粉砕の主な目的は，次の通りである．

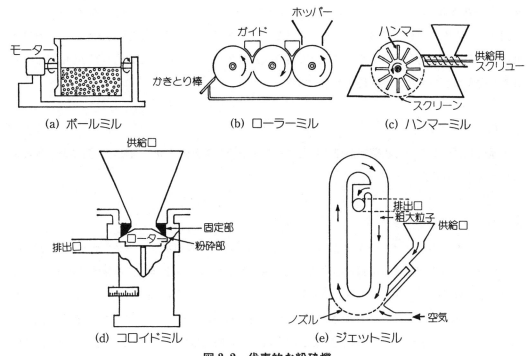

図3.2 代表的な粉砕機

① 粒子の比表面積を増加させることによって溶解速度を高める
② 他の成分粒子との混合性を容易にし，混合物の均一性を高める
③ 造粒を容易にする

粉砕操作は，乳鉢と乳棒を用いて行う薬剤粉末の摩砕でも知られるように，身近な存在であるが，現象は複雑である．工業的に最も汎用される単位操作の1つであるため，古くから種々の経験則が提唱されてきた[1]．例えば**リッティンガー Rittinger の法則**では，粉砕に要する仕事は生成した新しい表面積に比例し，粒子径に反比例するとしている．

粉砕製品の粒子径分布や収率に関係する因子は，粉砕試料（砕料）の物性に関する因子と，操作条件及び雰囲気に関する因子に大別される．砕料の粉砕されやすさに関しては，一般にモース Mohs 硬度が破砕に対する抵抗の目安となる．硬度が低く柔らかい繊維状の生薬原料は，圧縮や衝撃のような粉砕方法では破砕されないので，カッティング作用をもつ粉砕機によらねばならない．粉砕を水などの液体の存在下で行うかどうかで，**乾式粉砕**と**湿式粉砕**に分けられる．医薬品の場合は一部の剤形を除いて一般に乾式で行われることが多い．粉砕操作にはかなりの熱の発生がみられるが，この発熱や機械力の作用で，結晶水の脱離，多形転移，非晶質化，凝集・軟化，生薬原料の揮発成分や芳香成分の揮散などが起こることがある．このような砕料に対しては，ドライアイスや液体窒素などを利用した**低温（凍結）粉砕技術**が開発されている．

粉砕機の代表的な機種を図3.2に示す．

a）ボールミル

通常，水平円筒型をしており，機内に砕料とボールを入れて回転させると粉砕される．粉砕速度は低いが，所要動力は少なくて済む．容器全体が滅菌できるので，操作中に容器の中が汚染される心配がないのも大きな特長の1つである．

b）ローラーミル

表面にわずかならせん状模様が刻まれたローラーがそれぞれ逆方向に回転し，間にかみ込んだ試料が粉砕される．

c）ハンマーミル

スウィング式のハンマーが高速度で回転している粉砕室の中へホッパーから砕料が供給され，ハンマーによる衝撃によって粉砕される．粉砕製品はスクリーンを通して連続的に排出される．本機を用いれば約 $10\mu m$ までの粉砕が可能である．ハンマーの形状，回転速度，ハンマーとスクリーンの間隙やスクリーンの目開きなどを変えて製品の粒度を調節することができる．粒度とは，平均粒子径および粒子径別の分布を意味する．長時間運転すると温度が上昇するので，熱に不安定な医薬品には適さない．

d）コロイドミル

2枚の平行な円盤からなっているが，このうち1枚は粉砕用ローターであり，他は固定している．これらの円盤の間隙を変えることによって湿式条件下で粉砕製品の粒度を調節する．本機は固定子の表面と高速ローターの間隙で強い剪断力が作用するので，主として懸濁剤や乳剤などの固-液混合物の分散や乳化に用いられる．

e）ジェットミル

7〜10気圧の圧縮空気を用いて超音速気流をノズルから発生させ，気体の流体エネルギーによって粉砕を行うものである．砕料は気体によって分散させられ，主として粒子間の高速衝突によって粉砕が促進される．粉砕機内に設けられた特殊な分級室の中で生じる高速旋回渦流によって粗粒子は遠心力で分級され，ノズルに吸収される．そしてノズル部で再び加速されて粉砕室へ戻り，粉砕される．本機は圧縮空気の断熱膨張による冷却効果（ジュール・トムソン効果）によって，発生する熱が相殺されるので医薬品の粉砕には好適である．また，微粉砕（約 $3\mu m$）が可能であり，粉砕と同時に低温で乾燥ができる．

2 分級 size classification 及び篩過 sieving

原料粉末やこれを粉砕したものは必ず粒子径分布をもっている．このような原料を未処理のま

表 3.1 ふるいの規格（日局 17）

ふるい番号（号）	目開き（μm）
10	1700
12	1400
14	1180
16	1000
18	850
22	710
26	600
30	500
36	425
42	355
50	300
60	250
70	212
83	180
100	150
119	125
140	106
166	90
200	75
235	63
282	53
330	45
391	38

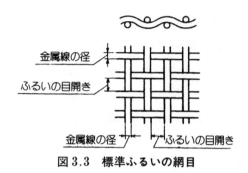

図 3.3 標準ふるいの網目

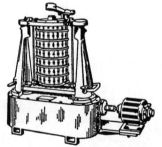 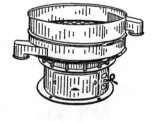

(a) Ro-Tap 式ふるい振とう機　　(b) 円形振動ふるい

図 3.4 ふるい分級装置

ま次の工程へ送ると，粒度のばらつきに起因する種々のトラブルが発生したり，最終製品の品質の均一性が損なわれることがある．このため，製剤工程における粒度の管理は不可欠であり，原料粉末や中間製品を異なる粒度の粒子群に分ける分級操作が行われる．このうち最もよく用いられるのは篩過（ふるい分け）sieving である．表 3.1 に日局 17 のふるいの規格を示す．ふるいの網目は図 3.3 のように一定の直径の金属線が平織にされて形成されており，1インチの間に入るふるいの目の数である**メッシュ**という呼び名が使われるが，日局では号と称する．図 3.4 に代表

的なふるいによる分級装置を示す．

a）Ro-Tap 式ふるい振とう機

図3.4（a）のように，振とう台の上に小さい目開きをもつふるいから順次粗いふるいを上に積み重ね，最上段のふるい面上に試料を置く．ふるいはモーターによって一定速度で水平回転運動（rotation）を行い，上部のハンマーでたたかれ（tapping）て垂直運動が加わる．

b）円形振動ふるい

堅型の特殊な振動モーターを内蔵しており，水平・垂直・傾斜の三次元運動を発生させる．図3.4（b）では上部のホッパーからふるい面の中央に供給された粉粒体は，外周部へ向かって一定のらせん状軌跡を描いて移動し，排出口から連続的に取り出される．本機は処理能力が大きく，特に微粉末のふるい分けに適しているので，医薬品製剤で汎用されている．

3 混合 mixing

固体混合は我々の日常生活にも密接に関係しているので技術的な歴史は古い．日局17における固形製剤の製剤均一性試験法にもみられるように，製剤中の有効成分の含量分布の均一性がますます重視されるようになってきている．錠剤やカプセル剤の中には有効成分含量が極めて少ないものや，あるいは有効成分の最低有効血中濃度と副作用発現濃度が近接しているもの（例えば，ジゴキシンなど）があるが，これらの製剤では有効成分の含量のバラツキが治療効果に大きな影響を及ぼすことになる．したがって，製剤工程の中でも混合操作の管理は最も厳密に行わなければならない．

a）医薬品粉体の混合の特色

製剤工程における混合が他の工業分野の場合と比べて際立っている点として，以下の項目が挙げられる．
① 対象となる粉体の種類が多い．
② 付着・凝集性または飛散性に富む粉体が多い．
③ 粒子密度が小さい．
④ 混合成分数が多い．時には十数種に及ぶ場合がある．
⑤ 微量混合である．最少成分の混合比率（希釈倍率）が大きく，1万倍以上になることもある．
⑥ GMPに基づき，クロスコンタミネーション防止のためのサニタリー性が要求される．

b）混合度

図3.5において（a）の完全分離の状態にある白黒の粒子が，混合されることによってこれらのパターンが（b）のような市松模様の規則的な配列に達した場合，この状態を完全混合（理想

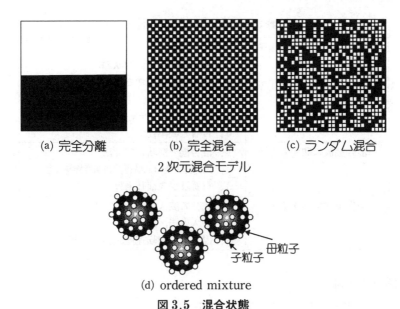

(a) 完全分離　(b) 完全混合　(c) ランダム混合
2次元混合モデル

(d) ordered mixture
図3.5　混合状態

混合状態）という．このような状態の混合物から採取した，粒子径より十分大きなサンプルは，いずれをとっても全く同一の組成をもっている．しかし，理想混合状態は粒子を人為的に配列しない限り，実際の混合操作では決して得られない．実際に得られる究極的状態は（c）のような**確率的にランダムな状態** random mixture であり，等大球成分の混合では，「混合物中のすべての点における各成分粒子の出現確率が成分含有率に等しい状態」と定義される．ランダム混合物は理想的な均一混合状態ではないが，製剤においては，現実には服用単位（例えば，1錠，1カプセル）中での有効成分の含量均一性が保証されておればよい．

（c）のようなランダム混合状態は粒子径が揃っており，かつ粒子間の相互作用や付着・凝集性を考慮しなくてもよい場合に得られる．これに対して，異種粒子間で付着などの相互作用が強く，粒子径が成分間で著しく異なるような場合には，（c）の状態より更に均一性に優れた混合状態（d）が得られる可能性がある．Hersey[2)] はこれを**オーダード・ミックスチャー** ordered mixture （規則混合物）と定義した．このように，凝集性のある有効成分の微粒子がより粗大な賦形剤粒子の表面上に付着する混合状態は，十分な均質性を確保する場合や微粒子による表面改質などの面から製剤学的にも応用性が高く，重要である．

混合度を表示するために多くの**混合指数** mixing index が提案されているが，（1）式で示される分散 σ^2 が基本となる．

$$\sigma^2 = \frac{1}{n-1}\sum (C_i - C_0)^2 \tag{1}$$

ここで，n はサンプルの個数であり，C_i と C_0 はそれぞれ混合物から採取したサンプル中の着目成分の濃度，および仕込量によって定まる平均濃度である．製剤ではサンプルの大きさ（1サンプル中の採取重量）は前述のように最小服用単位とするのが普通である．

表 3.2 混合に関係する因子

粉体物性に関する因子	1. 粒子径分布 2. 粒子形状及び表面状態 3. 粒子密度及びかさ密度 4. 含水率 5. 流動性(安息角,内部摩擦係数など) 6. 付着・凝集性
混合装置に関する因子	1. 混合機の形状及び寸法 2. 内部挿入物(邪魔板,強制撹拌棒など) 3. 材質及び表面仕上げ
操作条件に関する因子	1. 成分の装入率 2. 装入方法,混合比 3. 混合機の回転速度,混合時間

c)混合に関係する因子

最良の混合状態を得るためには,混合操作に関係するいかなる因子を改善すればよいかということを理解しておくことが大切である.表3.2に示すような因子が混合速度や最終混合度に関係する.一般に,粒子径,粒子形状,密度などにおいて,成分粒子間に著しい差違があると**分離**や**偏析** segregation を起こしやすい.微粉体では,凝集塊の分散が混合度に影響する.

d)混合機の種類

図3.6に代表的な混合機を示す.

i)V型混合機(図3.6(a))

2本の円筒を80~90°の角度で接合したもので,V字型をなしている.機内の粉体は左右の円筒において別々に循環するが,円筒の交叉面での衝突による瞬間的な剪断混合作用が強い.容器の内部に高速回転する強制撹拌羽根を備えた型式では,特に付着・凝集性のある粉体に対して分散効果によって混合効率を促進する.構造が簡単であるのでサニタリー性にも優れており,GMPを指向した全自動混合装置が開発されている.

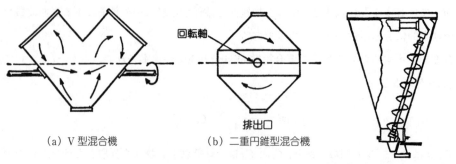

(a) V型混合機　　(b) 二重円錐型混合機　　(c) 旋回スクリュー型混合機

図3.6 代表的な混合機

ii）二重円錐型混合機（図3.6 (b)）

2個の円錐を重ねた形で，回転方法などはV型と同じ容器回転型混合機である．内部に撹拌羽根や邪魔板，あるいは加液混合用にスプレー・ノズルを取り付けたものもある．

iii）旋回スクリュー型混合機（図3.6 (c)）

容器固定型で，オランダのナウタ社によって開発されたのでナウタ型とも呼ばれる．混合スクリューが自転しながら逆円錐型容器の内壁に沿って公転する．スクリューの自公転によって粉体はらせん状に上昇しながら容器の内壁に沿って旋回し，スクリューの通過しない部分の粉体は下降運動する．この混合機の特長は，機内に死空間がないので混合比がかなり大きくても混合時間が短いこと，混合精度が高いこと，所要動力が他の混合機に比べて極めて少ないことである．

3.1.2　顆粒剤　granules

日局17の顆粒剤は，経口投与する粒状に造粒した製剤である．顆粒剤のうち，18号（850 μm）ふるいを全量通過し，30号（500 μm）ふるいに残留するものが全量の10%以下のものを**細粒剤**と称することができる．また，適切な酸性物質，及び炭酸塩または炭酸水素塩を含み，水中で急速に発泡しながら溶解または分散する顆粒剤を**発泡顆粒剤** effervescent granules と称する．

製法は，通例，次の方法による（図3.7）．

① 粉末状の有効成分に賦形剤，結合剤，崩壊剤またはそのほかの添加剤を加えて混和して均質にした後，適切な方法により粒状とする（顆粒剤1）．

② あらかじめ粒状に製した有効成分に賦形剤などの添加剤を加えて混和し，均質とする（顆粒剤2）．

③ あらかじめ粒状に製した有効成分に賦形剤などの添加剤を加えて混和し，適切な方法により粒状とする（顆粒剤3）．

ここでは微粉体の造粒法を中心として，関連する乾燥操作とあわせて解説する．

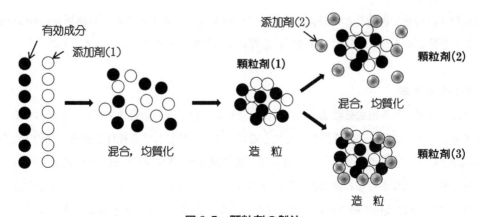

図3.7　顆粒剤の製法

1 造粒 granulation

造粒は図3.1に示すように，固形製剤全般にわたって関係する単位操作である．これによって得られる顆粒には目的に応じた特性をもたせる必要がある．すなわち，顆粒剤については流動性，飛散性，付着性，混合性などを考慮する必要があり，カプセルに充填する放出制御型の顆粒は，一様な厚さの被膜がかけられるように球形度が高く，表面ができるだけ平滑であることが望ましい．一方，打錠用顆粒については，臼への充填性や圧縮成形性が良好でなければならず，このためには適切な粒子径分布と形状をもち，摩擦特性や変形性が優れていることが必要である．医薬品製造においては同一処方からなる同一剤形であっても適用する造粒法によって顆粒の特性は異なり，得られる造粒物の形状や強度だけでなく，バイオアベイラビリティに関係する崩壊性や溶出性にも影響を及ぼすことがある．

a）造粒の目的

i）流動性の改善

一般に，粉体は造粒して粒子径を大きくすると流動性が良くなる．この結果，定量的な取り扱いが可能になる．打錠時の質量均一性を確保するためにも，造粒による流動性改善は重要である．粒子径が大きい顆粒は分離しやすく，散剤との混合性も悪い．これらを改善するために比較的粒子径が小さい細粒剤が開発された．

ii）服用形態の改善

顆粒剤は散剤よりも服用しやすく，携帯に便利である．また，粉末のままよりも美観が良く，商品としての信頼性を高める．

iii）発塵の防止

輸送，貯蔵，ふるい分け，あるいは調剤や服用時の微粉の発生を抑えることができる．

iv）偏析の防止

混合粉体は輸送や供給などの際に，成分間で密度や粒子径の差違に基づく**偏析 segregation**が起こる可能性があるが，成分均一性の高い造粒によって偏析を防止することができる．

b）造粒物の形成

医薬品で汎用される**湿式造粒法**の場合には，造粒前に粒子間の結合性を高めるために結合剤溶液を添加するが，これらの固液混合物をできるだけ均一な状態にする操作を**練合**（他の工業分野では混練という）kneadingという．練合の際の添加液量が造粒物の形成に重要な役割を果たす．

固体，液体，気体からなる練合物の状態は図3.8のようなモデルで示される[3]．添加液量が少ない（a）では液体は粒子間の接点のみに存在し，これを**ペンデュラー pendular 域**という．この状態では液体架橋は粒子同士の牽引力として働く．（c）のように液体が粒子間隙を全満しても毛

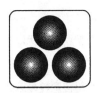

(a) pendular 域　　(b) funicular 域　　(c) capillary 域　　(d) slurry 域

図3.8　粉体-気体-液体系の充填様式

管力は湿潤塊の上に残っており，湿潤塊はある程度の引張り強度を保つ．この状態が**キャピラリー capillary 域**であり，(a) から (c) に至る遷移状態として**ファニキュラー funicular 域**がある．粉体粒子が造粒物に成長するためには，液体の表面張力が粒子間の結合力に有効に働く funicular（索状）の構造をもつことが必要とされる．液体が粒子を完全に包み込むような状態になると**スラリー slurry 域** (d) となり，粒子間の結合力はもはや消滅する．

湿式造粒法では，乾燥後は粒子間に結合剤及び水溶性物質の固体架橋が形成され，顆粒となる．一方，**乾式造粒法**では，加圧により粒子間距離が極めて短くなると，van der Waals 力や静電気力による結合力が働く．粉体を比較的大きな成形体に圧縮成形した後，破砕によって得られる乾式顆粒はこの例である．

c）造粒法の分類

造粒法には数多くの方法があるが，同種の造粒法においても各種の造粒機が開発されており，得られる造粒品の物性もそれぞれ異なる．製剤工程で用いられている造粒法は次のとおりである．

ⅰ）押し出し造粒

図3.9に示すように，練合された湿潤塊を適当な大きさのスクリーンから強制的に押し出す．押し出し機構としてはスクリュー式やバスケット式などがある．後者は押し出し羽根と逆方向に

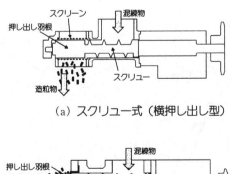
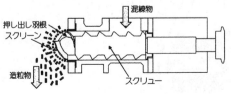

図3.9　押し出し造粒機

回転するフィーダーによって湿潤塊を均等に押し出し羽根の前方に押し込む．これらの造粒機で得られた顆粒の形状は円柱状である．なお，押し出し造粒によって予備造粒された円柱状顆粒を乾燥せずにマルメライザー®（球形化整粒機）を用いて転動させて球形化する方法も，特にコーティング用核顆粒の製造に汎用されている．

ⅱ）転動造粒

図 3.10 のように回転するローターの遠心力によって内壁部に寄せられた原料粉体はスリットから吹き上げられる空気によって転動し，このときスプレー・ガンから噴霧される結合剤溶液によって雪だるま式に次第に粒子径の均一な球状の顆粒に成長していく．

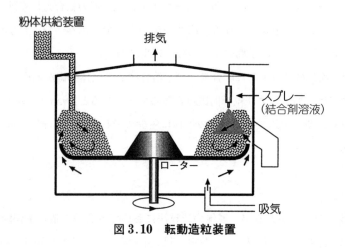

図 3.10　転動造粒装置

ⅲ）撹拌造粒

図 3.11 の装置では容器自体は回転部分をもたないが，内部に粉体へ回転力を与える撹拌羽根と高速度で回転するチョッパー（解砕羽根）が取り付けられている．撹拌羽根による湿潤塊の粗大化と，チョッパーによる塊粒の剪断・解砕作用によって均質な造粒物が得られるよう設計され

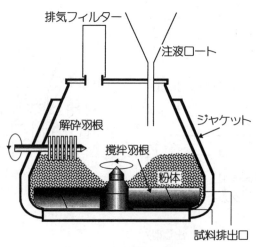

図 3.11　撹拌造粒装置

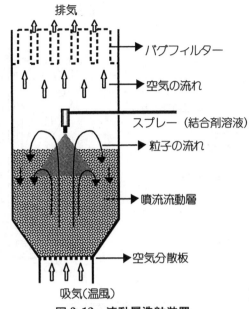

図 3.12 流動層造粒装置

ている．造粒後は流動層乾燥機（後述）で乾燥を行うのが普通である．

iv）流動層造粒

流動層造粒は図3.12のような装置の中で，空気分散板を通って流入した温風によって流動化させた粉体に結合剤溶液を噴霧して造粒する．バグフィルターは粉体が流出するのを防ぐ．流動層内での造粒機構として，①被覆造粒（粗粒子表面に結合剤の液滴が付着し，そこに微粒子が付着して粒子径を増大させる）と，②凝集造粒（液滴を媒介として粒子同士が付着・凝集する）がある．造粒に際しては機械的な外力が作用しないので，ソフトで空隙率の高い造粒品が得られ，細粒剤や打錠用顆粒の製造に適している．流動層装置内では混合，造粒，乾燥が同時に行える．

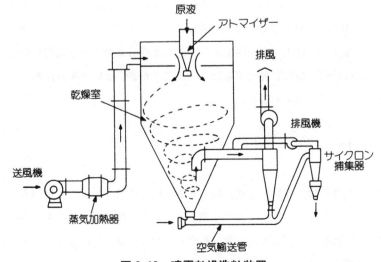

図 3.13 噴霧乾燥造粒装置

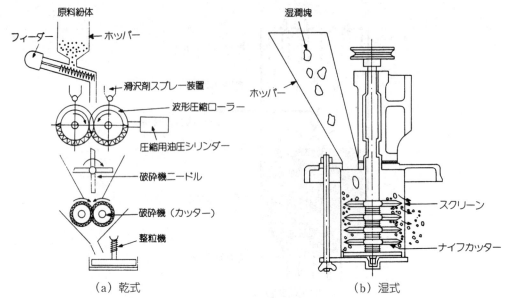

図 3.14 破砕造粒装置

v）噴霧乾燥造粒

薬物の溶液または懸濁液を図3.13のような装置に供給し，高速で回転しているディスク型アトマイザーから微細な液滴として乾燥室内に分散させ，熱風によって瞬時に乾燥する．得られた造粒物はサイクロンで気流から分離される．したがって，濃縮，乾燥，造粒が一工程で完了する．機内に供給されるすべての原液や空気を無菌フィルターや **HEPA フィルター**でろ過した無菌噴霧乾燥システムが開発されている．

vi）破砕造粒

塊状物をほぼ一定の大きさに破砕するもので，乾式法と湿式法がある．図3.14にこれらの装置を示す．乾式法では，ホッパーに投入された粉体をスクリューによって圧縮ローラー（ローラーコンパクター）に送り，この部分で一旦シート状のフレークに成形する．次いで，これを破砕して顆粒をつくる．本法は乾燥工程が不要であるので有効成分が熱や水分に弱い場合には有用であるが，フレークの破砕時に微粉が発生するために歩留りが悪いという欠点がある．また，酵素製剤の場合，圧縮によって失活することがある．

2 乾燥 drying

製剤における乾燥操作は，原料や湿式顆粒の調製の際に中間工程として用いられるほか，乾燥水酸化アルミニウムや噴霧乾燥乳糖，エキス剤などのように最終製品の製造に直接関係することもあり，適用範囲は広い．製品の水分量は必ずしも少ないほど良いとは限らず，製品に応じた適切な水分量の管理が必要である．

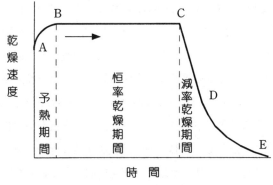

図 3.15 乾燥特性曲線

a) 乾燥の過程

ⅰ) 含水率の表示

含水率の表示には，その時の試料全質量に対する水分量を表す**湿量基準水分**と乾燥状態における試料の質量に対する水分量を表す**乾量基準水分**がある．通常の乾燥では湿量基準水分は乾燥の進行と共にその基準が変化するので，一般には乾量基準水分で表すのが望ましく，これを**含水率** moisture content という．日局17の乾燥減量試験法における含水率の表示は湿量基準である．

ⅱ) 平衡含水率 equilibrium moisture content

製剤工程では乾燥は100℃以下の気流中で行われることが多いが，このような条件下では気流の中にもある一定の水分が含まれており，気流と平衡する含水率に達する．このときの含水率を**平衡含水率**という．

ⅲ) 乾燥速度

乾燥速度は単位時間あたりの含水率の減少量によって表す．乾燥速度の経時変化は一般に図3.15のようになり，これを乾燥特性曲線という．試料の乾燥が進むにつれて曲線は A→E に移動する．AB間は乾燥直後に乾燥速度が急激に上昇する予熱期間であり，やがてBC間で乾燥速度が一定となる**恒率乾燥期間**に入る．この期間は比較的長く，固体表面からの水分の蒸発は自由液面からの蒸発現象と同じであるとされている．C点に達すると表面自由水はもはや失われ，乾燥速度は低下しはじめる．一般に粒状物質ではD点までは直線的に減少し，D点を超えると再び曲線的に低下する．C点を**限界含水率** critical moisture content，CE間を**減率乾燥期間**という．

結晶性固体の場合には恒率乾燥期間が長く，減率乾燥期間は極めて短い．また，これらの平衡含水率（E点）はほぼ0％に近い．これに対して，無晶性固体では減率乾燥期間が長く，平衡含水率も高い．一般に，無晶性の固体（デンプン，ゼラチン，インスリンなど）は結晶性あるいは粒状固体より乾燥しにくい．

b) 水分の測定法

日局17一般試験法「乾燥減量試験法」には，(1) デシケーター中で行うもの，(2) 常圧下で加

熱するもの，及び (3) 減圧乾燥するものがある．これらのうちのいずれの方法によるかは試料の性質によって決まり，最も適切な方法によるのが望ましい．これらの試験法ではいずれも物理的方法によって水分量を測定し，乾燥装置としては定温式乾燥機や赤外線ランプなどが用いられている．これに対して，微量の水分量を正確に測定するには，日局一般試験法「水分測定法」に規定されている**カール・フィッシャー法**によらねばならない．ただし，この方法ではカール・フィッシャー試薬と反応する試料は不適であり，また，結晶水をもつ試料の場合には付着水と結晶水を分別定量できないことがある．なお，一般試験法「熱分析法」中の熱重量測定法は，上記の乾燥減量試験法，または水分測定法（水以外の揮発性成分がない場合）の別法として用いることができる．

c) 乾燥装置の種類

i) 箱型乾燥機

製剤工程で最もよく用いられる機種の1つである（図 3.16）．

ii) 流動層乾燥機

先に示した図 3.12 のように加熱した空気を機内に送り込み，水分または溶剤を含む湿潤粉体（多くの場合，顆粒）を流動化させながら乾燥する．気化した水分は空気とともに排気され，微粉はバグフィルターによって捕集され，乾燥物とともに機内に残る．本機は伝熱効率が極めて良いので乾燥が速いのが特長であり，20～30分で完了する．

iii) 噴霧乾燥機（図 3.13 参照）

一般には噴霧造粒装置として用いられるが，蒸発面積が非常に大きく，乾燥時間は極めて短い（通常は数秒～数十秒）．

iv) 凍結乾燥機

溶液または懸濁液を一度**共晶点**（=共融点）以下の温度（通常，-10～-40℃）で凍結させておき，次に高真空下（250～15 Pa）で加温することによって水を昇華させて除去する操作を**凍結乾燥** freeze drying, lyophilization という．本法では恒率乾燥期間は長いが，乾燥度の高い多孔性の製品が得られる．

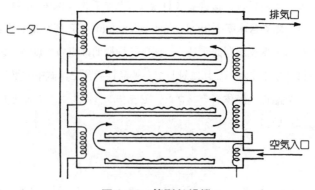

図 3.16　箱型乾燥機

凍結乾燥法には次のような利点と欠点がある．

〔利点〕①低温条件下で乾燥させるので，熱に不安定な成分の化学変化を防ぐ，②揮発性成分（生薬製剤など）の消失を最小限に抑える，③製品の凝集を防ぐ，④滅菌性を保持する，⑤製品の酸化を最小限に抑える．

〔欠点〕①本法は本質的に安定な結晶形を得にくい条件を伴っており，得られた固体は非晶質化することが多い，②ランニング・コストが高い，③乾燥に長時間を要する．

この乾燥法が最も適している製剤には，用時溶解する固形注射剤（日局 17 では凍結乾燥注射剤）をはじめ，抗生物質，ホルモン，血漿，血清やワクチンなどの生物学的製剤，プロスタグランジン（熱に対して極めて不安定）などがある．

v) 高周波乾燥機

材料を高周波（915 または 2450 MHz）の高電圧場において内部に均一な発熱を起こさせ，急速に乾燥する方法である．加熱効果は電場と材料内部の分極した分子またはイオンとの相互作用によって起こる．

製剤工程における**高周波乾燥**は，加熱による製品の表面温度が高くなるのを避けたい場合や，顆粒中の有効成分の浸出を防ぐ場合に用いられる．低圧下（15～2500 Pa）で 30～40℃の緩和な温度条件下での真空高周波乾燥は，ビタミン，酵素，タンパク質などの熱に不安定な物質の乾燥に用いられる．

3.1.3　錠剤　tablets

粉末または顆粒を成形して錠剤にすることを**製錠** tableting という．錠剤の歴史は古く，約 1000 年前に**湿製錠剤** molded tablets が初めてつくられたが，19 世紀の後半になると製錠技術の目覚しい進歩によって新しい錠剤機が次々に開発され，現在一般に用いられているような形態の**圧縮錠剤** compressed tablets が製造されるようになった．**口腔内崩壊錠**の製造のための圧縮成形技術も新たに開発されている．今日では錠剤は固形製剤の中で生産額が最も高く，全剤形を含めても単独で約 51％（2013 年現在）の高い比率を占めている．これは錠剤が他の経口投与製剤に比べて次のような利点をもっているからである．

1　錠剤の利点と製錠の特異点

① 服用に際しては 1 個の計数単位として扱えるので，用量が正確である．
② 成分含量の調節が容易で，かつ正確である．
③ 種々の製剤技術を駆使することによって，体内での有効成分の吸収部位や薬効の持続時間を調節することができる．
④ 苦味を隠蔽することができ，服用しやすい．

⑤ 有効成分の物理的，化学的安定性を保持することができる．
⑥ 大量生産が可能であり，経済性に優れている．
⑦ 包装，輸送，保存に便利である．

粉粒体の成形は，医薬品に限らず金属，プラスチック，セラミックスなどの分野においても広く使われているが，医薬品の製錠は錠剤が体内に投与されるため，種々の厳しい条件が課せられており，以下のような特徴をもっている．

① 製品が十分な機械的強度をもつと同時に，体内では速やかに崩壊して薬物が溶出すること．
② 物性の異なる種々の粉粒体の混合物を高速度で成形して，質量偏差ができるだけ小さい成形物を得ること．
③ 圧縮される粉粒体には粒子間引力の比較的小さいものが多いが，十分な硬度を有すること．
④ 服用の利便性から，適切な大きさを有すること．

2　錠剤の種類

錠剤には，用法または適用部位の違い，構造や製法の違い（図3.17）により表3.3に示すものがある．

a）即放性錠剤　fast‐release tablets

有効成分の放出性を特に調節していない錠剤で，通例，有効成分の溶解性に応じた溶出挙動を示す．

b）腸溶性錠剤　enteric‐coated tablets

有効成分の胃内での分解を防ぐ，または有効成分の胃に対する刺激作用を低減させるなどの目的で，有効成分を胃内で放出せず，主として小腸内で放出するよう設計された錠剤である．なお，日局17では腸溶性製剤は，有効成分の放出開始時間を遅らせた放出調節製剤である放出遅延製剤に含まれる．

c）徐放性錠剤　prolonged‐release tablets

投与回数の減少または副作用の低減を図るなどの目的で，製剤からの有効成分の放出速度，放出時間，放出部位を調節した錠剤である．

d）口腔内崩壊錠　orally disintegrating tablets

高齢者の服用性改善などを目的に最近開発された錠剤である．口腔内で唾液のみで速やかに溶解または崩壊させて服用できる錠剤である．OD錠とも呼ばれる．

糖衣錠　　フィルムコー　　多層錠　　　　有核錠
　　　　　ティング錠

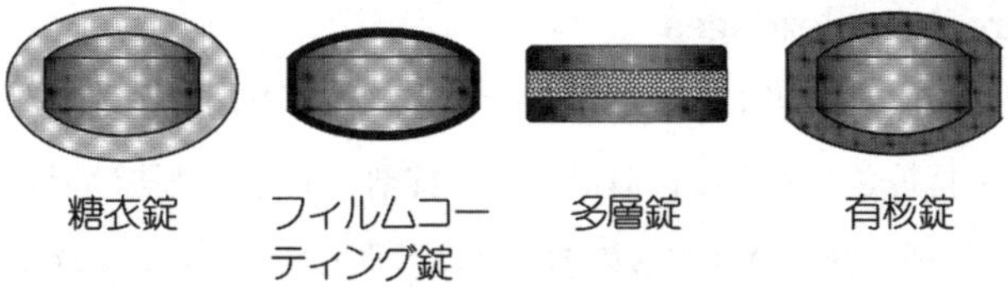

図 3.17　特殊な錠剤

表 3.3　錠剤の種類

経口投与する錠剤	即放性錠剤	fast-release tablets
	腸溶性錠剤	enteric-coated tablets
	徐放性錠剤	prolonged-release tablets
	口腔内崩壊錠	orally desintegrating tablets/ orodispersible tablets
	チュアブル錠	chewable tablets
	発泡錠	effervescent tablets
	分散錠	dispersible tablets
	溶解錠	soluble tablets
口腔内に適用する錠剤（口腔用錠剤）	トローチ剤	troches/lozenges
	舌下錠	sublingual tablets
	バッカル錠	buccal tablets
	付着錠	mucoadhesive tablets
	ガム剤	medicated chewing gums
腟に適用する錠剤	腟錠	tablets for vaginal use
製法に関する錠剤	フィルムコーティング錠	film-coated tablets
	糖衣錠	sugar-coated tablets
	多層錠	multiple compressed tablets
	有核錠	compression-coated tablets

e）チュアブル錠　chewable tablets

口中でかみくだくと急速に崩壊し，クリーム状になる．小児が服用しやすいように設計されたもので，ビタミン剤や抗生物質（例えば，エリスロマイシンエチルコハク酸エステルやモンテルカストナトリウムなど）などにみられる．

f）発泡錠　effervescent tablets

炭酸ナトリウムとクエン酸（または酒石酸）が含まれており，服用時に水中に投入すると発泡しながら急速に崩壊する．服用性の改善を目的とした錠剤で，制酸剤や鎮痛剤にみられる．

g）分散錠　dispersible tablets

水に分散して服用する錠剤である．

h）溶解錠　soluble tablets

水に溶解して服用する錠剤である．

i）トローチ剤　troches, lozenges

　有効成分を口腔内で徐々に溶解または崩壊させて，口腔または咽喉粘膜などの局所に比較的長時間にわたって薬効を持続させるように設計された錠剤である．製法は通常の錠剤とほぼ同じであるが，製剤総則では錠剤（経口投与する製剤）とは区別して取り扱われている．本剤には崩壊剤を加えない．また，服用時の窒息を防止できる形状（錠剤の中央に円孔部を設けるなど）とする．

j）舌下錠　sublingual tablets

　舌の下部で急速に溶解させ，口腔粘膜からの吸収によって薬効の急速な発現を期待できるように設計された錠剤である．初回通過効果の著しいニトログリセリンや硝酸イソソルビドなどに利用されている．

k）バッカル錠　buccal tablets

　有効成分を口腔内の臼歯と頬の間で徐々に溶解させ，口腔粘膜から吸収させるようにしたものである．ステロイドホルモンなどに対して徐放化設計がなされている．

l）付着錠　mucoadhesive tablets

　口腔粘膜に付着させて用いる錠剤である．これを製するには，通例，ハイドロゲルを形成する親水性高分子化合物（ヒドロキシプロピルセルロースとカルボキシビニルポリマー）を用いる．

m）ガム剤　medicated chewing gums

　咀嚼により，有効成分を放出する錠剤である．これを製するには，通例，植物性樹脂，熱可塑性樹脂及びエラストマーなどの適切な物質をガム基剤として用いる．

n）腟錠　tablets for vaginal use

　腟に適用する．体液に徐々に溶解または分散することにより有効成分を放出する錠剤である．

o）フィルムコーティング錠　film-coated tablets

　水溶性または水不溶性，もしくは腸溶性の高分子被膜で被覆した錠剤である．

p）糖衣錠　sugar-coated tablets

　素錠に糖類または糖アルコールを含むコーティング剤で剤皮を施して製した錠剤である．

q）多層錠　multiple compressed tablets

　数種類の処方成分を段階的に圧縮して同一の剤形内におさめたもので，次のような利点がある．
　①配合変化を起こさない層を中間にして，その両側に配合禁忌となる成分を配置できる，②各

層は識別のために別々の着色ができる，③速効性，持続性などが正確にコントロールできる．

r) 有核錠　compression‐coated tablets

専用の錠剤機の臼の中へあらかじめ核錠（中心錠）を入れておき，その周囲に別の成分の顆粒を充填して再び圧縮する．例えば，徐放化したい成分を核錠に，速溶性の成分を外殻に用いる．

3 製錠法の分類

圧縮錠剤の製法は，図3.18に示す4種類に分類される．

a) 直接粉末圧縮法

有効成分と添加物をあらかじめ混合しておき，最後に滑沢剤を加えて混合したものをそのまま成形して錠剤にする方法である．直打法とも呼ばれる．この方法の利点は，①水分や熱に不安定

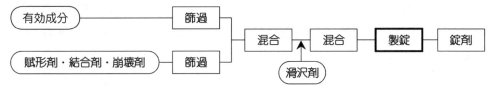

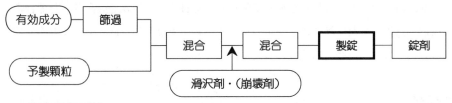

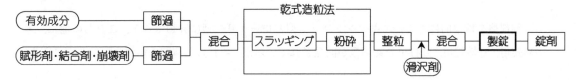

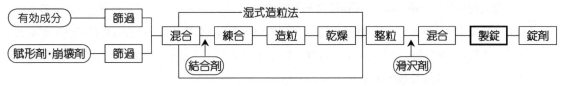

図3.18　圧縮錠剤の製法

な薬剤については化学的安定性が保たれる，②造粒などの中間工程が省略できるので，経済性が高いことなどである．直打用の添加物（結晶セルロースなど）や専用錠剤機が開発されている．

b）半乾式顆粒圧縮法

あらかじめ賦形剤に結合剤や崩壊剤を加えて製した顆粒（湿式造粒法による）と有効成分を混合し，これに滑沢剤または必要に応じて崩壊剤を加えて再び混合したものを成形する方法である．顆粒を予製しておくと有効成分の物性をあまり考慮せずに製錠できる利便性がある．

c）乾式顆粒圧縮法

乾式造粒法に従って製造された顆粒に滑沢剤を加えて混合し，通常の錠剤機で圧縮成形する．この方法は有効成分が水分や熱に不安定な場合や，流動性が悪いために直打法が適用できない場合に適している．しかし，スラッグの粉砕の際の歩留りが悪く，中間工程数が多いのが欠点である．

d）湿式顆粒圧縮法

湿式造粒法によって製造した有効成分を含む顆粒を圧縮成形する方法であり，現在最も広く用いられている．工程の簡単さからいえば直接粉末圧縮法が優れているが，本法は造粒条件を変えることによって錠剤の成形性や硬度，崩壊性などを調節することができるという利点がある．製剤均一性の確保も容易である．

e）湿式成形法

有効成分に賦形剤，結合剤などの添加剤を加えて混和して均質とし，溶媒で湿潤させた練合物を一定の形状に成形した後，または練合物を一定の型に流し込んで成形した後，適切な方法で乾燥して錠剤とする方法である．口腔内崩壊錠の製錠に用いられることがある．

4 錠剤機の種類

錠剤機を機構的にみるとエキセントリック型とロータリー型に分類できる．これらの他に，多層錠用，有核錠用，直打用の錠剤機が開発されているが，これらは前記のいずれかの型式に入る．

a）エキセントリック型錠剤機　single punch tableting machine

単発式錠剤機とも呼ばれる．圧縮過程を図3.19に示す．ホッパーからフィード・シューに導かれた原料粉末は，シューの往復振動によって臼の中へ充填される．シューが元の位置へもどると上杵が下降し，粉体層が圧縮される（片側圧縮）．圧縮が終了すると上杵が引き上げられ，同時に下杵も上昇して錠剤を放出する．

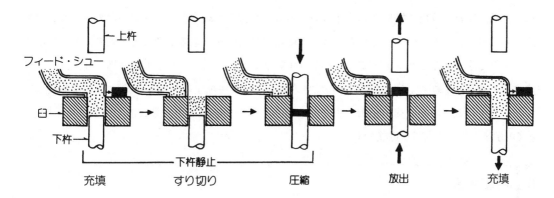

図 3.19 エキセントリック型錠剤機の動作原理

b) ロータリー型錠剤機　rotary tableting machine

図 3.20 に操作部の外観図と動作原理図を示す．固定されたフィーダーの下を外周部に多数の臼を等間隔に組み込んだ円形のテーブルが一定速度で回転する．テーブルが 1 回転する間に充

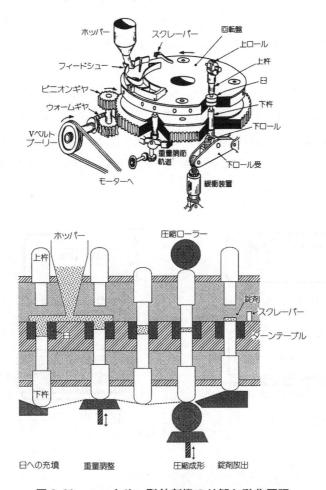

図 3.20 ロータリー型錠剤機の外観と動作原理

填，計量，圧縮，放出の操作を外周部の別々の個所で行うため，各々の錠剤がベルト・コンベア式に完成されていく．臼への定量充填は，一度過充填した粉末を重量調節用カムの位置においてブレードですり切ることによって行われる．圧縮部ではエキセントリック型と異なり，上杵が下降すると同時に下杵も上昇し，両側からはさみ込むように圧縮する（両側圧縮）．この錠剤機は回転テーブルに数組～数十組の臼セットを組み込むことができるので，製錠能力が大きく，通常，約50万錠/時間の生産が可能である．

5 打錠障害

製錠がうまく行われるかどうかは，①添加物の種類と添加条件の選定，②錠剤機の種類と操作条件の設定のいかんに関係する．これらの選定や設定を誤ると以下のような打錠障害が発生するので，製錠に際してはあらかじめ最適の処方と操作条件を確立しておかねばならない．

図3.21のように，**キャッピング** capping は錠剤の上面または下面が帽子状に剥離する現象であり，**ラミネーション** lamination は2層またはそれ以上の層に分離することをいう．これらのトラブルは，通常，圧縮直後に発生するが，数時間経過してから起こることもある．これらの打錠障害は，①顆粒が乾燥しすぎている場合，②結合剤が少なすぎる場合，または③滑沢剤が多すぎる場合に起こりやすい．

一方，**スティッキング** sticking は圧縮中に粉粒体が杵面に付着し，錠剤表面に傷が発生する現象である．傷の発生の程度が小さい場合は，**チッピング** chipping と呼ばれる．**バインディング** binding は圧縮中に粉粒体と臼壁面間の摩擦が大きすぎるために起こり，錠剤の側面に放出時の縦傷が観察される．これらの障害は，①顆粒中の水分量が多すぎる，②結合剤が多すぎる，③逆に滑沢剤が少なすぎる場合に起こりやすい．

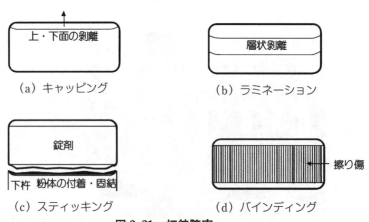

図3.21 打錠障害

6 錠剤の強度試験

　一定量の薬物を正確かつ容易に服用することが求められる錠剤の特性から，後工程（主にコーティング）や輸送中，取扱い中に破損や摩損が生じないよう，十分な強度をもった錠剤を製造する必要がある．錠剤の強度の試験法は日局には規定されていないが，**硬度試験**や**摩損度試験**（日局17，[参考情報]）が製造と並行して行われる．製造中のこれら強度の変動は錠剤質量の変動に由来することが多いためである．また，錠剤のキャッピング傾向を確認するために，これら試験を利用することもできる．コーティングを施す錠剤では，摩損度は極力低くしなければならない．

3.1.4　カプセル剤　capsules

　カプセル剤は液状，懸濁状，粉末状または顆粒状の医薬品をゼラチン基剤などで製造されたカプセルに充填した**硬カプセル剤**，またはカプセル基剤で被包成形した**軟カプセル剤**からなる．いずれもカプセル基剤は動物由来のゼラチンが一般的であるが，日局17で新たにヒプロメロース（HPMC）カプセルとプルランカプセルが収載された．ゼラチンは水との親和性が高く，平衡吸湿率は湿度によって著しく影響を受ける（通常の保存条件でも13〜15％の水分を含有している）．したがって，カプセル剤の製造工程や保存環境においては防湿に十分に留意する必要がある．また，ゼラチンはカビを発生しやすいので，カプセルの製造時に**保存剤**の添加が認められている．軟カプセル剤の場合には，被膜に弾力性を賦与するために**可塑剤**としてグリセリン（30〜35％）またはソルビトールを添加する．また，内容薬品が溶液状態で被包される場合には，溶剤として植物油，マクロゴール400，中鎖脂肪酸トリグリセリドなどが用いられる．

1 硬カプセル剤　hard gelatin capsules

　硬カプセル剤の主な充填方式を図3.22に示す．カプセル充填に関しては，内容薬剤の流動性，みかけ比容積，充填性などに加えて，充填方式や充填速度などがカプセル剤の品質特性（質量偏差，崩壊性，溶出性）に大きく影響する．

a）Auger式
　オーガー式はホッパー内の粉末をホルダー内にあるカプセルのボディに上方から直接押し込む方法であり，粉末には流動性が要求される．

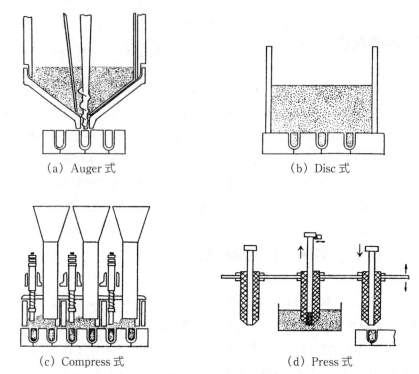

図 3.22 硬カプセル充填機

b）Disc 式

カプセルのボディを装填したホールダーが粉体層の下を通過する際に，粉末が自重によりボディ内に自然落下して充填される．

c）Compress 式

粉体層から圧縮プランジャーによってボディ内に強制的に充填される．

d）Press 式

内容薬剤の粉体層中にプランジャーを内挿したチューブを押し込み，チューブ内に粉末を充填する．次いで，このチューブをカプセルのボディを装填したホールダーの上部まで移動し，プランジャーにより押し出された粉末がボディに充填される．

2 軟カプセル剤　soft elastic gelatin capsules

軟カプセル剤の製造法を図 3.23 に示す．

a）ロータリー・ダイ法

ダイ・ロールの各々の凹みに定量ポンプにより規定量の薬液を圧入する．個々のカプセルの充

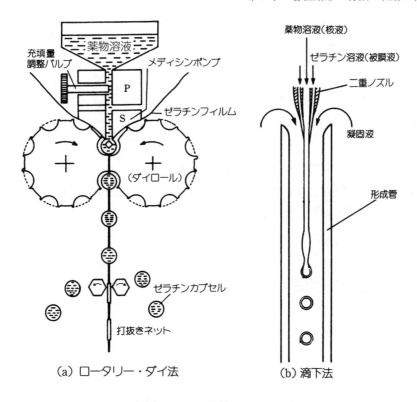

図3.23 軟カプセル製造機

填精度は非常に高く，高粘度の懸濁液も充填できる．また，金型を交換することによって種々の形状や大きさをもつカプセルが製造できる．

b）滴下法

同心二重ノズルの内側ノズルから核液，外側ノズルから被膜液が形成管の中を一様な流速で流れる凝固液中に吐出されると，界面張力によってくびれ，瞬間的に核液が被膜液で包み込まれて均一な粒子径の球状カプセルが形成される．カプセルを取り出した後，凝固液を洗浄し，乾燥させて製品とする．本法では，いわゆるシームレス・ミニカプセルの製造が可能であり，薬物を剤形中にロスなく配合することができる．

3.1.5 コーティングされた製剤

固形製剤のコーティングは最も古くから行われている技術の1つである．初期の目的は丸剤の悪味をマスクすることであったが，最近では錠剤のほか，顆粒剤やカプセル剤にも幅広く利用されている．

1 コーティングの目的

コーティングの目的としては以下の項目が挙げられる．
① 外観を改善し，商品価値を高める．
② 苦味や悪臭，色などをマスクする．
③ 環境因子からの有効成分の保護と安定化をはかる．
④ 剤形内で相互作用を起こす薬剤を分離し，保存時における配合変化を防止する．
⑤ 薬剤の体内での吸収部位を調節する．
⑥ 放出制御によって薬剤に遅効性または持効性を付与する．

2 錠剤のコーティング法

a）シュガー・コーティング　sugar coating

錠剤は，通常，糖衣をかけやすいように適切な曲率半径をもつ凸面錠が用いられる．パン・コーティングによって行われ，図3.24のコーティング・パンや通気乾燥型パン・コーティング装置を用いる．後者は，円柱状のパンを二重構造とし，内側にパンチング穴を設け，転動している錠剤層の間隙をぬって加温された乾燥空気を通過させるもので，乾燥効率が高く，所要時間の大幅な短縮が可能である．操作自体は簡単であるが，液の濃度，注加量，送風量，温度，湿度などの条件の選択には極めて熟練を要する．また，工程は相当長時間を要し，コストも高い．

糖衣工程は次の5つの操作とこれらの間の乾燥操作からなっている．

ⅰ）**防水膜掛け** protective coating：吸湿性または水分によって変質しやすい成分を含む素錠に対しては，下掛けの前にあらかじめ被膜を形成させておく．この操作は以後の工程で介入する水分が素錠の中へ浸透するのを防ぎ，有効成分の安定性を保つのに必要である．

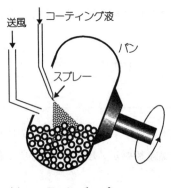
(a) コーティング・パン

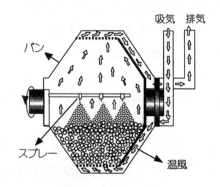
(b) 通気乾燥型パン・コーティング

図3.24　パン・コーティング装置

ⅱ）**下掛け** subcoating：防水膜掛けの後で錠剤のエッジに丸みをつけ，錠剤と糖衣層の間の結合性をもたせるために行う．水溶性の結合剤を含む濃厚なシロップ液が用いられる．必要に応じて散布剤（製剤添加物・コーティング剤の項を参照）が用いられる．

ⅲ）**中掛け（着色掛け）** smoothing (coloring)：下掛けで荒仕上げされた錠剤の丸みを完成させ，糖衣層を滑らかにするために希薄なシロップ液を間欠的に注加し，乾燥を繰り返す．着色する場合には，水溶性色素またはレーキ色素をシロップ液に添加する．

ⅳ）**仕上げ** finishing：糖衣面を滑らかにするために，別のパンに移し変えて行う．錠剤面を覆うに足りる最少量のやや希薄なシロップ液をかける．必要に応じて文字やマークを印刷する．

ⅴ）**つや出し** polishing：糖衣にみがきをかけ，つやを出すために内面にキャンバスを貼ったポリッシング・パンを用いて行う．ワックス類をあらかじめ内面の布に浸み込ませておくか，あるいは，適切な溶媒に溶かして噴霧注加する．

b）フィルム・コーティング film coating

フィルム・コーティング法は糖衣法に比べると技術的な歴史は浅いが，最近急速に技術の進展が見られ，以下のような利点により広く用いられている．

① 水系，非水系のいずれのコーティングも可能である．
② 非水系コーティングでは素錠への水分の浸透がないので，有効成分の安定性が保たれる．
③ 工程が簡単であるので所要時間が短く，自動化が容易である．
④ 被膜が薄いので錠剤の質量増加がわずかである．
⑤ 錠剤の損傷・摩損が起こりにくく，輸送や包装に便利である．

コーティングはパン・コーティングによる．

c）その他

軟カプセルの製法も一種のコーティング法である．また，有核錠は，外層をコーティング層とみなせば，その製法はコーティング法の一種であり，**圧縮コーティング** compression coating と呼ばれる．

3 顆粒及び細粒のコーティング法

流動化されやすい顆粒，細粒や小型錠剤のコーティングには，図3.25のような流動層・噴流層コーティング装置が用いられる[4]．加熱した空気によって流動化している顆粒などにコーティング液を噴霧する．

この方法で錠剤のコーティングも可能であるが，欠点としては気流中での激しい運動と錠剤間の衝突などによって損傷する錠剤が増えることである．したがって，錠剤には耐摩損性が要求される．

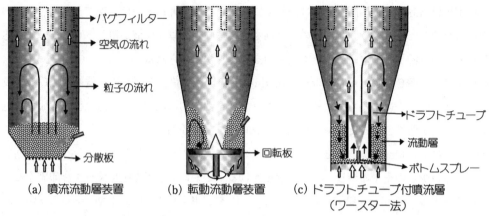

図3.25 顆粒及び細粒のフィルムコーティングに用いられる装置

章末確認問題（以下の文章の正誤を答えよ）

1. 一般に，粒子径，粒子形状，密度などにおいて，成分粒子間に著しい差があると混合度は高くなる．
2. 造粒は，原料粉末を結合させて粒子径を大きくする操作であり，顆粒剤や散剤の製造に用いられる．
3. 流動層乾燥は，伝熱効率がよく乾燥が速いため，熱に不安定な物質の乾燥に適している．
4. キャッピングやスティッキングは，打錠用原料の水分量が多すぎるときに起こりやすい．
5. 錠剤は，服用に際して1個の計数単位として扱えるため，用量が正確である利点を持つ．
6. チュアブル錠，舌下錠，口腔内崩壊錠，バッカル錠はいずれも日本薬局方の「口腔内に適用する錠剤」に規定されている．

正解：1. ×　2. ×　3. ×　4. ×　5. ○　6. ×

参　考　文　献

1) 粉体工学会編（2014）粉体工学ハンドブック，朝倉書店
2) J. A. Hersey（1975）*Powder Technol.*, 11, 41
3) 日本粉体工業技術協会編（1991）造粒ハンドブック，オーム社
4) 日本粉体工業技術協会編（1999）流動層ハンドブック，培風館

3.2 半固形製剤

日局 16 から剤形は主に投与経路及び適用部位別に分類されている．下表に形状から半固形製剤に該当する剤形を新分類別に示した．本項ではこれらの剤形について，剤形の定義，製法等について述べる．

投与あるいは適用部位	半固形製剤に該当する製剤
経口	経口ゼリー剤
口腔内	口腔用半固形剤
目	眼軟膏剤*
耳	点耳剤
直腸	坐剤，直腸用半固形剤，注腸剤
腟	腟用坐剤
皮膚	外用剤（ローション剤，リニメント剤），軟膏剤，クリーム剤，ゲル剤，貼付剤（テープ剤，パップ剤）

*眼軟膏剤については，無菌製剤の項で述べる．

これらの製剤はその稠度に違いがあるものの，いずれも水溶性，乳剤性，懸濁性製剤のいずれかに分類され，製法上も共通した部分が多い．これらの製造工程の概略は，図 3.26 のようにまとめられる．この中で，原料の粉砕・篩過・混合の単位操作は，基本的に固形製剤の頁で述べた操作と同じである．図中の混合における溶融は，固形成分を加熱融解させて撹拌し均一な液体にする操作であり，練合は，複数の基剤成分を練り合わせたり，基剤に有効成分や添加剤を加えて均一化する操作である．一般に半固形製剤中の薬物は，基剤中を拡散して適用部位の組織表面に移動し，濃度差によって組織中を拡散する．このとき薬物の組織に対する親和性が高いほど，また基剤への溶解性が低いほど有効成分は組織に移行しやすく，組織への分配は大きくなる．このことから有効成分の性質を考慮して適切な基剤を選択する必要がある．以下に，半固形製剤における性質の異なる基剤への医薬品の練合方法を示す．

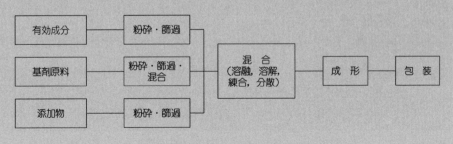

図 3.26 半固形製剤の製造工程

油脂性基剤への練合

1) 有効成分が水溶性の場合

　医薬品を少量の水に溶解し，精製ラノリンに吸収させて基剤と練合する．

2) 有効成分が水にも有機溶媒にも難溶の場合

　有効成分を微細に粉砕後，ふるいで篩過し，少量の基剤と研和した後，多量の基剤と練合する．

3) 有効成分が水には難溶であるが、エタノールなどの揮発性溶剤に溶解する場合

　少量の揮発性溶剤と研和して微粉末とした後，植物油や流動パラフィンなどの研和補助剤と研和し，基剤と練合する．

4) 有効成分が水溶性ではあるが水に不安定な場合

　有効成分を少量の流動パラフィンで湿潤研和した後，基剤と練合する．

水溶性基剤への練合

1) 有効成分が水溶性の場合

　直接，基剤と練合する．または，少量の水に溶解させた後，基剤と練合する．

2) 有効成分が水にも有機溶媒にも難溶の場合

　有効成分を微細に粉砕後，ふるいで篩過し，少量の基剤と研和した後，多量の基剤と練合する．

3) 有効成分が水には難溶であるが，エタノールなどの揮発性溶剤に溶解する場合

　少量の揮発性溶剤と研和して微粉末とした後，マクロゴール400などの研和補助剤と研和し，基剤と練合する．

乳剤性基剤への練合

1) 有効成分が水溶性の場合

　直接，基剤と練合する．または，少量の水に溶解させた後，基剤と練合する．

2) 有効成分が水にも有機溶媒にも難溶の場合

　有効成分を微細に粉砕後，ふるいで篩過し，少量の基剤と研和した後，多量の基剤と練合する．

3) 有効成分が水には難溶であるが，エタノールなどの揮発性溶剤に溶解する場合

　少量の揮発性溶剤と研和して微粉末とした後，基剤がo/w型（バニシング型）の場合にはグリセリンまたはプロピレングリコール，基剤がw/o型（コールド型）の場合には流動パラフィンなどの研和補助剤と研和し，基剤と練合する．

3.2.1　経口ゼリー剤

（1）**経口ゼリー剤** jellies for oral administration は，経口投与する，流動性のない成形したゲル状の製剤である．
（2）本剤を製するには，通例，有効成分に添加剤及び高分子ゲル基剤を加えて混和し，適切な方法でゲル化させ一定の形状に成形する．

3.2.2　口腔用半固形剤

（1）**口腔用半固形剤** semi‐solid preparations for oro‐mucosal application は口腔粘膜に適用する製剤であり，クリーム剤，ゲル剤または軟膏剤がある．
（2）本剤を製するには，通例，有効成分を添加剤とともに精製水及びワセリンなどの油性成分で乳化するか，または高分子ゲルもしくは油脂を基剤として有効成分及び添加剤とともに混和して均質とする．
　（ⅰ）口腔用クリーム剤は，クリーム剤の製法に準じる．
　（ⅱ）口腔用ゲル剤は，ゲル剤の製法に準じる．
　（ⅲ）口腔用軟膏剤は，軟膏剤の製法に準じる．
　　本剤のうち，変質しやすいものは，用時調製する．
（3）本剤で多回投与容器に充填するものは，微生物の発育を阻止するに足りる量の適切な保存剤を加えることができる．
（4）本剤は，口腔粘膜に適用する上で適切な粘性を有する．

3.2.3　点耳剤

（1）**点耳剤** ear preparations は，外耳または中耳に投与する，液状，または用時溶解もしくは用時懸濁して用いる半固形もしくは固形の製剤である．
（2）本剤を製するには，通例，有効成分に添加剤を加え，溶剤などに溶解もしくは懸濁して一定量としたもの，または有効成分に添加剤を加えたものを容器に充填する．ただし，微生物による汚染に十分に注意し，操作は製剤の組成や貯法を考慮してできるだけ速やかに行う．有効成分の濃度を％で示す場合にはw/v％を意味する．
　　本剤を，無菌に製する場合は，点眼剤の製法に準じる．
　　用時溶解または用時懸濁して用いる本剤で，その名称に「点耳用」の文字を冠するものには，溶解液または懸濁用液（以下，「溶解液等」という）を添付することができる．
（3）本剤を製するに用いる溶剤，または本剤に添付する溶解液などを分けて次の2種類とする．

（ⅰ）水性溶剤：水性点耳剤の溶剤及び添付する溶解液などには，精製水または適切な水性溶剤を用いる．ただし，無菌に製する場合には，添付する溶解液などには，滅菌精製水または滅菌した水性溶剤を用いる．

（ⅱ）非水性溶剤：非水性点耳剤の溶剤には，通例，植物油を用いる．また，そのほかの適切な有機溶剤も非水性溶剤として用いることができる．

（4）本剤または本剤に添付する溶解液などには，別に規定するもののほか，着色だけを目的とする物質を加えてはならない．

（5）本剤で多回投与容器に充填するものは，微生物の発育を阻止するに足りる量の適切な保存剤を加えることができる．

3.2.4 坐剤

（1）**坐剤** suppositories for rectal application は，直腸内に適用する，体温によって溶融するか，または水に徐々に溶解もしくは分散することにより有効成分を放出する一定の形状の半固形の製剤である．

（2）本剤を製するには，通例，有効成分に分散剤，乳化剤などの添加剤を加えて混和して均一としたものを加熱するなどして液状化させた基剤中に溶解または均一に分散させ，容器に一定量充填し，固化・成形する．基剤として，通例，油脂性基剤または親水性基剤を用いる．

（3）本剤は，通例，円錐形または紡錘形である．

（4）本剤は，適切な放出性を有する．なお，油脂性基剤を用いたものは，有効成分の放出性の評価に代えて溶融性の評価によることができる．

紀元前から存在したといわれる坐剤が，適用部位における局所作用（局所麻酔，収れん，殺菌など）を目的とするものと，直腸から有効成分を循環血流中に移行させ全身作用（解熱鎮痛，抗生物質，抗癌，消炎など）を目的とするものがある．直腸中下部から吸収された薬物は肝臓を通らずに全身循環血に入るため，**肝初回通過効果**を回避でき，また，消化酵素が分泌されないため，経口投与時に肝初回通過効果を受けやすい薬物やペプチド性医薬品などの全身作用を目的とした DDS 製剤が実用化されている．また，薬物の経口投与が困難な幼児や高齢者，重症患者への投与製剤としても優れている．

1 坐剤の調製法

坐剤の調製法には溶融法，冷圧法，手工法がある．

a）溶融法

最も一般的な方法である（図 3.27）．有効成分と基剤を融解・混和したものを鋳型に流し込み，

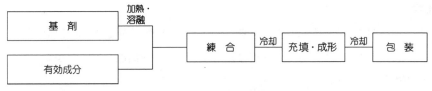

図 3.27　坐剤の製造法

冷却固化させる．有効成分が不溶性の場合は，よくかき混ぜながら鋳型に流し込む．大量生産に向いており，鋳型で成形した坐剤を別の機械で包装する two stage type の製造機と，溶融混和物を直接プラスチック製あるいはアルミ製のコンテナーに充填・成形・シールできる one stage type の製造機があり，近年では後者が普及している．

　基剤の溶融は，温度を上げ過ぎず，全体が均一な温度になるように行うことが望ましい．鋳型に流し込むときの温度は流動性を保った範囲で，できるだけ低温（凝固点近く）とする．温度が高いと固化に時間がかかり懸濁粒子が沈殿したり，冷却時の容積変化が大きくなって凹みや亀裂の原因となる．成形時の懸濁粒子の沈殿を防ぎ生産効率を上げるには冷却速度が速い方がよいが，速すぎると亀裂が生じやすくなる．その他，結晶多形の問題，有効成分の熱安定性，有効成分の沈降（溶融した基剤と有効成分の比重差の問題）などの配慮が必要である．

b）冷圧（圧搾）法

　微細化した有効成分と基剤を均一な粉末になるまで混和し，坐剤圧縮器により成形する．熱に不安定な薬物に適している．

c）手工法

　固形の基剤を細かく削り取り，粉砕した有効成分と乳棒・乳鉢などを用いて混和・練合し，均等な坐剤塊とする．これを均等に分割し，手及びヘラで成形する．成形に熟練を要する．

2　坐剤の試験法

　日局 17 には坐剤について製剤均一性試験法に適合することのみが記載されているが，坐剤の特性上，製薬企業においては，さらに以下のような試験が行われている．

a）融点，凝固点及び軟化点

　油脂性基剤を用いた場合，基剤が体温で融解して薬物を放出する．したがって，融点や凝固点を適切に調節することが重要である．日局一般試験法「融点測定法」や「凝固点測定法」が適用できる．**軟化点**とは，温度を上げていった際に基剤の流動性が急激に増大する温度で，加熱時に坐剤が変形する温度を測定するなど，数種の測定法がある．

b) 放出性

特に全身作用を期待した坐剤の場合，製剤からの薬物放出性が薬効に大きく影響する．日局17の「溶出試験法」中の回転バスケット法を準用して，薬物の**放出性**を評価できる．また，坐剤放出試験器が市販されている．

3.2.5 直腸用半固形剤

(1) **直腸用半固形剤** semi‐solid preparations for rectal application は肛門周囲または肛門内に適用する製剤であり，**クリーム剤**，**ゲル剤**または**軟膏剤**がある．

(2) 本剤を製するには，通例，有効成分を添加剤とともに精製水及びワセリンなどの油性成分で乳化するか，または高分子ゲルもしくは油脂を基剤として有効成分及び添加剤とともに混和して均質とする．

(ⅰ) 直腸用クリーム剤は，クリーム剤の製法に準じる．

(ⅱ) 直腸用ゲル剤は，ゲル剤の製法に準じる．

(ⅲ) 直腸用軟膏剤は，軟膏剤の製法に準じる．

本剤のうち，変質しやすいものは，用時調製する．

(3) 本剤で多回投与容器に充填するものは，微生物の発育を阻止するに足りる量の適切な保存剤を加えることができる．

(4) 本剤は，直腸に適用する上で適切な粘性を有する．

(5) 本剤に用いる容器は，通例，気密容器とする．製剤の品質に水分の蒸散が影響を与える場合は，低水蒸気透過性の容器を用いるか，または低水蒸気透過性の包装を施す．

3.2.6 注腸剤

(1) **注腸剤** enemas for rectal application は，直腸を通して適用する液状または粘稠なゲル状の製剤である．

(2) 本剤を製するには，通例，精製水または適切な水性溶剤を用い，有効成分を溶剤などに溶解または懸濁して一定容量とし，容器に充填する．分散剤，安定化剤，pH調整剤などを用いることができる．

(3) 本剤に用いる容器は，通例，気密容器とする．製剤の品質に水分の蒸散が影響を与える場合は，低水蒸気透過性の容器を用いるか，または低水蒸気透過性の包装を施す．

3.2.7 腟用坐剤

(1) **腟用坐剤** suppositories for vaginal use は，腟に適用する体温によって溶融するか，水に

徐々に溶解もしくは分散することにより有効成分を放出する一定の形状の半固形の製剤である．
(2) 本剤を製するには，坐剤の製法に準じる．
(3) 本剤は，通例，球形または卵形である．
(4) 本剤は，別に規定するもののほか，製剤均一性試験法に適合する．
(5) 本剤は，適切な放出性を有する．なお，油脂性基剤を用いたものは，有効成分の放出性の評価に代えて溶融性の評価によることができる．
(6) 本剤に用いる容器は，通例，密閉容器とする．製剤の品質に湿気が影響を与える場合は，防湿性の容器を用いるか，または防湿性の包装を施す．

3.2.8 リニメント剤

リニメント剤 liniments は，皮膚にすり込んで用いる液状または泥状の外用液剤である．リニメント剤はローション剤と軟膏剤との中間の稠度をもち，有効成分を水，エタノール，脂肪油，グリセリン，石ケン，乳化剤，懸濁化剤またはその他の適切な添加剤もしくはそれらの混和物に加え，全体を均質にして製する．必要に応じて保存剤，芳香剤などを加えることができる．保存中に成分が分離しても，その本質が変化していないときは，用時混和して均質にする．揮発性成分を含有するので，容器は気密容器を用いる．

3.2.9 ローション剤

(1) **ローション剤** lotions は，有効成分を水性の液に溶解または乳化もしくは微細に分散させた外用液剤である．
(2) 本剤を製するには，通例，有効成分，添加剤及び精製水を用いて溶液，懸濁液または乳濁液として全体を均質とする．
(3) 本剤は，保存中に成分を分離することがあっても，その本質が変化していないときは，用時混和して均質とする．

ローション剤は，クリーム剤や軟膏剤より稠度が低く使用感が良いが，物理的には不安定であるため，添加物などで安定化が行われる．その物理的性状により，**懸濁性ローション剤**，**乳剤性ローション剤**及び**溶液性ローション剤**に分けることができる．懸濁性及び乳剤性ローション剤は，小規模では乳棒と乳鉢を用いて行い，大規模ではホモジナイザー，コロイドミル，超音波などを用いて行う．保存中に成分を分離することがあるが，その本質に変化がなく，治療効果を損なわなければ，用時振り混ぜて使用してよい．変質しやすいものは用時調製する．分散媒や芳香成分の揮発を防ぐため，容器には気密容器を用いる．

3.2.10 軟膏剤

(1) **軟膏剤** ointments は，皮膚に塗布する，有効成分を基剤に溶解または分散させた半固形の製剤である．本剤には，**油脂性軟膏剤**及び**水溶性軟膏剤**がある．

(2) 油脂性軟膏剤を製するには，通例，油脂類，ろう類，パラフィンなどの炭化水素類などの油脂性基剤を加温して融解し，有効成分を加え，混和して溶解または分散させ，全体が均質になるまで混ぜて練り合わせる．

水溶性軟膏剤を製するには，通例，マクロゴールなどの水溶性基剤を加温して融解し，有効成分を加え，全体が均質になるまで混ぜて練り合わせる．

本剤のうち，変質しやすいものは，用時調製する．

(3) 本剤は，皮膚に適用する上で適切な粘性を有する．

(4) 本剤に用いる容器は，通例，気密容器とする．製剤の品質に水分の蒸散が影響を与える場合は，低水蒸気透過性の容器を用いるか，または低水蒸気透過性の包装を施す．

軟膏剤の歴史は古く，紀元前3000〜5000年頃から皮膚の保護・軟滑化など，局所作用を目的として使われてきた．以下に種々の調製法について述べる．

1 軟膏剤の一般的調製法

軟膏剤は「脂肪，脂肪油，ラノリン，ワセリン，パラフィン，ろう，樹脂，プラスチック，グリコール類，高級アルコール，グリセリン，水，乳化剤，懸濁化剤もしくはそのほかの適当な添加剤を原料とするか，またはこれらを基剤とし，医薬品を加え，混和して全質を均等にする」ことで製する．気温の変化をきたす場合，有効成分の含量が一定である限り，基剤の組成比を若干変更し物理的性状を調節することができる．変質しやすいものは用時調製し，必要に応じて**保存剤**などを加えることができる．固形成分を加温，撹拌して液状にする操作を**溶融**という．基剤中の異物を取り除くため，溶融した基剤成分を篩過することがある．一方，複数の基剤成分を練り合わせたり，基剤に有効成分や添加物を加えて均一になるまで混合する操作を**練合**という．複数の基剤成分を溶融・練合する際は，通常，融点の高いものから溶融し，これに融点の低いものを順次加えて徐々に冷却しながら練合する．練合操作には，撹拌擂潰機や撹拌混合機が用いられる．これらは，通常，2または3本の杵もしくはブレードをもち，混合釜の中でそれぞれが自転・公転して混合操作を行う．この際，気泡が混入すると製剤のかさが増したり保存中の分離や変敗の原因となる．気泡を含まない製剤を調製するために，真空撹拌混合機が用いられる（図3.28）．乳剤性軟膏剤（クリーム剤）の製造には，真空乳化機が用いられる．

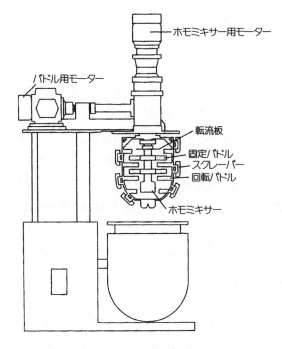

図3.28 真空撹拌混合機

a) 溶融法

 油脂性，水溶性，無脂肪性（ヒドロゲル），水相を欠く乳剤性基剤及びこれらの基剤を用いた軟膏剤は，加温状態で基剤原料を溶融・混合し，放冷しながら均等に練合して製する．医薬品を加える場合には，溶融した基剤中に有効成分を溶解・混合する．基剤に不溶性の有効成分は微粉化して基剤の一部と混和し，残りの基剤を加えて全質均等になるまでかき混ぜて練り合わせる．冷却・放冷の温度履歴が基剤の性状に大きな影響を与え，放冷が速すぎると不均一な製剤ができることがある．

b) 研和法

 有効成分を粉砕・篩過し，基剤中に均等に分散するまで練合する．少量の場合は軟膏板と軟膏へらあるいは乳鉢と乳棒を用い，指間に製剤をとったときにザラツキ感がなくなるまで練合する．加温装置が付属した軟膏板は，練合に便利である．大量の場合は釜内で2～3本の杵やブレードが回転する撹拌擂潰機や撹拌混合機を用いる．

c) 乳化法

 乳化性基剤の製法で，乳化剤，保存剤などの添加剤を油相または水相に溶解し，加温しながら撹拌・乳化し，撹拌しながら冷却調製する．有効成分は，微粉化して基剤の一部と混和した後，残りの基剤を加えて全質均等となるまでかき混ぜて練り合わせるか，あらかじめ水相または油相に溶解後，練合する．

2 レオロジー的特性の測定法

軟膏剤の稠度はペネトロメーター，カードテンションメーター，スプレッドメーター，粘度計を用いて評価される（5.3.1参照）．また，各種粘度試験は，レオメーターを用いて簡便に行える．スピンドルには円盤型，円筒型，T字型，同軸円筒型，コーン・プレート型など種々あり，試料中で一定速度で回転することにより，粘度，せん断速度，せん断応力などが測定できる．またテクスチャーアナライザーは，円錐型や円筒型のプローブを試料中に突き刺す際の力を測定することで，試料の弾性やねばりを評価する．さらに貼付剤の粘着力試験にも用いることができる．

3.2.11 クリーム剤

（1）**クリーム剤** creams は，皮膚に塗布する，水中油型または油中水型に乳化した半固形の製剤である．油中水型に乳化した親油性の製剤については**油性クリーム剤**と称することができる．

（2）本剤を製するには，通例，ワセリン，高級アルコールなどをそのまま，または乳化剤などの添加剤を加えて油相とし，別に，精製水をそのまま，または乳化剤などの添加剤を加えて水相とし，そのいずれかの相に有効成分を加えて，それぞれ加温し，油相及び水相を合わせて全体が均質になるまでかき混ぜて乳化する．

本剤のうち，変質しやすいものは，用時調製する．

（3）本剤は，皮膚に適用する上で，適切な粘性を有する．

（4）本剤に用いる容器は，通例，気密容器とする．製剤の品質に水分の蒸散が影響を与える場合は，低水蒸気透過性の容器を用いるか，または低水蒸気透過性の包装を施す．

3.2.12 ゲル剤

ゲル剤は，高分子あるいはコロイド粒子が系全体に網目状に架橋した支持構造をとり，中に液体を保持して湿潤状態にしたものである．

（1）**ゲル剤** gels は，皮膚に塗布するゲル状の製剤である．

本剤には，**水性ゲル剤**及び**油性ゲル剤**がある．

（2）本剤を製するには，通例，次の方法による．

（ⅰ）水性ゲル剤は，有効成分に高分子物質，その他の添加剤及び精製水を加えて溶解または懸濁させ，加温及び冷却，またはゲル化剤を加えることにより架橋させて製する．代表的なゲル化剤としては，親水性高分子のカルボキシビニルポリマー，カルボキシメチルセル

ロース，無機物質の水酸化アルミニウム，ベントナイトなどがある．
（ⅱ）油性ゲル剤は，有効成分にグリコール類，高級アルコールなどの液状の油性基剤にゲル化剤を加えてゲル化して製する．代表的なゲル化剤としては，ステアリン酸アルミニウム，デキストラン脂肪酸エステルなどがある．
(3) 本剤は，皮膚に適用する上で適切な粘性を有する．
(4) 本剤に用いる容器は，通例，気密容器とする．製剤の品質に水分の蒸散が影響を与える場合には，低水蒸気透過性の容器を用いるか，または低水蒸気透過性の包装を施す．

3.2.13 テープ剤

(1) **テープ剤** tapes は，ほとんど水を含まない基剤を用いる貼付剤である．
本剤には，**プラスター剤**及び**硬膏剤**を含む．
(2) 本剤を製するには，通例，樹脂，プラスチック，ゴムなどの非水溶性の天然または合成高分子化合物を基剤とし，有効成分をそのまま，または有効成分に添加剤を加え，全体を均質とし，布に展延またはプラスチック製フィルムなどに展延もしくは封入して成形する．また，有効成分と基剤またはその他の添加剤からなる混合物を放出制御膜，支持体及び**ライナー**（剥離体）でできた放出体に封入して製することができる．
(3) 本剤に用いる容器は，通例，密閉容器とする．製剤の品質に湿気が影響を与える場合は，防湿性の容器を用いるか，または防湿性の包装を施す．

1 テープ剤の調製法

有効成分が粘着剤の中に溶解または分散するタイプ（図 3.29 (a)）と，高分子マトリックスなどに有効成分を溶解または懸濁させ粘着剤層を別にもつタイプ（図 3.29 (b)），薬物透過速度を調節する高分子膜をもち，長時間にわたり一定速度で有効成分を経皮吸収させるタイプ（図 3.29 (c)）がある．本剤に用いる容器は，通例，密閉容器とする．製剤の品質に湿気が影響を与える場合は，防湿性の容器を用いるか，または防湿性の包装を施す．調製法には溶剤法と熱圧法がある．

a）溶剤法

ゴム，樹脂類，油脂類などの粘着剤をベンジン，ベンゼンなどの有機溶剤に浸漬し，撹拌して均等に分散させ，粘稠な膏体液とする．これを下塗処理・剥離処理した支持体に均等に一定の厚さで塗り，溶剤を揮散・乾燥させる．

b）熱圧法

ゴム，樹脂類，油脂類などの粘着剤を一定条件の熱及び圧力を加えたロール機で練り合わせる．

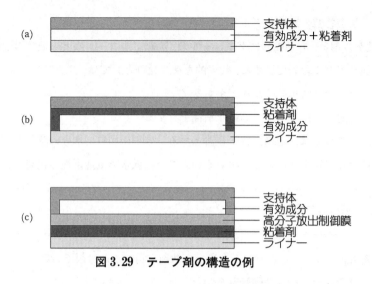

図 3.29　テープ剤の構造の例

これを下塗処理・剥離処理した支持棒に均等に塗り付け，展延機で熱及び圧力を加えて一定の厚さに製する．溶剤を使わず，大量生産に適し，品質も良い．

3.2.14　パップ剤

（1）**パップ剤** cataplasms/gel patches は，水を含む基剤を用いる貼付剤である．

（2）本剤を製するには，通例，有効成分を精製水，グリセリンなどの液状の物質と混和し，全体を均質にするか，水溶性高分子，吸水性高分子などの天然または合成高分子化合物を精製水と混ぜて練り合わせ，有効成分を加え，全体を均質にし，布などに展延して成形する．

（3）本剤に用いる容器は，通例，気密容器とする．製剤の品質に水分の蒸散が影響を与える場合は，低水蒸気透過性の容器を用いるか，または低水蒸気透過性の包装を施す．

1　泥状パップ剤の調製法

有効成分をグリセリン，プロピレングリコール，水などで練り，溶けない粉末はできるだけ微細化して加え，軟膏剤に準じて均等に練合する．保存中に成分が分解しても，本質が変化しない限り用時均等に混和すればよい．通常，用時にリント布などに 3〜5 mm の厚さに展延する必要があるため，現在ではほとんど用いられない．

2　成形パップ剤の調製法

あらかじめ精油成分または有効成分を水溶性高分子を主成分とした基剤に混和して膏体とし，不織布などの支持棒に展延し，膏体表面をポリエチレンまたはポリプロピレンなどのプラスチッ

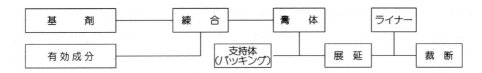

図 3.30 成形パップ剤の製造工程

クフィルム（ライナー）で覆い，使用に適した大きさに裁断する（図 3.30）．成形パップ剤は，剤形的特徴が明らかになるに従い，湿布薬としての剤形のみでなく新しい投与経路としての可能性が注目され，新たな DDS 製剤化が期待されている．

3.2.15 鼻に適用する製剤

形状面から剤形を分類すると半固形製剤には該当しないが，重要な剤形として鼻腔に適用する以下の剤形がある．

1 点鼻剤

(1) **点鼻剤** nasal preparation は，鼻腔または鼻粘膜に投与する製剤である．
本剤には，**点鼻粉末剤**及び**点鼻液剤**がある．
(2) 本剤は，必要に応じて，スプレーポンプなどの適切な噴霧用の器具を用いて噴霧吸入する．
(3) 本剤のうち，定量噴霧式製剤は，別に規定するもののほか，適切な噴霧量の均一性を有する．

a）点鼻粉末剤

(1) **点鼻粉末剤** nasal dry powder inhalers は，鼻腔に投与する微粉状の点鼻剤である．
(2) 本剤を製するには，通例，有効成分を適度に微細な粒子とし，必要ならば添加剤と混和して均質とする．
(3) 本剤に用いる容器は，通例，密閉容器とする．製剤の品質に湿気が影響を与える場合は，防湿性の容器を用いるか，または防湿性の包装を施す．

市販製剤として副腎皮質ホルモン（ベクロメタゾンプロピオン酸エステル）のパウダースプレー（リノコート®；帝人ファーマ）が利用されている．

b）点鼻液剤

(1) **点鼻液剤** nasal solutions は，鼻腔に投与する液状，または用時溶解もしくは用時懸濁して用いる固形の点鼻剤である．
(2) 本剤を製するには，通例，有効成分に溶剤及び添加剤を加え，溶解または懸濁し，必要に

応じて，ろ過する．等張化剤，pH調整剤などを用いることができる．
(3) 用時溶解または用時懸濁して用いる本剤で，その名称に「点鼻用」の文字を冠するものには，溶解液または懸濁用液を添付することができる．
(4) 本剤で多回投与容器に充塡するものは，微生物の発育を阻止するに足りる量の適切な保存剤を加えることができる．
(5) 本剤に用いる容器は，通例，気密容器とする．製品の品質に水分の蒸散が影響を与える場合は，低水蒸気透過性の容器を用いるか，または低水蒸気透過性の包装を施す．

市販製剤として，ナファゾリン硝酸塩（ノバルティス），フルチカゾンプロピオン酸エステル（GSK），ベクロメタゾンプロピオン酸エステル（MSD）などがある．

なお，点鼻剤は急性及び慢性副鼻腔炎やアレルギー性鼻炎などに対する局所投与を目的とするほか，子宮内膜症の治療を目的としたブセレリン酢酸塩の全身投与DDS製剤（スプレキュア®：サノフィ）もある．

章末確認問題（以下の文章の正誤を答えよ）

1. 水溶性の有効成分を油脂性基剤に練合する場合は，あらかじめ，有効成分を少量の水に溶解した後，基剤と練合する．
2. 水には難溶であるが揮発性溶剤には溶解する有効成分をw/o型の乳剤性基剤と練合する場合は，あらかじめ，有効成分を少量の揮発性溶剤に溶解し微粉末にした後，グリセリンと研和し基剤と練合する．
3. 坐剤は肝初回通過効果を回避できる剤形である．
4. ゲル剤の保存容器は，通例，気密容器であるが，製剤の品質に水の蒸散が影響する場合には，低水蒸気透過性の容器を用いるか，または低水蒸気透過性の包装を施す．

正解：1. ×　2. ×　3. ○　4. ○

参　考　文　献

1) 仲井由宣編（1989）医薬品の開発 第11巻　製剤の単位操作と機械，廣川書店
2) 一番ヶ瀬尚，上釜兼人，小田切優樹編（1990）医薬品の開発 第12巻　製剤素材，廣川書店
3) 村西昌三編（1985）坐剤　製剤から臨床応用まで，南山堂

3.3 無菌製剤

無菌製剤とは，無菌であることを検証した製剤である（製剤総則8）．日局17の製剤総則中の無菌製剤は注射剤，腹膜透析用剤，点眼剤及び眼軟膏剤の4種類があり，いずれも無菌試験法に適合しなければならない．なお，これらの製剤は最終滅菌するか，無菌操作法によって調製され，製造工程も無菌状態であることが要求される．さらに生体に対する刺激を緩和するために製剤の適用部位に応じて，浸透圧あるいはpHを体液と同様にすることが必要となる．

3.3.1 注射剤 injections

日局17では**注射剤** injections は，「皮下，筋肉内又は血管などの体内組織・器官に直接投与する．通例，溶液，懸濁液若しくは乳濁液，又は用時溶解若しくは用時懸濁して用いる固形の無菌製剤である.」と定義されている．また「本剤には，輸液剤，埋め込み注射剤及び持続性注射剤が含まれる.」とされている．注射剤は体内に直接投与されることから無菌性 sterility が要求され，**エンドトキシン** bacterialendotoxins，**発熱性物質** pyrogen，さらに**不溶性異物** foreign insoluble matters，**不溶性微粒子** insoluble particulate matters の点からも厳しく規定されている．着色を目的とする着色剤の使用が禁じられている一方で，体液の浸透圧に近似させる点から塩化ナトリウムやブドウ糖のような等張化剤や，塩酸や水酸化ナトリウムなどのpH調整剤の添加が認められている．特に容器まで規定されているのが特徴で，注射剤に用いるガラス容器，プラスチック容器，及びゴム栓にも基準を設けている．このような厳しい条件にもかかわらず，注射剤が経口投与製剤と並んで薬物療法の主流を占めているのは，即効性とともに確実な薬効が期待されるなど，数々のメリットを有しているためである．注射剤には以上のような厳しい品質保証が要求されているが，それは注射することにより，注射液中に含まれる有効成分，溶剤，添加物だけでなく，これらの分解物，容器からの溶出成分，異物など，患者に不要なものまですべて入り，時として人体に重大な影響を及ぼすことがあるからである．このような状況から，注射剤は製剤設計から製造工程に至るまで厳しい管理が行われている．製造に人間が絡めば絡むほど細菌や異物にさらされる機会が多くなることは明らかである．したがって，注射剤の製造には，各工程に高性能の機械や設備が必要であり，連続化，自動化，無人化が進んでいる．これは省力化や能率向上だけでなく，汚染防止をはじめとする注射剤の品質向上に役立っている．

1 長所及び短所

注射剤の長所と短所を挙げると，以下のようになる．

［長　所］

① 即効性：出血性ショック時のような大量の水分，電解質の補給及び輸血を必要とする場合や激痛に対する鎮痛剤の投与などに即効性が期待される．

② 血中薬物濃度コントロール：注射以外の投与経路にはすべて吸収という過程が必要であり，その吸収量のコントロールに困難を伴うが，注射剤は体内へ直接投与されるため，効果発現の確実性が高い．

③ 局所効果：関節リウマチ患者に対するステロイド薬の関節液内投与，歯科領域での局所麻酔などには，局所効果が期待される．

④ 非協力的患者への投与：意識不明または催吐性の高い患者に対して有効である．

⑤ 消化管吸収不全患者への投与：経口的に栄養摂取が不可能な患者への栄養補給，及び体液や電解質の著しい平衡失調の改善に有効である．

⑥ 消化管吸収に難点を有する薬物の投与：消化管内で分解を受けやすい薬物やペプチドなどのように消化管吸収が非常に悪い薬物の投与に有効である．

⑦ 特殊製剤の投与：リポソーム，リピッドマイクロスフェアなどの製剤をその特殊な性状を損なうことなく投与できる．

⑧ 服薬アドヒアランスの確保：医師の直接管理化で投与されるため，確実なアドヒアランスが得られる．

［短　所］

① 疼痛：投与時にほとんどの場合，痛みを伴う．

② 負担：投与に際して特別に訓練された手技が必要であり，医師の管理下で行わなければなら

表3.4　注射剤の各種投与経路とその特徴

投与経路		投与量(mL)	特　徴
体組織への投与	皮内投与 intradermal	0.1〜0.2	主として診断用試験やワクチンの摂取に用いられ，吸収が遅い．
	皮下投与 subcutaneous	< 1	刺激性のあるものは投与できず，皮内よりも吸収が速い．作用を局所に限定可能（局所麻酔薬）．
	筋肉内投与 intramuscular	1〜4	吸収は比較的速やかである．剤形の工夫により持続効果も期待できる．
循環血液中への投与	静脈内投与 intravenous	1〜10	即効性を期待する場合，最適の投与経路である．
	動脈内投与 intra-arterial	－	手技が複雑で一般的ではないが，標的部位へ直接投与できる．
	経中心静脈内点滴投与 IVH, TPN	> 100	経中心静脈への大量の注射液（輸液）の投与である．高浸透圧の輸液も投与可能である．

IVH : intravenous hyperalimentation，TPN : total parenteral nutrition
その他，以下のような注射投与がある．
心臓注射 (intracardiac injection), 鞘内注射 (intrathecal injection), 関節腔内注射 (intraarticular injection), 結膜下注射 (subconjunctival injection), 前眼房注射 (intracameral injection), 水晶体注射 (intravitreous injection), 球後注射 (retrobulbar injection)

ないため，患者に対して時間的及び経済的負担がかかる．
③ 感染：生体内に直接投与するため，感染の危険性がある．特に，血液製剤における感染症の発生には注意が必要である．
④ 過敏症発現：生体内に直接投与するため，過敏症の患者に対して重篤な副作用を引き起こす場合がある．
⑤ 投与中断不能：いったん投与してしまうと，その薬理作用（副作用）を止めることは難しく，投与ミスなどで重大な問題を引き起こすことがある．
⑥ 配合変化：固体状態に比べて溶液状態では相互作用が生じやすく，混合注射する場合には配合変化や安定性などに対して十分な知識を必要とする．
⑦ 取り扱い：注射剤は無菌製剤であるため，投与に際して細心の注意が要求されており，他の剤形と比較して取り扱いが難しい．

以上のように，注射剤は多くの長所及び短所を有しており，患者さんのメリットを十分に考慮した上で，製剤の研究開発を行う必要がある．

2 投与経路とその特徴

注射剤の投与経路は大別すると2つに分けることができる．すなわち，皮下，皮内及び筋肉内投与のような体組織への投与と，動脈内及び静脈内のような循環血流中への直接的な投与である．前者はワクチンのように体内への緩慢な吸収を必要とするものであるため，急に全身に回った場合，副作用の危険性を生じる．一方，後者は即効性が大きな特徴であり，大容量投与の必要がある場合にも適用される．表3.4は各種投与経路とその特徴について要約してある．

静脈内への投与に関してはほとんどが水溶液であるが，**o/w型の乳剤（脂肪乳剤）**も用いられる．静脈内点滴注射では100 mL以上の大容量の注射液，つまり**輸液**が用いられる．輸液は主に水分供給，電解質バランスの調整，栄養の補給（糖類，アミノ酸，脂肪），代用血漿（デキストラン40及び70注射液）などの目的に使用されているほか，ほかの注射剤の希釈剤あるいは溶解剤としても用いられている．その場合，薬物に一定の時間，一定の血中濃度を保たせることが可能であるほか，薬物の急激な血中濃度上昇による副作用を防止できる．また，**高カロリー輸液療法** intravenous hyperalimentation（**IVH**）（**完全静脈栄養法**, total parenteral nutrition（TPN））が中心静脈を介して投与されるが，これは経管・経口摂取が不可能あるいは不十分な場合などに適用され，輸液のみで十分な熱量と体内代謝を維持する投与方法である．糖質及び電解質を基本とし，タンパク質（アミノ酸），ビタミン，必要に応じて微量元素，脂肪乳剤を投与する[1]．

3 剤形による分類

a）水性注射剤

ほとんどの注射剤は**注射用水**を用いている．注射部位は薬物の特性によって選ばれており，部位に関する制限はない．また，本品は**不溶性異物試験法**に適合する必要があり，皮内，皮下，及び筋肉内投与のみに用いる注射剤以外の注射剤は，通常，エンドトキシン試験法に適合しなければならない．さらに，血液や体液と**等張**にするため，塩化ナトリウム，ブドウ糖，グリセリンなどの等張化剤を加えたり，血液や体液に近いpHに調整したり，薬物を溶解させるために無害の酸（例えば，塩酸）又はアルカリ（例えば，水酸化ナトリウム）を加えることがある．

注射剤を製造する際に用いる水性溶剤及び用時溶解型注射剤などに添付する水性溶剤は，**エンドトキシン試験法**に適合しなければならない．容器に10 mL以上を超えて充填された注射剤で，エンドトキシン試験法の適用が困難な場合は，**発熱性物質試験法**を用いることができる．代表的な製品には注射用水の他，生理食塩液及びリンゲル液などがあり，通例，これらは注射用水の代用として用いることができる．

b）非水性注射剤

本剤には，油性注射剤と親水性注射剤が含まれる（日局17より）．水に難溶性の薬物はしばしば非水性の溶剤を用いる．通例，植物油を用いる．植物油は10℃で澄明で，敗油性のにおい及び味がなく，酸価0.56以下，ヨウ素価79～137，けん化価185～200のもので，**鉱油試験法**に適合するものでなければならない．皮下又は筋肉内のみに投与される．発熱性物質試験法，無菌試験法にも適合する必要がある．代表的な製品にはエナント酸テストステロン注射液，ジゴキシン注射液などがある．

c）懸濁性注射剤

水に難溶の有効成分を微粒子（粒子径150 μm以下）として水性分散媒中に懸濁したもので，主に持続化を目的としている．筋肉内又は皮下に投与し，静脈内及び脊髄腔内に投与してはならない．代表的な製剤にはエストラジオール安息香酸エステル水性懸濁注射液，エストリオール水性懸濁注射液（有効成分が水に溶解困難，薬効の持続化，薬物の安定化を目的とした分散系製剤）がある．

d）乳濁性注射剤

o/w型のエマルションで脊髄腔内には使用しない．乳濁粒子は7 μm以下である．栄養補給あるいは必須脂肪酸の補給に用いる脂肪乳剤が代表的な製剤である．なお，静注用プロスタグランジンE_1誘導体のアルプロスタジル注射剤は，脂肪油滴粒子を薬物担体とする乳濁性（o/w型エマルション）製剤である．脂肪油滴粒子の大きさは約0.2 μmで，この油滴中にアルプロスタジル

が分散溶解している．また，全身麻酔薬として利用されているプロポフォール注射剤も同様な乳濁性（o/w 型エマルション）製剤である．

e）凍結乾燥注射剤

有効成分によっては水溶液にすると容易に加水分解し，保存に耐えないものがある．この場合，無菌の粉末の充填，又はろ過滅菌した水溶液を凍結乾燥により水分を除去した状態で注射容器に封入しておく．本剤は，注射用水又は生理食塩液などに溶解してから用いられる．本剤には賦形剤を加えることができる．注射部位の制約はない．代表的な製剤には注射用セコバルビタールナトリウム（溶液では速やかに分解してしまう薬物の注射剤）などがある．なお，本剤のように**用時溶解**して用いる注射剤は製剤均一性試験法に適合することが求められている．

f）その他の注射剤

粉末注射剤は凍結乾燥製剤と同様に有効成分が溶液中で分解又は失活することを防ぐために用いる注射剤である．粉末注射剤は晶析により得た粉末又はその粉末に滅菌処理した添加剤を加えて注射剤用の容器に充填して製する．また，**充填済みシリンジ剤**及び**カートリッジ剤**は，有効成分をそのまま，又は有効成分及び添加剤を用いて溶液，懸濁液又は乳濁液を調製して，それぞれ注射筒及びカートリッジに充填した製剤である．

4 製剤化研究

製剤化研究の開始に当たって最初に実施するのが，注射剤としての薬物の物理化学的性質の評価である．この評価によってほぼ注射剤としての剤形が決まり，その後の処方研究に移ることになる．注射剤は一般的に均一系であるため，将来の工場生産の上でスケールファクターにあまり左右されず，いったん決まった剤形や処方が変更されることは少ない．したがって，開発初期の製剤化研究が重要な位置を占める．主なポイントは薬物を溶解させることと安定に保つことである．

剤形としては，まず水性注射剤，次に用時溶解型凍結乾燥注射剤を選択すべきであり，その他の非水性注射剤，懸濁性注射剤，乳濁性注射剤などは特殊な剤形として，薬物の性質，薬効領域，投与経路を参考として決定すべきである．

製剤化研究は一般に以下の順に行われる．

a）溶解度

① pH：一般的に薬理効果などから投与経路と製剤の投与量が予想され，製剤の用量，濃度が決定される．まず pH-溶解度曲線 pH-solubility profile から目標濃度より高い溶解度を示す pH 領域を製剤の pH 領域として選択する．なお，安全性の面から，pH は体液に近いところを選択し，体液の pH から離れる場合には別の溶解方法を検討する必要がある．

② 温度：溶解度は温度によって大きく変わる場合が多く，温度-溶解度曲線 solubility profile から，低温で長期保存されても結晶が析出しない温度を決定する．

③ 溶解補助剤：pH を変化させて目標の溶解度に達しない場合又は pH が体液から離れる場合は，各種の溶解補助剤を使用する．一般に，注射剤として以前に使用された前例のある溶解補助剤の効果を検討する．

b）安定性

① pH：pH-溶解度曲線から最も安定な pH 領域を選択する．安全性の面における配慮は溶解度の項と同様である．

② 安定化：酸化による分解が予想される場合は容器の空間部分を窒素ガス置換して，安定化効果を検討する．また，金属イオンを封鎖するため，**キレート剤**を添加して安定化効果を検討する場合もある．

③ 滅菌による含量低下：水性注射剤の高圧蒸気滅菌条件として，121℃，20 分を採用し，含量低下がほとんど認められないことが基本的な安定性の保証となる．含量低下が認められる場合は無菌操作によるろ過滅菌とし，**凍結乾燥製剤**としての検討を行う．

④ 短期安定性試験：高温における予備安定性試験を行い，25℃，3 年を基準として安定性を予測する．予測値として想定含量規格を下回る場合は，凍結乾燥製剤としての検討に移る．時には無菌の粉末を小分けして製剤とすることもあるが，製剤の無菌性や不溶性異物の制御の点から工程管理が難しい．

c）処方研究

以上の溶解性と安定性の試験結果を基準とし，必要に応じて**等張化**の検討を行う．**等張化剤**としては主に糖類（ブドウ糖，D-ソルビトール，D-マンニトール等）や無機塩類（塩化ナトリウム，塩化カリウム等）を用いる．一般に浸透圧は凝固点降下を利用したサーミスター*内蔵の浸透圧測定装置（日局 17）を用いて測定する．水溶液の浸透圧がミリオスモル単位（mOsm）で表示されるので，その値を生理食塩液の浸透圧（286 mOsm）で割った値を**浸透圧比**とする．

pH 及び浸透圧が決定したところで水性注射剤としての処方はほぼ決定するが，生体適応性の面から溶血性試験，また必要に応じて局所障害性試験の施行が好ましい．

凍結乾燥製剤においては，等張化剤の代わりに賦形剤の検討を行う必要がある．賦形剤は溶液の凍結時に**共晶**することが望ましい．共晶しない場合でも後に形状を保てることが必須である．

d）容　器

剤形を選択する際に容器も考慮に入れる必要がある．特に従来のガラス容器以外にプラスチッ

---

* サーミスター：わずかな温度変化により，電気抵抗が大きく変動する半導体の性質を利用した素子のこと．

ク容器が使用性あるいは安定性に関して用いられることが多くなりつつある．さらに**プレフィルドシリンジ**やその他のキット製品もますます多くなり，幅の広い剤形の選択が必要となる．

5 製造上の留意点

注射剤の品質を確保するために製造上の留意点で最も重要なことは，①無菌化，②パイロジェンフリー（無発熱性物質）pyrogen-free であること，及び③不溶性異物の管理である．そのために，注射剤を製造する各単位操作や設備については十分な注意が払われている．

a）無菌化

注射剤は，必ず最終滅菌又は無菌操作の工程を経て無菌の状態にしなければならない．注射剤の無菌化は主に滅菌法及び無菌操作法を用いて行われる．ここで**無菌**とは，定められた方法で対象微生物が検出されないことをいう．**滅菌**とは，対象とするものの中の全ての微生物を殺滅又は除去することをいう．**無菌操作**とは，無菌を維持するために管理された方法で行う操作をいう（日局17 通則40）．

i) 滅菌法

滅菌法は，一般に，微生物の種類，汚染状況，滅菌されるものの性質及び状態に応じて，その方法の適切な選択と操作法及び条件の適正化を検討して行う．

滅菌法には，**加熱法**（湿熱滅菌法，乾熱滅菌法，高周波滅菌法），**ガス法**（酸化エチレン（EO）ガス滅菌法，過酸化水素による滅菌法），**放射線法**（放射線滅菌法）及び**ろ過法**がある．

① **加熱法**：加熱法は熱によって微生物を殺滅する方法である．

湿熱滅菌法：飽和蒸気滅菌と湿熱滅菌とがあり，この飽和蒸気滅菌は加圧飽和水蒸気中で微生物を殺滅する方法である．

乾熱滅菌法：加熱乾燥空気で微生物を殺滅する方法である．

高周波滅菌法：高周波（マイクロ波：通例，$2,450 \pm 50$ MHz を用いる）により生じる熱（マイクロ波加熱）によって微生物を殺滅する方法である．

② **ガス法**：滅菌ガスが微生物と接触することによって，微生物を殺滅する方法である．加熱法と比較して低い温度での滅菌が可能で，一般に被滅菌物の熱損傷が少ない方法である．

酸化エチレン（EO）ガス滅菌法：EO ガス滅菌は，微生物が持つタンパク質，核酸を変性させることにより，微生物を殺滅する方法である．

過酸化水素による滅菌法：過酸化水素が持つ酸化力により微生物を殺滅する過酸化水素滅菌と，過酸化水素をプラズマ状態にすることにより発生するラジカルによる酸化反応によって微生物を殺滅する過酸化水素低温ガスプラズマ滅菌とがある．

③ **放射線法**：

放射線滅菌法：$^{60}C_0$ を線源としたγ線を被滅菌物に照射することで微生物を殺滅するγ線照

射滅菌と，電子線加速器から放出される電子線を照射することで微生物を殺滅する電子線照射滅菌とがある．

④ ろ過法：滅菌用フィルターによって液体又は気体中の微生物を物理的に除去する方法である．したがって，熱，放射線に対して不安定な被滅菌物にも適応できる．なお，ここに記載したろ過による被滅菌物は，$0.22\,\mu m$ メンブランフィルター*で除去できる微生物であり，細菌の中でもマイコプラズマやレフトスピラ，またウイルスは対象としない．

滅菌の適否は，通例，**無菌試験法**によって判定する．滅菌操作は，温度，圧力などが目的とする滅菌条件に適合していることを十分に確認して行わなければならない．

なお，注射剤を製造する上で，滅菌装置の設計，開発まで含めて，滅菌装置の据付から製造工程まで科学的妥当性をもって無菌を証明することが必要である．

ii) 無菌操作法

日局17製剤通則（8）には，「**無菌操作法**は，微生物の混入リスクを管理する方法で，原料段階又はろ過滅菌後から，一連の無菌工程により製剤を製造する方法をいう．」とされている．

さらに，「本製造法は，通例，あらかじめ使用する全ての器具及び材料を滅菌した後，環境微生物及び微粒子が適切に管理された清浄区域内において，適切な操作法を用いて一定の無菌性保証が得られる条件で行う．」と記載されている．

無菌製剤の製造法としては最も高度の製造管理技術を要し，特に無菌性に直接影響する内容物の滅菌，ろ過，充填，凍結乾燥，閉塞などの工程，並びに容器・栓などの滅菌及び脱エンドトキシン工程についてはすべて**バリデーション****validation が必要である．

iii) 超ろ過法

超ろ過法は，日局16から参考情報として「製薬用水の品質管理」の項に記載されることとなった．すなわち，「**超ろ過法**は，「精製水」又は「注射用水」の製造において，逆浸透膜又は**限外ろ過膜**を単独であるいは組み合わせて用いた製造システムにより水を精製する方法であり，蒸留法に替わり得る製造方法として用いられる．超ろ過法により「注射用水」を製造するときは，通例，前処理設備，注射用水製造設備及び注射用水供給設備を備えた製造システムを用いる．」と記載されている．

さらに「「注射用水」を一時的に保存するためには，通例，80℃以上の高温で熱循環させることにより微生物の増殖を阻止する．なお，超ろ過法により「精製水」を製造する場合においても，製造システムの基本的構成は「注射用水」の場合と同様とする．超ろ過法においては，原水の水質及び目標とする水質を考慮して，膜の最適な組み合わせを選択する．限外ろ過膜を「精製水」及び「注射用水」の製造に用いるときは，微生物及び分子量約6,000以上の物質を除去できる膜モジュールを用いる．」と記載され，「精製水」または「注射用水」の製造に使われる方法である

---

* メンブランフィルター：一体構造で連続的な孔を有する多孔質の薄膜で，材質はポリテトラフルオロエチレン polytetrafluoroethylene（PTFE），ポリエチレン，ナイロン，ポリスルフォンなどである．
**バリデーション：検査及び分析方法や製造工程などが適切であるか科学的に検証すること．

ことが明示されている．

b）パイロジェン

パイロジェン（発熱性物質）を含む注射液を静脈内に注射すると発熱，悪寒，戦慄などのショック的副作用を起こすことが知られている．パイロジェンの本体は微生物の産生物質であり，その組成や作用は微生物の種類によって異なる．最も発熱作用の強いパイロジェンはグラム陰性桿菌によってつくられる**エンドトキシン**であって，例えば，ウサギは静脈内注射において体重 1 kg 当たり 1～2 ng の微量のエンドトキシンで発熱し，また 1,000 個の死滅した細菌からのエンドトキシンでも発熱することが確認されている．エンドトキシンの本体は菌体細胞壁外膜中に存在する**リポ多糖** lipopolysaccharide で，分子量は二量体として 10,000～20,000 である．水溶液中ではミセル形成し，見かけ上は 30 万～100 万の大きな分子量のものとして存在すると言われている．

パイロジェンはいったん注射剤の中に入ると高圧蒸気滅菌のような通常の加熱滅菌では破壊されず，また通常のろ過滅菌用メンブランフィルター（孔径 0.22 μm）によっても除くことはできないので，除去することが極めて難しい．パイロジェンを含まない注射液をつくるためには，製造環境を整えた上で，原料薬品，容器，溶剤（特に注射用水）の面から，また製造工程の面からもパイロジェンで汚染されないように常に注意することが必要である．

250℃，30 分以上の**乾熱滅菌法**はパイロジェンを破壊することがわかっているので，主にガラス容器の脱パイロジェンに用いられる．乾熱滅菌でパイロジェンが破壊されたかどうか，また，その他の工程でパイロジェンが混入しないように管理されているかどうかをバリデーションで確認しなければならない．

注射剤は直接体内に投与するものだけに，異物や微生物あるいはパイロジェンの汚染があってはならない．微生物の試験は無菌試験により，パイロジェンはエンドトキシン試験又は発熱性物質試験によってそれぞれ試験するが，いずれも抜き取りの破壊試験で検出力に限界がある．したがって，製造ロット全体を保証するためには工程のバリデーションが重要視される．なお，日局 17 では通則第 12 項により「製造工程のバリデーション及び適切な工程管理の試験検査に関する記録により，その品質が日本薬局方に適合することが恒常的に保証される場合には出荷時の検査等において，必要に応じて各条の規格の一部について試験を省略できる．」と明確に示されている．

微生物の最大の汚染源はヒトであり，パイロジェン（エンドトキシン）は水中に生息する微生物に由来するものが多く，異物の汚染源は様々である．

c）不溶性異物及び不溶性微粒子

不溶性異物の発生原因として主に次のものに集約できる．
① 最初から混入
② 処方成分（不純物，分解物も含む）の反応による生成

表 3.5 注射剤の不溶性微粒子試験法における光遮蔽粒子計数法及び顕微鏡粒子計数法による判定

	小容量注射剤（100 mL 未満）	大容量注射剤（100 mL 以上）
第1法：光遮蔽粒子計数法	10 μm 以上：6000 個以下/容器 25 μm 以上： 600 個以下/容器	10 μm 以上：25 個以下/mL 25 μm 以上： 3 個以下/mL
第2法：顕微鏡粒子計数法	10 μm 以上：3000 個以下/容器 25 μm 以上： 300 個以下/容器	10 μm 以上：12 個以下/mL 25 μm 以上： 2 個以下/mL

① 溶液状で，耐熱性の高い注射剤（加熱最終滅菌が可能）

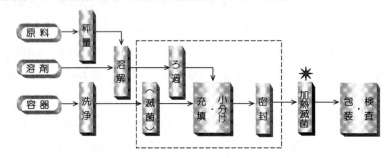

② 溶液状で，耐熱性の低い注射剤（加熱最終滅菌が不可能）

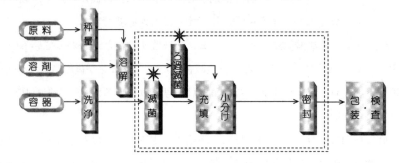

③ 溶液では不安定な注射剤Ⅰ（小分け凍結乾燥製剤）

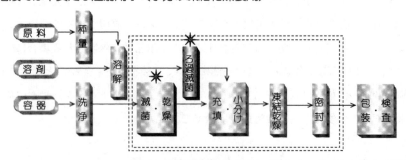

図 3.31　注射剤製造工程図

④ 溶液では不安定な注射剤Ⅱ（粉末小分け製剤）

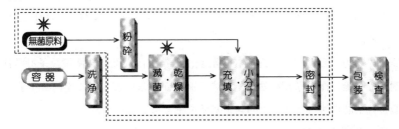

⑤ 溶液では不安定な注射剤Ⅲ（バルク凍結乾燥・粉末小分け製剤）

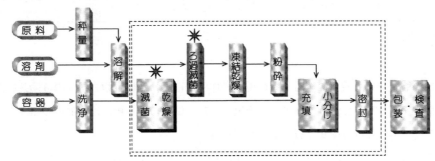

図 3.31　注射剤製造工程図（つづき）

③ 処方成分と容器との反応による発生

　その他，注射剤を使用するときに混入する可能性のある異物（例えば，環境から混入，アンプルのカット時に混入など）が考えられるが，ここでは注射剤を製造する立場から記述するので考察しない．注射剤の**不溶性異物**に関して日局 17 の**不溶性異物検査法**では肉眼による判定を基準としており，溶液，懸濁液又は乳濁液である注射剤及び用時溶解又は懸濁して用いる注射剤の溶解液はこの方法による．容器の外部を清浄にし，白色光源の直下，2,000 ～ 3,750 ルクスの明るさの位置で，肉眼で観察する時，澄明で，たやすく検出される不溶性異物を認めてはならない．ただし，プラスチック製水溶性注射剤の容器を用いた注射剤にあっては，上部及び下部に白色光源を用いて 8,000 ～ 10,000 ルクスの明るさの位置で，肉眼で観察するものとする（第 1 法）．用時溶解または用時懸濁して用いる注射剤はこの方法による．容器の外部を清浄にし，異物が混入しないよう十分に注意して添付の溶解液又は注射用水を用いて溶解し，白色光源の直下，2,000 ～ 3,750 ルクスの明るさの位置で，肉眼で観察するとき，澄明で，明らかに認められる不溶性異物を含んではならない（第 2 法）．

　不溶性異物検査法で"たやすく"という用語は主観的な基準であるが，注射剤の製剤設計及び製造は不溶性異物ゼロを目指して行う必要がある．

　発生原因のうち，①最初から混入，に関しては注射剤の製造環境及び注射剤の最終ろ過後の取り扱いを厳密にすることによって解決できるが，②成分同士の反応，③成分と容器の反応，については多くの場合，異物発生の原因や時期など不明なことが多く，処方研究の盲点として製剤研

究者を悩ませる点の1つである．ただ一部のアルカリ性の強い液や高張な液などとガラス壁との反応でガラス壁が薄片状に剥がれること（"フレークス"）は知られており，高圧蒸気滅菌や長期保存時で発生する．

さらに肉眼以外の方法として，光遮蔽粒子計数法（第1法）又は顕微鏡粒子計数法（第2法）を用いた**注射剤の不溶性微粒子試験法**に適合する必要がある．表3.5に光遮蔽粒子計数法（第1法）又は顕微鏡粒子計数法（第2法）の判定基準をまとめてある．

注射剤の不溶性微粒子試験法では，初めに第1法で行い，規格値を超えた場合に第2法によって行う．方法によって限度値が異なるが，第1法の方が第2法よりも感度が高い．なお，当然のことながら本試験法は乳濁性注射剤及び懸濁性注射剤には適用されない．

6 製　造

注射剤の製造では，滅菌に至るまでの製造操作中には異物，微生物の侵入の危険及び微生物の増殖の危険を伴う．したがって調製から充填，密封，滅菌に至る操作は注射剤の組成や貯蔵条件を考慮してできるだけ速やかに行わなければならい．

注射剤の製造工程は，有効成分の物性，すなわち，水溶性か脂溶性か，熱に安定かどうか，あるいは溶液中で安定かどうかなどによって異なる．注射剤の製造法による分類を図3.31に示す．

章末確認問題（以下の文章の正誤を答えよ）

---

1. 最終滅菌法を適用できる医薬品には，通例，10^{-6}以下の無菌性保証水準が得られる条件で滅菌が行われる．
2. 通常，医薬品の分解における活性化エネルギーは，滅菌の活性化エネルギーに比べて大きい．
3. 加熱滅菌における微生物の死滅は，見かけ上2次速度過程となる．
4. 発熱性物質（パイロジェン）は，121℃，20分以上の乾熱滅菌で破壊される．
5. 医療器具や衛生材料の滅菌には，酸化エチレンガスが広く用いられる．

正解：1. ○　　2. ×　　3. ×　　4. ×　　5. ○

（出典：第100回薬剤師国家試験 問179改変）

参　考　文　献

1) 日本薬局方解説書編集委員会編（2016），第十七改正日本薬局方解説書，廣川書店

3.3.2　輸液　Infusion

輸液は疾患が喪失した体液量の調節や構成成分を正常化させるために投与される液剤である．すなわち，体液量の調節とは細胞外液の調節であり，特に静脈血管を利用して行う．

輸液の目的は主として体液管理（水・電解質の補給・補正，循環血液量の維持・回復，酸塩基平衡異常の是正），栄養補給（エネルギー源の補給，栄養成分の補給），血管の確保（薬剤の投与経路）及び特殊病態の治療（病態別アミノ酸輸液の投与）などである．

輸液の種類としては，欠乏している水・電解質を補給する欠乏輸液（**基礎輸液**ともいう），1日の代謝に必要な物質を補給する**維持輸液**，体内で必要な全栄養成分を補給する**栄養輸液**がある．

1　高カロリー輸液

高カロリー輸液とは，1968年にDudrikが上大静脈にカテーテルを留置して，高濃度糖質とアミノ酸を投与したことが始まりとされており，体内代謝を正常に維持するために必要な糖質，アミノ酸，電解質，ビタミン，微量元素などを含んだ栄養液を静脈内に直接に投与するものである．

栄養補給を目的とした栄養療法は**高カロリー輸液療法** intravenous hyperalimentation（**IVH**）或いは**完全静脈栄養療法** total parenteral nutrition（**TPN**）があり，これらはほぼ同じ意味で使われている．ただし，米国の専門家の間では後者が用いられている．高カロリー輸液療法の適用は経口・経腸栄養摂取が不可能又は不十分なとき，すなわち消化管の狭窄・閉塞，大手術直後，放射線療法，悪心嘔吐を伴う抗がん剤の副作用，術後消化管縫合不全，胃または広範囲の腸切除後など，また経口栄養摂取が好ましくないとき（消化管の安静を必要とするとき），例えば，炎症性腸疾患，重症の下痢，急性膵炎など，さらに手術後などに速やかに体力の回復を期待するとき，さらに，消耗性疾患などの低栄養状態，広範囲の熱傷などにエネルギー補給の目的で用いられる．

操作が簡便，長期間留置可能などの理由から投与部位として鎖骨下静脈から静脈カテーテルを挿入して，先端を中心静脈（上大静脈）まで到達させ，各種の栄養成分を投与する．血流量が多いのでかなりの高張溶液を投与できる．なお，30 kcal/kg以下の**低カロリー輸液法**では，末梢静脈より投与するのが一般的である．

投与方法は24時間点滴持続注入で自然落下法が原則である．低流量では注入ポンプや輸液制御装置で機械注入も行われる．輸液セットの接続は無菌操作に注意し，微生物や異物混入を防ぐためにファイナルフィルターを使用する．輸液セットは毎日，フィルターは週に2～3回交換する．

調製は無菌室（**クリーンルーム***）あるいは**クリーンベンチ**を用いて無菌状態で行う．各輸液

---

* クリーンルーム：クリーンルーム用の部材で部屋全体を構成し，HEPAフィルター（$0.3\mu m$以上の大きさの微粒子を99.97%の効率で捕集できる超高性能フィルター）を通過した空気が室内を循環しており，高い空気清浄度が保持された部屋のこと．

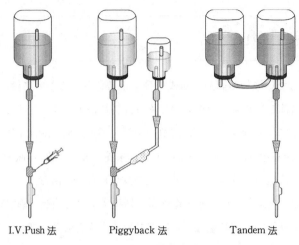

　　　　I.V.Push法　　　Piggyback法　　　Tandem法
　　　　　　　　　図3.32　混合方法

　剤の混合方法は混合容量，容器の違いなどにより図3.32に示すように連結する．

　高カロリー輸液療法として投与される内容としては栄養に必要な主要6成分（五大栄養である糖質・タンパク質・脂質・ビタミン・ミネラルと水）を補給することである．なお，五大栄養は糖質・タンパク質・脂質の三大熱量素とビタミン・ミネラルなどの保全素とに分類される．

a）糖　質

　糖質は投与されると主にエネルギー源，細胞膜構成成分及び核酸の構成成分となる．輸液に用いられる糖の種類としてはインスリン依存性であるグルコース（ブドウ糖）及びフルクトース（果糖），また，インスリン非依存性で糖尿病患者に使用可能なマルトース（ショ糖），キシリトールがある．ソルビトールも糖尿病患者，肝疾患患者に使用できる糖である．さらにグリセリンもタンパク質節約効果があり，BBB（脳血液関門）を通過できることから脳の浮腫予防に用いられる．輸液において，**ブドウ糖**は非常に重要な糖である．一般にブドウ糖投与の際の注入速度は成人で 0.5 g/kg/h 以下であり，これより速いと浸透圧利尿をきたし，脱水症，低ナトリウム血症をおこすと報告されている．

　糖質の代謝グルコースが二酸化炭素と水に酸化される代謝過程が重要である．糖質1gが代謝を受けると4 kcalのエネルギーを産生する．輸液における糖の役割は，①水分欠乏性脱水時の水分補給，或いは②カロリー補給である．

　製剤としては5～70％ブドウ糖液，5～50％フルクトース液，10％マルトース液，5～50％キシリトール液，5％ソルビトール液があり，低濃度（5～10％）の糖液は水分補給に用いられ，高濃度の糖液は熱量補給の目的で使用される．

b）タンパク質

　タンパク質（アミノ酸） は体内に入ると結合組織構成成分，筋肉の収縮と運動機能，酵素作用，

物質の輸送，制御因子，生体制御及び栄養源として使われる．

輸液においてはタンパク質を構成しているアミノ酸を直接投与する．輸液において重要なアミノ酸は，**必須アミノ酸**（8種），分岐鎖アミノ酸 branched chain amino acid（以下，BCAAと略す）であるロイシン，イソロイシン，バリン，芳香族アミノ酸 aromatic amino acid（以下，AAAと略す）であるフェニルアラニン，チロシンである．なお，ある疾患患者にとっては，アルギニン或いはヒスチジンの2種類のいずれかあるいは両方のアミノ酸が特に不足するので，これらを必須アミノ酸と同様に扱う場合がある．

アミノ酸は病態を考慮して各種増減して投与される．術後侵襲下の患者，乳幼児，老齢者はBCAAを高濃度に配合した製剤を電解質輸液剤又は糖質輸液剤と組み合わせて使用する．慢性肝不全，非A非B型肝炎，肝硬変，肝性脳症などの肝障害患者ではBCAAが低下し，AAAが増加するためBCAA/AAA比（＝**フィッシャー比**，Fischer ratio）が低下するので，フィッシャー比を高くするように処方する．腎不全患者では，高アンモニア血症，脂肪肝，代謝性アシドーシスを引き起こさないようアルギニンを加えた新しい腎不全用アミノ酸製剤（キドミン®，ネオアミュー®）を使用する．**カロリーエヌ比**（Cal/N）＊を300以上にして，体タンパクの異化を軽減させる．

アミノ酸の代謝はアミノ基転移反応によりα-ケト酸になってTCAサイクルに入り，二酸化炭素と水に酸化される．また，酸化的脱アミノ反応によりアンモニアさらには尿素となる．タンパク質（アミノ酸）1gが代謝を受けると約4kcalのエネルギーを産生する．

輸液における役割は，①タンパク質の再構成をおこない細胞を構築，あるいは②カロリー補給である．

製剤としては10～12%の総合アミノ酸製剤，BCAA richアミノ酸製剤（ロイシン，イソロイシン，バリンなどの分岐アミノ酸を30%以上含んだアミノ酸製剤），肝不全用アミノ酸製剤，腎不全用アミノ酸製剤などがある．

c）脂　質

脂質は体内に入るとエネルギー源，細胞膜構成成分及び制御因子として利用される．

＊ カロリーエヌ比＝Cal/N（非タンパクカロリー量／投与窒素量）

$$= \frac{炭水化物（糖）と脂肪より得られる総カロリー数（kcal）}{タンパク（アミノ酸）中の総窒素（N）の量（g）}$$

高カロリー輸液療法でのカロリー計算は三大栄養素について，固形重量をもとに計算を行う．炭水化物（糖）は4.1 kcal/g（≒4 kcal/gで計算），脂肪9.4 kcal/g（≒9 kcal/gで計算）（参考：タンパク質（アミノ酸）4.1 kcal/g（≒4 kcal/gで計算），より患者の病態に応じた必要カロリー数を計算する．）アミノ酸中のN窒素はほぼ16%であるから，N窒素1gはアミノ酸6.25gに相当する．この6.25を窒素係数という（1/6.25＝0.16）．すなわち，総アミノ酸量（g）を窒素係数で割ると総窒素（N）の量（g）が求まる．

通常の疾患患者には，カロリーエヌ比は150～200の値の範囲で投与される．病態別カロリーN比は重症熱傷患者で100～120，侵襲時の患者で130～140，透析患者で200～300，急性腎不全患者で400～500を目安にタンパク質の必要量にあわせて投与設計される．

輸液に利用される脂質の種類は大豆油が主として使用され，大豆油中に含まれている長鎖脂肪酸（パルミチン酸，ステアリン酸，オレイン酸，リノール酸，リノレン酸，アラキドン酸など脂肪酸の炭素数が12以上の飽和及び不飽和脂肪酸を有する）トリグリセライドである．また，中でも，リノール酸，リノレン酸，アラキドン酸などの**必須脂肪酸**を含む植物油が重要である．最近では，カプリル酸，カプリン酸のような炭素数が8及び10の脂肪酸を有する中鎖脂肪酸トリグリセライド medium chain triglyceride（MCT）が臨床の場でも使用されるようになっている．

脂質の代謝は，トリグリセライドに結合している脂肪酸が酸化されるときに活性化を受け，ATPを消費して補酵素A（CoA）と結合する．こうしてできたアシルCoAの端から炭素2つがアセチルCoAとして次々に放出され，最後にはすべての炭素がアセチルCoAになる．このアセチルCoAがTCAサイクルに入り，二酸化炭素と水になる．アセチルCoAは互いに集まって脂肪酸となる．脂質1gが代謝を受けると約9 kcalのエネルギーを産生する．

輸液における役割は①必須脂肪酸の補給，あるいは②カロリー補給である．

製剤は**脂肪乳剤**（10％あるいは20％大豆油を1.2％卵黄レシチンで乳化したo/w型エマルション製剤，等張化剤に2.5％グリセリンを用いている）として市販されている．

d）電解質

電解質は細胞外液の浸透圧調整，体液の恒常性維持に用いられる．輸液における電解質溶液としては，**輸液開始液**，**細胞内修復液**，**維持輸液**及び**電解質補正液**がある．これらの各液はそれぞれ，1号液（細胞外液類似液を1/2～1/3に希釈した輸液剤で水分と電解質の両方を補充する），2号液（Na濃度は1号液と同じでカリウムとリンを加えてあり，低張性脱水での細胞内電解質の喪失を補う），3号液（乳酸加リンゲル液を1/3程度に希釈した液で，短期間の水分電解質の維持に用いる）及び4号液（3号液からカリウムを抜いた溶液である．高カリウム血漿や腎機能障害であってカリウム投与を控える患者に有効利用）と称され，輸液において各社の製剤に共通して用いられている．我々の体内では細胞外液 extracellular fluid（ECF）に多く存在するイオンとしてNa^+，Ca^{2+}，Cl^-，HCO_3^-が，細胞内液 intracellular fluid（ICF）に多く存在するイオンとしてK^+，Mg^{2+}，HPO_4^{2-}が知られており，これらの欠乏時に各製剤の特徴を理解して使用すべきである．

製剤としては生理食塩液，リンゲル液，乳酸加リンゲル液のほか，1～4号液がある．

e）ビタミン

ビタミンは極めて微量な**保全素**であるが，生体には不可欠である．輸液における適正量は定められていないものの，長期の高カロリー輸液継続投与中には欠乏症が報告されており，その必要性が認識されている．例えば，ビタミンB_1（チアミン）は解糖系及びクエン酸回路における補酵素として働くが，長期の高カロリー輸液施行時に，チアミンが欠乏する（投与されていない）と乳酸の蓄積による代謝性アシドーシスをきたす（図3.33）．チアミンの欠乏は致命的となる場合がある．**乳酸アシドーシス**が発生した際の対策としてはチアミンの大量投与100～400 mgが必

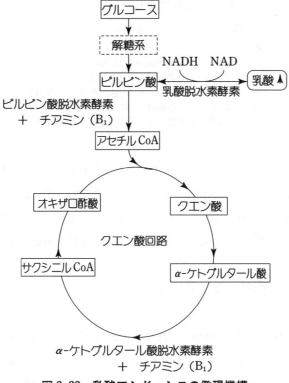

図3.33 乳酸アシドーシスの発現機構

要であり，100 mgを1時間毎に回復するまで投与する処置がとられる．その他，水溶性ビタミンではビタミンB_{12}，脂溶性ビタミンではビタミンAをはじめD，E，Kなどの欠乏症が報告されている．ビタミンは光や，混合する他の輸液剤などにより失活（不安定化）するので，取り扱いに注意が必要である．

製剤としては各種脂溶性ビタミンと各種水溶性ビタミンを1アンプル中に混合調製した**総合ビタミン剤**として投与するのが一般的である．

f）微量元素

微量元素 trace element（TE）は生体内で見いだされるFeよりも少量の元素と定義されていて，Fe，Cu，Zn，Mn，I，Co，F，Mo，Se，Crがある．これらの元素は生体内の物質代謝及び生理機能に関与しており，生体内では合成できない．したがって，長期の高カロリー輸液施行時には摂取が必要である．欠乏時における主な症状を表3.6にまとめてある．

製剤としてはFe，Cu，Zn，Mn，Iがそれぞれ，塩化第二鉄，硫化銅，硫化亜鉛，塩化マンガン，ヨウ化カリウムの化合物が一剤化された混合製剤がある．

g）一剤化製剤（キット製剤）

糖や電解質（の両方を含む基本液）とアミノ酸を無菌的に，簡便に，かつ経済的に混合した

表3.6 各種微量元素の主な欠乏症

微量元素	主な欠乏症
Fe	貧血
Cu	貧血，白血球減少，骨粗鬆症
Zn	皮疹，味覚異常，下痢，口内炎
Mn	低コレステロール血症，骨異常，皮膚疾患
Se	筋肉痛，心筋症，筋力低下
Cr	耐糖能異常，末梢神経障害，意識障害

キット製剤が調製されている．糖質液と総合アミノ酸液を隔壁で分割し，使用直前に隔壁を両手による圧力で壊して使用する製剤が市販されている．さらに，ブドウ糖，アミノ酸，電解質を安定な溶液状態で**一剤化**した製剤もある．これらのほかに，ブドウ糖，アミノ酸，電解質以外にビタミンまでも含まれて一剤化した製品も市販されており，各種の病態に対して使用されている．

2 末梢高カロリー輸液（末梢静脈栄養）

末梢高カロリー輸液療法 periferal parenteral nutrition（**PPN**）は，栄養状態が比較的良好で，非侵襲期或いは軽度の侵襲期の患者に対して，2週間以内を目安に，末梢静脈から輸液製剤を投与することによって栄養補給を施すものである．高カロリー輸液療法（TPN）と比べて，浸透圧は比較的低く設定されているものの，糖，アミノ酸や電解質などを同時に投与されるので，いくつかの問題点も有している．例えば，**メイラード反応**（糖とアミノ酸を配合したときにおこる反応）を抑えるために，**滴定酸度***を大きくしている．また，一般に投与製剤はpH4.6〜7.2，滴定酸度5〜22 mEq/L，浸透圧比2.5〜3，アミノ酸3％，糖7.5％（又はグリセリン3％）で調製されている．したがって，浸透圧がやや高めになるため，静脈炎の原因となる．また，滴定酸度が高くなると血液内での緩衝作用が弱まり，長時間 pH の低い状態が続くため，静脈炎の原因となる．ま

表3.7 TPN と PPN の選択基準

	高カロリー輸液療法(TPN)	末梢高カロリー輸液療法(PPN)
食事摂取不能期間	2週間以上	2週間未満
手術	必要	不要
経費	高い	低い
手技管理	困難	容易・簡便
患者制限	特になし	高度栄養不良 水分制限のある腎・心不全 多臓器不全の患者
浸透圧	高浸透圧可能	（等張〜2, 3倍程度）浸透圧
投与熱量	1200〜2500 kcal	600〜1000 kcal
併発する問題症状	カテーテル合併症	腸萎縮，血管痛，静脈炎，皮膚障害（血管外漏出）

（大塚輸液パンフレットから抜粋）

---

* 滴定酸度は pH7.4 に中和するために要する NaOH の mEq 数で総酸性度を示す．

た，投与部位は複数回の注射針穿刺による血管の閉塞などが起こる．高カロリー輸液療法（TPN）と末梢高カロリー輸液療法（PPN）のいずれを選択するかは，一般には表3.7に示す基準に従う．

3 在宅高カロリー輸液

在宅高カロリー輸液療法 home parenteral nutrition（**HPN**）は短腸症候群，炎症性大腸炎などの疾患患者に在宅で高カロリー輸液療法を行うことであり，保険診療が認可されている．

章末確認問題（以下の文章の正誤を答えよ）

1. 輸液の種類として，欠乏輸液と維持輸液の2種類がある．
2. 輸液に用いられる糖は，インスリン依存性であるグルコースとフルクトース，非依存的であるマルトースとキシリトールがある．
3. 輸液における電解質溶液としては，輸液開始液，細胞内修復液，維持輸液及び電解質補正液がある．
4. 微量元素は生体内で見いだされる Zn よりも少量の元素と定義されている．
5. 高カロリー輸液療法（TPN）は，2週間以内を目安に末梢静脈から輸液製剤を投与することによって栄養補給を施すものである．

正解：1. ×　　2. ○　　3. ○　　4. ×　　5. ×

参 考 文 献

1) 郡　修徳，栄田敏之編（2009）わかりやすい輸液製剤，廣川書店
2) 鍋島俊隆，杉浦伸一編（2015）症例から学ぶ輸液療法―基礎と臨床応用―第2版，じほう

3.3.3　透析用剤　preparations for dialysis

透析用剤 dialysis agents は，腹膜透析または血液透析に用いる液状もしくは用時溶解する固形の製剤であり，腹膜透析用剤及び血液透析用剤の2種がある．本剤のうち，用時溶解して用いるものは，適切な製剤均一性を有する．

1 腹膜透析用剤

腹膜透析用剤 peritoneal dialysis agents は**腹膜透析**に用いる無菌の製剤である．腹膜透析液に

は，一般に，除水効果を期待してブドウ糖が含まれており，また，体内の電解質バランスを補正するためカルシウム，ナトリウム，マグネシウムなどの塩化物と，さらに乳酸がナトリウム塩で含まれている．透析液はブドウ糖濃度とカルシウム濃度が主要因子である．

透析液には，従来より使用されている弱酸性透析液と今世紀初頭から発売された中性透析液の2種類がある．弱酸性透析液は上記の各成分が1室の透析液バッグに溶解されている．一方，中性液は透析バッグが2室になっていて，ブドウ糖を片方に電解質および乳酸をもう片方にと分けられている．この2室は使用直前に混ぜ合わせると，生理的pHをほぼ中性（6.3〜7.3）にして使用することができる．中性液は長時間にわたって曝される腹膜へのダメージを最小限におさえるために開発されたものである．

腹膜透析 peritoneal dialysis（PD）には自動腹膜透析：automated peritoneal dialysis（APD）と連続携行式腹膜透析：continuous ambulatory peritoneal dialysis（CAPD）の2つがあるが，いずれも浸透圧差と拡散現象を利用して老廃物の除去を行っている．

2 血液透析用剤

血液透析用剤 hemodialysis agents は血液透析に用いる透析用剤であるが，主として慢性腎不全における透析型人工腎臓の灌流液として用いる．血液透析用液の成分は塩化ナトリウムを中心にして，塩化カリウム，塩化カルシウム，塩化マグネシウム，無水酢酸ナトリウム，さらにブドウ糖が含まれており，この溶液と炭酸水素ナトリウムを大量の水で溶解した液が混合されて調製される．慢性腎不全では，血液中のカリウム，マグネシウム，リン濃度は高くなり，逆にカルシウム，重炭酸濃度が低くなるため，通常，血液透析用剤は血液よりカリウム，マグネシウム濃度を低くし（リンは加えない），カルシウム，重炭酸濃度は高めになるよう成分が調整されている．

血液透析は拡散を利用した平衡透析の原理に基づいて血液浄化を行っている．

章末確認問題（以下の文章の正誤を答えよ）

---

1. 透析用剤は腹膜透析用剤及び血液透析用剤の2種がある．
2. 腹膜透析液には，一般に除水効果を期待して乳酸が含まれている．
3. 透析液には，弱酸性透析液と中性透析液の2種類がある．
4. 通常，血液透析用剤は血液よりK, Mg濃度を高くし，Ca, 重炭酸濃度は低めになるよう成分が調整されている．
5. 血液透析は拡散を利用した平衡透析の原理に基づいて血液浄化を行っている．

正解：1. ○　2. ×　3. ○　4. ×　5. ○

3.3.4 点眼剤　ophthalmic liquids and solutions

　眼は我々の身体内でもっとも鋭敏な器官の1つで，特に炎症を起こしているときには感受性が一段と高くなるために，点眼剤調製に際しては**無菌製剤**（薬機法施行規則第26条第1項第3号）として注射剤と同様の注意を払う必要がある．

　眼科用の製剤には主として**眼科用液剤**と**眼軟膏剤**が知られているが，他にも診断用あるいは眼科用薬物送達システム製剤などがある．ここでいう眼科用液剤とは洗眼剤と点眼剤の2つに区分されるが，共通部分が多いので，日局17では両者を含めて点眼剤として定義されている．すなわち，点眼剤は結膜嚢などの組織に適用する，液状，又は用時溶解もしくは用時懸濁して用いる固形の無菌製剤である．

1　点眼剤の種類

　点眼剤の種類は**水性点眼剤，非水性点眼剤**および**懸濁性点眼剤**がある．懸濁性点眼剤中の懸濁粒子の大きさは薬効ならびに刺激性に大きな影響を及ぼすために75μm以下とされている．適用は消炎，局所麻酔，散瞳・縮瞳，白内障治療，緑内障治療などが主である．さらに抗生物質，抗ウイルス薬，抗ヒスタミン薬，副腎皮質ホルモン，ビタミンなどが点眼剤として調製されている．

2　涙液の生理的特性

　健康なヒトの涙液は覚せい時ではpH7.3～7.6（平均値7.45）であり，眼瞼を長時間閉じた状態でのpHは約7.25とわずかに低下する．前眼部では点眼液のpHが6以下，又は8以上になると不快感を生じる．正常の生理的pHに近づけることにより，適用時の不快感や刺激を軽減させることができ，また，刺激による涙液増加によって有効成分が希釈されることを防ぐことができる．

　点眼剤は患者が長期にわたって少量ずつ使用するものであるから，開封時までの滅菌状態が保てたとしても，開封した後，汚染される危険が極めて大きいので，使用中も含め保管・管理は重要である．

　涙液の浸透圧は血清と等しく，塩化ナトリウムの0.9 w/v％溶液に相当する．しかし眼組織は塩化ナトリウムに換算して0.6～2.0 w/v％の範囲では浸透圧の差に基づく不快感はほとんどないので，注射剤ほど厳密な**等張性**は要求されない．しかし刺激を軽減する意味から，なるべく等張に近づけるように心掛けなければならない．特に一度に多量の液を使用する洗眼剤では，十分な配慮が必要である．日局17には主として注射剤の浸透圧を測定するために凝固点降下度（氷点降下度）を測定する**浸透圧測定法**が収載されており，点眼剤もこの測定法が利用される．

3 点眼剤の調製と容器

点眼剤の調製に当たり，熱に安定な薬品は加熱滅菌を行い，不安定なものはろ過滅菌を行い無菌操作法による．点眼剤の滅菌法としては，ろ過滅菌法が一般的で，不溶性異物除去の点からも有用である．また，点眼剤には，着色だけを目的とした物質を加えることができない．

水性点眼剤中に混入した異物による眼障害事故の発生例はほとんど皆無であるが，品質の保証，製剤学的な面などから見て，日局では肉眼による検査法が採用されている．なお，**点眼剤の不溶性微粒子試験法**に適合する必要がある．

点眼剤の容器として，種々の形の点眼瓶が考案されているが，透湿性，透気性，耐薬品性，成形性，透明性などに注意を払う必要がある．

4 点眼剤のDDS

薬物治療の進歩に伴って，局所投与型の眼科用薬についても新剤形や処方内容に関する精力的な検討が行われつつある．例えば，米国薬局方 United States Pharmacopeia (USP) においては，ドラッグデリバリーシステム (DDS) の一種である pilocarpine ocular system が収載されており，無菌性や有効成分の放出に関する試験などが規定されている．また，高分子メチルセルロースの**熱応答性**を利用したドラッグデリバリーシステムとしてのチモロールマレイン酸塩点眼剤（リズモン®TG）が我が国でも開発されている．この製剤は点眼前或いは点眼中はゾル状態で点眼液が流動性に優れているが，点眼した投与直後に体温により流動性を失い，溶液中に含まれている高分子メチルセルロースがゲル化する．つまり，投与部位では有効成分が徐々に放出し，1日1回の投与で24時間，眼圧のコントロールが可能な持続性製剤であり，患者さんを複数回にわたる点眼の煩わしさから解放している．

3.3.5 眼軟膏剤　ophthalmic ointments

(1) **眼軟膏剤**は，結膜嚢などの眼組織に適用する半固形の**無菌製剤**である．
(2) 本剤を製するには，通例，ワセリンなどの基剤と有効成分の溶液又は微細な粉末を混和して均質とし，容器に充填する．ただし，微生物による汚染に十分に注意し，調製から滅菌までの操作は製剤の組成や貯法を考慮してできるだけ速やかに行う．
(3) 本剤で多回投与容器に充填するものは，微生物の発育を阻止するに足りる量の適切な保存剤を加えることができる．
(4) 本剤は，別に規定するもののほか，**無菌試験法**に適合する．ただし，別に規定するもののほか，メンブランフィルター法により試験を行う．

(5) 本剤は，別に規定するもののほか，眼軟膏剤の**金属性異物試験法**に適合する．
(6) 本剤中の粒子の最大粒子径は，通例，75 μm 以下である．
(7) 本剤は，眼組織に適用する上で適切な粘性を有する．
(8) 本剤に用いる容器は，通例，微生物の混入を防ぐことのできる気密容器とする．製剤の品質に水分の蒸散が影響を与える場合は，低水蒸気透過性の容器を用いるか，または低水蒸気透過性の包装を施す．

　眼軟膏剤は直接結膜嚢内に適用されることから無菌に製した製剤であり，**無菌試験法**に適合しなければならない．さらに眼粘膜への刺激性があってはならないので，医薬品粒子の大きさの上限（75 μm 以下）や通常，容器としてアルミ製のチューブが使用されることから，金属性異物試験法に適合する必要がある．
　眼軟膏剤は点眼剤に比べ長時間局所に滞留して持続効果が期待されるが，反面，眼の前面に膜を作り視力を妨げ，また自家点眼がやや困難であるなどの欠点もある．
　眼軟膏剤の基剤としては，従来ワセリンを主体とし，補助的に精製ラノリンまたは流動パラフィンを配合したものが多い．
　本剤の点眼には，滅菌した点眼棒（ガラス製）の使用が推奨されるが，チューブ入りのものは，眼球を上方に向けさせ，下まぶたを下方に引き，その内側に，チューブの先端が局所に触れないように注意しながら軟膏を横に細長く入れ，まぶたを閉じて軽くマッサージする．

3.3.6　浸透圧及び等張化

　注射剤や点眼剤に使用されている溶液の浸透圧は，一般には希薄溶液における**束一的性質**を有している．すなわち，**浸透圧**は溶液中の総粒子濃度（いわゆる赤血球などの粒子だけでなく，分子及びイオンも粒子としている）に依存する．この性質を利用して測定される総粒子濃度を**オスモル濃度**と定義している．ここでは，質量基準で表すとき質量オスモル濃度（Osmolality, mol/kg），容量基準で表すとき容量オスモル濃度（Osmolarity, mol/L）と定義される．実用的に容量オスモル濃度が採用されており，その単位として Osm（Osmol/L）を用いている．1 Osm は溶液 1 L 中にアボガドロ数（6×10^{23}）に等しい個数の粒子が存在する濃度を表し，また 1 Osm の 1000 分の 1 を 1 mOsm と表している．例えば，5 w/v％のブドウ糖溶液は 1 L 中に 50 g のブドウ糖が溶けているので，この値を分子量 180 で割ると 0.278 mol/L の容量モル濃度となる．したがって，浸透圧は 0.278 Osm あるいは 278 mOsm となる．
　注射液及び点眼液の浸透圧が体液，血清あるいは涙液（286 mOsm）と等しい場合，**等張** isotonic といい，それよりも高い場合を**高張** hypertonic，低い場合を**低張** hypotonic という．高張溶液の投与では血管の炎症あるいは疼痛などの障害を引き起こし，高張溶液中で赤血球は萎縮する．一方，低張溶液では溶血現象がおこる．したがって，注射液および点眼液の等張溶液を調製

する方法を熟知しておく必要がある．この等張溶液の調製を**等張化**とよんでいる．等張溶液の計算方法には以下に示す3つの方法が主に用いられる．

ⅰ）凝固点降下法（氷点降下法）

凝固点降下法は溶液の束一的性質を利用した測定法であり，浸透圧と**凝固点降下度**（氷点降下度）が希薄溶液中で比例関係にあることを利用して求める方法である．血清の氷点降下度は0.52℃であるから，薬物溶液の凝固点降下度（氷点降下度）も0.52℃となるように計算すればよい．等張化に必要な薬物の添加量を x とすると，

$$a + bx = 0.52$$

ここで，a は与えられ当該薬物の凝固点降下度（氷点降下度），b は等張にするために加える1w/v％水溶液の凝固点降下度（氷点降下度）である．本法は，日局17一般試験法「浸透圧測定法」に収載されている．

ⅱ）食塩当量法（食塩価法）

食塩価とは，ある薬物1gと同じ浸透圧を示す塩化ナトリウムのg数をいう．

$$x = 0.9 - a$$

溶液中のある薬物の食塩価 a を求めて0.9（等張）から差し引くと，等張に必要な塩化ナトリウムのg数としての x が求められる．

ⅲ）容積価法

容積価とは，ある薬物1gを溶かして等張にするために必要な水の量（mL）である．あらかじめ用意された容積価表（表3.8）より，ある薬物1gを表に示された水で溶解し，生理食塩液などの等張液を追加して必要な容積とする方法である．

表3.8 氷点降下度，食塩価及び容積価

薬品	w/v %	氷点降下度(℃)	食塩価(g)	容積価(mL)	薬品	w/v %	氷点降下度(℃)	食塩価(g)	容積価(mL)
アスコルビン酸	1	0.105	0.18	20.0	スルファチアゾールNa	1	0.124	0.22	24.4
アドレナリン塩酸塩	1	0.165	0.29	32.2	炭酸水素ナトリウム	1	0.381	0.65	72.2
アトロピン硫酸塩	1	0.073	0.13	14.4	炭酸水素ナトリウム	1.39	0.52		
アモバルビタールNa	1	0.14	0.25		チアミン塩酸塩	1	0.139	0.25	27.8
安息香酸Naカフェイン	1	0.146	0.26	28.9	チオ硫酸ナトリウム	1	0.180	0.31	34.4
エチレンジアミン	1	0.255	0.44	48.9	テトラカイン塩酸塩	1	0.109	0.18	20.0
エフェドリン塩酸塩	1	0.169	0.30	33.3	テトラサイクリン塩酸塩	1	0.078	0.14	15.6
エフェドリン塩酸塩	3.2	0.52			ナファゾリン塩酸塩	1	0.155	0.27	
塩化カリウム	1	0.439	0.76	84.4	ニコチン酸アミド	1	0.148	0.26	28.9
塩化カリウム	1.2	0.52			白糖	1	0.047	0.08	8.9
塩化カルシウム・2H₂O	1	0.298	0.51	56.7	ピロカルピン塩酸塩	1	0.134	0.24	26.7
塩化カルシウム（無水）	1	0.395	0.68		フィゾスチグミンサリチル酸塩	1	0.090	0.16	17.8
塩化ナトリウム	0.9	0.52			フィゾスチグミン硫酸塩		0.076	0.13	14.4
塩化ナトリウム	1	0.576		111.1	フェノバルビタールNa	1	0.135	0.24	26.7
クエン酸ナトリウム	1	0.178	0.31	34.4	ブドウ糖（無水）	1	0.10	0.18	20.0
グルコン酸カルシウム	1	0.091	0.16	17.8	ブドウ糖（無水）	5.05	0.52		
クロラムフェニコール	1		0.06		プロカイン塩酸塩	1	0.122	0.21	23.3
クロルテトラサイクリン塩酸塩			0.11	12.2	プロカイン塩酸塩	5.05	0.52		
クロロブタノール	0.5	0.071			ベンジルペニシリンカリウム	1	0.101	0.18	20.0
サリチル酸ナトリウム	1	0.209	0.36	40.0	ベンジルアルコール	1	0.095	0.17	18.9
ジフェンヒドラミン塩酸塩		0.158	0.27	31.1	ホウ酸	1	0.283	0.50	55.6
硝酸カリウム	1	0.323	0.56	62.2	ホウ酸	1.9	0.52		
硝酸ナトリウム	1	0.395	0.68	75.6	モルヒネ塩酸塩	1	0.086	0.15	16.7
硝酸銀	1	0.190	0.33	36.7	ヨウ化カリウム	1	0.205	0.34	37.8
スコポラミン臭化水素酸塩	1	0.068	0.12	13.3	硫酸亜鉛	1	0.085	0.15	16.7
ストレプトマイシン硫酸塩	1	0.038	0.07	7.8	硫酸マグネシウム	1	0.094	0.17	18.9
スルファジアジンNa	1	0.137	0.24	26.7	硫酸マグネシウム	6.3	0.52		

章末確認問題（以下の文章の正誤を答えよ）

1. 点眼剤の非水性溶剤として，植物油を用いることはできる．
2. 点眼剤及び眼軟膏剤の容器として，通例，密閉容器を用いる．
3. 点眼剤は，発熱性物質試験法に適合しなければならない．
4. 懸濁性点眼剤中の粒子は，通例，最大粒子径75μm以下である．
5. 眼軟膏剤には，保存剤を加えることができない．

正解：1. ○　2. ×　3. ×　4. ○　5. ×

（出典：第98回薬剤師国家試験 問176改変）

3.4 吸入剤及びスプレー剤

吸入剤及びスプレー剤は，有効成分をコロイド科学の分野で煙や霧のように，固体または液体の微粒子が気体中に浮遊する状態として定義されるエアロゾル（煙霧体）aerosol にして投与する剤形である（他には点鼻剤など）．歴史的には，吸入剤は紀元前2世紀に古代エジプトの医師が植物由来のアルカロイドを蒸気化させて息苦しい患者の治療に使用したこと[1]，スプレー剤は第二次世界大戦中にアメリカが殺虫剤にフロンガスを充填した容器入りのエアゾール剤を使用したことがその起源と考えられる．これらの製剤は，処方中に噴射剤（プロペラント propellant，液化ガスや圧縮ガス）や，エアロゾル発生や計量性などの機能性を有するデバイスを用いることから，他の製剤には類を見ない特徴を持っている．吸入剤及びスプレー剤は，投与ルート並びにその機能性により，次のように分類される．

吸入剤は気管支・肺に適用する製剤で，吸入粉末剤，吸入液剤，吸入エアゾール剤に分類される．使用される薬剤及び適用としては，β刺激薬やステロイドといった気管支，肺への局所作用性の薬物の投与だけではなく，ペプチドや鎮痛薬など全身作用性の薬物についての経肺投与も行われている．吸入粉末剤は，微粉末化した薬物を乳糖などの担体に分散し，一定量の薬物を固体粒子のエアゾールとして**ドライパウダー式吸入器** dry powder inhaler（DPI）を用いて投与する．吸入液剤は，懸濁または溶解した薬液を医療器具であるネブライザーなどを用いて，微細な液滴（霧）状にして連続的に噴霧して投与する．吸入エアゾール剤は，**定量噴霧式吸入器** metered dose inhaler（MDI）を用いることで一定量（1回当たり通常25〜60 μL）の投与が可能であり，媒体であるフロン中に懸濁または溶解した薬物を噴射剤とともに噴霧して投与する．

スプレー剤は皮膚に適用される外用エアゾール剤とポンプスプレー剤，さらに口腔粘膜に適用される口腔用スプレー剤に分類される．外用エアゾール剤は有効成分の溶液もしくは懸濁液を噴射剤とともに耐圧性の容器に充填し，連続噴射するバルブを用いて薬液を皮膚に噴霧することによって投与し，外用消炎鎮痛剤などに広く用いられている．ポンプスプレー剤は圧縮ガスを共存させず蓄圧式のポンプを使用し，ボタン/アクチュエーターを押し込むことによって薬液が吸引され，アクチュエーター先端でミスト化されて皮膚に噴霧する．口腔用スプレー剤は原理的にはポンプスプレー剤と同じであり，薬液を口腔に噴霧する製剤である．

3.4.1 定義と特徴

日局15の製剤総則までは，本項の各製剤はそれぞれの性状に基づいて，吸入粉末剤は散剤に，吸入液剤は液剤に，吸入エアゾール剤と外用エアゾール剤はエアゾール剤に，スプレー剤はエアゾール剤及び液剤に分類されていた．しかし，日局16では適用を重視することにより投与経路に合わせた分類へと変更され，気管支・肺に適用する製剤として吸入剤（吸入粉末剤，吸入エアゾール剤，吸入液剤）が独立し，皮膚などに適用される製剤の中に**スプレー剤**（外用エアゾール剤，ポンプスプレー剤），口腔内に適用される製剤の中に**口腔用スプレー剤**が設けられて日局17に至っている．吸入剤やスプレー剤の特徴として医薬品の品質及び患者使用時の利便性を想定した場合，製剤学的な観点から，以下の点が特徴として挙げられる．

① 薬物の固体もしくは薬物を含む液体の粒子径を制御することにより，生体側各部位（肺，鼻腔，口腔，皮膚など）への送達性を制御することが可能．
② 使用バルブにより投与時の噴射単位について一定量を計量もしくは連続噴射の選択が可能．
③ 空気（酸素，水蒸気）や光を遮断することで，薬物の安定性を確保することが可能．
④ 微生物汚染を抑制することが可能．
⑤ 操作が簡便で，携帯性に優れ，迅速に投与できて多回使用が可能．

1 吸入剤

日局17製剤総則では「**吸入剤**は有効成分をエアゾールとして吸入し，気管支又は肺に適用する製剤である．」と定義され，**吸入粉末剤**，**吸入液剤**及び**吸入エアゾール剤**の3種類に分類される．吸入粉末剤や吸入エアゾール剤は，生理的活性が高い薬物の投与に使用されるため，投与量が一定になるように薬剤及びデバイスにより設計・調製されていることが特徴的である．これらの製剤では有効成分を含む微粒子の粒子径が肺内への送達性と関係することが報告されており[2]，空気力学的な観点からの微粒子特性について明らかにする必要がある．

各吸入剤は，患者の疾患状態並びに年齢層（幼児，高齢者）などに合わせて適切な剤形が選択される．各製剤の長所と短所及び患者への適用を整理して，表3.9にまとめた．

2 スプレー剤

日局17製剤総則では「**スプレー剤**は，有効成分を霧状，粉末状，泡沫状，又はペースト状などとして皮膚に噴霧する製剤である．」と定義されている．スプレー剤は外用エアゾール剤とポンプスプレー剤とに分類される．皮膚局所での作用を期待して投与する製品として，外用消炎鎮痛剤，殺菌剤，局所麻酔剤，抗真菌剤，被膜形成型の保護剤などが上市されている．また，「口腔用

表 3.9 吸入剤の種類と長所と短所及び患者への適用

種類	長所	短所	患者への適用
吸入粉末剤(DPI)	噴射と吸入の同調性 即使用可 小型軽量：携帯性良 気管支攣縮誘発が危惧される添加剤不要 噴射剤不要：特定フロン地球温暖化回避	計量性：患者の吸入流量依存 有効粒子割合：患者の吸入流量に依存 以下の患者では使用困難 吸気が弱い患者：幼児，自発呼吸不能など 口腔咽頭への薬物沈着の増加：嗄声（局所副作用）	吸入流量が適切な患者：吸入指導の必要性 MDI で噴射と吸入の同調性が確保できない患者
吸入液剤	高い同調性：患者吸気に依存しない（自然呼吸の利用） 吸気が弱い患者に最適：幼児・老人向け 大量の薬液投与可能 薬液配合可能：現場の汎用性	投与前準備が必要 機器洗浄及び消毒の必要性 投与時間が長い：コンプライアンス低下原因 デバイス機種間の性能差 保存剤による気道刺激性 デバイス嵩張る：携帯性悪 電源・充電の必要性	ネブライザーを用いて投与する 吸入流量が弱く，同調性が確保できない患者
吸入エアゾール剤(MDI)	吸気の弱い人でも利用可能 即使用可 小型軽量：携帯性良 定量バルブの採用 高用量噴霧可能 デバイス形態・操作性が世界統一	噴射と吸入の同調性：患者の習熟度に依存 噴射剤・添加剤が必要：エタノールを含む製剤有 噴射剤：地球温暖化効果 口腔咽頭への薬物沈着の増加：Cold Freon Effect，嗄声（局所副作用，スペーサーで削減可能）	吸入流量は弱いが，噴射と吸入の同調性は確保できる患者 スペーサーの利用（強制投与含む） 喘息・COPD の急性増悪時 意識消失時（気管内挿管）

スプレー剤は口腔に適用する．有効成分を霧状，粉末状，泡沫状，又はペースト状などとして皮膚に噴霧する製剤である．」と定義されている．難治性口内炎に用いる製品として，ステロイドや人口唾液などが上市されている．

3.4.2 吸入剤及びスプレー剤の設計

1 空気力学的粒子径

吸入剤及びスプレー剤は噴霧した際に，有効成分を含む微粒子をエアロゾルとして発生させる特徴を有する．この微粒子は，投与経路に従って送達する組織や器官の部位を考慮して粒子設計をする必要がある．特に粒子径は送達部位に大きく影響する因子であることから，その特性を明らかにする必要がある．このため，本剤は，**吸入剤の空気力学的粒度試験法**に適合する．一方，通常，評価対象である各薬物の微粒子は非球形であり，それぞれの物性や種々の製剤的工夫によって粒子径，形状，密度などの物理的因子が異なることから，一般的に用いられる幾何学的粒

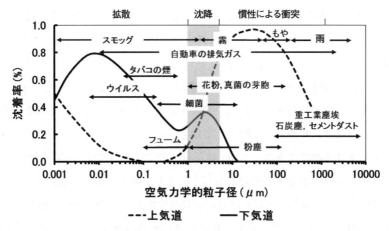

図 3.34 エアロゾル粒子の空気力学的粒子径と上気道及び下気道への沈着率の相関[5]

子径（投影面積粒子径）ではその固有の特性を表現することができない．そこで，粒子固有の物理的因子に基づいてその運動挙動の変化を捉えるという観点から，粘性力を使って測定する**ストークス径** Stokes diameter 及び慣性力を使って測定する**空気力学的粒子径** aerodynamic diameter といった粒子径が活用される．ストークス径は評価対象の微粒子と同じ密度と沈降速度を持つ球形粒子径（真球粒子の直径）であるが，粒子間で密度が異なる場合には適用できない．そこで，エアロゾルである微粒子の粒子径には，評価対象の微粒子と同じ沈降速度を持つ単位密度（$1\,\mathrm{g/cm^3}$）の球形粒子径である空気力学的粒子径が利用される．空気力学的粒子径と幾何学的粒子径との間には，以下の関係式が成り立つ[3, 4]．

$$d_{ae} = d_{geo}\sqrt{\rho_p} = d_{eq}\sqrt{(\rho_p/\rho_o F)}$$

d_{ae}：空気力学的粒子径，d_{geo}：幾何学的粒子径，d_{eq}：等体積球形粒子径
ρ_p：粒子の密度，ρ_o：単位密度（$1\,\mathrm{g/cm^3}$），
F：球状係数（球形：1，立方体：1.08）

この空気力学的粒子径を用いて，吸入剤の気道内における沈着率を，比較対照として気体中に浮遊して存在する典型的なエアロゾル粒子とともに図 3.34 にまとめて示した．一般的に，吸入剤の空気力学的粒子径は肺内への沈着性より，1～5 μm 程度（図 3.34 斜線部）が適していることが報告されている[5, 6]．一方，スプレー剤については皮膚への付着性を確保するための粒子設計に加えて，発生する微粒子が肺内へと到達する可能性があり，点鼻スプレー剤と同様に安全性評価が必要となる可能性も考慮するべきと考えられる[7]．

2 吸入剤及びスプレー剤の薬物及び特徴的な添加剤

吸入剤は，生命維持において重要な呼吸器官である肺・気管支に適用される製剤である．鼻を

含めて呼吸器官は常に外界と接触していて感染防御のために免疫系の活動が活発であることから，逆に，安全性の観点では薬剤投与による炎症などの副作用発生が懸念される．一方，吸入剤としての薬物投与量は，成人に対して，ステロイド（トリアムシノロンアセトニド）で総量2000 μg/日以上[8]，β刺激薬（サルブタモール硫酸塩）で総量800 μg/日[9]という実績がある．しかし，これらの薬物は，器官局所で主作用を発現することを目的としていることから，経肺投与して全身作用を狙う薬物の投与量の指標としては考えにくく，加えて全量が肺内へ送達される訳ではないことも考慮する必要がある．また，投与量の設定においては，小児への投与量の実績が，成人の半量以下である点も考慮する必要がある．従って，吸入剤化する薬物については高活性化による微量投与とともに，標的器官における局所刺激性を含めての安全性評価が重要となる．

吸入剤の処方組成の特徴として，重要な機能性を担う構成要素として担体（媒体）や添加剤（分散剤，界面活性剤など）がある．市場において開発頻度が高まりつつある吸入粉末剤と吸入エアゾール剤についてこれらの点を述べる．

a）吸入粉末剤

吸入粉末剤は，高活性な薬物を固体で微量投与することより，計量時における定量性の確保のために薬物を希釈・分散させて均一化し，計量性を得られ易くするための担体が必要となる．吸入粉末剤では，この担体の典型的な素材として乳糖，ブドウ糖，マンニトールといった糖類が利用されてきた[10]．製剤の機能性の観点より，特殊な担体を選択しない限り，一般的には乳糖水和物（α-含水乳糖）が選択される．その特徴として，①医薬品賦形剤として使用実績が豊富で安全性が高い（乳糖不耐症患者には注意喚起が必要），②薬物に対して化学的に不活性，③物理的特性が安定（結晶性及びそれに基づく粉体物性），④牛乳を原料にして製造されるホエー（乳清）から結晶化されるといった点が挙げられる．

担体である乳糖は，薬物の微粒子をその表面に安定的に担持させるために，薬物濃度との間でバランスを取るべく，総表面積を平均粒子径及び粒子径分布に従って制御する必要がある．この安定した相互作用には，表面状態に影響を及ぼす化学的性質を中心とした因子（van der Waals力，表面アモルファス量，静電的相互作用，キャピラリー力による液体架橋，機械的インターロッキング（粒子の絡み合い），カゼイン由来のタンパク質及び脂肪酸などの不純物など）や，混合・分散時における流動性などの粉体物性に影響を及ぼす物理的性質を中心とした因子（平均粒子径，粒子径分布，表面状態の滑らかさと凹凸の割合など）が画一的であることが重要である[11,12]．また，複数の物性の乳糖を混合して使用することもあり，各乳糖の安定供給も選択理由の一つとなる．加えて，吸入剤の場合には，日局17参考情報「非無菌医薬品の微生物学的品質特性」に基づき，打錠用乳糖と比較して高いレベルの菌管理が必要となる．

担体である乳糖は，慣性の法則を利用して口腔・咽頭で衝突・沈着させることにより，気管支・肺内への到達を回避する．この観点より，粒子径分布は可能な限り10 μm以下の微粒子領域を避けて約30〜300 μm程度の範囲内とし，調製した散剤の流動性を勘案して比較的に高めの中

心粒子径を選択する．細かい粒度の分画割合が高まると，かさ密度の増加と共に流動性は悪化し，計量時の正確性に悪影響を与える．この点から，安息角やタップ密度などの粉体物性パラメーターと適用するデバイスを使った計量安定性との相関関係について評価する必要がある．一方，薬物粒子は肺内への送達性の観点より空気力学的粒子径で 1～5 μm レベルを目標とした微粒子化が必要であり（図 3.34 参照），ジェットミル粉砕などが適用される．この微粒子化によって薬物粒子の性質は体積支配的から表面積支配的へと大きく変化し，粉砕前後では粒子自体の付着性が粒子直径の比の 2 乗に反比例し，微粒子化に依存して極度に強まる傾向が認められる．この付着性増大の特質を利用して，分散時に微粒子化した薬物粒子を担体である乳糖表面の凹凸によって形成される表面自由エネルギーの安定点へと到達させて定着化し，物理的な安定状態へと平衡化させる[11), 12)]（図 3.35 参照）．

しかし，この分散作業は，付着性が増大した薬物微粒子と極端に粒度が異なり，粒子間隙が大きい担体の乳糖とを混合するだけではせん断力がかかりにくいことより，散剤中への薬物の粒子塊を一次分散化及び均一分散化させることは極めて難しい．そこで，処方面からのアプローチとして，比較的に薬物と粒子径が近い乳糖の微粒子を配合することで，担体が形成する粒子間隙を縮小することにより薬物の粒子塊にせん断力が直接にかかり易くして，解砕が進み易い環境を整えることで分散・均一化の向上を促進できる．また，この添加した乳糖の微粒子は，薬物微粒子の乳糖表面への定着化を弱めて，肺内へ送達される有効粒子量を増加させる効果も有する．ただし，乳糖の微粒子を配合することは，肺内へ送達される可能性も高まることから，安全性については十分に注意する．また，製造面からのアプローチとして，混合機による物理的なせん断力強化も薬物塊の分散・均一化を促進することが可能であり，有効利用する必要がある．一方，これらのせん断力がかかり易い状況下では，特に薬物の化学的性質が影響因子となり，摩擦静電気が生じ易くなる．その結果，薬物の分散・均一化にも悪影響を及ぼして，有効粒子量にも影響を及ぼすので注意が必要である．このようなトラブルが製造時に生じる際には，混合順序の工夫や製

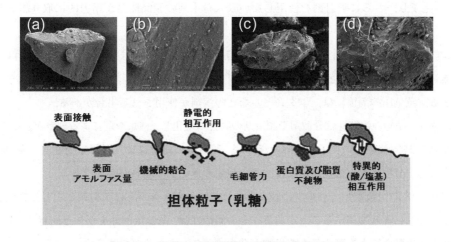

図 3.35　乳糖の表面状態と薬物の付着[11), 12)]
走査型電子顕微鏡写真とその拡大：(a) (b) 篩過乳糖，(c) (d) 粉砕乳糖，模式図)

造環境(温・湿度)の制御などによって静電気の発生を回避しつつ,製品品質を担保する必要がある.

吸入粉末剤の薬物及び担体の粒子径領域には第1及び第2臨界粒子径(p.203,図2.26参照)が含まれており,製剤設計時に有機物粉体の取り扱いについて総合的な理解が求められる.

b) 吸入エアゾール剤

吸入エアゾール剤の設計時における噴射剤の選択は,その物理化学的性質が製剤特性に大きな影響を及ぼすことから,非常に重要である.噴射剤の特徴としては,①薬物の分散溶媒,②圧縮もしくは低温下では液体,大気圧もしくは常温下では気体として圧力を示す,③薬物に対して化学的に不活性,④無色,無味,無臭,⑤刺激性が無く,安全といった点が挙げられる[13].

噴射剤には,当初は機能性より理想的といえる特性を有した液化ガスである**特定フロン**chlorofluorocarbon(CFC)が用いられていたが,塩素を発生させてオゾン層を破壊するという地球環境への悪影響が明らかとなり,原則としてエアゾール剤への使用は禁止された.喘息用剤の吸入エアゾール剤にも特定フロン(CFC-11,CFC-12,CFC-114)が使われていたが,噴射剤の代替が技術的に困難なことに加えて医療上の必要性も高いことより,人道的な観点から使用が認められた.このような動向もあり,代替フロンの開発が急務とされ,hydrochlorofluorocarbon(HCFC123,HCFC141b),hydrofluoroalkane(HFA134aとHFA227)及び炭化水素が見出された.しかしながら,HCFCは,わずかにオゾン層破壊効果が認められることに加えて,地球温暖化につながる温室効果の比率がCO_2の数百から約2千倍であることが判明し,モントリオール議定書(1987年9月)で特定フロンに選定されて2019年末までの全廃が決定され,京都議定書(1997年12月)においては対象外とされた.一方,HFAも,温室効果がCO_2の数百から約4千倍で確認されたことから,京都議定書により使用量の削減が求められている.このような背景を受けて,国内の医薬品業界では吸入エアゾールの処方組成の改良が進められ,代替フロンへの置換が2005年までに完了し,さらに噴射剤を使用しない吸入粉末剤の製品開発が精力的に取り組まれている.

吸入エアゾール剤の機能性及び品質に影響を与える因子についてまとめると以下のようになる.

① 蒸気圧:噴射力や蒸発速度は蒸気圧に左右され,噴射される薬物の粒子径にも大きく影響する.蒸気圧の調節には,エタノールなどの溶剤が使用される場合がある.

② 溶解性:薬物の溶解性は分散剤や潤滑剤の物性で変化し,種類や量による調整が必要である.

③ 比重:内容液中での粒子の沈降や浮上は,噴射剤の比重により影響を受ける.物理的に安定な均一分散状態を得るためには,その種類や量による調整が必要である.

④ ガスケットの膨潤性:バルブに組み込まれているガスケットは噴射剤と内容液組成との組み合わせにより膨潤することがある.その潤滑性は,系の気密性を保つと同時に,ステムの滑らかな動きにも影響する.溶出物が発生することもあるので注意する.

⑤ 容器との配合変化:噴射剤と内容液組成の組み合わせにより金属表面を腐食することがあ

る．

　吸入エアゾール剤の内容液は，エアロゾル化したい薬物が溶解した液相（薬液）と噴射剤（液化ガス）の液相とが相溶もしくは相分離するかで2相系 biphasic または3相系 triphasic aerosols に分類される．また，薬物の溶解の有無により溶解系及び懸濁系に分類される．

　2相系は，薬液が噴射剤の液相と相溶する場合で，上部の気相と薬液及び薬液中に分散している噴射剤の液相とが存在する．上部の気相の組成が噴射剤の蒸気と薬液の蒸発分から形成され，その圧力は薬液の物性と温度に依存し，室温で大気圧以上でなければ噴射できない．液相は十分量の噴射剤と薬液の混液であり，薬物の存在状態としては固体状態で分散剤や界面活性剤により分散させた懸濁系と，アルコールなどの可溶化剤により溶解させた溶解系とを選択する．後者は溶解が不十分であると，保存時の温度変化によって薬物の粒子が析出して成長するなどの問題が発生するので溶解度を含めた物性評価には注意する．吸入剤の場合には可溶化剤にエタノールがよく用いられるが，その他，使用前例からグリセリンや肺内にも存在する界面活性剤のレシチンなどが用いられる．これらは噴射剤に比較して揮発性が低いため，製造時には薬物を溶媒に溶解して所定量を缶に充填した後，噴射剤を充填するといった2段階充填法を採用することができる．特殊な2相系として**泡沫剤** foam aerosol があり，その薬液には油脂類が用いられ，噴射と同時に泡を形成する．医薬用として，皮膚科，産婦人科用のクリームや軟膏に適用される．

　3相系は，薬液が噴射剤の液相と相溶しない場合で，上部の気相と薬液及び薬液中に分散している噴射剤から形成される液相と噴射剤単独の液相とが存在する．薬液の液量が多い場合には噴射剤との相溶性が悪くなり，それぞれの液相が分離して存在することになる．3相系の場合，噴射剤は圧発生の役割を果たすのみで，2相系のように薬液との同時スプレー効果はない．噴霧時にアクチュエーター側へ導出するチューブの先端が下段に位置する第3相（噴射剤層）に入ると，噴射剤のみが噴射されて薬物のエアロゾル粒子が形成されないので注意する．噴霧時に均一性を確保するために分散剤や界面活性剤を添加して使用前に振とうすることで分散型とするか，噴射剤を連続相とする w/o 型エマルション型（乳化系）とする方法をとる．振とうによる分散時の液滴を小さくするために，エタノールなどの溶媒を少量添加する場合もある．また，界面活性

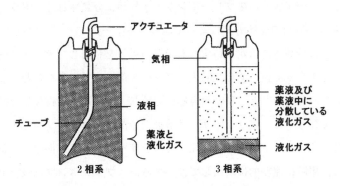

図 3.36　エアゾールの2相系および3相系[14]

剤としては HLB 値の小さいものが有効であると考えられ，ソルビタンモノオレイン酸エステルなどが少量で用いられる．

懸濁系の場合，薬物の一部が溶解して固液平衡が生じる場合がある．これは，熱力学的に不安定な状態であることより，保存時の温度変化によって薬物粒子が結晶成長して粒子径が増大したり，粒子間での析出により固着が生じて凝集を引き起こすなど，製剤の物理化学的な安定性に悪影響が生じ易い．したがって，安定性を確保するために，次の工夫が施される．

① 薬物の粒子径を小さくする．
② 界面活性剤を使用する．通常，HLB 値で 10 以下のものが有効である．
③ 薬物の噴射剤系に対する溶解度を最小化する．薬物の微細化による非晶質混入は避け，溶解度を最小化するために塩の種類変更や，可能であれば誘導体化についても考慮する．
④ 密度について薬物と噴射剤間とのバランスをとり，薬物粒子の沈降，浮遊状態を制御する．
⑤ 噴射剤系の水分を最小化する．非水分散系である噴射剤系の水分が数 100 ppm 以上となると，薬物粒子が溶解して固着が生じ，凝集が起こり易い．

最近，ステロイド薬のベクロメタゾンプロピオン酸エステルとシクレソニドの吸入エアゾール剤において，エタノールを溶剤として使用することにより代替フロンである HFA-134a に完全溶解させた溶解系の製剤が登場した（キュバール®，大日本住友）．この製剤は，空気力学的中位径で 1～2 μm 程度であることより肺内への送達性が良好で，ガンマシンチグラフィー試験での肺内沈着率は 50％を超える[15,16]．特に，ベクロメタゾンプロピオン酸エステルについては，懸濁系の製剤と比較した場合に肺内沈着率が 3 倍増加して本邦での投与量が半減した経緯もあり，ステロイド暴露量の低減と共に治療効果への貢献が成し遂げられた好例と言える．

3.4.3　吸入剤及びスプレー剤のデバイス

吸入剤及びスプレー剤を投与するデバイスは，大きくドライパウダー式吸入器（吸入粉末剤用），エアゾール，ネブライザー，スプレーポンプの 4 種類に分類される．ドライパウダー式吸入器は，有効成分を含む散剤の充填方式によってユニットドーズタイプ，マルチユニットタイプ，マルチドーズタイプに分類されるが，いずれも患者の吸気を利用してデバイス内で散剤を解砕して，薬物微粒子を発生させて投与する．吸入エアゾール剤は有効成分を含む溶液や懸濁液を噴射剤である圧縮ガスや液化ガスとともに密封容器に充填し，用時に 1 回投与量を計量して，もしくは連続的に噴出して投与する．ネブライザーは溶液や懸濁液をエアロゾル化する物理的な技術として，加圧エアを使うジェット式，超音波発生装置を使う超音波式，振動メッシュを通過させるメッシュ式があり，用時に連続的に噴出して投与する．スプレーポンプは吸い上げた薬液を細孔のあるノズル先端で微細化して噴霧する．次に，それぞれのデバイスについてまとめた．

1 ドライパウダー式吸入器（吸入粉末剤）

吸入粉末剤で使用されるデバイスのドライパウダー式吸入器は3種類に分類され，カプセルなどに充填された薬剤を吸入するユニットドーズタイプ，マルチユニット形式のブリスターに薬剤を充填したマルチユニットタイプ及び薬剤充填層より吸入操作時に1回投与量を計量する機構を装備したマルチドーズタイプがある．デバイス設計時に考慮すべき因子として，①投与量の正確さとその再現性，②薬物送達の効率とその再現性，③患者が使用し易い（操作時の方向性に制限が無い，患者の吸入技術に影響されにくい），④多様な薬物と投与量に対応可能，⑤環境条件に影響されない（特に湿度），⑥Dose counterによる多重投与防止（患者の安心感），⑦投与完了の確認機能，⑧費用対効果，⑨頑強性，携帯性，⑩既存デバイスに対する臨床面でのアドバンテージ，⑪詰め替え，再利用性，⑫環境に優しいこと，などが挙げられる[17]．

デバイスは患者が自発呼吸する際の吸気によって流路中で散剤の分散・解砕を進行させ，肺内へ送達する薬物微粒子を担体表面から分離させてエアロゾルを発生させる機能を担う．例えるならば破砕機に近く，薬効に影響を与える重要な因子である．特に，その流路については高い機能性が要求され，解砕能力に直結する構造形態（断面積，長さ，形状など）が追求される．これにともない，吸入時の空気抵抗がこれらの諸因子と共に変化して，流量の増減に影響する．一方，小児・老人を含む年齢，性別に疾患状態を加えた場合に，患者の呼吸機能は多岐にわたり，デバイスによる空気抵抗下で吸気した際の流量は異なり，デバイスの破砕機能に大きく影響する．したがって，究極の性能として，微粒子の発生効率が流量に非依存的なデバイス設計が望まれる．

吸入粉末剤の使用方法の注意点として，添付文書上では患者側の吸入技術として，深い呼気後の吸気について「早く，深く」と指示されている．このように，デバイスが流路内で散剤を解砕する仕事の効率は，投薬時の患者吸気について，その流量及び時間と密接に関連すると考えられる．デバイスの内部構造を考慮すれば流路内の体積にも依存するものの，一つの目安として前者では 100～200 mL，後者では 100～200 mSec という報告事例[18,19]がある．一方，ユニットドーズタイプのカプセル型とマルチユニットタイプ及びマルチドーズタイプではエアロゾル発生に必要な時間が異なるので，注意が必要である[20]．また，吸入粉末剤を患者に適用する際の判断基準の一つとして，吸入時の流量を調べるテスターも活用されている．

吸入粉末剤のデバイスは上述の特殊機能に加えて，薬剤の計量性及び一次包装資材として安定性を確保する機能も必要とされる．計量性は，投与量分の薬剤を充填済みのユニットドーズタイプやマルチユニットタイプでは不要であるが，マルチドーズタイプではデバイス内での薬剤充填層における散剤の流動性とのバランスにより，均一性を確保するための機構の付与も必要となる．一方，湿度で影響を受ける薬物については，その吸湿性を評価した上で，ユニットドーズタイプのカプセル充填品は二次包装資材にアルミを用いたり，一次包装にアルミブリスターを採用するなどの対策が必要となる．マルチドーズタイプではデバイス内部に乾燥剤を設置して防湿性

を有する外装構造を設けるなどの対策が必要となる.

　デバイスに使用するプラスチック素材は成型性を重視しつつ,安全性の観点より化学的に不活性であり,医薬品容器への採用実績があることが望ましい.例えば,ポリアセタール（POM）樹脂は機械的強度に優れる特性を持ち,耐摩耗性,摺動性が良いという機能性の観点より可動部に使用される.しかし,微量ながらアルデヒド系の揮発性有機化合物 volatile organic compounds を発生することより,アミン系の化合物と反応する可能性があるので注意が必要である.また,環境面より,組み込む素材（金属系など）については廃棄時の分別も配慮する必要がある.

　最後に患者の視点から考えると市場には多種類のデバイスが存在しており,それぞれ使用時の操作が異なることから,誤操作につながる可能性がある[21].この対策として,操作が簡便なデバイスを設計すると共に,臨床現場での練習用デバイスなどを用いた吸入指導が重要と考えられる.

2　吸入エアゾール剤

　吸入エアゾール剤のデバイスには耐圧性の密封容器が使用され,容器（缶）,定量バルブとアクチュエーターの3点から構成される（図3.37（a）参照）.これらの要素が有機的に組み合わさって機能することにより,吸入エアゾール剤の製剤特性である粒子径分布,噴射量,噴射速度,噴射パターン,スプレー温度などが決定される.特に吸入エアゾール剤の定量噴霧式吸入器は,**吸入剤の送達量均一性試験法**に適合する.外観,構造及び使用方法が世界的に統一されている点で,患者にとって馴染み易い製品である.

a）容器（缶）の構造

　吸入エアゾール剤の容器の必要条件は,耐圧性と気密性及び内容液に対する無反応性である.容器の用途に応じて,一般的に,金属（ブリキ,アルミニウム,ステンレス）,ガラス,プラスチックなどの材質が用いられる.金属容器の場合,金属表面と内容液との反応を避けるために,容器の内面に樹脂をコーティングする場合がある.

b）バルブの構造

　吸入エアゾール剤のバルブは内容液の噴射に対して重要な役割を担っている.その特徴として,①容器の開閉機能をもち,簡便な操作で容易に内容物を噴射できる,②使用しないときは気密性を保つ蓋がある,③噴射形態に応じたバルブの種類があるが挙げられる.同じバルブを用いても内容液の物理化学的特性（内容液と噴射剤及びその比率）によって噴射特性が異なるため,バランスの上でもバルブの設計は重要である.現在,バルブは種々の構造・形態の製品が市販されていて,目的に応じて選択できる.図3.37（b）に示すようなプッシュダウン式構造が一般的である.

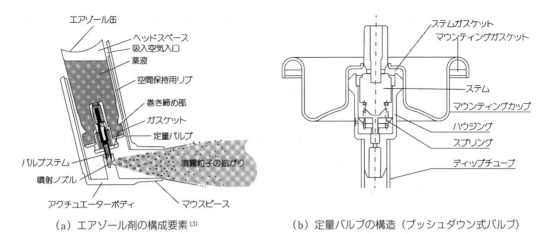

(a) エアゾール剤の構成要素[13]　　　(b) 定量バルブの構造（プッシュダウン式バルブ）

図3.37　吸入エアゾール剤の容器の構造

c) アクチュエーター（ボタン）の設計

　アクチュエーターは処方された内容液の噴射形態・特性を最終的に決定する装置で，スプレー用，泡沫用，半固形用のアクチュエーターがある．ここでは代表的なスプレー用について説明する．アクチュエーターにはバルブシステムを作動させるための嵌合部分があり，エアゾール剤の噴射粒子径分布と噴射パターンを制御するオリフィス（噴射ノズルの開口部）がある．一般的には，オリフィス径は粒子径分布に，オリフィス開口角は噴射パターンに影響する．前者は径が小さくなるほど粒子径は小さくなり，後者は角度が増すと噴射される「霧」は拡散する方向となる．吸入剤の場合には，アクチュエーターがマウスピースと一体化構造である場合が多く，口にくわえて実際の吸入（投与）操作をする．

　幼児や老人にとって吸入エアゾール剤の噴射速度（約100 km/h）は速過ぎるため，呼気との同調が困難である．また，薬物粒子が口腔や咽頭内に衝突したり，Cold Freon Effectの影響により多く沈着する傾向があり，特にステロイド吸入剤では，副作用として大きい粒子が上気道に沈着して嗄声や口腔内に潰瘍を引き起こすリスクがある．そこで，スペーサーというアクチュエーターに接続する内容積20～750 mLの容器中へと薬物のエアゾールを噴霧して貯留させた後に，吸入する方法が採られる．大きい粒子はスペーサーの壁に沈着して小さい粒子のみを吸入することから副作用の低減につながり，同時にCold Freon Effectも回避できることから肺内への薬物送達量の増加も報告[22]されていて，より高い治療効果が期待される．一方で，エアゾール剤デバイスと接続する組み立て作業が必要であることから，緊急性の高い喘息発作時に操作の簡便性が損なわれることや，嵩張って携帯性が低下するといった利便性の面で課題が残されている．

3　ネブライザー

　吸入液剤で使用されるデバイスには，医療用具であるネブライザーが適用される．ネブライ

ザーには，コンプレッサーによる加圧エアで強い気流を細い薬液の噴射口へと送り込んでエアロゾル化するジェット式ネブライザー，周波数 1.7～2.3 MHz の圧電振動による超音波発生装置を底部に設置して薬液表面からエアロゾル化する超音波式ネブライザー，薬液を振動メッシュ（網目）を通過させてエアロゾル化するメッシュ式ネブライザーがある．しかし，前述の2種類の吸入剤に比較して，デバイスが嵩張る，電源の必要性，薬液の残存量が多い，噴霧時間が長い，吸入時以外でも薬液が噴霧され続けて非効率的，機種間の性能差により投与にバラツキが大きい（コンプレッサー式は液滴の粒子径が不均一で大きい，超音波式は振動や昇温による薬液の組成変化の可能性など），微生物汚染対策として使用後の機器洗浄や消毒が必要で煩雑などの欠点が挙げられる．

4 スプレーポンプ

スプレーポンプは噴霧の作動を行うと，内容液の圧力が高められる機構を有していることから，内容液に噴射剤を共存させる必要がない．噴射ノズルの内部に溝が切ってあり，この溝がスクリューの役目をする．圧力により内容液は溝に沿って回転しながら，噴射口を通過する．この際に発生する回転の勢いと噴射口のオリフィス径によるせん断力で噴射粒子径分布と噴射パターンを制御する．また，ポンプ吐出時，液が出てくる通路とは別に空気を取り入れる通路が開放される仕組みになっていて，容器内部へと空気が導入される．ポンプを作動させない時は，液洩れ防止のために，同通路は遮断される．噴霧後は液切れがし易い構造が採用されている．

皮膚や口腔内投与を目的とするポンプスプレー剤では，患部に付着させることを目的として処方中に高分子を添加することがあり，薬液の粘度は高くなる．この結果，粘度が高くなり過ぎると，吐出できない，霧（ミスト）化できない，液切れが悪く噴射口付近で固化するなどの悪影響が出る場合がある．薬液の粘度が高い場合には，噴霧するためにポンプ側に十分な吐出力が必要であり，広い通路を設けて作動のスピードを活かして押し出すなどの工夫も必要である．

3.4.4　治療上の特徴

1 吸入剤

吸入剤は，局所投与剤であることから，患部となる対象部位へ直接に薬物を送達することで，薬効を発現する最小の薬物量で最速で最大の薬効が得られ，他の器官や組織への副作用も回避することができる．また，注射とは異なり，投与法が簡便で苦痛を伴わず，患者自身による投与が可能なことも利点の一つである．患者の視点で考えた場合に，治療上の特徴は，各薬物について次のようにまとめられる．

β刺激薬の吸入剤は喘息患者の急性期である発作時にリリーバー（reliever／発作治療薬）として気管内へ直接に投与されることで，気管支平滑筋のサイクリックAMP濃度を増加させて，数分間で気管支を広げる作用を持つ．一方，経口固形剤の投与では全身循環を介するために，作用発現までにはおよそ30分程度を要する．従って，β刺激薬の吸入剤は，極めて緊急かつ救助性が高い医療状況において重要な役割を担う剤形として位置付けられている．同じ喘息治療薬の吸入剤には，同疾患が炎症に起因することから抗炎症剤であるステロイド薬がある．同剤は，その使用頻度が死亡リスクの軽減につながることより[23]，**コントローラー**（controller／長期管理薬）として症状の長期管理に利用される．ステロイド薬は，注射剤や外用剤分野において副作用の発現が課題視される．しかし，近年，吸入剤では肺局所で利用されずに流出し，血流に移行した薬物の90％以上が代謝されて不活性化するように分子設計された化合物が増えていて，小児患者に対する骨への影響を含めた安全性についても評価済みである[8]．抗コリン薬吸入剤は，気管支平滑筋の収縮に関与しているムスカリン受容体に作用して，症状の予防，軽減のために定期的に投与される薬剤であることからコントローラーとして利用される．また，これらの吸入剤は慢性閉塞性肺疾患の患者に対しても，それぞれの作用機序に応じて利用されている．

吸入剤については，長年，作用機序の異なる薬剤が単剤で使用されてきた．しかし，単剤同士の併用による相乗的な効果が認められたことから，患者のコンプライアンス改善も目的に入れた上で，**配合剤**が開発される傾向が強い．特に，喘息の治療ガイドラインであるGlobal Initiative for Asthma（GINA）では，配合剤を含めた治療方針が患者の症状に合わせて細かく規定されている．この治療ガイドラインが設定されて臨床現場で運用され始めた1995年以降は，本邦の喘息死者数も減少傾向を辿り，1995年の7253人が2012年には1874人とついに2000人を下回った．この事実は，適切な薬剤と臨床現場の治療方針とが融合した成果と考えられる．さらに，近年，吸入剤分野の化合物では，溶解度を低下させたり[24]，組織内での脂肪酸エステル化を利用して滞留性を増すこと[25,26]で徐放化させたり，受容体に対する解離半減期の延長によって長時間作用性を付与することで1日1回投与型への改良が進み[27]，低分子化合物のアプローチとしての円熟期を迎えつつある．これらの改良は，患者のコンプライアンス改善に貢献して，より確実な治療効果へとつながることが期待される．一方，肺内での動態を変化させることを目的に，放出性や滞留性を制御するべく高分子の利用が考えられる．しかし，肺内での排泄速度が極端に遅いことより蓄積性が問題視されるため[28]，少なくとも，生分解性高分子を使うなどの注意が必要である．このように，肺内投与型の製剤では利用可能な賦形剤が極めて少ないという事実もあり，処方的な工夫が困難であることから，近年では製剤的な工夫はデバイス領域へと集中しつつある．この点で，肺内送達性などの効率化に関わる工夫のみならず，デジタル技術を投入してデバイスで投薬管理を可能とするアプローチにも期待が高まりつつあり，医療機器分野との連携が望まれる．

一方，肺は表面積が非常に大きい器官であり，肺胞上皮膜の直下には密な毛細血管が存在することから，全身作用を目的とする投与経路として吸入剤を利用した経肺投与が期待されている．経肺投与の特徴として，**肝初回通過効果**を回避することが可能であり，錠剤と比べて効果の発現

が速く，さらに**最高血中濃度到達時間** T_{max} は，注射剤に近い傾向が認められる．欧米では，過去に吸入インスリンが上市後に販売中止となった経緯がある．しかし，2014年に米国において即効性インスリンより T_{max} が短いことから[29] 食事直前の投与が可能であり，患者の Quality of life の改善が期待される吸入インスリンが，再度，承認されたことより，今後の市場動向が注目されている．このような，生物製剤の経肺投与では，空気力学的粒子径の制御と共に，生体側の防御機構が大きな障壁となる可能性があり，マクロファージによるファゴサイトーシスによる取り込み，タンパク質やペプチド系であればプロテアーゼ，RNA であれば RNase による分解なども考慮する必要がある．

2 スプレー剤

スプレー剤の薬物吸収は，基本的には経皮吸収製剤に準ずると考えられる．しかし，薬物層の上部にフィルムまたは基布によって皮膚からの水分を皮膚の角質層に留めて高い経皮吸収作用を示す密封療法の貼付剤と比較して，開放療法であるスプレー剤では被膜形成性の高分子を配合しない限り，その吸収量は限られている．したがって，スプレー剤では薬物吸収量の向上や副作用軽減といった意味合いよりも，むしろ使用上のメリット（利便性，容器の密封性，塗布しにくい部位への適用性など）を重視した剤形と考えるべきである．一方，力価が高く，刺激性があるといった薬物は，スプレー剤の噴霧による口や鼻などからの吸い込み，目や粘膜への刺激に十分注意する必要がある．

章末確認問題（以下の文章の正誤を答えよ）

1. 吸入剤のエアロゾルの微粒子を評価する際には，評価対象の微粒子と同じ密度及び沈降速度を持つ単位密度（$1\,\text{g/cm}^3$）の真球粒子の直径である空気力学の粒子径が利用される．
2. 吸入剤であるエアゾール剤は，定量噴霧式の吸入容器中に有効成分と噴射剤が共存して噴射できることから，吸気の弱い患者全てに適した製剤である．
3. 吸入剤の粒度分布試験に使用されるインパクターやインピンジャーは，慣性の法則を利用することにより，ステージ上段では微粒子を捕捉し，下段では大粒子を捕捉する．
4. 吸入粉末剤は薬物の粒子自体の付着性を利用することで散剤化するが，その付着性は微粒子化に依存して強まる傾向があり，粒子直径の比の2乗に反比例する．

正解：1. ×　　2. ×　　3. ×　　4. ○

参 考 文 献

1) M. Sanders（2007）*Prim. Care Respir. J.,* **16**, 71
2) Task Group on Lung Dynamics（1966）*Health Physics Pergamon Press*, **12**, 173
3) T. M. Crowder, et. al.（2002）*Pharm. Res.*, **19**, 239
4) M. J. Telko, et. al.（2005）*Respir. Care,* **50**, 1209
5) M. T. Newhouse（訳：小川弘）（1991）最新医学，**46**, 21
6) A. Clark, et.al.（2002）*Drug Delivery to the Lung*. Marcel Dekker p.105
7) Food and Drug Administration（2003）Center for Drug Evaluation and Research, *Guidance for Industry, Bioavailability and Bioequivalence Studies for Nasal Aerosols and Nasal Sprays for Local Action*
8) Global Initiative for Asthma（2014）*Global Strategy for Asthma management and prevention*
9) グラクソスミスクライン社，インタビューフォーム，用法・用量に関連する使用上の注意参照
10) G. Pilcer, et. al.（2010）*Int. J. Pharm.*, **392**, 1
11) Y. Kawashima, H. Takeuchi et. al.（1998）*Int. J Pharm.*, **172**, 179
12) A. J. Hickey, et. al.（2007）*J. Pharm. Sci.*, **96**, 1282
13) 吉田裕光（1997）ファルマシア，**33**, 376
14) 馬場駿吉 他. エアロゾル吸入療法 南江堂 p.43
15) J. A. Vanden Burgt（2000）*J.Allergy Clin.Immunol.*, **106**, 1209
16) S. P. Newman（2006）*Respir. Med.* **100**, 375
17) S. P. Newman（2004）*Expert. Opin. Ther. Pat.*, **4**, 23
18) S. Pedersen,（1994）*J. Aerosol Med.*, **7**, S55
19) P. K. P.Burnell, et. al.（1996）*Respir. Drug Deliv.* Ⅴ, 314
20) J. Haughney（2010）*Respir. Med.CME,* **3**, 125
21) F. Lavorini, et. al.,（2008）*Respir. Med.*, **102**, 593
22) S. P. Newman（2005）*Respir. Care,* **50**, 1177
23) S. Suissa, et. al.,（2000）*The New Eng. J. Med.*, **343**, 332
24) S. Edsbacker, et al.,（2008）*Pulm. Pharmacol. Ther.*, **21**, 247
25) R. Nave, et al.,（2005）*Pulm. Pharmacol. Ther.*, **18**, 390
26) K. I. Maassen van den Brink, et al.,（2008）*Br. J. Clin. Pharm.*, **66**, 27
27) B. Disse, et al.,（1999）*Life Sci.*, **64**, 457
28) R. M. Effros, et al.,（1983）*Am. Rev. Respir. Dis.*, **127**, S59
29) A. H. Boss, et al.（2012）*J. Diabates Sci. Technol.*, **6**, 773

4 製剤添加物

4.1 製剤を構成する材料

　製剤は，有効成分 active pharmaceutical ingredients (API) である原薬と，剤形の構成を目的とした製剤添加物 pharmaceutical excipients からなる．"製剤添加物"とは製剤中に含まれる有効成分以外の物質であり，有効成分及び製剤の有効性を高める，製剤化を容易にする，品質の安定化を図る，使用性を向上させるなどのために用いられる．すなわち，その使用目的は，① 製剤の形態付与及びその工程を容易にすること，② 製剤の安定性と品質保証，③ 有効成分の作用パターンの調節，④ 適用性の改善にある．したがって，前述の製剤設計 formulation（第 2 章　製剤設計の項参照）において，添加物の選択が重要な鍵となる．製剤中の医薬品添加物は，医薬品の適正使用のための必須の情報であることから，「医薬品添加物の記載に関する自主申し合わせ」（平成 13 年 10 月 1 日付日薬連第 712 号）に基づき，原則として全成分を添付文書あるいは容器または被包に記載することになっている．

4.1.1　添加物の使用条件

　日局製剤通則中では添加剤の使用に関して，① 添加物はその製剤の投与量において薬理作用を示さず，② 無害でなければならない，③ 有効成分の治療効果を妨げるものであってはならない，としている．医薬品開発のプレフォーミュレーション段階では，対象薬物の製剤化の適否及び具体的な製剤処方や製造法の検討などを行う．この時点で添加物を選択するにあたり検討すべき項目を図 4.1 に示す．ここで，配合変化については有効成分と添加物間のみならず，添加物同士の物理的，化学的相互作用も考慮しなければならない．また，配合変化の原因が添加物中の不純物

によることもあるので，使用する添加物の品質も問題となる．放出制御製剤（徐放性製剤や腸溶性製剤）では，添加物の特性を積極的に利用して有効成分の放出速度を制御する場合がある．

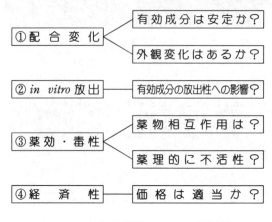

図 4.1　添加物選択における検討項目

4.1.2　添加物の分類と適用

製剤添加物はその目的により，①剤形構成の主原料（製剤原料）と②製剤化または製剤特性付与のための添加物に大別される．添加物は，デンプンのように同一物質が賦形剤あるいは結合剤，崩壊剤として2つ以上の異なった用途をもつことがある．表4.1に各製剤に用いられる代表的な添加物，図4.2に代表的な添加物の化学構造を示す．以下に，添加物をカテゴリー別に分類し，それらの使用上の留意点を述べる．

1　剤形構成の主原料

製剤の形状や性状を決めるものであり，通例，製剤処方中で最も大量に用いられる．したがって，有効成分との相互作用や分解反応，毒性，生理的刺激などがないことが重要となる．

a）賦形剤　diluents, fillers

カプセル剤，顆粒剤，丸剤，散剤，錠剤，口腔用錠剤などの固形製剤の増量，希釈，充填，補形の目的で加えられる．賦形剤は有効成分の放出特性に大きく影響するので，その選択あるいは変更には注意を要する．また，賦形剤と有効成分との配合変化にも注意しなければならない．例えば，散剤処方中のイソニアジドと乳糖，トローチ剤中のベンゾカインとブドウ糖，テオフィリン注射液のエチレンジアミンと輸液中のブドウ糖などとの間でみられるシッフ型塩基の形成（**メイラード反応**）が知られている．

表 4.1 製剤に用いられる主な添加物の種類と代表例

添加剤	用いられる代表的な製剤	代 表 例
賦形剤	散剤，顆粒剤，錠剤，カプセル剤，口腔用錠剤，丸剤	乳糖水和物，白糖，デンプン類，結晶セルロース，マンニトール，無水リン酸水素カルシウム
溶剤	注射剤，点眼剤，懸濁剤，乳剤	注射用水，精製水，植物油（ダイズ油，ゴマ油，トウモロコシ油），エタノール，グリセリン
基剤	軟膏剤，眼軟膏剤，坐剤，貼付剤，テープ剤	植物油，ミツロウ，パラフィン，ワセリン，カカオ脂，マクロゴール，ハードファット，親水軟膏，吸水軟膏，単軟膏，硬化油，ゴム系高分子，アクリル系高分子，シリコン系高分子，カルボキシビニルポリマー
結合剤	散剤，顆粒剤，錠剤，口腔用錠剤	ヒドロキシプロピルセルロース（HPC），ヒプロメロース（ヒドロキシプロピルメチルセルロース），ポビドン（ポリビニルピロリドン，PVP），メチルセルロース，デンプン糊液
滑沢剤	錠剤，口腔用錠剤	ステアリン酸マグネシウム，ステアリン酸カルシウム，ステアリン酸，タルク
崩壊剤	散剤，顆粒剤，錠剤	低置換度ヒドロキシプロピルセルロース（L-HPC），カルメロース（カルボキシメチルセルロース（CMC）），カルメロースカルシウム，クロスカルメロースナトリウム，デンプン，炭酸水素ナトリウム
コーティング剤	散剤，顆粒剤，錠剤，丸剤	白糖，ヒプロメロース，HPC，エチルセルロース，メタアクリル酸系高分子，ヒプロメロースフタル酸エステル，セラセフェート（酢酸フタル酸セルロース），カルボキシメチルエチルセルロース（CMEC），カプセル剤基剤としてゼラチン，ヒプロメロース，プルラン
溶解補助剤	注射剤，点眼剤，エリキシル剤	安息香酸ナトリウム，エチレンジアミン，シクロデキストリン，メグルミン，ヨウ化ナトリウム，ポビドン，エタノール，プロピレングリコール，ポリオキシエチレン硬化ヒマシ油60
懸濁化剤	注射剤，点眼剤，懸濁剤，ローション剤	アラビアゴム，トラガント，アルギン酸ナトリウム，カルメロースナトリウム，メチルセルロース，モノステアリン酸アルミニウム，クエン酸，ポリソルベート80，各種界面活性剤
乳化剤	注射剤，点眼剤，乳剤，軟膏剤，眼軟膏剤，坐剤，ローション剤	コレステロール，グリセリンモノステアリン酸エステル，ソルビタンセスキオレイン酸エステル，ショ糖脂肪酸エステル，ポリソルベート80，各種界面活性剤
安定剤	注射剤，点眼剤，懸濁剤，乳剤，眼軟膏剤	亜硫酸水素ナトリウム，L-アスコルビン酸，トコフェロール，EDTA，チオグリコール酸，シクロデキストリン，不活性ガス
緩衝剤	注射剤，点眼剤	リン酸水素ナトリウム，酢酸ナトリウム，ホウ酸
等張化剤	注射剤，点眼剤	塩化ナトリウム，ブドウ糖，グリセリン
無痛化剤	注射剤	プロカイン塩酸塩，リドカイン，ベンジルアルコール，クロロブタノール，ブドウ糖
保存剤	カプセル剤，注射剤，点眼剤，懸濁剤，乳剤，軟膏剤，眼軟膏剤，坐剤	パラオキシ安息香酸エステル類，ソルビン酸，クロロブタノール，ベンザルコニウム塩化物
矯味剤，着香剤	錠剤，液剤，シロップ剤	白糖，ブドウ糖，D-ソルビトール，サッカリンナトリウム，アスパルテーム，香料（エッセンス）
着色剤	錠剤，散剤，顆粒剤，液剤	省令で定められたタール色素及びそれらのアルミニウムレーキ，酸化チタン，ベンガラ

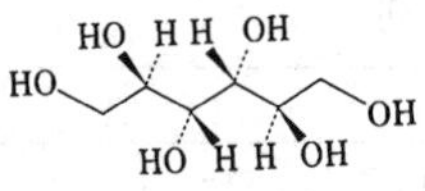

D-マンニトール 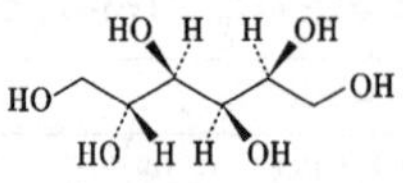　　　D-ソルビトール 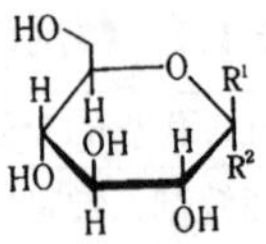　　　ブドウ糖
R^1, R^2 : H, OH

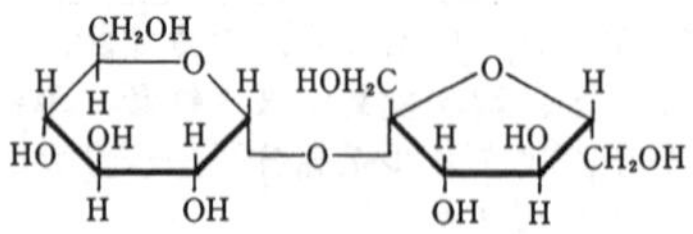

白糖 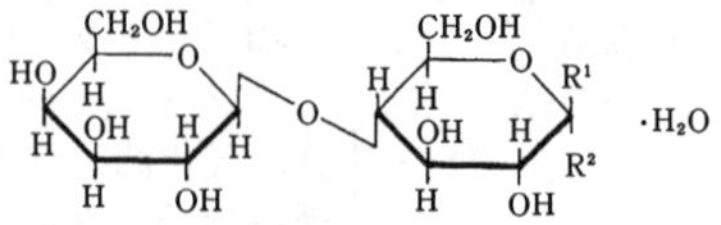　　　　　　　　乳糖水和物
R^1, R^2 : H, OH

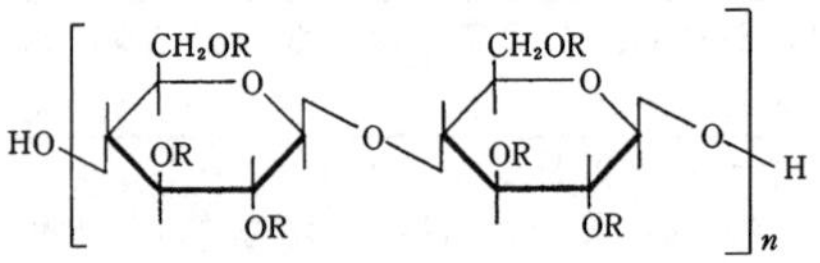

プルラン

セルロース　　R：H-
メチルセルロース　　R：H-, CH_3-
エチルセルロース　　R：H-, CH_3CH_2-
ヒドロキシプロピルセルロース　　R：H-, $[-CH_2CH(CH_3)-O-]_mH$
ヒプロメロース　　R：H-, CH_3-, $[-CH_2CH(CH_3)-O-]_mH$
カルメロース　　R：H-, $-CH_2COOH$
CMEC　　R：H-, CH_3CH_2-, $-CH_2COOH$
セラセフェート　　R：H-, $-COCH_3$, $-OCOC_6H_4COOH$
ヒプロメロースフタル酸エステル　　R：H-, CH_3-,
　　$[-CH_2CH(CH_3)-O-]_mH$, $-OCOC_6H_4COOH$

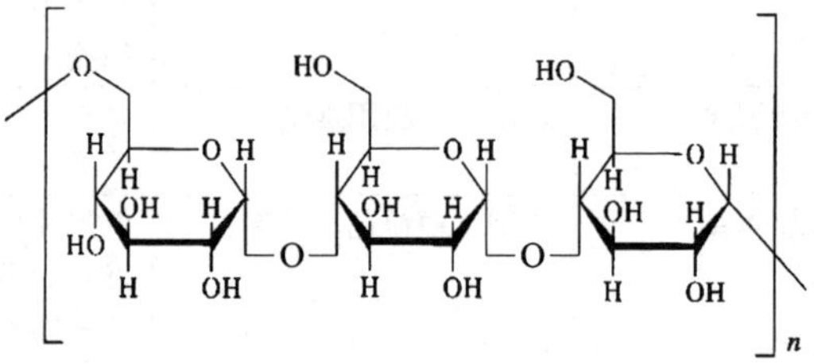

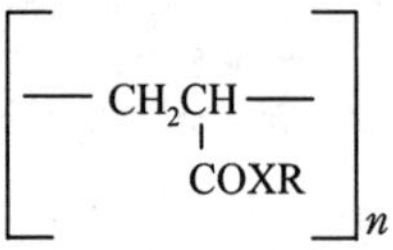

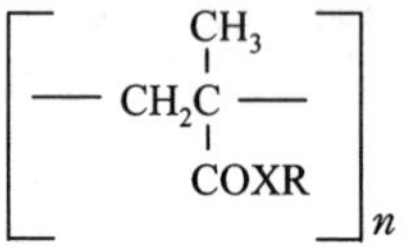

アクリル酸エステルポリマー　X：-O-, R：alkyl　　メタアクリル酸ポリマー　X：-O-, R：alkyl
アクリル酸アミドポリマー　X：-NH-, R：alkyl　　メタアクリル酸アミドポリマー　X：-NH-, R：alkyl

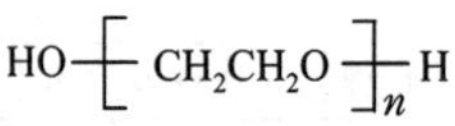

マクロゴール（ポリエチレングリコール，PEG） 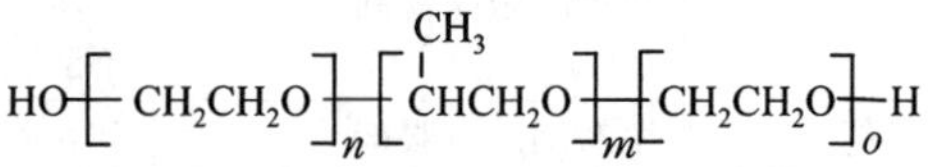　　ポリオキシエチレンポリオキシプロピレングリコール（プルロニック，ポロクサマー）

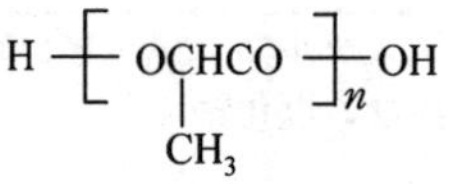

ポリ乳酸 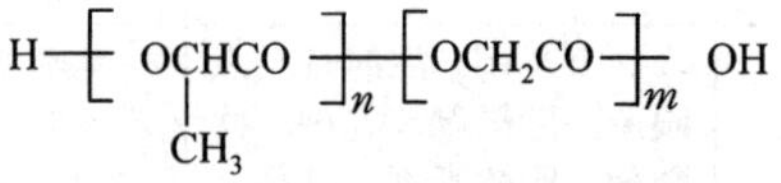　　　　　乳酸・グリコール酸共重合体（PLGA）

図4.2　代表的な添加物の化学構造

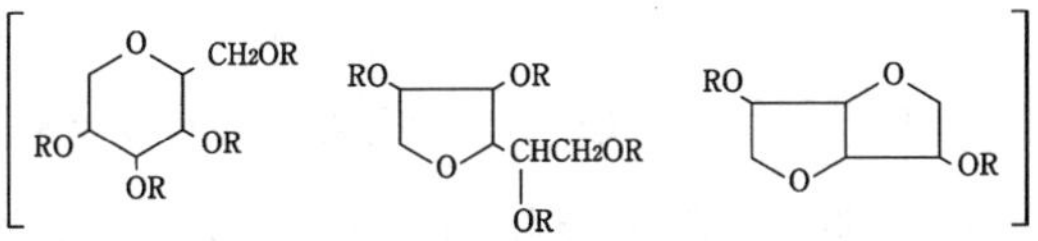

ポリオキシエチレンソルビタン脂肪酸エステル(ポリソルベート 80)(Tween 80)

R : -H, -$(CH_2CH_2O)_mH$, -$CO(CH_2)_7CH{=}CH(CH_2)_7CH_3$

ソルビタンセスキオレイン酸エステル (Span 30)

R : -H, -$CO(CH_2)_7CH{=}CH(CH_2)_7CH_3$

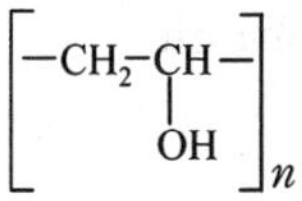

ポリビニルアルコール（PVA）

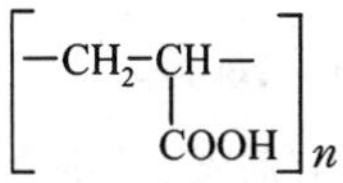

カルボキシビニルポリマー
（カーボポール）

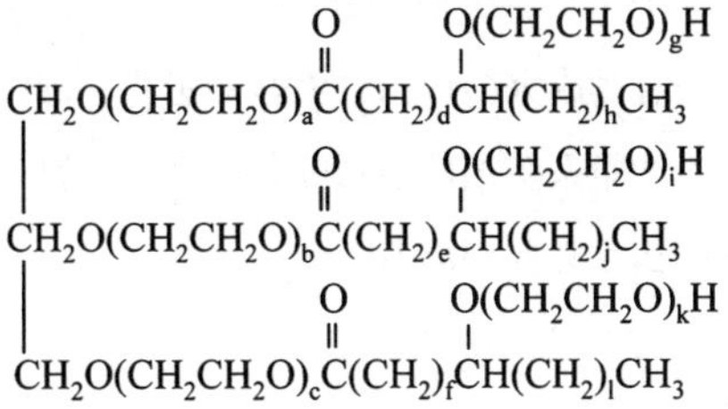

ポリオキシエチレン硬化ヒマシ油（HCO）

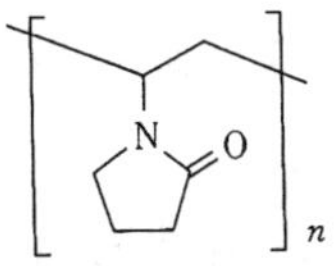

ポビドン（PVP）

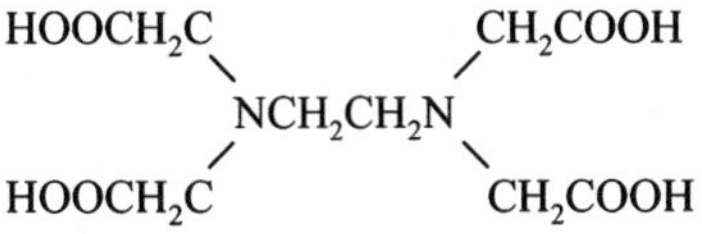

EDTA

$HSCH_2COOH$

チオグリコール酸

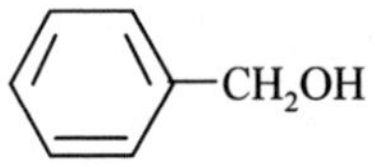

ベンジルアルコール

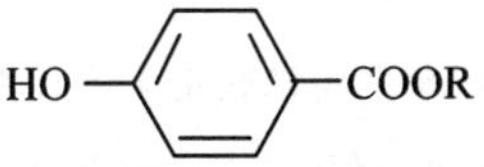

パラオキシ安息香酸アルキルエステル
R: alkyl

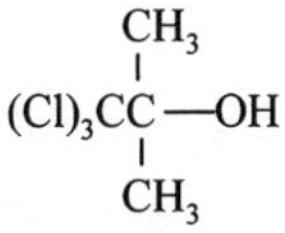

クロロブタノール

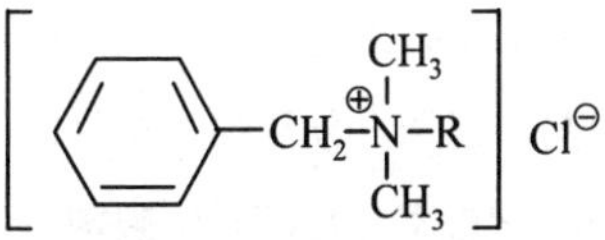

ベンザルコニウム塩化物
R : C_8H_{17} ~$C_{18}H_{37}$

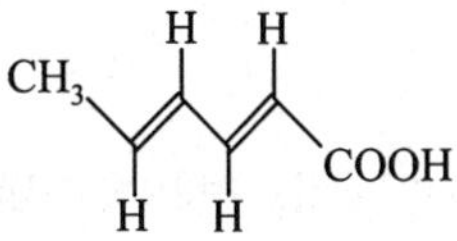

ソルビン酸

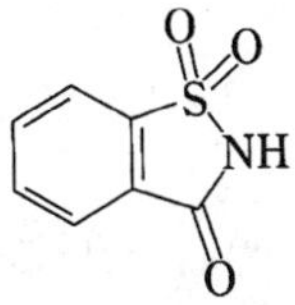

サッカリン

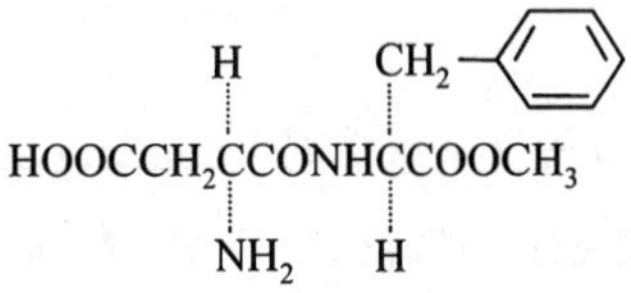

アスパルテーム

図 4.2　代表的な添加物の化学構造（つづき）

b）溶剤　solvents

　液状製剤（経口液剤，エリキシル剤，懸濁剤，乳剤，吸入液剤，酒精剤，シロップ剤，浸剤・煎剤，注射剤，チンキ剤，点眼剤，点耳剤，点鼻剤，芳香水剤，リニメント剤，リモナーデ剤，流エキス剤，ローション剤など）において，有効成分の溶解や分散のために用いる．生薬成分の浸出剤も含む．

c）基剤　bases

　基剤は有効成分を混合分散させ，適用部位へ浸透・拡散させるための媒体であり，軟膏剤，眼軟膏剤，クリーム剤，ゲル剤，坐剤，貼付剤，パップ剤などの半固形製剤に用いられる．軟膏基剤は，油性原料を組み合わせた**油性基剤**，これらに水を加えて乳化した**クリーム基剤**，マクロゴールなどの**水溶性基剤**，水あるいは他の溶剤でゲル化する**ゲル基剤**に大別される．全身作用を期待する皮膚適用製剤や坐剤の場合，基剤の物性が有効成分の放出に大きく影響するので，その選択は慎重にすべきである．また，カカオ脂などの油脂系基剤は多形転移による品質や放出の劣化が大きいので，調製，保存時の温度管理に注意を払う必要がある．

2　製剤化，製剤特性付与のための添加剤

　製剤化を容易にする，製剤の性状を調整する，製剤特性を付与する目的で比較的少量使用されるものである．

a）結合剤　binders，滑沢剤　lubricants，崩壊剤　disintegrants

　錠剤，顆粒剤，丸剤，散剤，口腔用錠剤などを製造する際に添加され，結合剤は成分粒子の結合，滑沢剤は打錠時の処方成分の流動性の改善や臼・杵への錠剤の付着防止，崩壊剤は消化管内での製剤の崩壊・分散促進を目的とする．これらの添加剤の不適切な使用は製造工程における成形性のみならず，しばしば製剤のバイオアベイラビリティの大きな変動を招く．例えば，薬物粒子表面に付着した滑沢剤は撥水性を示し，過度の添加は有効成分の溶出の遅延を招く可能性がある．

b）コーティング剤　coating agents

　固形製剤（顆粒剤，丸剤，散剤，錠剤など）における有効成分の安定化，体内での崩壊・溶出の調節あるいは服用性の向上（味や臭いのマスキングなど）のために，剤形表面に被覆する剤皮の材料であり，糖類，糖アルコール，高分子物質などがある．コーティング法には，白糖を主体とした**糖衣法**と，ヒプロメロース（ヒドロキシプロピルメチルセルロース）などの水溶性被膜，エチルセルロースなどの水不溶性被膜，さらに有効成分の胃内放出や分解を防ぐためにヒプロメロースフタル酸エステル（ヒドロキシプロピルメチルセルロースフタレート）などの腸溶性被膜

を用いた**フィルムコーティング法**がある．ゼラチンは粉末や顆粒状薬品を充填する硬カプセルや，油性，油性懸濁状医薬品を被包する軟カプセルの基剤に用いられているが，タンパク質特有の化学的・物理的不安定性を有すること，さらに非動物性由来成分の需要が高まってきたことなどから，日局17からヒプロメロースカプセルとプルランカプセルが新たに収載されている．

c）溶解補助剤　solubilizing agents

注射剤や点眼剤などの液剤において難水溶性医薬品の溶解度を増加させるために用いるものであり，有効成分と複合体を形成して溶解度を改善する**結合性溶解補助剤**あるいは**コソルベンシー**を利用する**溶剤性溶解補助剤**に大別される．前者の例として，界面活性剤のミセル形成やシクロデキストリンとの包接化合物形成を利用した可溶化，マクロゴール（PEG）やポビドン（PVP）などの高分子との共沈物や固体分散体形成を利用した可溶化などがある．後者の例として，5～50%エタノールによるジゴキシンの可溶化がある．可溶化剤に基づく有害事象として，ビタミンKなどの脂溶性薬物を可溶化するために用いられた非イオン性界面活性剤ポリオキシエチレン硬化ヒマシ油60（HCO-60）によるアナフィラキシー型ショックなどの副作用が報告されている．

d）懸濁化剤　suspending agents，乳化剤　emulsifying agents

懸濁化剤は，難溶性の粉末薬品を液中へ均等に分散させ，粒子の沈降・凝集を防止する目的で加えられる．乳化剤は，相互に混和しない2種の液体（一方は液状薬物または薬物の油性溶液）の安定なエマルションを調製するために加えられる．前者の作用機構には，粘度を上げて分散状態を安定化させるもの（例：カルメロースナトリウムのような親水コロイド，モノステアリン酸アルミニウムのような**チキソトロピー**性をもつ油性ゲル，これらは粘稠剤としても用いられる）と，後者については2液相間の界面張力低下による分散粒子の凝集阻止（例：界面活性剤，アラビアゴムなどの保護コロイド性物質，クエン酸などの凝集防止剤）タイプがある．界面活性剤の使用時にはミセルへの保存剤の取り込みにより保存剤の効力が低下する場合がある．

e）安定化剤　stabilizing agents

有効成分の化学的分解，特に薬物の酸化反応を抑制する目的で，亜硫酸水素ナトリウムのような水溶性抗酸化剤，トコフェロールのような油溶性抗酸化剤，チオグリコール酸などの金属不活性化剤（キレート剤）が加えられる．また，酸化防止のため，アンプル中の空気を窒素や二酸化炭素などの不活性ガスで置換することも行われる．亜硫酸塩は一部の喘息患者などに過敏症を引き起こすことが報告されている．

f）緩衝剤　buffering agents

液状製剤のpHは有効成分の安定性と適用時の薬理活性及び生理的刺激性を考慮して決められる．液のpHを一定に保つために加えられる緩衝剤にはリン酸塩やクエン酸塩のような細菌やカ

ビに汚染されやすいものが多い．弱い殺菌作用を有するホウ酸は点眼剤などには使用されるが，注射剤には用いない．

g）等張化剤　tonicity adjusting agents

注射剤及び点眼剤の等張化のために加えられる．塩化ナトリウムが一般的に用いられるが，銀化合物がある場合は塩化銀の沈殿が生じる．ブドウ糖はプロカインと配合変化を起こす．インスリン注射液では試験に支障をきたさないようにグリセリンが用いられる．

h）無痛化剤　lenitives, soothing agents

注射時の疼痛緩和の目的で添加される．プロカイン塩酸塩のような局所麻酔薬が用いられる．ベンジルアルコールは，肝解毒作用機能が未熟な新生児（未熟児）に使用された場合，呼吸困難などの中毒を起こすことがあるので注意を要する．

i）保存剤　preservatives

微生物の発育を阻止するために加えられる．日局では，分割使用の注射剤やワクチンなどの生物学的製剤には添加すべきとされ，一方，生理食塩液やリンゲル液などの体内へ大量に注入される輸液には添加が禁止されている．種々のタイプがあり，pHや滅菌安定性，抗菌スペクトルなどで使い分ける．

j）矯味剤　correctives, sweetners, 着香剤　flavoring agents

不快な味やにおいを矯正し，患者のノンコンプライアンス noncompliance を減少させる目的で使用される．小児用シロップ剤などに用いる白糖などの甘味剤も含まれる．

k）着色剤　coloring agents, colorants

錠剤やカプセル剤の識別や服用時の視覚効果をねらって用いられる．慢性毒性や発癌性の問題があり，厚生労働省で指定されたもの以外は使用できない．日局では注射剤や点眼剤には，別に規定するもののほか，着色剤の使用を禁止している．

3　新製剤用素材

DDSなどの新しい投与形態（2.4節参照）ではデバイスは有効成分の貯蔵庫，放出制御部あるいは支持体などの構成要素からなり，これらの構成素材は従来の添加物の概念と異なるものもある．また，吸収促進剤やターゲティングに用いる新製剤素材にはこれまでの製剤添加物の範疇を越えたものもある．このような新製剤用の素材として多くの機能性，生体適応性，**生分解性高分子**が検討されており，それらの例を表4.2に示す．

表 4.2 新製剤用素材

用　途	目的，機能	代　表　例
分散系製剤（マイクロカプセル・スフェア，ナノカプセル・スフェア，エマルション，リポソーム，高分子ミセル）	高分子担体への薬物封入による微小球化	アルブミン，ゼラチン，デンプン，ポリ乳酸，乳酸・グリコール酸共重合体，アクリル酸またはメタアクリル酸共重合体，リン脂質，ポリエチレングリコール/ポリアスパラギン酸ブロック共重合体
分子カプセル	包接による薬物の物性改善	シクロデキストリン，ポリロタキサン，尿素・チオ尿素，胆汁酸塩，層状化合物（ハイドロタルサイト）
徐放化	難水溶性化等による薬物の徐放出	エチルセルロース，ペクチン，キチン，キトサン，ゲル形成剤（架橋ポリアクリルアミド，ポリアクリル酸，ハイドロン®），半固形油脂，イオン交換樹脂
放出制御	一定期間，一定速度で薬物放出あるいは一定時間後に放出（時限放出）	半透膜（酢酸セルロース，エチレン・酢酸ビニル共重合体），生分解性ポリマー（ポリカーボネート，ポリ乳酸，乳酸・グリコール酸共重合体），オイドラギット RS，ハイドロゲル
口腔内崩壊錠	速崩壊性あるいは速溶解性の付与	乳酸/マンニトール，キシリトール/乳酸またはマンニトール混合物，結晶セルロース/低置換度 HPC 混合物，キセロゲル（ゼラチン，タンパク質）
ターゲティング	標的指向性	リポソーム（糖，PEG または癌特異的抗体修飾体，温度感受性または膜融合性リポソーム），修飾アルブミン，脂肪乳剤，複合型エマルション（w/o/w），磁性流体，リピオドール，プロドラッグ用分子キャリアー（デキストラン，アルブミン，リゾチーム，ピラン共重合体，アゾポリマー，モノクロナール抗体）
吸収促進	脂溶性，組織親和性の付与，膜機能の変化	ピロチオデカン，DMSO，グリチルリチン，チオグリコール酸，カプリン酸，カプリル酸，オレイン酸，EDTA
生体膜付着	消化管膜，皮膚への付着性を付与	HPC/ヒドロキシビニルポリマー混合物，糖修飾高分子，キサンタンガム，ヒアルロン酸エステル，シリコン接着剤
バイオサーファクタント	生分解性，生体適合性	レシチン，胆汁酸，グリチルリチン，リポアミノ酸，サポニン
遺伝子導入	細胞内導入効率の向上	カチオン性界面活性剤，カチオン性リポソーム，塩基性ポリアミノ酸，ポリアミドアミンデンドリマー，ポリ-L-リジンなどのカチオン性高分子，ウイルスベクター
ペプチド・タンパク質製剤	化学的安定性の改善，吸着・凝集性抑制，放出制御	デキストラン硫酸，ヘパリン，シクロデキストリン，界面活性剤，EDTA，ポリオール，ポリ乳酸・グリコール酸共重合体
再生医療	人工臓器，臓器移植	iPS 細胞，体性幹細胞，ES 細胞，クローン ES 細胞

章末確認問題（以下の文章の正誤を答えよ）

1. 注射剤に着色のみを目的にしたものを添加することはできる．
2. 注射用水，生理食塩水及びリンゲル液は，いずれもエンドトキシン試験法に適合する．
3. 非水性注射剤の用材には，通例，植物油を用い，有機溶剤は用いない．
4. 点眼剤に用いられる溶剤には，植物油や有機溶剤などが使用される．
5. 注射の際の疼痛を軽減することに用いられる添加剤を無痛化剤という．

正解：1. ×   2. ○   3. ×   4. ○   5. ○

参考文献

1) 日本薬局方編集委員会編（2006）第十五改正日本薬局方 条文と注釈，廣川書店
2) 日本医薬品添加剤協会編（2005）医薬品添加物辞典2005，薬事日報社
3) 橋田 充編（1998）経口投与製剤の処方設計，薬業時報社
4) 松田芳久監修，星 登，宮坂敦子，高橋圭子著（1992）医薬品添加剤要覧，薬業時報社

4.2 固形製剤用添加物

汎用されている固形製剤として，錠剤のほかにカプセル剤や顆粒剤があるが，市販製剤の一例として表4.3に示すように，同一有効成分を含む製剤であっても，製造にあたっては各社とも多種多様な添加物を利用していることがわかる．本節で述べる添加物は，主として錠剤に望ましい物性を与えるために用いるものを対象とする．このような添加物は製錠の際や成形された錠剤に関して，以下の機能が期待される．

① 錠剤機の臼中への処方粉体の流動性を高めるとともに，臼中での充填性を改善する（滑沢剤）．
② 圧縮中に臼壁や杵面への付着性を低減させ，圧縮後に臼中からの錠剤の放出を容易にする（滑沢剤）．
③ 圧縮中に粒子間の結合性を高め，錠剤に適切な機械的強度をもたせる（結合剤）．
④ 錠剤が体内に投与された際に，消化管液によって速やかに崩壊し，分散しやすくする（崩壊剤）．

添加物の中にはこれらの機能の2つ以上を兼ね備えているものがある．また，同一の添加物であっても添加方法や濃度によって異なった効果を示すことがあるので，造粒や製錠を円滑に行うためには，適切な添加物の選定とその処方化が特に重要である．

4.2.1 賦形剤　diluents, fillers

賦形剤は，含量の低い微量の有効成分にかさを与え，製錠時やカプセル充填時の取扱いを容易にするために，製錠に先立って行われる混合工程で添加される，増量を目的とした添加剤である．錠剤中の有効成分の含量や錠剤の大きさによって添加濃度が異なる．賦形剤として次のようなものが用いられている．

1　糖　類

乳糖（日局17）：乳糖は可塑性が良く，成形性にも優れているので，賦形剤として最も広く用いられている．局方には無水乳糖（β-乳糖またはβ-乳糖とα-乳糖の混合物）と乳糖水和物（α-及びβ-乳糖一水和物の混合物）が収載されており，いずれも水溶性である．

白糖及びマンニトール（日局17）：いずれも乳糖より甘味が強いので，トローチ剤やチュアブル錠に用いられる．

表 4.3 市販プラバスタチンナトリウム錠における添加剤の比較[1]

添加剤	先発品	後発品 1	2	3	4	5	6	7	8	9	10	11	12	13	14	15	16	17	18	19	20	21
ステアリン酸マグネシウム	○	○			○	○	○	○	○	○		○	○	○	○		○		○	○	○	○
低置換度ヒドロキシプロピルセルロース	○		○			○	○		○		○								○			
ヒドロキシプロピルセルロース	○	○	○	○		○			○			○			○				○		○	
D-マンニトール					○			○			○		○						○		○	
三二酸化鉄	○	○			○	○	○	○	○	○		○	○	○	○		○	○	○	○	○	○
乳糖	○	○			○	○			○		○				○		○	○	○	○		
トウモロコシデンプン			○				○					○					○					○
セルロース	○			○	○			○				○				○	○	○	○	○		
メタケイ酸アルミン酸マグネシウム	○				○		○												○	○		
黄色三二酸化鉄	○					○		○					○									
部分アルファー化デンプン			○																			
無水乳糖	○		○	○																		
タルク	○	○																				
ステアリン酸カルシウム	○	○													○							
カルメロースナトリウム	○						○															
無水ケイ酸			○								○	○										○
ケイ酸カルシウム											○	○										
ラウリル硫酸ナトリウムキッド												○										
リン酸水素ナトリウム												○		○								
クロスカルメロースナトリウム												○							○	○		
ポビドン												○							○			
アスパルテーム													○									
クロスポビドン													○									
クエン酸カルシウム					○																	
カルボキシメチルスターチナトリウム															○							
カルメロースカルシウム																○						
ジメチルポリシロキサン																						○
ステビア抽出精製物																						○
ポリビニルアルコール																						○
l-メントール																						○
赤色102号アルミニウムレーキ			○																			
名前なし				○				○			○										○	○
記載なし														○								

2 デンプン類

トウモロコシデンプン, コムギデンプン, バレイショデンプン (日局 17): デンプン類は水に不溶であるが, 加熱すれば糊状となる. したがって, 結合剤 (糊液として用いる) としての機能

も備えている．単独で賦形剤として用いることは少なく，他の賦形剤（特に乳糖）と適切な比率で混合することによって効果的な用い方ができる．

3 セルロース類

結晶セルロース（日局17）：直打用賦形剤として汎用されている．セルロース分子を鉱酸で加水分解し，重合度を低下させて結晶領域を粉末としたものである．水及びエタノールにはほとんど溶けず，化学的にも不活性である．賦形剤として多くの利点をもっており，特に，①成形性，②結合性，③崩壊性，④自己流動性などにおいて優れている．したがって，賦形剤のほかに直打用結合剤や崩壊剤としても用いられる．

4.2.2　結合剤　binders

結合剤は，乾式または湿式による造粒や直接打錠の際に処方成分の粒子間に結合性をもたせるもので，湿式造粒の場合には結合剤を粘稠性のある水溶液またはスラリー（高濃度の固体懸濁液）の状態で添加する．結合剤の添加濃度が高くなるほど結合性は良くなるが，逆に崩壊性は低下するので，処方化の際には最適濃度を慎重に選択しなければならない．いずれの結合剤を用いるかは，結合力の強さや他の添加物及び有効成分との配合性によって決まる．

1 セルロース及びその誘導体

結晶セルロース：粉末のままで用いても強力な結合性を示す．したがって，結合剤として用いる場合には，直打用処方中で添加する．

カルメロースナトリウム（日局17，一般名：カルボキシメチルセルロースナトリウム）：セルロースの多価カルボキシメチルエーテルのナトリウム塩である．

ヒプロメロース（日局17，一般名：ヒドロキシプロピルメチルセルロース）：セルロースのメチル及びヒドロキシプロピルの混合エーテルで，分子中のメトキシル基及びヒドロキシプロポキシ基の平均含量によって4種類の置換度タイプの局方品がある．いずれのタイプも水を加えることによって膨潤し粘稠性のある液となるが，粘度は置換度によって異なる．

ヒドロキシプロピルセルロース（日局17）：セルロースのヒドロキシプロピルエーテルであり，水及びアルコールのいずれにも溶けるので，汎用性が高い．

2 デンプン及びその誘導体

アルファー化デンプン（『医薬品添加物規格』：薬添規）：各種のデンプンを水とともに加熱し，

アルファー化したものを急激に乾燥したもので，アミロースとアミロペクチンの混合物からなる．

プルラン（日局17）：α-1,4結合による3個のグルコースよりなるマルトトリオースがα-1,6結合で繰り返し鎖状に結合したもので，水溶性で，粘稠な溶液となるが，ゲル化しない．

3 合成高分子

ポビドン（日局17，一般名：ポリビニルピロリドン）：1-vinyl-2-pyrrolidoneの直鎖重合物で，平均分子量により3種類の局方品がある．水に溶解すると粘稠な溶液となるが，セルロース誘導体と比較すると粘性はきわめて低い．吸湿性が高いので，保存には注意が必要である．

4.2.3 崩壊剤　disintegrants

崩壊剤は，錠剤や顆粒剤が消化管液によって二次粒子（凝集体）または個々の一次粒子にまで崩壊・分散するのを促進するための添加物である．したがって，崩壊剤は水によく濡れるとともに膨潤するが，溶解しないことが望ましい．崩壊剤は処方によって造粒前に添加されたり，あるいは滑沢剤と共に製錠直前の最終工程で添加される．経口投与された薬物が薬効を速やかに発揮するためには，製剤の崩壊→薬物の溶出の過程が薬物の吸収速度に大きな影響を及ぼすので，適切な崩壊剤の選定と，添加濃度及び添加方法の検討はきわめて重要である．

錠剤の崩壊現象については，以下のような機構が考えられている．
① 膨潤説：崩壊剤の膨潤による錠剤内部からの機械的圧力の発生
② 毛管現象説：錠剤表面の粒子間隙から内部に浸透した水の表面張力
③ 崩壊剤と水との反応によって生じた湿潤熱による，内部に残留している空気の膨張

1 セルロース及びその誘導体

結晶セルロース：10%以下の添加濃度できわめて優れた崩壊特性を示す．崩壊機構としては，水によってセルロース結晶内の隣接した分子間の水素結合が切れるために，毛管力によって錠剤内部に水が浸入することによると考えられている．

低置換度ヒドロキシプロピルセルロース（日局17）：セルロースの低置換度ヒドロキシプロピルエーテルである．ヒドロキシプロピルセルロースと構造式は同じであるが，セルロースに対する酸化プロピレンの付加モル数を著しく小さくしたもので，前者の場合より分子中のヒドロキシプロポキシ基の含量がはるかに低い．水にも有機溶媒にも溶けず，水中で膨潤する．

カルメロース（一般名：カルボキシメチルセルロース）及び**カルメロースカルシウム**（一般名：カルボキシメチルセルロースカルシウム，いずれも日局17）：それぞれ部分的にO-カルボキ

シメチル化したセルロース及びその塩である．いずれも水と接触すると水を吸収して体積が数倍に膨張するが，懸濁液の粘度は増加しない．

クロスカルメロースナトリウム（日局17）：カルメロースナトリウムを内部架橋したものである．液のpHにはあまり影響を受けず，崩壊圧が高いので，初期崩壊に優れている．各種崩壊剤の中では崩壊力が最も強いものに属し，"**超崩壊剤** super disintegrant"と称されている．

クロスポビドン（日局17）：1-ビニル-2-ピロリドンの架橋重合物であり，膨潤速度や膨潤圧が高い．

2 デンプン及びその誘導体

ヒドロキシプロピルスターチ（薬添規）：トウモロコシデンプンの水酸基の一部をプロピルエーテル化したものである．本品自体は吸湿性が低いので，配合薬剤の安定性が改善されるほか，デンプンの欠点である成形性や**キャッピング**，**ラミネーション**などの打錠障害の面でも改良されている．

デンプングリコール酸ナトリウム（日局17）：デンプンのグルコース環の中の水酸基をカルボキシメチルでエーテル化したものである．本品は水中での膨潤性が高いため，クロスカルメロースナトリウムと同様に"super disintegrant"と称されている．水を加えるとき膨潤し，粘稠性のある糊状の液となる．

部分アルファー化デンプン（薬添規）：アルファー化デンプン（結合剤の項参照）とほぼ同様の製法であるが，デンプン粒を破壊することなくアルファー化しており，水に溶けない点が異なっている．自重の約4倍の水を速やかに吸収することが大きな特徴の一つである．

以上の崩壊剤のほかに，局方収載の各種デンプン類（トウモロコシデンプン，コムギデンプン，バレイショデンプン）も用いられる．

4.2.4 滑沢剤　glidants, lubricants

滑沢剤に期待される機能は，①流動性の改善，②臼中での圧縮及び錠剤を放出する際の滑性付与，③臼壁や杵面への錠剤の付着防止などであるが，これらの機能をすべて併せもっている滑沢剤はない．これは圧縮前の流動化に関する滑沢機構と，臼中での摩擦抵抗の低減に関わる滑沢機構が本質的に異なるためである．このため，通常は互いの機能を補完するために，2種類の滑沢剤を併用することが多い．外国では流動化促進効果をもつものを **glidant**，滑性効果をもつものを **lubricant**，抗付着効果をもつものを **antiadherent** と呼び，これらを明確に区別している．

滑沢剤は製剤工程のいずれの過程で添加するかによって滑沢効果が異なることが知られているが，錠剤の場合には，製錠直前に添加混合するのが最も効果的である．

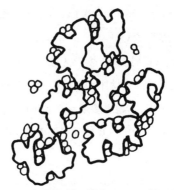

図 4.3　流動化剤の添加による粒子形状及び表面粗度の改善

[**流動化剤** glidants]

　製錠時に臼中へ供給される粉粒体の流動性のばらつきが，錠剤やカプセル剤の質量偏差や硬度のばらつきの原因となるが，**流動化剤**はこれらの流動に際して粒子間の摩擦を低減させる効果をもち，臼中への粉体の均一な流れを保証する．この場合，少量（0.5〜1％）の流動化剤を添加することによって，流動性の目安となる安息角は著しく低下する．このような効果を示すものとして，タルクや軽質無水ケイ酸（いずれも日局 17）がある．

　流動化促進の作用機構は複雑であるが，次のような機構が考えられている．すなわち，①粒子表面の静電電荷分布，②粒子内における流動化剤の分布（添加による粒子表面の凹凸の改善：図 4.3），③流動化剤への気体分子の選択的吸着，④流動化剤によって粒子間距離を大きくすることによる van der Waals 力の減弱化，⑤粒子の表面に付着している流動化剤による粒子間摩擦力の減少などである．

[**滑沢剤** lubricants]

　滑沢剤は圧縮中に粒子間または粒子と臼壁面間の摩擦抵抗を緩和するために粒子表面に作用し，粉体層（錠剤）内の応力分布を均一にする効果をもつ．一般にステアリン酸マグネシウムやステアリン酸カルシウム（いずれも日局 17）はいずれも展延性があるため，圧縮中の応力伝達率（＝下杵応力／上杵応力）が 0.9 以上で良好であり，滑沢性に優れている．成形過程における滑沢効果は，滑沢剤粒子がまず粉体表面の窪みに入り，次いで粉体表面に展延してステアリン酸金属塩の薄膜を形成する．この薄膜が滑沢効果を現すことが明らかとなっている．これらに対して，タルクのように展延しないものは滑沢性には乏しい．

　これらのほかに，最近，水溶性で親水性界面活性剤であるラウリル硫酸ナトリウム（日局 17）もカプセル剤用の滑沢剤として用いられている．滑沢剤は一部を除いて一般に撥水性があるので，添加濃度が高くなると錠剤が容易に水を吸収せず，崩壊時間が延長する．また，錠剤の**硬度**は内部の粒子間接触面積にも関係するので，滑沢剤を添加することによって粒子間の結合力が低下し，その結果，硬度の低下をきたすことが報告されている．

4.2.5 着色剤　colorants

　製剤の美観を高めたり，製品を識別するために添加する色素を**着色剤**という．水溶性の食用色素やレーキ色素があるが，使用に際しては製剤に色むらを生じさせないことが重要である．

　着色剤のうち，タール色素は着色性や安定性に優れている反面，安全性において幾多の問題が提起されている．その結果，わが国においても安全性の面からの見直しがなされ，安全性において危惧のあるものは使用を禁止されている．現在は医薬品医療機器等法（略称）(旧・薬事法) に基づく省令により定められた使用基準ごとに次の3つのグループに分け，それぞれにおいて使用できるタール色素の品目と規格を設定して規制している．

① 第1グループ：食品添加物として用いられるものと同一で，すべての医薬品，医薬部外品，化粧品に使用できるもの
② 第2グループ：粘膜適用を含め，外用医薬品，外用医薬部外品，化粧品に使用できるもの
③ 第3グループ：粘膜に適用することのない外用医薬品，外用医薬部外品，化粧品に使用できるもの

　これらの着色剤は，デンプン，硫酸カルシウム，結晶セルロースなどのような，色素を吸着する物質に担持させるか，または結合剤溶液に溶解させて用いる．レーキ色素は水不溶性であるので，通常は他の添加剤とともに粉末状態で混合する．なお，直打錠は造粒工程がないので，レーキ色素で着色する．

　タール色素以外に，着色剤としてのβ-カロテン，三二酸化鉄，鉄クロロフィリンナトリウム，銅クロロフィリンナトリウムなどに使用実績がある．また，錠剤やカプセル剤の着色剤（白色化）として，酸化チタン，タルク，沈降炭酸カルシウム（いずれも日局17）などが汎用されている．

4.2.6 矯味剤及び矯臭剤　sweetners and flavors

　矯味剤及び**矯臭剤**は通常の錠剤にはあまり使われないが，口腔内崩壊錠，チュアブル錠やトローチ剤，シロップ用剤（ドライシロップ剤ともいう）などにはよく用いられる．

［**矯味剤**］

　甘味剤として白糖，ブドウ糖，マンニトール，果糖，トレハロース水和物，D-ソルビトール，キシリトール（いずれも日局17）などがある．糖類以外の甘味剤として，サッカリン及びサッカリンナトリウム水和物（いずれも日局17）がある．また，酸味用にはアスコルビン酸，クエン酸，酒石酸（いずれも日局17）などがある．

［**矯臭剤**］

　ウイキョウ油，ケイヒ油，エチルバニリン，オレンジ油など，局方収載品や食品添加物を中心として多数が用いられている．これらは油状のままで用いるか，またはこれをアラビアゴムなど

で乳化させ，噴霧乾燥して得られた粉末香料の状態で用いる．後者の場合は酸化が防止されるので，芳香が長く保たれる．湿式顆粒圧縮法では矯臭剤を練合工程で用いると顆粒を乾燥する際に揮散するので，乾燥温度には十分注意しなければならない．

4.2.7　コーティング剤

　錠剤や顆粒剤を対象としたコーティング法としては，フィルムコーティングとシュガーコーティング（糖衣）が汎用されているが，これらの原理・機能・目的などは全く異なるので，目的に応じて用いるコーティング素材の物性を十分に把握しておく必要がある．

1　フィルムコーティング用素材

［被膜剤］
　フィルムを形成する素材に求められる物性は，①コーティング溶剤に溶解すること，②胃腸管内のpH領域で溶解すること，③滑らかで強固なフィルムを形成すること，④毒性がなく，不活性であること，⑤環境因子に対して安定であること，である．

a）胃溶性被膜剤

　ヒプロメロース：消化管液や有機溶剤に対する溶解性に優れており，流動層コーティングやパンコーティングにおいて広く用いられている．

　ヒドロキシプロピルセルロース：ヒプロメロースと同様の特性をもち，非常に柔軟性のあるフィルムを形成する．

　なお，これらの被膜剤はいずれも透湿性が高いので，防湿膜とはなり得ないことに注意する必要がある．

　ポリビニルアルコール・アクリル酸・メタクリル酸メチル共重合体（薬添規，一般名：PVAコポリマー）：結合剤や固体分散体基剤としても利用されており，酸素バリアー性に優れている．

b）腸溶性被膜剤

　セラセフェート（日局17，一般名：酢酸フタル酸セルロース）：以前は唯一の腸溶性被膜剤として広く用いられていた．pH6以上でしか溶解しないので，薬物の吸収が遅れるという欠点があるが，徐放性基剤としても用いられる．また，本品は吸湿性であり安定性にも難点があり，高温・高湿度下ではアセチル基が加水分解して酢酸臭を呈するので，保存時には注意する必要がある．

　ヒプロメロースフタル酸エステル（日局17，一般名：ヒドロキシプロピルメチルセルロースフタレート）：ヒプロメロースのモノフタル酸エステルである．空気中で不安定なアセトキシル基を

もたないので，セラセフェートより安定である．また，より低いpH（5〜5.5）で溶解するので，ある種の薬物に対しては，より高いバイオアベイラビリティが期待できる．本品は分子中のカルボキシベンゾイル基の平均含量によって2種類の局方品がある．

ヒプロメロース酢酸エステルコハク酸エステル（日局17，一般名：ヒドロキシプロピルメチルセルロースアセテートサクシネート）：前項のヒプロメロースフタル酸エステルより更に安定性の良い腸溶性被膜基剤である．可塑剤を添加すると水系コーティングが可能である．

これらの他に，メタアクリル酸とアクリル酸メチルまたはエチルとの各種比率からなる数種の共重合体が製造されており，モノマーの種類によって溶解するpH域（5.5〜7）が異なる．

c）徐放性被膜剤

エチルセルロース（薬添規）：水には全く溶解せず，有機溶剤のみに溶解する．基剤を水に乳化分散させた製品は，水系フィルムコーティング剤である．水溶性の被膜剤（ヒプロメロースなど）とともに用いると，製剤の苦味のマスキングや薬物の徐放化効果を期待することができる．

アミノアルキルメタアクリレートコポリマーRS（薬添規）：メタアクリル酸エチルとメタアクリル酸塩化トリメチルアンモニウムエチルとの共重合体である．フィルムは水にはほとんど溶けないが，薬物透過性はある．

［溶剤］

フィルムコーティングにおける溶剤の主な機能は，被膜剤を製剤表面に均一に展開させることである．被膜の性質は溶剤によって大きく変化し，また溶剤の乾燥速度はコーティング操作の所要時間にも影響するので，溶剤の選択は処方設計のうえで重要である．

単独または混液として最も広く用いられている溶剤は，以下のとおりである．

水系溶剤：水

有機溶剤：エタノール，メタノール，イソプロパノール，アセトン，ジクロロメタンなど

最近では水系コーティングが汎用されているが，その利点として，①脱有機溶剤によるコストの低減化，②排出溶剤の回収が不要，③防爆設備が不要，④製剤中の残留溶剤の心配がない，などがあげられる．

［可塑剤］

コーティングの際に被膜剤に添加する不揮発性の液体または高分子で，形成されたフィルムに柔軟性を与え，抗張力や付着特性などの加工性を改善する．最も適切なフィルム特性を得るためには，可塑剤の選択と被膜剤に対する添加濃度が重要な因子となる．可塑剤として，以下の添加物が汎用されている．

水系コーティング：マクロゴール，プロピレングリコール

非水系コーティング：ヒマシ油，プロピレングリコール，トリアセチン

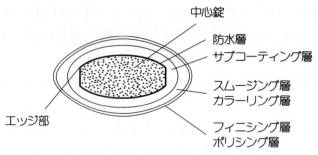

図 4.4 糖衣錠の基本構造

2 糖衣用素材

　シュガーコーティングは，図4.4に示すように基本的には凸面状の中心錠表面に白糖の水溶液（シロップ液）を噴霧注加と乾燥工程を交互に繰り返すことによって，糖衣層を順次形成させていくものであるが，大量の水を使用するため，中心錠の表面にあらかじめ防水層を施しておく必要がある．

［防水剤］

　精製セラック，白色セラック（いずれも日局17）やアクリル酸系のポリマーを有機溶剤（エタノール，ジクロロメタンなど）に溶解して使用する．

［撒布剤・懸濁剤］

　サブコーティングは，中心錠のエッジ部に丸みをもたせて錠剤の形状を大雑把に整えるための操作であるので，シロップ液のほかに各種の撒布剤（タルク，硫酸カルシウム，沈降炭酸カルシウムなど）が使用される．またスムージングは，サブコーティングで形成された錠剤表面の凹凸を滑らかにするための表面処理であるので，撒布剤は用いず，シロップ液として懸濁液（沈降炭酸カルシウム，タルクなど）を添加する．

［結合剤］

　白糖を主体とする糖衣層は脆性が高く破裂しやすいので，結合剤としてゼラチン，アラビアゴム，デキストラン，トラガントなどを用いる．

　これらの添加物のほかに，カラーリング層には錠剤の場合と同様の着色剤が用いられ，最外層のポリシング層には光沢化剤としてカルナウバロウやミツロウが艶出しのために用いられる．

章末確認問題（以下の文章の正誤を答えよ）

1. カルメロース，カルメロースナトリウム，カルメロースカルシウムはいずれも崩壊剤として用いられるが，崩壊作用が最も優れているのは，カルメロースである．
2. 滑沢剤を添加しすぎると錠剤の硬度は低下するが，崩壊時間は影響を受けない．
3. 腸溶性剤皮を施すことの目的または利点として，薬効発現の遅延，医薬品が胃壁に接触することによって生じる胃障害の防止，胃内における局所刺激作用の防止，などがある．
4. 低置換度ヒドロキシプロピルセルロースは，セルロースの低置換度ヒドロキシプロピルエステルである．
5. 腸溶性被膜剤であるセラセフェート，ヒプロメロースフタル酸エステル，ヒプロメロース酢酸エステルコハク酸エステルのうち，化学的に最も不安定なものは，セラセフェートである．

正解：1. ×　　2. ×　　3. ○　　4. ×　　5. ○

参 考 文 献

1) A. T. Florence ら編（1984）Materials Used in Pharmaceutical Formulations, Blackwell Publications
2) 松田芳久監修・著（1992）医薬品添加剤要覧（薬業時報社）
3) 久保さやか他（2007）日本病院薬剤師会雑誌，**42**，219‑233
4) 松田芳久（2009）PHAM TECH JAPAN，**25**，1807‑1819

4.3 半固形製剤用添加物

半固形製剤は，通常，有効成分，基剤及び添加物から構成される．基剤はその製剤の有効性・安全性・安定性・使用感に大きく影響する．理想的な基剤の条件としては，①それ自体は薬理作用をもたず，投与部位に対する刺激性がないこと，②有効成分と相互作用せず有効成分の有効性を損なわない，あるいは有効成分の吸収性を高めること，③保存期間中に製剤を物理的・化学的に安定に保ち，塗布しやすく，使用感が良いこと，などがある．一方，添加物としては，乳化剤，懸濁化剤，安定化剤，抗酸化剤，保湿剤，保存剤などが用いられるが，これらは製剤の物理的・化学的・生物学的安定性を高めるものである．近年では，全身作用を目的とした半固形製剤の開発が盛んであり，有効成分の皮膚・粘膜透過性の改善を目的とした吸収促進剤の添加も行われる．

4.3.1 軟膏剤及び眼軟膏剤

軟膏剤において基剤は，有効成分の安定性と有効性に影響すると同時に，塗布感，使いやすさを左右する．軟膏基剤を大別すると油脂性（油脂性基剤），乳剤性（クリーム剤），水溶性（マクロゴール軟膏など），懸濁性（ゲル剤）に分類される（表4.4）．

1 軟膏剤用基剤

a）油脂性基剤

疎水性基剤ともいわれ，鉱物性，動物性，植物性に分類され，軟膏基剤の基本である．皮膚刺

表4.4 軟膏剤用基剤の分類

分類			名称
疎水性基剤	油脂性基剤	鉱物性	白色ワセリン，流動パラフィン，パラフィン，シリコン，ゲル化炭化水素など
		動植物性	植物油，豚脂，ろう類など
親水性基剤	乳剤性基剤	o/w型	親水クリーム
		w/o型（吸水性基剤）	精製ラノリン，加水ラノリン，親水ワセリン，吸水クリームなど
	水溶性基剤		マクロゴール類
	ゲル基剤	ヒドロゲル	ベントナイト，ビーガムなど
		リオゲル	FAPG

激性がほとんどなく，皮膚の保護作用，軟化作用があり，皮膚浸透性は小さい．しかし，皮膚面からの分泌物が除去されずに留まるため，疾患部汚染の原因となり，また洗浄除去も困難であるという欠点がある．

油脂性基剤は，ワセリンや**ゲル化炭化水素**（プラスチベース®）を主体として，**稠度**の調節などを目的として添加物を加えたものである．他の鉱物性油脂には，流動パラフィン，パラフィン，シリコンなどがある．植物油，豚脂，ろう類などの動植物性油脂では，不飽和脂肪酸が変敗しやすいため，水素添加して融点を上げ，半固体から固体状にした**硬化油** hydrogenated oil が利用されている．水素添加の程度により融点及び稠度を変えることができる．一例として白色軟膏と単軟膏を示す．

［**白色軟膏**］（日局 17）

処　方	サラシミツロウ	50 g
	セスキオレイン酸ソルビタン	20 g
	白色ワセリン	適量
	全　量	1000 g

白色でわずかに特異なにおいがある．ワセリンより融点は高く，稠度も高く，かつ吸水性が大きい．ホウ酸軟膏，亜鉛華軟膏（日局 17）などに使用される．

［**単軟膏**］

処　方	ミツロウ	330 g
	植物油	適量
	全　量	1000 g

黄色で，弱い特異なにおいがあるが，敗油性のにおいであってはならない．植物油の種類により色調は多少異なり，経時的に退色しやすい．イオウ・サリチル酸・チアントール軟膏などの基剤として用いられる．

b）乳剤性基剤

一般に安定で，特に**非イオン性界面活性剤**を乳化剤としたものは極めて安定である．親水性，親油性いずれの薬物も配合性がよく，皮膚内部への薬物の浸透性もよい．外観も美しく滑らかな感触を有する．国内で市販されている**クリーム剤**のほとんどは乳剤である．しかしカビや細菌が繁殖しやすいので，パラオキシ安息香酸エステル類などの保存剤を添加する必要がある．乾燥皮膚面への適用では優れた基剤であるが，湿潤皮膚面では乳化作用があるため，あまり適していない．

油相成分としては，炭化水素，エステル類，油脂，高級アルコールが用いられる．炭化水素では，ワセリンが多用されている．乳化剤には非イオン性界面活性剤を中心に数種が混合されることが多い．水分蒸発を抑制する目的で保湿剤としてプロピレングリコール，グリセリン，ソルビトールなどが基剤に加えられることがある．

[**親水クリーム**]（日局 17）

処 方		
	白色ワセリン	250 g
	ステアリルアルコール	200 g
	プロピレングリコール	120 g
	ポリオキシエチレン硬化ヒマシ油 60（HCO - 60）	40 g
	モノステアリン酸グリセリン	10 g
	パラオキシ安息香酸メチル	1 g
	パラオキシ安息香酸プロピル	1 g
	精製水	適量
全 量		1000 g

白色で，わずかに特異なにおいがある．代表的な **o/w 型乳剤性基剤**で，容易に水洗することができる．皮膚に塗擦すると水分が蒸発し w/o 型に**転相**するが，水を加えれば再び o/w 型となる．温水により洗浄できる．含有水分の蒸発により皮膚の冷却・消炎効果があり，乾燥型の皮膚疾患に適用されるが，湿潤型のものは分泌物の再吸収により悪化することがある．

[**親水ワセリン**]（日局 17）

処 方		
	サラシミツロウ	80 g
	ステアリルアルコールまたはセタノール	30 g
	コレステロール	30 g
	白色ワセリン	適量
全 量		1000 g

白色で，わずかに特異なにおいがある．水相を欠くが，水を加えることにより w/o 型乳剤を作る．乳化剤としてコレステロールが配合され，水分保持能力は大きく，約 2.5 倍量の水または薬物溶液と練合しても軟膏としての稠度を保つ．また，親水クリームと同様に皮膚浸透性の強い安定な基剤で，刺激性も少ない．

［吸水クリーム］（日局17）

処　方	白色ワセリン	400 g
	セタノール	100 g
	サラシミツロウ	50 g
	セスキオレイン酸ソルビタン	50 g
	ラウロマクロゴール	5 g
	パラオキシ安息香酸エチル	
	またはパラオキシ安息香酸メチル	1 g
	パラオキシ安息香酸ブチル	
	またはパラオキシ安息香酸プロピル	1 g
	精製水	適量
	全　量	1000 g

　白色で光沢があり，わずかに特異なにおいがある．水相を有する**w/o型乳剤性基剤**の代表で，外相が油相であるため，皮膚によく密着し塗布しやすい．水分保持能が高いため，湿潤面などに適用すると浸出物が再吸収されるのでよくない．

c）水溶性基剤

　代表的な水溶性基剤である**マクロゴール軟膏**は医薬品の溶解性や混合性に優れ，外観が美しく，適用範囲が広く，水洗除去が容易である．また滲出物を吸収して除去できることから，分泌物の多い皮膚疾患に用いられる．しかし，保存中に吸湿しやすいという欠点を有する．

［マクロゴール軟膏］（日局17）

処　方	マクロゴール4000	500 g
	マクロゴール400	500 g
	全　量	1000 g

　白色でわずかに特異なにおいがあり，約52℃で融ける．やや吸湿性であり，金属性容器ではさびが出たり，プラスチック製容器では溶解軟化するので容器の選定には注意を要する．3％以上の水で溶解し軟膏とはならないが，セタノールを5％添加すると10％まで水を添加できる．本基剤からの薬物皮膚透過性は低いことがある．配合変化として，ヨウ素，タンニン酸，フェノール，サリチル酸などによる液化，スルファミン，クリサロビン，水銀製剤とサリチル酸の混合物などによる着色，ペニシリン，バシトラシンなどの不活性化が知られている．

d）ゲル基剤

ヒドロゲルは無脂肪性で水または他の液体により膨潤し，軟膏様の稠度を有するゲルを生成する．薬物の経皮吸収性がよく，近年開発が盛んである．ゲル化剤としては，カルボキシビニルポリマー，メチルセルロース，カルメロースナトリウム（CMC‐Na）などの親水性高分子や，ベントナイト（天然のコロイド性含水ケイ酸アルミニウムを主体とする粘土状物質），ビーガム（コロイド性ケイ酸マグネシウム・アルミニウム）などの無機物がある（図4.5）．

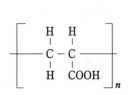 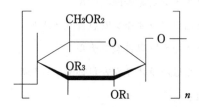

カルボキシビニルポリマー　　　R_1: CH_3, R_2, R_3: H　　　メチルセルロース
　　　　　　　　　　　　　　R_2: CH_2COONa, R_1, R_3: H　　カルメロースナトリウム（CMC-Na）

図4.5　ゲル化剤

リオゲル（ヒドロゲルやオルガノゲルのように分散媒が液体であるゲルの総称↔エアロゲル）は炭化水素やエステル類をステアリン酸アルミニウム，脂肪酸デキストランエステルなどのゲル化剤でゲル化したものである．**FAPG基剤**はステアリルアルコールなどの脂肪族アルコールをプロピレングリコール中に懸濁させたものであり，クリーム状の外観を有し，水洗可能である．

e）眼軟膏剤の基剤

眼に対する刺激がなく，適切な稠度の基剤を用いる．軟稠良質のワセリン（融点42～50℃）が主体であり，精製ラノリン，流動パラフィンを加えることがある．近年ではプラスチベース®の使用が多くなった．日局17では保存剤などの添加剤を加えることができるとされているが，米国薬局方では1回量容器使用の場合を除き，保存剤の添加が義務づけられている．

2　基剤成分

a）黄色ワセリン及び白色ワセリン（いずれも日局17）

いずれも半固形ゲル状の飽和炭化水素類の混合物で，精製度の高い後者がよく用いられる．軟膏剤の主体となる代表的な**油脂性基剤**である．水をわずかしか吸収しないが，コレステロール，精製ラノリンを加えると水を吸収するようになる．皮膚刺激性が少なく，ほとんどの薬物と配合できる．塗布時の延びはよいが，溶融点が40℃以下であるため，温度により稠度が変化する．流動パラフィンなどが稠度調節の目的で加えられる．光により黄色に変色する．

b）流動パラフィン（日局 17）

　液状の飽和炭化水素類の混合物で，比重により軽質流動パラフィン（粘度 40 cs 以下）と流動パラフィンに分けられる．軟膏の稠度の低下，延び（展延性）の改善の目的で，数％から 10 数％配合される．また乳剤性基剤の主原料である．

c）パラフィン（日局 17）

　固形（融点 50 ～ 75℃）の飽和炭化水素類の混合物で，乳剤性基剤に配合されることが多い．油脂性軟膏の稠度を上げる目的で用いられることもある．

d）ゲル化炭化水素（医薬品添加物規格（薬添規））

　流動パラフィンに分子量 21,000 のポリエチレン樹脂を 5％の割合で加熱・溶解したもので，線状高分子のポリエチレンが網目構造を形成し，その間隙に流動パラフィン分子を含んだ形となり安定なゲル構造をとる．溶融点が 80℃以上で温度による稠度変化が少なく，化学的にも安定で，加熱滅菌も容易であり，眼軟膏基剤として繁用されている（プラスチベース®）．

e）精製ラノリン（日局 17）

　ウールグリースを精製したもので，コレステロール，イソコレステロールの高級脂肪酸エステルを主成分とする．融点 37 ～ 43℃．水を加えることにより，w/o 型または o/w 型乳剤を作る．皮膚から吸収されやすく，皮膚を柔軟にする．粘着性が非常に強く，単独で用いられることは少ない．人によりアレルギーを起こすことがある．精製ラノリンに 25 ～ 30％程度の水をあらかじめ加えて粘着性を低下させ使いやすくしたものが加水ラノリンで，水相を有する w/o 型乳剤性基剤である．

f）高級アルコール

　セタノールやステアリルアルコールなどの直鎖高級アルコール類が乳剤性基剤に配合されている．界面活性剤と液晶を形成することで，クリーム剤の稠度及び安定性に大きく影響するといわれている．

g）界面活性剤

　陰イオン性界面活性剤及び非イオン性界面活性剤が数種組み合わされて使用されることが多い．石ケン（高級脂肪酸のアルカリ金属塩）やラウリル硫酸ナトリウムなどの**陰イオン性界面活性剤**は低濃度（通常，0.2 ～ 0.8％）で良好な乳化作用を示すが，皮膚刺激性があり，また pH やイオン強度の変化で乳化力が低下し，乳剤の物理的安定性の低下をきたすことがある．一方，**非イオン性界面活性剤**は皮膚刺激性が一般に小さく，乳化作用も安定しているので多用されている．ソルビタン脂肪酸エステル（Span 類），ポリオキシエチレンソルビタン脂肪酸エステル

$$CH_3(CH_2)_{10}CH_2OSO_3Na$$

ラウリル硫酸ナトリウム

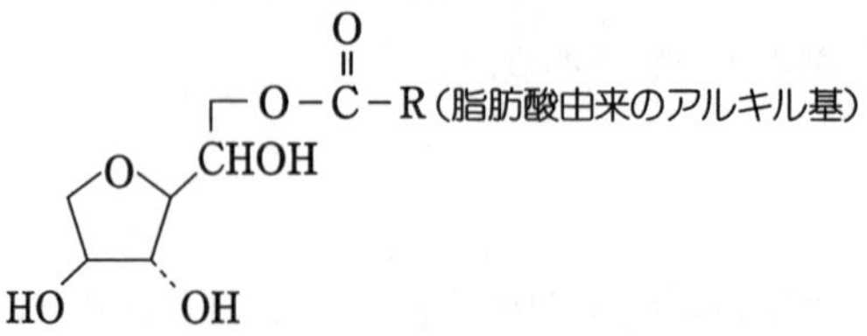

ソルビタン脂肪酸エステル（Span類）

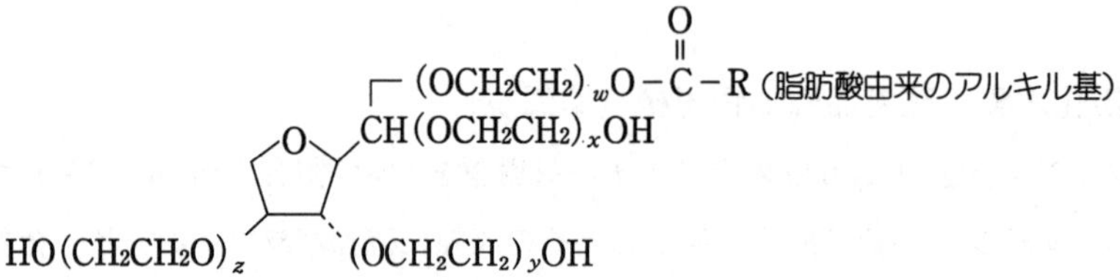

ポリオキシエチレンソルビタン脂肪酸エステル（Tween類）

図 4.6　界面活性剤

（Tween類），ポリオキシエチレン脂肪酸エステルなどが用いられる（図4.6）．

h）保湿剤

水分の蒸発を抑制する目的で，グリセリン，プロピレングリコール，ソルビトールなどが添加される．

i）マクロゴール類　$HOCH_2(CH_2OCH_2)_n CH_2OH$（日局17）

一般名はポリエチレングリコールであり，日局にはマクロゴール400，同1500，同4000，同6000，同20000が収載されている．平均分子量が600以下のものは無色粘稠な液状で，1000以上のものは半固形からろう状の固体であり，これらを混合して軟膏基剤とする．化学的に安定で水によく溶ける．

j）カルボキシビニルポリマー（薬添規）

アクリル系水溶性高分子で，カルボキシル基を60％程度含む．撹拌しながら徐々に水を加えると低粘度の酸性溶液となるが，中和すると粘稠になる．

k）吸収促進剤

ジメチルスルホキサイド（DMSO）など，経皮吸収促進効果の高い化合物が種々報告されているが，あまり実用化されていない．軟膏剤中に配合されたエタノールや脂肪酸が薬物の経皮吸収性を改善することがある．

4.3.2 坐剤

　坐剤製造に関して基剤の選択は重要であり，有効成分の配合性はもとより，体内に適用した時の融解，有効成分の放出，吸収などに大きな影響を与える．良好な基剤の条件は，①局所刺激性がなく，基剤自体は吸収されないこと，②物理化学的に安定で，薬物と反応性がないこと，③室温では十分な硬度を有するが，適用時に体内で軟化または液化して有効成分の放出が容易であることなどである．坐剤用基剤は，表4.5に示すように油脂性，乳剤性，水溶性に分類される．油脂性基剤は体温で融解するが，乳剤性及び水溶性基剤は直腸内の水分に溶解して有効成分を放出する．

表4.5　坐剤用基剤の分類

分　類		名　称
疎水性基剤	油脂性基剤	カカオ脂，ラウリン脂，ハードファットなど
親水性基剤	乳剤性基剤	乳化カカオ脂など
	水溶性基剤	マクロゴール類，グリセロゼラチンなど

1 坐剤用基剤

a）油脂性基剤

　油脂性基剤は適用後に体内で融解して薬物を放出するため，融点が体温より低くなければならない．親油性薬物に用いると，薬物の放出性が乏しいことがある．有効成分は油に溶解しているので，油相と直腸分泌液間の分配性の程度により薬効の発現が影響される．天然油脂であるカカオ脂や半合成油脂のハードファット（ウィテプゾール®）（薬添規）が多用される．

b）乳剤性基剤

　乳剤性基剤は油脂性基剤に乳化剤（Tween類，Span類，モノグリセリド，ラウリル硫酸ナトリウム，レシチンなど）を配合したもので，適用後に直腸内の水分と乳剤を形成する．カカオ脂に乳化剤を加えた**乳化カカオ脂**には，レシチン1％と水20％を加えたo/w型のもの，コレステロール3％とグリセリン50％を加えたw/o型のものなどがある．界面活性剤を加えた半合成油脂性基剤も用いられる．

c）水溶性基剤

　水溶性基剤は適用後に直腸内の水分に溶解して薬物を放出するので，基剤の融点を上げ，溶融

変形しにくくできる．マクロゴール類や**グリセロゼラチン**（グリセリンに20～25％の割合でゼラチンを加えて，水浴上で加熱・溶解して調製した無色透明のゲル状半固体）が用いられる．適用後に徐々に溶解するので，持続的な局所作用を目的として，特に膣坐剤に用いられている．

2 基剤成分

a）カカオ脂　cacao butter（日局17）

カカオの種子から得た黄白色の脂肪塊で，主としてパルミチン酸，ステアリン酸，オレイン酸の混合トリグリセリドである．古くから用いられてきたが，酸敗しやすいことや**結晶多形**の問題があり，使用頻度は減っている．α, β, β', γ形の4種類の結晶多形が知られており，どの結晶形が生成するかは加熱・冷却の条件によって異なる．安定形であるβ形の融点は31～35℃で，加温すれば軟化しないで直ちに融ける．坐剤製造の際に急冷すると融点が23～25℃のα形になる．

b）ラウリン脂

ヤシ油から得られるラウリン酸のグリセリンエステルで，28～30℃で軟化，30～37℃で融解する．現在ではほとんど用いられない．

c）硬化油

動物性または植物性の脂肪油に水素添加した脂肪で，幅広い融点及び硬度のものが市販されている．メンジツ油を原料としたCotomarやヤシ油を用いたSuppositolなどがある．

d）ハードファット（薬添規）

半合成油脂性基剤の代表であり，ヤシ油またはパーム核油に水素添加して得られるC_{10}～C_{18}の飽和脂肪酸を再びエステル化して得られるモノ-，ジ-，トリグリセリドの混合物である．これらの脂肪酸組成や水酸基価の違いで，融点が32℃付近のものから44℃付近のものまである．白色ろう様の塊で化学的に安定であり，不飽和脂肪酸を含まず結晶多形の生成もわずかで，油脂性基剤の中では最も多用されている．モノグリセリドの界面活性作用により，ある程度の水分吸収力をもち乳化性を示す．また，乳化剤が加えられたものもあり，乳剤性基剤に分類されることがある．

e）マクロゴール類（日局17）

代表的な水溶性基剤であり，分子量の大きいマクロゴールの割合が多く，基剤の融点は50～60℃で体温以上である．結晶多形の問題がなく，安定性がよい．わずかに粘膜刺激性がある．

f）吸収促進剤

胆汁酸塩，EDTA，サリチル酸類，中鎖脂肪酸などにより薬物の直腸吸収性が改善されることが知られている．この中で，カプリン酸ナトリウムは小児用アンピシリン坐剤やセフチゾキシム坐剤で実用化されている．

4.3.3 テープ剤

テープ剤は貼付剤に含まれるもので，多くの場合，支持体，粘着剤，ライナー・背面処理剤などの構成要素から成り，特に支持体と粘着剤は製剤設計上，最も重要である．

a）支持体

紙，布，不織布，プラスチックフィルム（軟質塩化ビニル，ポリエチレンなど），アルミ箔などが用いられる．薄く柔軟で，熱・光・湿気・溶剤で変化せず，製剤成分が透過しないものを選ぶ．支持体の強度や耐湿・耐水圧の改善の目的で，ゴムや合成樹脂が下塗剤として用いられる．

b）粘着剤

弾性体，粘着付与樹脂，軟化剤，充填剤により構成されている．適度な粘着力とともに，有効成分に対する良好な溶解性・分散性が必要である．弾性体は常温でゴム弾性を有し，凝集力を与えるもので，天然ゴム，シリコンゴム，アクリルゴムなどが用いられる．粘着付与樹脂として，ロジンやテルペン樹脂などが粘着性向上のために配合される．軟化剤は粘着剤の粘度を低下させ，粘着性の改善などの効果があり，ラノリン，流動パラフィン，動植物油が配合される．充てん剤は粘着性，凝集性の改善，着色を目的とし，酸化亜鉛，炭酸カルシウム，シリカなどが用いられる．

c）ライナー及び背面処理剤

ライナーはシート状の製剤の粘着面保護，薬物の揮発防止を目的とし，ポリエチレン，ポリプロピレン，セロファンなどが用いられる．背面処理剤はロール状の製品の支持体裏面への粘着剤の移行防止を目的とし，ポリ塩化ビニルなどが用いられる．

d）放出制御素材

ニトログリセリン，エストラジオール，ツロブテロール塩酸塩などの貼付剤は，製剤からの薬物の放出速度を制御することで，長時間にわたり薬物血中濃度を一定値に制御できる．放出制御膜を用いた製剤では，多孔性のエチレン-酢酸ビニル共重合体を用いたものが多い．放出制御マトリックスとしては，ポリビニルアルコール，シリコンをはじめ，多くの素材が用いられている．

4.3.4 パップ剤

パップ剤の精油成分として，dl-カンフル，ハッカ油，l-メントール，サリチル酸メチル，トウガラシチンキ，ジフェンヒドラミン，トコフェロール，ロートエキス，マレイン酸クロルフェニラミンなどが配合される．

泥状パップ剤の基剤には，カオリン，ベントナイト，酸化亜鉛などが用いられる．メチルセルロースやカルメロースナトリウムを添加し，粘稠度を増加させることもある．

成形パップ剤の基剤は，ゼラチン，カルメロースナトリウム，メチルセルロース，ポリアクリル酸ナトリウムなどの水溶性高分子が主成分であり，貼付剤と同様の支持体やライナーを用いる．

4.3.5 ローション剤及びリニメント剤

ローション剤及びリニメント剤のうち，懸濁性の製剤では，天然高分子（アラビアゴム，トラガントなど），半合成高分子（メチルセルロースなど），合成高分子（ポビドンなど），無機物（ベントナイトなど）が懸濁化剤として用いられる．乳剤性の製剤では，非イオン性界面活性剤または陰イオン性界面活性剤が乳化剤として用いられる．

保湿剤は製品の保湿性や展延性を改善するものであり，グリセリン，プロピレングリコール，ソルビトールなどがある．また，製剤中に微生物が発育するのを阻止するために，パラオキシ安息香酸エステル類などが保存剤として加えられる（図4.7）．

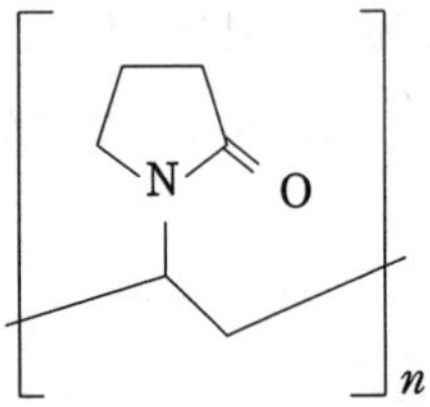

合成高分子（ポビドン）；懸濁化剤 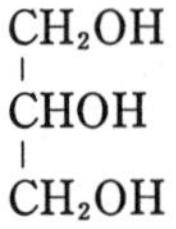　　グリセリン；保湿剤 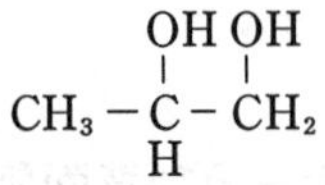　　プロピレングリコール；保湿剤

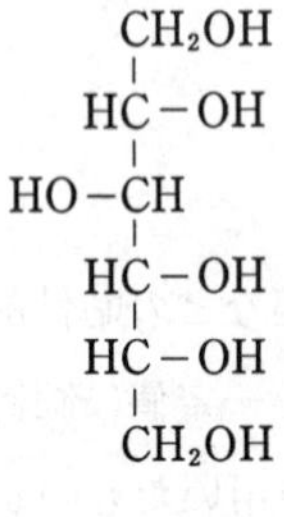

ソルビトール；保湿剤 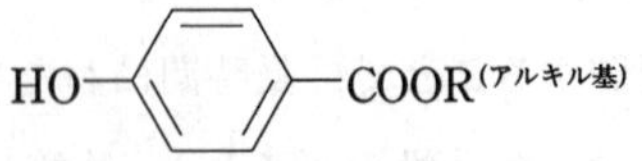　　パラオキシ安息香酸エステル類；保存剤

図4.7　ローション剤及びリニメント剤に用いる各種添加剤

章末確認問題（以下の文章の正誤を答えよ）

1. 吸水クリームはo/w型の乳剤性基剤である．
2. 坐剤の基剤として用いられるハードファット（ウィテップゾール®）は飽和脂肪酸のモノ，ジ，トリグリセリドの混合物である．
3. 親水ワセリンは皮膚に塗擦すると水分が蒸発してw/o型に転相する．
4. マクロゴール軟膏では，重合度の異なるマクロゴールを組み合わせて目的に応じた稠度の軟膏基剤をつくることができる。

正解：1. ×   2. ○   3. ×   4. ○

参 考 文 献

1) 仲井由宣編（1989）医薬品の開発　第11巻　製剤の単位操作と機械，廣川書店
2) 一番ヶ瀬尚，上釜兼人，小田切優樹編（1990）医薬品の開発　第12巻　製剤素材，廣川書店
3) 村西昌三編（1985）坐剤 — 製剤から臨床応用まで，南山堂

4.4 注射剤及び点眼剤用添加物

注射剤及び点眼剤には，製剤の性状及び品質の基準を確保し，又はその有用性を高めるために，賦形剤，安定剤，保存剤，緩衝剤などの適切な添加剤を加えることができる．ただし，用いる添加物はその製剤の投与量において無害であること，また着色のみを目的にしたものを添加することはできない（日局17製剤総則）とされている．

注射剤成分の表示

日局17の注射剤では，これに添付する文書又はその容器若しくは被包に別に規定するもののほか，次の事項を記載する．

（ⅰ）注射剤で溶媒の規定がない場合は，注射剤を製する溶剤に注射用水若しくは0.9 w/v％以下の塩化ナトリウム液又はpHを調節するための酸若しくはアルカリを用いたときを除き，本剤を製する溶剤の名称

（ⅱ）本剤に溶解液を添付したときは，その溶解液の名称，内容量，成分及び分量又は割合．また，その外部容器又は外部被包に溶解液を添付してある旨の記載

（ⅲ）本剤に安定剤，保存剤又は賦形剤を加えたときは，その名称及び分量

4.4.1 溶　剤

注射剤を製するのに用いる溶剤，又は注射剤に添付する溶解液は，注射剤の使用に際して無害でなければならない．また，溶剤を次の2種類として，それぞれの条件に適合する必要がある．

1 水性溶剤

a）水性注射剤に使用される溶剤

① 注射用水：水性注射剤の溶剤には，「注射用水」を用いる．注射用水は「常水」にイオン交換，逆浸透などによる適切な前処理を行った水又は「精製水」の蒸留又は超ろ過（逆浸透膜，限外ろ過膜又はこれらの膜を組み合わせた製造システム）により製して注射剤の調製に用いるもの，又はこれを容器に入れて滅菌したもの．

② 生理食塩液：注射用水に，血漿と等張化するために0.9 w/v％塩化ナトリウム液を加えて溶解し，密封容器に入れたもの．

③ リンゲル液：塩化ナトリウム8.6 g，塩化カリウム0.3 g，塩化カルシウム0.33 gに注射用水を加え溶解し，1,000 mLとして密封容器に入れ密封したもの．

これらの水性溶剤は，いずれも**エンドトキシン試験法**に適合する．密封容器を用い，プラス

チック製容器の使用も可能である．

b）水性点眼剤に使用される溶剤

① 精製水：水性点眼剤の溶剤には，「精製水」または適切な水性溶剤を用いる．なお，添付する溶解液には，「滅菌精製水」または滅菌した水性溶剤を用いる．

② 生理食塩液：a）②参照．

2　非水性溶剤

a）非水性注射剤に用いられる溶剤

非水性注射剤のうち，油性注射剤の溶剤には，通例，植物油を用いる．この溶剤は，別に規定するもののほか，10℃で澄明で，敗油性のにおい及び味がなく，酸価0.56以下，ヨウ素価79〜137，ケン化価185〜200のもので，**鉱油試験法**（非水性溶剤中のパラフィンなどの鉱油の有無を試験する方法）に適合するもの．繁用される植物油としてオリーブ油，ゴマ油，ダイズ油，ツバキ油，ナタネ油，トウモロコシ油，ラッカセイ油，メンジツ油などがある．

非水性注射剤のうち，親水性注射剤の溶剤にはエタノールなど水と混和する有機溶剤を用いる．エタノールはジギタリス配糖体に，グリコール類はバルビツール酸誘導体類，抗生物質，アルカロイド類に使用されることがある．

b）点眼剤に用いられる溶剤

① 植物油：非水性点眼剤の溶剤には，通例，植物油を用いる．

② 有機溶剤：エタノール，プロピレングリコール，ポリエチレングリコール類などの水溶性の有機溶剤も点眼剤の溶剤として用いることができる．

4.4.2　安定化剤

医薬品の変質を防止する目的で加える添加剤を**安定化剤**という．日局17の注射剤の規定には注射剤に安定化剤，保存剤又は賦形剤を加えたときは，その名称及びその分量を記載することとされている．ただし，容器内の空気を二酸化炭素または窒素で置換したときはその旨の記載を要しない．

1 不活性ガス

医薬品の変質は酸素による酸化現象が多い．これらの医薬品は，空気（酸素）との接触を遮断することによりその変質をまぬがれることができる．特に水性注射剤においては，酸素を含まない水を用いて製剤化する．一般に，煮沸後，窒素ガス或いは二酸化炭素ガスの不活性ガスを導通して置換する．例えば，アスコルビン酸注射液は窒素ガス置換により調製する．

2 抗酸化剤

空気中や水中に溶存している酸素により酸化されやすい医薬品の安定化を図るために，酸化されやすい還元性物質を**抗酸化剤**として添加し，分解を抑制する．

a）水溶性抗酸化剤

添加剤濃度は 0.01～0.5％であり，特に，亜硝酸塩は不安定なため，注射剤製造中に抗酸化作用を示す前に分解する場合がある．この場合，協力剤（**シネルギスト synergist**）として他の抗酸化剤を微量加えることにより解決される．

水溶性抗酸化剤	亜硫酸水素ナトリウム（重亜硫酸ナトリウム）$NaHSO_3$ ピロ亜硫酸ナトリウム（メタ重亜硫酸ナトリウム）$Na_2S_2O_5$ チオ硫酸ナトリウム（$Na_2S_2O_3 \cdot 5H_2O$） アスコルビン酸（ビタミンC）

b）油溶性抗酸化剤

油溶性抗酸化剤	トコフェロール（ビタミンE） ジブチルヒドロキシトルエン（BHT） ブチルヒドロキシアニソール（BHA） 没食子酸プロピル ノルジヒドログアヤレチック酸（NDGA）

3 キレート剤

鉄や銅などの重金属類は体内のいたるところに分布し，酸化・還元反応に関与している．薬剤においても同様に，溶液中に微量の金属イオンが存在することにより，その触媒作用によって医薬品の変質が促進し，沈殿が生じることがある．エデト酸ナトリウム水和物（日局17，一般名：エチレンジアミン四酢酸二ナトリウム（EDTA））などの添加剤は重金属とキレート化合物を形成し，不活性化することにより薬物の安定化作用を示す．通常，EDTAはナトリウム塩であるが，

この他にエデト酸カルシウムナトリウム水和物（日局17）がある．EDTA は生体内で必須微量金属の鉄，亜鉛及び銅などとも反応するため，添加量に注意を要する．例えば1％プロカイン塩酸塩注射液に Cu^{2+} イオンが $0.1\,\mu g/mL$ 存在するとき，EDTA を $5\,\mu g/mL$ 添加することにより $100℃$，20時間，或いは $50℃$，50日間安定化される．

| キレート剤 | エデト酸ナトリウム，チオグリコール酸，チオグリセリン |

安定化剤の適用例を以下に示す（表4.6）．

表4.6 注射剤用の主な安定化剤

医薬品	安定化剤
アスコルビン酸	ピロ亜硫酸ナトリウム，L-システイン塩酸塩
アドレナリン（エピネフリン）	亜硫酸水素ナトリウム
チアミン塩化物塩酸塩	チオグリコール酸ナトリウム
アミノ酸輸液	亜硫酸水素ナトリウム

4.4.3 保存剤

保存剤とは製剤が細菌，カビ，酵母などの微生物に汚染されるのを防止し，あわせて微生物による変質を防止する目的で加える添加剤をいう．注射剤や点眼剤などの無菌であるべき製剤にはいかなる微生物も存在してはならないが，もし微生物が混入した場合，製剤は当然，微生物により変性現象を起こす．GMP（good manufacturing practice）に基づく物理的手法により微生物への対応を十分尽くし，かつ，次善の策として保存剤を適用すべきである．

1 注射剤における保存剤の適用

通例，1回使用のアンプルに充填されている注射剤には保存剤を添加しても添加しなくてもよい．一方，分割使用するバイアルに充填されているものには，原則として保存剤を添加する．ただし，大量に投与する可能性のあるリンゲル液などの輸液製剤は，保存剤の大量投与による有害作用を防ぐために保存剤の添加は禁止されている．

注射剤における主な保存剤の適用例を以下に示す（表4.7）．

表4.7 注射剤用の主な保存剤

医薬品	保存剤
血清，ワクチン，インスリン注射液	フェノール
チアミン塩化物塩酸塩注射液	パラオキシ安息香酸エステル類 ベンジルアルコール
アドレナリン注射液（エピネフリン注射液）	クロロブタノール

[保存剤を添加してはいけないもの]

リンゲル液	輸血用クエン酸ナトリウム注射液
果糖注射液	デキストラン40注射液
キシリトール注射液	ブドウ糖注射液
生理食塩液	D-マンニトール注射液

2 点眼剤における保存剤

　点眼剤に保存剤を用いるときは，眼組織への影響を避けるためになるべく低濃度で有効なものが望ましく，一般的に使用されている濃度をそのまま用いることを避け，最低濃度にとどめなければならない．保存剤は，有効成分の性質，pH，微生物の種類により有効濃度が異なり，また，それ自体の化学的安定性も異なることから，その選択には注意を要する．点眼剤は同一容器から連続して反復使用されるため，特に微生物による汚染が問題となる．表4.8に最もよく用いられる保存剤とその使用濃度を示す．

表4.8　各種保存剤と使用濃度（％）

保存剤	濃度（％）	保存剤	濃度（％）
クレゾール	0.3	パラオキシ安息香酸プロピル	0.02
クロロクレゾール	0.05	ベンザルコニウム塩化物	0.02
クロロブタノール	0.5	ベンゼトニウム塩化物	0.02
パラオキシ安息香酸メチル	0.18	ベンジルアルコール	2.0

a）パラオキシ安息香酸エステル類

　パラオキシ安息香酸メチル（USPではメチルパラベン），パラオキシ安息香酸エチル（エチルパラベン），パラオキシ安息香酸プロピル（プロピルパラベン），パラオキシ安息香酸ブチル（ブチルパラベン）などのパラオキシ安息香酸エステル類（いずれも日局17）は総称して**パラベン parabens**と呼ばれ，毒性の極めて少ない優れた保存剤であるが，水に溶けにくい欠点を有している．また，アルキル基の炭素数に比例して水への溶解度と毒性が低下し，逆に抗微生物力と安全性は高くなる．これらの化合物の抗微生物作用には，発育阻止と殺菌作用がある．カビや一般的な微生物に対して，pH 3〜7において0.12〜0.18％程度の低濃度で有効であるが，グラム陰性菌と乳酸菌に対しては作用が弱い．水への溶解性を高めるために界面活性剤を併用する場合，ミセル中に保存剤が局在し，また，プラスチック製容器やゴム栓に吸着してその効力が低下することがある．なお，パラオキシ安息香酸エステル類は熱に対して安定なため，注射剤や点眼剤の加熱滅菌処理に耐える．

b）中性保存剤

① クロロブタノール（日局17）：中性物質であるクロロブタノールは，保存剤であるとともに無痛化剤でもあり，他の薬剤との配合変化を受けにくい良好な保存剤である．しかし，水に溶けにくく，ときには使用濃度範囲内で塩析することやアルカリ存在下で熱により分解し，薬物を変質させることがあるので注意が必要である．

② ベンジルアルコール（日局17）：ベンジルアルコールは保存剤であるとともにクロロブタノールを超える局所麻酔作用をもち，安定で非解離性であることから，広いpH範囲で適用可能である．しかし，近年，未熟児への毒性が報告されている．

c）カチオン性界面活性剤

ベンザルコニウム塩化物，ベンゼトニウム塩化物（日局17）：**逆性石けん**とも呼ばれ，刺激性が少なく，抗菌力は高い．低濃度で長時間殺菌作用を有するが，芽胞や結核菌に有効でなく，また，緑膿菌に対しても効果が不安定である．0.01〜0.02％の常用量で点眼剤に使用される．

d）フェノール類

フェノール，クレゾール（日局17）：これらの抗菌力は中性〜酸性条件下で高く，特にカビに対して有効である．光や熱に対しては安定であるが，水に溶けにくい特性を有する．主としてインスリン注射液などの生物学的製剤に適用する．

4.4.4 溶解補助剤

難溶性薬物の注射剤や液剤を調製するとき，溶解度が低いために処方上必要な濃度に達しない場合，その薬物の化学的構造を変化させずに溶解度を高めるために加える添加剤を**溶解補助剤**という．

溶解補助剤に求められる条件は，以下のとおりである．

① 比較的低濃度で可溶化すること
② 有効成分の薬効に影響を与えないこと
③ 使用時に身体に刺激性あるいは毒性がないこと
④ 保存，滅菌のために適用される温度などに耐え，安定であること

1 結合性溶解補助剤

薬物と可溶性の複合体を形成し，溶解する添加剤の例を表4.9に示す．

表 4.9　薬物と複合体を形成する溶解補助剤

医薬品	添加剤
ヨウ素	ヨウ化カリウム
ルチン	炭酸水素ナトリウム
リボフラビン	ニコチン酸アミド，尿素，サッカリンナトリウム
テオフィリン	酢酸ナトリウム，エチレンジアミン
カフェイン	クエン酸，安息香酸ナトリウム
アジピオドン	メグルミン

2　溶剤性溶解補助剤

　混合溶媒に対する難溶性薬物の溶解性は溶剤と溶質の性質を反映し，種々の混合割合で溶解性が変化する．これをコソルベンシー cosolvency というが，水と水性溶媒との混合溶媒を利用することにより，難溶性薬物の溶解度を改善し（表 4.10，表 4.11），製剤の生物学的利用能を改善することができる．

表 4.10　難溶性薬物を可溶化する主な水性溶解補助剤

医薬品	可溶化剤
ジゴキシン	5～50% エタノール
デスラノシド	10% エタノール

表 4.11　難溶性薬物を可溶化する主な非水性溶解補助剤

医薬品	可溶化剤
ジメルカプロール（植物油中）	安息香酸ベンジル，ベンジルアルコール

3　界面活性剤

　界面活性剤は，脂溶性や難溶性薬物を水溶液中でミセル内に取り込んで**可溶化**する．局所刺激性と溶血性を有するので注意が必要である．ポリソルベート 80（Tween80）やポリオキシエチレン硬化ヒマシ油 60（HCO-60）（いずれも日局 17）などの非イオン性界面活性剤は，レチノール酢酸エステル（ビタミン A），エルゴカルシフェロール（ビタミン D_2），トコフェロール（ビタミン E），フィトナジオン（ビタミン K_1）などの脂溶性ビタミン類の可溶化に用いる．

4.4.5　等張化剤

　血液や涙液などの体液は種々の無機物質を溶解し，7.7 気圧に相当する浸透圧，沸点上昇 0.15 ～ 0.16℃，氷点降下度 0.52℃ を示す．注射剤や点眼剤などの製剤を投与するとき，これらの浸透

圧を体液の浸透圧と等しくすることにより刺激を緩和することができる．このために用いられる添加剤を**等張化剤**という．最も一般的には塩化ナトリウムが用いられるが，イオンの存在が原因で沈殿を引き起こして不安定化する場合には，グリセリンやブドウ糖を用いることもある．

4.4.6 無痛化剤

等張化や pH の調節によって，皮下注射あるいは筋肉注射の際の疼痛を十分に軽減することができない場合に用いられる添加剤を**無痛化剤**といい，次に示すものが使用される．

局所麻酔薬及び保存剤	ベンジルアルコール，クロロブタノール
局所麻酔薬	プロカイン塩酸塩，ジブカイン塩酸塩，リドカイン，メピバカイン塩酸塩
非麻酔性無痛化剤	ブドウ糖，イノシット，グルコン酸カルシウム水和物，アミノ酸

4.4.7 緩衝剤及び pH 調整剤

薬物の安定性を保持して薬効の低下防止，さらには薬効を増大させるため，あるいはその製剤の生体に対する異常刺激を緩和するために，しばしば適切な緩衝液を用いて製剤の pH を調整維持する目的で使用される添加剤を**緩衝剤**という．生体内の pH は，7.35～7.45 の狭い範囲にある．市販注射剤と緩衝剤との関係を表 4.12 に示す．pH を調整するためには無害な酸として塩酸を，またアルカリとして炭酸水素ナトリウム，炭酸ナトリウムなどを用いる．

表 4.12 注射剤の pH 範囲と添加剤

注射剤	pH	添加剤等
アスコルビン酸注射液	5.6～7.4	2% 塩化ナトリウム，5% 炭酸水素ナトリウム
アルカミンエステル系の注射液	3.3～6.0	プロカイン塩酸塩注射液
オキシトシン注射液	2.5～4.5	等電点 7.7，アルカリ性で不安定
果糖注射液	3.0～6.5	滅菌によって酸性に傾く
輸血用クエン酸ナトリウム注射液	7.0～8.5	保存剤を加えない
生理食塩液	4.5～8.0	保存剤を加えない
デキストラン 40 注射液	4.5～7.0	保存剤を加えない
炭酸水素ナトリウム注射液	7.0～8.5	
バソプレシン注射液	3.0～4.0	
ブドウ糖注射液	3.5～6.5	滅菌によって酸性に傾く
葉酸注射液	8.0～11.0	
リンゲル液	5.0～7.5	保存剤を加えない
レセルピン注射液	2.5～4.0	0.08% リン酸

4.4.8 懸濁化剤及び粘稠剤

1 懸濁化剤

　懸濁製剤は液中に不溶性の薬物粒子が分散した製剤で，注射剤では水性及び油性懸濁剤がある．この製剤を調製するときに用いる添加剤を**懸濁化剤**という．懸濁化剤は主に分散媒の粘性を高め，分散系を安定化することを目的としたものが多く，通常，保護コロイドを形成するための高分子を用いるが，界面活性剤が用いられる場合もある．
　なお，高分子化合物は体内で代謝されにくいため，大量投与することはできない．

水溶性懸濁化剤	カルメロースナトリウム（CMC-Na），アルギン酸ナトリウム，ポビドン（PVP）など
油溶性懸濁化剤	モノステアリン酸アルミニウム

　モノステアリン酸アルミニウムを含む油溶性懸濁化剤は**チキソトロピー性**を示すため，静置時には粘性が増すことで懸濁粒子の沈降を抑制し，振り混ぜることで粘度が下がる．このため注射による投与が容易になる．

2 粘稠剤

　水性点眼剤は眼からの流出が速やかで，薬物の利用効率が低いため，結膜嚢内滞留時間を延長し，薬物の利用効率を高める目的で薬液の粘度を増大させるために**粘稠剤**を用いる．

粘稠剤	カルメロースナトリウム（CMC-Na），メチルセルロース，ポリビニルアルコール，コンドロイチン硫酸など

4.4.9 乳化剤

　互いに混ざり合わない液体同士を均一な製剤にする目的で，液体中に他の液体を微細な粒子として分散させるために加える添加剤を**乳化剤**という．静脈内注射用**脂肪乳剤**（o/w 型）などに安全性の高い乳化剤として，精製卵黄レシチンが使用される．また，脂溶性ビタミンをポリソルベート 80 で乳化して，水溶性ビタミンと共存させて一剤化させた高カロリー輸液用総合ビタミン製剤がある．

章末確認問題（以下の文章の正誤を答えよ）

1. 注射剤に着色のみを目的にしたものを添加することはできる．
2. 注射用水，生理食塩液及びリンゲル液は，いずれもエンドトキシン試験法に適合する．
3. 非水性注射剤の溶剤には，通例，植物油を用い，有機溶剤は用いない．
4. 点眼剤に用いられる溶剤には，植物油や有機溶剤などが使用される．
5. 注射の際の疼痛を軽減することに用いられる添加剤を無痛化剤という．

正解：1. ×　　2. ○　　3. ×　　4. ○　　5. ○

参 考 文 献

1) 日本医薬品添加剤協会訳編（2007）改訂医薬品添加物ハンドブック，薬事日報社

4.5 経口液剤用添加物

経口液剤は，液剤特有の目的として難溶性医薬品をも溶液状しなければならないことから，水を主とした溶剤へ可溶化することが必要である．また，経口液剤は微生物の発育や有効成分の分解が速いので，有効成分の安定化が重要となり，これらの要件を満足する特性が添加剤に求められる．さらに，これらに付随して，溶液であることに伴う味覚，色および粘稠性の問題が起こり，患者の服薬コンプライアンスに関係するので，添加剤は必要不可欠である．

4.5.1 溶　剤

1 水性溶剤

精製水（日局 17）：常水を蒸留，イオン交換または超ろ過により調製したもの．

2 非水性溶剤

有機溶剤：エタノール，プロピレングリコール，マクロゴール（一般名：ポリエチレングリコール），グリセリンなどの親水性の有機溶剤を用い，水に難溶性の薬物の溶解性を高める．グリセリンはアルコールに加えてよく用いられ，甘味剤を兼ねる．エリキシル剤では 8～10％のエタノール（low - alcoholic elixir）あるいは 73～78％のエタノール（high - alcoholic elixir）を含む．

4.5.2 保存剤

経口液剤は，細菌，カビ，酵母などの微生物に汚染されやすく，不快な味や臭気を発生することがあるので，微生物の発育を阻止する目的で**保存剤** preservatives を添加する．これらの微生物発育阻止作用は，保存剤の非解離形分子のみがもつことから，解離による分子形濃度変化を調節することが重要である．

弱酸性保存剤の効力について解離のみが問題となる場合には，

$$処方化濃度 = 微生物発育阻止所要濃度 \times 1/(1 + 10^{pH - pK_a})$$

となる．

1 パラオキシ安息香酸エステル類

　パラオキシ安息香酸メチル（pK_a = 8.5），パラオキシ安息香酸エチル，パラオキシ安息香酸プロピル，パラオキシ安息香酸ブチル（いずれも日局 17）などのパラオキシ安息香酸エステル類は，毒性がきわめて少ない優れた保存剤であるが，水に溶けにくい（溶解度は，―メチル＞―エチル＞―プロピル＞―ブチル）という欠点を有する．これらの化合物の抗微生物作用には，発育阻止作用と殺菌作用がある．カビや一般的な微生物に対して，pH3 ～ 7 において 0.12 ～ 0.18% の低濃度で有効であるが，グラム陰性菌と乳酸菌に対しては作用が弱い．

2 弱酸類

　安息香酸（pK_a = 4.20），デヒドロ酢酸（pK_a = 5.45），ソルビン酸（pK_a = 4.76）などの弱酸類も保存剤として利用される．

4.5.3　懸濁化剤及び粘稠剤

　カルメロースナトリウム（一般名：カルボキシメチルセルロースナトリウム），メチルセルロース，トラガント，アラビアゴム，アルギン酸ナトリウムなどの水溶液はいずれも粘性があるので，難溶性有効成分の懸濁化剤として用いられる．また，モンモリロナイト，ベントナイト，ビーガム，結晶セルロースは**チキソトロピー性**を示し，静置時には粘性が増すため懸濁粒子の沈降を抑制し，振り混ぜるとき粘度が下がるため再分散性のよい凝集沈降性を示す．

4.5.4　甘味剤及び芳香剤

　一般に，**甘味剤**は最も広く受け入れられる矯味剤であり，特に小児に好まれる．シロップ剤用の甘味剤として良質の白糖（ショ糖）が用いられる．ただし糖尿病患者に対してはもちろん，小児下痢患者にも腸内発酵促進の観点から白糖の使用には注意が必要である．また，ブドウ糖，果糖，転化糖などの糖類も用いられる．トレハロース水和物，ソルビトール，キシリトール，グリセリン（いずれも日局 17）なども甘味剤として用いられる．これらの添加剤は，アミノ基をもつ薬物を処方化するときはアミノカルボニル反応を起こさない利点を有する．また芳香剤を用いて製剤を服用しやすくすることは，服薬コンプライアンスを高めるために有効である．

4.5.5 着色剤

医薬品製剤には多数の**着色剤**が用いられているが,注射剤と点眼剤には着色のみを目的とする着色剤を添加することはできない(製剤総則中の製剤各条を参照).経口液剤には,シロップ剤に着色剤が使用される.ここで使用される着色剤にはタール色素と天然色素があるが,タール色素は,いくつかのものについて発癌性,催奇形性,過敏性が報告されており,使用が制限される方向にある.天然色素としてカラメル,β-カロテンなどが使用されている.

章末確認問題(以下の文章の正誤を答えよ)

1. 一般に保存剤の水溶液中における微生物発育阻止作用は,分子形が多いほど低下する.
2. 水に難溶性の薬物を経口液剤とする際に,溶解性を高めるためにエタノールやセタノールが用いられる.
3. 経口液剤用の懸濁剤に期待される機能として,製剤中におけるレオロジー特性を利用した,静置時の物理的安定性と服用時の再分散性の確保がある.

正解:1. ×   2. ×   3. ○

5

品質の保証

5.1 GMP と品質保証

　GMP は "Good Manufacturing Practice" の略称で，優れた品質の医薬品を継続的に製造，供給していくことを目的として制定されている．GMP は当初「医薬品製造規則」と日本語訳されていたが，品質管理も GMP の重要な根幹をなすことを表すために，最近では「医薬品の製造管理及び品質管理に関する実施基準」と訳されるようになってきた．GMP は法律要件であり，GMP に関連した法律文書やガイドライン類を遵守しながら，医薬品製造を行わなければならない．

　品質保証とは，WHO GMP によれば，医薬品が所定の品質要件を満たすという十分な確信を持つことを保証するに足る組織的な行動およびこのような行動の全体と定義されている[1]．具体的には，品質保証は医薬品の開発段階におけるより良い製品設計，徹底的な製品特性の把握，規格および試験法，GMP の遵守によってなされる[2]．

5.1.1　GMP の目的と制定の経緯

　一定の品質の医薬品を恒常的に製造していくには，最終製品の品質試験を行うことによる品質の確認に重点を置く管理方法ではなく，原料の受け入れから最終製品の出荷に至る全製造工程の製造管理や品質管理を適切に実施していかなければならない．このような目的のために GMP には，ハード（製造所の構造設備）とソフト（人的要件，作業手順，文書化など）について必要な要件が規定されている．

　GMP の歴史は米国から始まった．薬害を契機に，1962 年米国において食品医薬品化粧品法が

改正され，医薬品の製造所が遵守すべき内容としてGMPが規定された．1969年世界保健機構（WHO）は自らGMPを策定し，「加盟各国がGMPを採用し，国際貿易においてGMPに基づく証明制度を採用し実施する」よう勧告した．これを受けて，直ちにEFTA（欧州自由貿易連合）や英国がGMPを制定し，この動きは世界各国へと広がっていった．

わが国においては，1973年に日本製薬工業協会が自主基準としてのGMP（いわゆる**JGMP**）を策定してスタートした．公的には，1974年行政指導の基準として「**医薬品の製造及び品質管理に関する基準**」（昭和49年9月14日付薬務局長通知，いわゆるGMP基準）が通知され（表5.1），1976年より実施された．その後，1979年の薬事法改正に伴い，以前からあった「薬局等構造設備規則」のGMPハードに関する条項の改正と合わせ，1980年に行政指導の範囲に留まっていたGMP基準が法的な拘束力を持つ厚生省令として施行された．1993年の薬事法改正に伴い，1994年にGMPソフトの一部が改正され，法令化された．このGMPソフトの主な改正点は，従来から製造業の許可要件であったGMPハードと合わせ，新たにGMPソフトを許可要件とすること，1992年に公表されたWHOの新しいGMPとの整合性を図り，新たにバリデーション等が組み込まれたことなどであった．

さらに2002年の薬事法の大改正[3]とともに，2004年には**GMP**についても改正が行われ，従来の制度と比較し，かなり大きな変更がなされた[4]．薬事法改正においては，製造のみを行う製造業と製造販売承認を得た医薬品を市場に出荷し，品質，安全性，有効性に責任をもつ製造販売業に区分けされた制度となった．この変更に伴い，GMPの位置づけが従来の製造業の許可の要件から製造販売業者が申請する品目の承認要件の一つとなった．

近年，GMPの実施及び基準調査適合性調査において，国際的な協力や情報交換等の必要性が高まっていることから，GMPの実施に関する国際整合性の観点から医薬品査察協定および医薬品

表5.1 わが国のGMP制定の経緯の概要

1974年	局長通知 「医薬品の製造及び品質管理に関する基準」
1980年	厚生省令 「医薬品の製造管理及び品質管理規則」 （製造業の遵守すべき基準）
1993年	薬事法の改正
1994年	GMPソフトの一部改正 （GMPソフトの製造業の許可要件化） （バリデーションの導入：平成8年施行）
2002年	薬事法の改正（平成17年施行） （製造業と製造販売業に区分け） GMP：製造業の遵守事項、製造販売業の承認要件 GQP，GVP：製造販売業の許可要件，遵守事項
2004年	厚生労働省令 「医薬品及び医薬部外品の製造管理及び品質管理の基準に関する省令」（GMP省令）
2013年	GMP省令施行通知の改正
2013年	薬事法等の一部を改正する法律（2014年施行）

査察共同スキーム（Pharmaceutical Inspection Convention and Pharmaceutical Inspection Co-operation Scheme：PIC/S と通称される．日本は 2014 年 5 月に加盟が正式に認められた）の GMP ガイドラインを踏まえ，2013 年に 2004 年の GMP 省令の施行通知が改正され，バリデーション基準などの改定が行われた（5.1.2 項参照）[5]．また，2013 年には「薬事法等の一部を改正する法律」が発布（2014 年施行）され，「薬事法」という法律の名称が**医薬品，医療機器等の品質，有効性及び安全性の確保等に関する法律**」（略称「医薬品医療機器等法」）に改められた[6]．

章末確認問題（以下の文章の正誤を答えよ）

1. GMP は優れた品質の医薬品を継続的に製造，供給していくことを目的として制定されているが，承認要件ではない．
2. 医薬品査察協定および医薬品査察共同スキーム（PIC/S）は GMP 実施の国際整合性の観点から設けられ，多くの国々が加盟している．
3. 2014 年に施行された法律により，「医薬品医療機器等法」という略称される法律の名称が「薬事法」に改められた．

正解：1. ×　　2. ○　　3. ×

5.1.2　GMP の内容

1　GMP の 3 原則

一定の品質の医薬品を恒常的に製造し，供給していくために，GMP には少なくとも以下に示す 3 つの原則（**GMP の 3 原則**）を満たすことが求められている[7]．
(1) 人為的な誤りを最小限にすること
(2) 医薬品の汚染および品質低下を防止すること
(3) 高い品質を保証するシステムを設計すること

2　GMP の主要項目

上記の 3 原則を満足するために，表 5.2 に掲げた主要項目が GMP に含まれる．以下にこれらの項目について GMP の内容も踏まえながら概説する．

表 5.2　GMP の主要項目

a) 品質マネジメント体制の確立
b) 職員，組織の業務
c) 製造所の構造設備
d) 製造管理
e) 品質管理
f) 製造所からの製品の出荷管理
g) バリデーション
h) 変更及び逸脱の管理
i) 品質等に関する苦情及び製品回収の処理
j) 文書及び記録の管理

a) 品質マネジメント体制の確立

GMP の遵守に必要な組織，職員，製造所の構造設備，製造管理・品質管理等の手順を確立し，これらに関するすべての活動について文書で示すことが必要である．品質マネジメント体制の確立は，製造所の医薬品製造の宣言ともなる．

b) 職員，組織の業務

GMP では製造所ごとに医薬品製造管理者を定め，医薬品製造管理者の下に**製造部門**と**品質部門**を置かなければならない．医薬品**製造管理者**は製造・品質管理に係る業務を統括し，その適性かつ円滑な実施が図られるよう管理監督することが求められる．また品質部門は製造部分から独立しておかなければならない．それぞれの部門には，製造・品質管理業務を適正かつ円滑に実施しうる能力を有する責任者を製造所の組織，規模及び業務の種類に応じ，人数も含めて適切に置くことや製造・品質管理に係る業務を適正かつ円滑に実施しうる能力を有する人員を十分に確保しなければならないことが規定されている．

c) 構造設備

GMP ハードに関する事項は上述した「薬局等構造設備規則」に規定されていたが，2004 年の改正では GMP に製品の種類，剤形および製造工程に応じた塵埃や微生物汚染を防止するための要件が規定された．具体的には GMP が適用される製造所の基本的な構造設備基準（第 9 条）が定められ，その上乗せ基準として無菌医薬品の製造所の構造設備基準（第 23 条）及び生物由来医薬品等の構造設備基準（第 26 条）が盛り込まれた．GMP において作業室は製品の種類，剤形及び製造工程に応じ，塵埃や微生物汚染を防止するための構造及び設備を有することが求められる．

GMP では"飛散しやすく，微量で過敏症反応を示す製品又は交叉汚染することにより，他製品に重大な影響を及ぼす恐れのある製品等を製造する場合においては，当該製品等の関連する作業室を専用とし，かつ，空気処理システムを別系統にすること"と規定されており，他製品に重大な影響を及ぼす恐れのある医薬品の製造について作業室の専用化が求められている．

d）製造管理

GMPにおいて製造部門が適切に行うことが求められている主な業務は以下の通りである．

① **製造指図書***を作成し，指図書に基づいて製造を行い，ロット毎に製造記録書を作成し保管すること．
② 資材**，原料及び製品の適切な保管・出納，構造設備の洗浄及び職員の衛生管理に関する記録と保管．
③ 構造設備の点検整備や計器の校正を定期的に実施し，その記録の作成と保管．
④ 製造記録，資材，原料及び製品の保管・出納，衛生管理に関する記録により，製造管理が適切に行われていることを確認し，その結果を文書により品質部門に報告する．

e）品質管理

GMPにおいて品質部門が適切に行うことが求められている主な業務は以下の通りである．

① 原料，資材及び製品についてロット毎または管理単位毎に検体を採取し，その記録と保管を行う．
② 採取した検体の試験検査を実施し，その結果の判定を行い製造部門に文書で報告する．これらの記録を作成し保管する．
③ 製品の参考品***の採取・保管及び試験検査設備・器具の定期的点検整備及び計器の校正を行い，その記録の作成と保管を行う．
④ 原料や製品の安定性モニタリングや原料等の供給者管理を行う．

f）製造所からの製品の出荷管理

品質部門のあらかじめ指定された者が，手順書等に基づき製造管理及び品質管理の結果を適切に評価し，製品の製造所からの出荷の可否を決定することが定められている．また出荷の可否の決定が適正に行われるまで，製造所から製品を出荷してはならないことも規定されている．

g）バリデーション

GMPでは，**バリデーション**とは製造所の構造設備並びに手順，工程その他の製造管理及び品質管理の方法が期待される結果を与えることを検証し，これを文書化することと定義されている[4]．バリデーションは，目的とする品質の医薬品を恒常的に製造していくために行われるもので，最

---

* 製造指図書；製造工程における指示事項，注意事項を記載した指図書，製造記録書；製造指図書に従って製造したロット毎の製造及び管理の全情報を記載したもの
** 資材；製品の容器，包装材料及び表示物（添付文書を含む）をいう．
*** 製品の参考品；製品のロットから代表するように，定められた手順により，定められた数量をサンプリングした製品．表示された貯蔵条件で保管する．出荷後に製品品質の問題が起こった時などに，問題となった製品の品質を同じロットの参考品と比較調査するなどの目的に用いられる．原料及び製品の品質に影響を及ぼすと考えられる資材についても保管する必要がある．

新の科学技術を用い，国際的に通用する基準を設定して実施することが求められる．GMPにおいては，（イ）当該製造所において新たに医薬品の製造を開始する場合，（ロ）製造手順等に製品の品質に大きな影響を及ぼす変更のある場合，（ハ）その他製品の製造管理及び品質管理を適切に行うために必要と認められる場合にバリデーションを行うことが要求されている．

2013年のGMP施行通知改正[5]により，バリデーション基準が大きく改定された．主な改正点は以下の通りである．

① バリデーションは品質リスクを考慮して実施するよう明記された．
② バリデーションの目的を達成するために，製品のライフサイクルを通じて集積した知識や情報の活用，必要な技術移転を実施するよう明記された．
③ バリデーションの対象範囲が広く，個別のバリデーション計画書が複数あるような大規模プロジェクトの場合は，バリデーションマスタープラン（VMP）を作成することが明記された．
④ バリデーションの定義を見直し，バリデーションの種類として適格性評価，プロセスバリデーション，洗浄バリデーション，再バリデーション，変更時のバリデーションが規定された*．

以下バリデーションに関連する事項や用語について解説する．

ⅰ）製造設備等の適格性評価（qualification）

目的とする品質の医薬品を恒常的に製造するには，常に同じ性能や機能を継続的に持っている施設，設備，機器等を使用することが必要である．設備等が適切に選定され，正しく据え付けられ，設定された性能や機能に適合して稼動することを設備の導入時や改造時に詳細に評価，確認し，文書化することを製造設備等の適格性評価qualificationと言い，バリデーションの重要な構成要素の一つである．製造設備を新たに導入する際の適格性評価は，設計時適格性評価 design qualification（DQ），設備据付時適格性評価 installation qualification（IQ），運転時適格性評価 operational qualification（OQ），性能適格性評価 performance qualification（PQ）の手順で行われる．

① 設計時適格性評価 design qualification（DQ）

設備，システム又は装置が目的とする用途に適切であることを評価，確認して文書化することをいう．具体的な手順としては，新たに製造設備等を導入する場合は，まず製造設備等の要求仕様書と設計図面を製品品質，製造工程，製造スケール等およびGMPや消防法などの法律要件を盛り込んで作成する．次に仕様書および設計図面の要求事項や必要事項をまとめたチェックリスト（DQプロトコールという）に沿って，製造工程，作業手順，製品品質やGMPの観点等から仕様書や設計図面を評価，確認し，文書として残す．

---

* これまでのバリデーション基準では再バリデーションの中に「変更時の再バリデーション」と「定期的な再バリデーション」があったが，改定されたバリデーション基準では，「再バリデーション」と「変更時のバリデーション」が明確に区別された．

② **設備据付時適格性評価** installation qualification（IQ）

新たに据付または改造された設備，システム又は装置が仕様書および設計図面通りであることを評価，確認して文書化することをいう．DQで承認された仕様書や設計図面をもとにして製造設備などが製作され，製造現場に据え付けられる．据え付けられた製造設備等が仕様書や設計図面通りであることを評価，確認し文書に残す．評価，確認に当っては，予め評価項目，評価方法，判定基準を明確にして文書（IQプロトコールという）にまとめておくことが必要である．

③ **運転時適格性評価** operational qualification（OQ）

新たに据付または改造された設備，システム又は装置が仕様書および設計図面通り，予測される運転の範囲内で意図した通りに作動することを評価，確認して文書に残すことをいう．このOQにおいては，実際に起こり得ると予測される最悪の条件下（許容条件の下限および上限，ワーストケースと言われる）でも試験を行い，ワーストケースでも正常に作動することを確認しておくことが必要である．OQに当っても予めOQプロトコールとして，評価項目，評価方法，判定基準を明確にして文書化しておくことが必要である．

④ **性能適格性評価** performance qualification（PQ）

DQ, IQおよびOQで評価，確認した設備，システム又は装置を使用して目的とする製造工程，製造手順に基づき，再現性良く実施できることを評価，確認し文書化することをいう．PQはOQに引き続いて行うが，プロセスバリデーションの中で実施することもできる．

ii) バリデーションの種類

製造管理および品質管理に関するバリデーションには，プロセスバリデーション，洗浄バリデーション，分析法バリデーション，無菌バリデーション，コンピュータ化システムバリデーション，再バリデーション，変更時のバリデーションなど多くの種類がある．以下主なバリデーションについて概説する．

① **プロセスバリデーション**

設定パラメータ内で稼動する工程で，設定規格と品質特性に適合した製品を再現性良く製造できることを確認し，文書化することをいう．プロセスバリデーションの手法として予測的バリデーション，コンカレントバリデーションがあり，製品の市販前に完了する予測的バリデーションが最も好ましいバリデーションと考えられている．

② **洗浄バリデーション**

複数の製品製造に共用する設備や装置において前工程物の残留が当該製品の品質に重要な影響を及ぼすと考えられる時に行う設備や装置の洗浄方法，洗浄剤，残留量確認のためのサンプリング方法，試験方法のバリデーションをいう．

③ **分析法バリデーション**（日局17参考情報「分析法バリデーション」参照）

分析法の信頼性を確証し，分析結果への信頼性を確保するために行われるバリデーションである．製品規格に含まれる試験項目，プロセスバリデーションでの試験項目，洗浄バリデーションで使用する試験項目，安定性試験で行う試験項目の分析法の内，薬局方等に記載され公に認めら

れている分析法以外で独自に設定して行う分析法が対象となる．薬局方等に記載され公に認められている分析法については，その製品の試験項目への適合性確認のみで良い．

④ コンピュータ化システムバリデーション（CSV）

各種業務に使用するコンピュータ化システム（コンピュータシステムで統合された工程または作業及びコンピュータシステムにより実現される機能を利用する業務プロセス）において期待される結果を与えることを検証し，文書化することをいう．このバリデーションは，コンピュータ化システムによる出力結果の信頼性を確保することを目的としている．コンピュータ化システムの導入にあたっては，上述のDQ, IQ, OQ, PQを実施する必要がある[8]．

⑤ 再バリデーション

実施対象となる設備，システム，装置，製造工程及び洗浄作業において，バリデートされた状態が維持されていることを定期的に再確認するために適格性評価，プロセスバリデーション及び洗浄バリデーション等を実施し，引き続き目的とする品質に適合する製品を恒常的に製造するために妥当であることを検証することをいう[5]．

⑥ 変更時のバリデーション

原料，資材，製造工程，構造設備，洗浄作業等を変更する場合に実施するバリデーションをいう．製品品質又は製造工程の再現性に影響を及ぼす可能性のある場合は，変更時の管理の一部として品質リスクに基づき再度適格性評価，プロセスバリデーション及び洗浄バリデーション等を実施する必要性を検討し，実施する場合にはその範囲を決定する[5]．

iii) プロセスバリデーションの手法

プロセスバリデーションの手法には以下の2種類がある*．

① 予測的バリデーション prospective validation

製品の通常生産前に行うバリデーションのことをいう．その製品の工業化研究の結果や類似製品に対する過去の製造実績等に基づき，製造工程，製造を支援するシステム，洗浄等の作業を対象として，製品の品質に影響を及ぼす変動要因（原料及び資材の物性，操作条件等）を特定し，その変動要因に対する許容条件が目的とする品質に適合する製品を恒常的に製造するために妥当であることを検証することをいう．新製品の市販製造開始前には必須で，通常連続3バッチの製造結果で検証する．

② コンカレントバリデーション concurrent validation

製品の通常生産に合わせて行うバリデーションのことをいう．限られたバッチ数のみを製造する，当該製品を稀にしか製造しない又はバリデーション済みの工程を改良して製造する等の理由により，製造運転のデータが予測的バリデーションや変更時のバリデーションとして利用できない場合に，実生産に合わせて行うバリデーションで，変動要因が許容条件内であることを工程管

---

* 改定されたバリデーション基準において，「回顧的バリデーション（Retrospective Validation）」（十分に確立されている製造工程に対して集積された試験検査結果及び製造記録を統計学的方法により解析することをいう）は削除された．

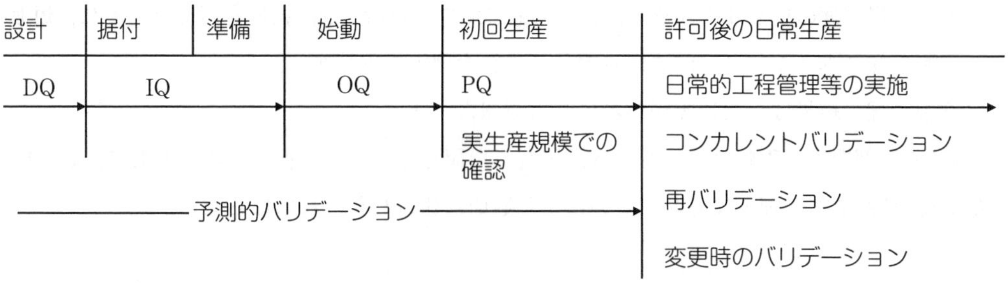

設計	据付	準備	始動	初回生産	許可後の日常生産
DQ	IQ	OQ	PQ		日常的工程管理等の実施
				実生産規模での確認	コンカレントバリデーション
					再バリデーション
					変更時のバリデーション
←――――――予測的バリデーション――――――→					

図 5.1　バリデーション実施の標準的な時系列例
(川村邦夫（2002）医薬品の設計・開発・製造におけるバリデーションの実際　じほう社，p.25 を薬食監麻発 0830 第 1 号（平成 25 年）に従い，改変して引用)

理等により確認することをいう．

h) 変更及び逸脱の管理

変更の管理，逸脱の管理は，GMP の重要な要素である．

i) 変更の管理

原料，設備，装置，工程，規格，分析法等について，製品品質に影響を及ぼすおそれのある変更を行う場合においては，あらかじめ指定した者に，手順書等に基づき，次の掲げる業務を行わせなければならない．

① 変更による製品の品質への影響を評価し，その評価の結果をもとに変更を行うことについて品質部門の承認を受けるとともに，その記録を作成し，これを保管すること．
② 品質部門の承認を受けて変更を行うときは，関連する文書の改訂，職員の教育訓練その他の所要の措置を採ること．
③ 製造販売業者に事前に変更の承認を得ること．

ii) 逸脱の管理

逸脱とは承認された指示又は設定された基準からの乖離をいう．製品の製造管理や品質管理は，定められた手順や基準に従って品質が恒常的に保証されるシステムで運営管理されているが，日々製品を製造，試験していく上で定められた手順や基準からの逸脱が発生することは避けることができないことも事実である．発生した逸脱をいかに適切に処理し，管理していくかが品質保証の上で極めて重要となる．

製造手順等からの逸脱が発生した場合においては，あらかじめ指定した者に，手順書等に基づき，次に掲げる業務を行わせなければならない．

① 逸脱の内容を記録する．
② 重大な逸脱が生じた場合においては，逸脱による製品の品質への影響を評価し，所要の措置を採り，評価の結果及び措置について記録を作成し，保管するとともに，品質部門に対して文書により報告し，報告された評価結果及び措置について，品質部門の確認を受ける．

③ 逸脱の影響度の広がりを調査し，必要に応じて是正措置，予防措置を行うとともに，類似の逸脱を繰り返さないよう関連する職員等に教育訓練を実施する．
④ 逸脱管理の結果は，製造販売業者に文書で報告する．

さらに品質部門は，手順書等に基づき，確認した記録を作成し，保管するとともに，逸脱管理の結果を医薬品製造管理者に対して文書により適切に報告しなければならない．

i) 品質情報及び品質不良等の処理

製品が出荷された後に，製品中に異物が発見されたり，製品に破損があったり，製品が通常と異なっている場合には品質情報（苦情）が寄せられる．このような品質情報に対して製造業者は，製剤設計起因のものか，製造工程起因のものか，あるいは流通過程起因のものか等の原因を究明するために，製造記録，試験記録の点検・確認，製品の参考品の試験を行い，改善が必要な場合は適切な措置を採る一方，製造販売業者を通じて，製品情報提供者に回答しなければならない．これらの製品情報の内容，原因究明の結果および改善措置の内容について記録し，保管しなければならない．

苦情の内容によっては健康被害が及ぶと考えられる品質の異常の場合は，製品の回収を行わなければならない．

j) 文書及び記録の管理

人の記憶は曖昧であったり，人は思い込みしていることがあるため錯覚や間違いを起こしたり，省略や手抜きをすることがある．また他の人との情報の伝達や指示は言葉だけでは充分伝わっていないことがある．このようなことが医薬品の製造過程で生じると，一定の品質の医薬品が製造されず，医薬品の有効性や安全性が損なわれることになる．最悪の場合，服用した患者の健康に重大な被害をもたらすことにもなる．GMPではすべての作業手順や基準を文書化し，その手順や基準に従って作業することが求められる．またその作業が後で振り返った場合でも，明確に照査できるように証拠として記録を残すことがもとめられている．また設備・機械においても，基準通り管理や稼動がなされたことを文書化して記録に残すことが必要である．

GMPにおいては，GMPに関連する文書および記録について，あらかじめ指定した者に，手順書等に基づき，次に掲げる事項を行わせなければならないことが規定されている．

ⅰ) 文書を作成，又は改訂する場合においては，手順書等に基づき，承認，配布，保管等を行うこと．

ⅱ) 手順書等を作成，又は改訂するときは，当該手順書等に日付を記載するとともに，それ以前の改定に係る履歴を保管すること．

ⅲ) 文書及び記録を，作成の日（手順書については使用しなくなった日）から5年間（ただし，当該記録等に係る製品の有効期間に1年を加算した期間が5年より長い場合においては，教育訓練に係る記録を除き，その有効期間に1年を加算した期間）保管すること．

> 章末確認問題（以下の文章の正誤を答えよ）

1. 性能適格性評価とは新たに据付または改造された設備，システム又は装置が仕様書および設計図面通り，予測される運転の範囲内で意図した通りに作動することを評価，確認して文書に残すことをいう．
2. プロセスバリデーションにおいて，回顧的バリデーションが最も推奨されるバリデーションである．
3. コンカレントバリデーションとは製品の通常生産前に行うバリデーションのことをいう．

正解：1. ×　　2. ×　　3. ×

5.1.3 GMP 周辺の規制

平成17年4月1日に施行された薬事法[3]において，市販後安全対策の強化という観点から，現行の製造業から製造販売行為（製品を出荷・上市する行為）を分離し，製造所の保有を前提と

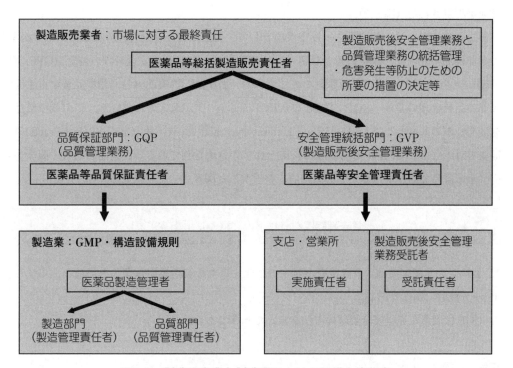

図5.2　製造販売業と製造業における組織と責任者
（長江晴男（2005）Pharm Tech Japan, Vol.21, No.4, p.48を厚労省令87号（平成26年）に従い改変して引用）

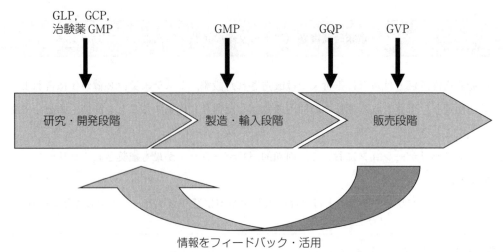

図 5.3 医薬品の有効性，安全性，品質を確保するための基準とその時系列
GLP：医薬品の申請資料作成のために行う，動物試験等安全性試験の実施基準
GCP：医薬品の臨床試験の実施基準
治験薬 GMP：治験薬を製造する際に遵守すべき適切な製造管理及び品質管理の方法の基準及び必要な構造設備の基準

しない欧米と同様な製造販売承認制度がスタートした．この制度において，医薬品の製造に係る業態として，製造業だけでなく，従来の品目ごとの「製造」承認および「製造業」許可を合わせた「製造販売承認」の保有者として，市場に対する最終責任を有する製造販売業者という新しい業態が設定された（図 5.2）．

製造販売業者には，許可要件・遵守事項として，製造販売後安全管理の方法である「医薬品，医薬部外品，化粧品，医療機器及び再生医療等製品の製造販売後安全管理の基準（GVP；Good Vigilance Practice）」[8] 及び品質管理の方法である「医薬品，医薬部外品，化粧品及び再生医療等製品の品質管理の基準（GQP；Good Quality Practice）」[9] が規定されている．その他医薬品の研究開発段階の基準として，GLP（Good Laboratory Practice），GCP（Good Clinical Practice），治験薬 GMP（GMP for Investigational Products）[10] が定められている．医薬品の研究・開発から販売に至る段階で関連する基準を時系列的に整理すると図 5.3 のようになる．

章末確認問題（以下の文章の正誤を答えよ）

1. 製造販売承認制度は，市販後安全対策の強化するため製造業から製品を出荷・上市する行為を分離した制度である．
2. GQP は製造販売後安全管理の方法を定めた基準である．

正解：1. ○　　2. ×

5.1.4　GMPに関連した品質保証の新しい動向

　近年，米国のFDA（Food and Drug Administration：食品医薬品局）やICH（International Council on Harmonization of Technical Requirements for Pharmaceutical for Human Use：日米EU医薬品規制調和国際会議）などの場で品質保証に関する新しい考え方が議論され，それらの内容がガイダンスやガイドラインとして規制の中に取り入れられてきている．ここではFDAやICHから発表された品質保証に関する新しい動きについて概説する．

a）FDAの新しい動向

　FDAは，2004年9月に医薬品の製造および品質規制の強化と近代化のために，FDAの役割に21世紀という視点を取り入れることを目指して，「21世紀に向けた医薬品**CGMP**（医薬品の製造および品質管理に関する規制）－リスクに基づくアプローチ」というイニシアチブ（構想）の最終報告書を発表した[11]．このイニシアチブにおける基本スタンスは，従来FDAは製造プロセス全般への広範な規制を行ってきたが，このことが高品質の医薬品を製造するための企業の製造プロセスや設備の変更に対する消極性を助長しているとの認識から，この弊害を取り除くために，規制の将来像は製造科学，品質システム，リスク管理の進歩を反映した法規制とし，企業が新たな技術革新を早期に採用することを奨励し，継続的な製造プロセス改善による高品質医薬品の供給を目指すものである．

　このイニシアチブの中で具体的に示された事項のなかで注目すべきは，**プロセス解析工学** process analytical technology（**PAT**）のコンセプトであり，企業向けガイダンスも2004年9月に発表された[12]．PATとは，原料および中間製品のクリティカルな品質およびプロセスの性能特性のタイムリーな測定（すなわち工程の進行中，at‐line，in‐line，on‐lineに組み込まれた測定装置による測定）を通じた設計，分析，製造を管理するためのシステムで，製品が望ましい品質であることの保証をプロセスの進行と並行して実施しようとするものである．PATを導入することにより，頑健な製法の設計・開発，製造プロセスのより詳細な理解，新しい工程管理技術の導入などの効果が期待されている．また最終出荷試験をスキップできるリアルタイムリリースについてもガイダンスの中で示されており，従来の「サンプリングされた中間製品や最終製品のラボ試験を行う」ことによって達成される品質保証から脱却するものであり，医薬品生産における工程管理や品質保証のパラダイムシフトに繋がる．

　その後，2010年2月に，公衆衛生のためのレギュラトリーサイエンスの推進－FDAのレギュラトリーサイエンス・イニシアチブに対するフレームワーク－がFDAにより発表された[13]．レギュラトリーサイエンスとは，1987年に内山 充 博士によって提唱され，我が国では「科学技術の成果を人と社会に役立てることを目的に，根拠に基づく的確な予測，評価，判断を行い，科学技術の成果を人と社会との調和の上で最も望ましい姿に調整するための科学」（第4次科学技術基

本計画 2011 年 8 月 19 日閣議決定）とされている．FDA では，「新しいツール，基準とアプローチを開発し，FDA が管理する製品の安全性，有効性，品質と性能を評価する科学である」と定義されている．

FDA のレギュラトリーサイエンス・イニシアチブの中で，従来の最終製品の試験による品質保証に替わって設計により製品に品質を造り込む**クオリティ・バイ・デザイン** quality by design（**QbD**）が，医薬品製造プロセスの理解と管理を近代化する手法として取り上げられ，品質の確保のみならず，開発と製造コストの低減にも寄与するとされている．FDA は QbD に関し，次の 3 つの新しい分野に取り組んでいる．(1) 従来のバッチ製造に代わる医薬品の連続製造，(2) PAT の利用，(3) プロセスまたは製品品質の変化を検出する新しい統計手法．これらのアプローチを適用することにより，複雑な製造工程の管理およびその効率化，並びにより信頼できる製品の患者への提供が推進される．

b）ICH での新しい動向

ICH は，日本，米国及び EU の医薬品担当の行政機関と医薬品産業団体とが，医薬品の承認審査制度や申請資料等の国際調和を図るために開催している会議である．ICH において医薬品の品質に関わる種々のトピックスが議論され，その成果として出された多くのガイドラインは，医薬品開発や製造において遵守すべき重要な指針となっている．表 5.3 に現在議論されているものも含めて品質関連のトピックスの一覧を示す．Q8（製剤開発）[14]，Q9（品質リスクマネジメント）[15] および Q10（医薬品品質システム）[16] ガイドラインは，日米 EU で合意されたもので，いわゆる Q トリオと呼ばれ，上述の FDA のイニシアチブの内容が反映されたものとなっている．

Q8 ガイドラインは，ICHM4 **コモン・テクニカル・ドキュメント**（**CTD**）様式で規制当局に提出される申請資料のうち，3.2.P.2 製剤開発の経緯の項において推奨される記載内容を述べたものである．その中で，製剤開発手法として，従来からの開発アプローチに加え，新しい概念である QbD によるより進んだ開発アプローチが示された．QbD は，①製品品質規格の確保，②工程能力の向上および製品変動・欠陥の減少，③製品開発および製造の効率性向上，④根本原因の分析および承認後変更管理を推進することを目標とするものである[17]．QbD の要素は，①製品の安全性および有効性を考慮した**目標製品品質プロファイル** quality target product profile（**QTPP**）および QTPP に関連し患者への危害の重大性に影響する製品の**重要品質特性** critical quality attribute（**CQA**），②製品設計とその理解，③プロセス設計とその理解，④**管理戦略**，⑤工程能力および継続的改善からなる[17]．QbD のツールには，①既に得られている知識，②リスクアセスメント，③機構モデル，実験計画法およびデータ分析，④PAT がある[17]．リスクアセスメント手法は，Q9 ガイドラインに示されており，製品の CQA に影響を及ぼす可能性のある原薬，添加物，中間体の物質特性および工程パラメータを特定するのに役立つ．製品の CQA を担保するための物質特性および工程パラメータの許容範囲または数学的関係は**デザインスペース**と呼ばれる．デザインスペース内のパラメータの変更は承認事項の変更とは見なされず，当局への申請は

表5.3　品質関連の ICH トピックス一覧

トピックス略号	トピックス項目	トピックスの小項目
Q 1	安定性試験	A：安定性試験（新有効成分含有医薬品） B：光安定性試験 C：新剤形 D：ブラケッティング・マトリキシングのデザイン E：安定性データの評価
Q 2	分析法バリデーション	A：分析法バリデーション（実施項目） B：分析法バリデーション（実施方法）
Q 3	不純物	A：原薬中の不純物 B：製剤中の不純物 C：残留溶媒
Q 4	薬局方	
Q 5	バイオテクノロジー医薬品	A：ウイルスバリデーション B：遺伝的安定性 C：製品の安定性 D：細胞株管理 E：製法変更における比較可能性
Q 6	規格・試験法	A：医薬品の規格及び試験法（化学合成医薬品） B：医薬品の規格及び試験法（バイオテクノロジー医薬品）
Q 7	GMP	A：原薬 GMP
Q 8	製剤開発	
Q 9	品質リスクマネジメント	
Q 10	医薬品品質システム	
Q 11	原薬開発	化学薬品及びバイオ医薬品の原薬の開発及び製造
Q 12	ライフサイクル管理	
M 4	CTD	Q：CTD（品質）

注；Q は Quality, M は Multidisciplinary Regulatory Communication に由来している

不要である．管理戦略には，少なくとも**重要工程パラメータ**及び**重要物質特性**の管理が含まれる．管理戦略には，最終製品試験に代わる工程内試験または**リアルタイムリリース試験** real time release testing（**RTRT**）を含めることができる．ただし，必ずしもデザインスペースを設定したりリアルタイムリリース試験を採用しなくともよい．

　Q9 ガイドラインは，医薬品品質の様々な側面に適用できる品質リスクマネジメントの原則および手法の具体例を示したものである．Q9 ガイドラインが掲げる品質リスクマネジメントの基本原則は以下の2つである．品質に対するリスクの評価は，1）科学的知見に基づき，かつ最終的に患者保護に帰結されるべきである．2）品質リスクマネジメントプロセスにおける労力，形式，文書化の程度は当該リスクの程度に相応すべきである．リスクマネジメントは，リスクアセスメ

ント，リスクコントロール，リスクコミュニケーション，リスクレビューの4つの要素からなる．

Q10ガイドラインは，研究開発，製法の技術移転，生産，販売終了までライフサイクルにわたる医薬品の品質への製薬企業経営陣の責任を明確にした管理監督システムガイドラインである．

またこれらのガイドラインに続いて，Q11（原薬の開発と製造）ガイドライン[18]が最近発行された．現在，Q12（ライフサイクル管理）がトピックスとして取り上げられ，検討が行われている．

c）QbDアプローチの医薬品製造，品質管理への具体的展開

ICH Q8に関連し，我が国においてもQbDアプローチにより製剤開発され承認された品目が2008年以降増加しており，更にQbDアプローチの一環として，主にPATを利用することにより，最終製品の抜き取り検査による出荷試験項目の一部または全部の代替として，工程データに基づいて出荷判定を行うRTRTの承認実績も2009年以降徐々に増えてきた．また，ICHガイドラインで示されたQbDアプローチを含む品質保証の新しい考え方は，日本薬局方通則にも反映され，品質確保の観点から，必要に応じて，規格に加え，製造過程において留意すべき要件を医薬品各条の製造要件の項に示すこと，そして当該要件には，原料・資材，製造工程及び中間体の管理に関する要件のほか，工程内試験に関する要件や出荷時の試験の省略に関する要件が含まれることが示されている．また，参考情報として，品質リスクマネジメントの基本的な考え方およびリアルタイムリリース試験が記載されている．

PATとして具体的に用いる分析技術としては，近赤外分光法（NIR），ラマン分光法，ケミカルイメージングなど，そして解析技術としては，ケモメトリクスなどが検討され，一部の医薬品原薬および製剤の製造に利用されている．NIRは日本薬局方に測定法が掲載されている．

PATを利用したRTRTの概念を図5.4に示す．RTRTを出荷試験として適用する場合，例えば錠剤の含量は打錠工程中にon-line NIRで直接測定するか，あるいはHPLCあるいはat-line NIRによる混合末中の主薬含量の測定と打錠工程でのフィードバックループによる錠剤質量管理とを組み合わせる方法（含量（％）＝混合末含量×錠剤質量÷理論錠剤質量）により，また，含量均一性は混合機に設置したin-line NIRを用いて混合工程中に連続測定し，スペクトルの標準偏差の平均値がプラトー領域に達した時点を混合終点として自動計測することにより混合均一性を確保し，更に打錠工程での打錠圧管理による錠剤質量偏差の管理を組み合わせることにより保証することが可能となる．溶出性は数学的代替モデル，あるいは溶解度の高い原薬を含む速崩性固形製剤の場合には崩壊試験による代替によりRTRTとすることができる．ただし，RTRTが適用できない試験項目，PAT測定装置の故障時，および安定性試験や薬事規制上の試験については，従来法で実施する必要があるため，「規格及び試験方法」の設定と承認は必須である．RTRTを活用して管理を上流に移行することにより，品質保証レベルが向上することが期待され，また最終製品試験の削減によるコスト削減，出荷までのリードタイムの短縮等が可能となる．

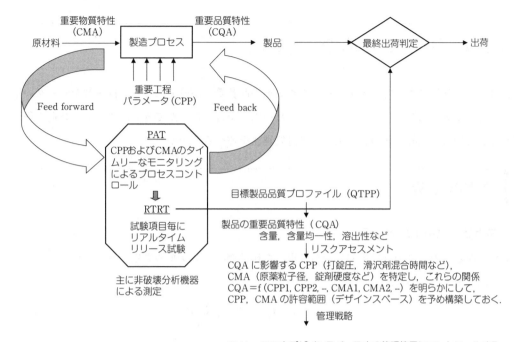

図5.4　QbDアプローチにおけるPATを利用したリアルタイムリリース試験の概念

章末確認問題（以下の文章の正誤を答えよ）

1. クオリティ・バイ・デザイン（QbD）アプローチでは，デザインスペースの設定は必須である．
2. 工程改善のために原料の物質特性や工程パラメータをデザインスペース内で変更し運用するためには規制当局への一部変更承認申請が必要となる．
3. QbDアプローチにおいてプロセス解析工学（PAT）は必ずしも使用しなくてもよい．
4. リアルタイムリリース試験を出荷試験として設定した場合，最終製品の「規格及び試験方法」は必ずしも設定しなくてもよい．

正解：1. ×　　2. ×　　3. ○　　4. ×

5.1.5 GMPのための統計処理

統計手法の使用によって，製造工程管理や製剤の品質管理が容易になり，得られたデータの重要性の判断や製剤品質に対する信頼性のより高い判断を行うことができる．ここでは製造工程管理や品質管理に一般的に使われる主要な統計処理法を述べる[19, 20]．

1 統計量の計算

a）平均値（算術平均値）$\bar{x}$

対象となるものの集団（母集団）から抽出した複数個のサンプルの測定データから，次式を用いて算出したものである．

$$\bar{x} = \frac{x_1 + x_2 + x_3 \cdots + x_n}{n} = \frac{\sum x_i}{n} \tag{1}$$

母集団自体の**平均値**を示す場合は，通常，μ の記号を用い，x が μ の推定値（不偏推定量）となる．

b）バラツキの表し方

① **分散** s^2：個々のデータと平均値の差を2乗したものを合計してデータ数で割った値である．

$$s^2 = \frac{\sum (x_i - \bar{x})^2}{n} \tag{2}$$

母集団の分散を示す場合は，σ^2 を用い，その推定値である**不偏分散**（V）は，次式で与えられる．

$$V = \frac{ns^2}{n-1} = \frac{\sum (x_i - \bar{x})^2}{n-1} \tag{3}$$

② **標準偏差** s：分散の平方根，すなわち，$s = \sqrt{s^2}$ である．なお，異なる単位で測定されたデータのバラツキを比較する場合には，標準偏差 standard deviation（S. D.）を平均値で除し，百分率とした**変動係数**（C. V.：coefficient of variation）を用いる．

$$\mathrm{C.\,V.} = \frac{s}{\bar{x}} \times 100 \;(\%) \tag{4}$$

母集団の標準偏差を示す場合は，σ を用い，その推定値は s/c_2 により与えられる（c_2 は係数で，表5.4参照）．

標準偏差を $\sqrt{n}$ で割ったものを**標準誤差** standard error（S. E.）といい，平均値の信頼性を示す指標となる．

③ **範囲** R：範囲は一組のデータ中の最大値と最小値の差で，通常，データ数 $n \leq 10$ のときに用い，R/d_2 で σ を推定できる（d_2 は係数で表5.4参照）．

表 5.4 係数 C_2 及び d_2 の値

n	c_2	d_2	n	c_2	d_2
2	0.5642	1.128	7	0.8882	2.704
3	0.7236	1.693	8	0.9027	2.847
4	0.7979	2.059	9	0.9139	2.970
5	0.8407	2.326	10	0.9227	3.078
6	0.8686	2.534	20	0.9619	—

2 ヒストグラムとパレート図

a）ヒストグラム

データの中に同じ値が繰り返し現れる場合，各値の出現頻度を並べたもの，あるいはデータの存在する範囲をいくつかの区間に分けた場合，各区間に属するデータの出現度数を並べたものを**度数表**（表 5.5）という．度数表を図にしたものを**度数分布図**（**ヒストグラム**）といい，横軸に特性値を縦軸に度数を目盛ってグラフに書いたものである（図 5.5）

表 5.5 度数表

データ区間	頻度	累積 %
0	0	0%
20	2	4.0%
40	9	22.0%
60	14	50.0%
80	16	82.0%
100	9	100.0%
次の級	0	100.0%

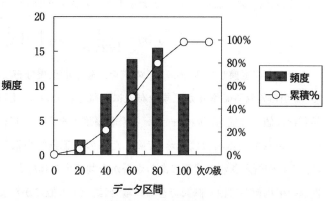

図 5.5 ヒストグラム

[前野昌弘，三國 彰（2000）図解でわかる統計解析，pp. 32，日本実業出版社]

b）パレート図

データを内容や原因別に分類してその度数の大きい方から柱状にプロットし，累積度数を併記したものを**パレート図**（図 5.6）という．解析における最も重要な因子が図式的に明快に把握でき，かつ秩序のある形で示されるのが特徴である．

3 正規分布と工程能力指数

データ x の度数が次式で示されるものを**正規分布**という．

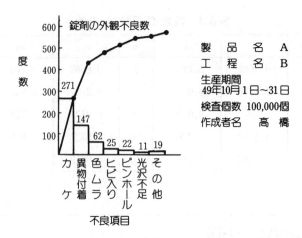

図5.6 パレート図
[日本薬剤師会 (1975) 製薬工場管理薬剤師研修会テキスト，
"GMP 推進のための品質管理の理論と応用", pp. 47]

$$f(x) = \frac{1}{\{\sqrt{2\pi}\,\sigma\}} \cdot \exp\left[-\left(\frac{1}{2}\right)\left\{\frac{(x-\mu)^2}{\sigma^2}\right\}\right] \quad (5)$$

重量や直径など，計量値の測定誤差に起因するバラツキなどはこの形をとり，$N(\mu, \sigma^2)$ で表す．この式について，$u = (-\mu)/\sigma$ として，μ からのかたよりで示すと次のようになる．

$$f(x) = \frac{1}{\{\sqrt{2\pi}\,\sigma\}} \cdot \exp\left[-\left(\frac{1}{2}\right)u^2\right] \quad (6)$$

このように変換した $N(0, 1^2)$ の式を，**基準形正規分布**と呼び，分布曲線下の総面積を1として，u から外れる確率 α が正規分布表に記載されている（図5.7）．ある工程で製造された製品の品質特性値（計量値）のデータから標準偏差 σ を求め，規格幅を 6σ（規格が基準値の片側のみに設定されている場合は 3σ）で除したものを**工程能力指数** process capability index（C_p）と呼び，工程が管理された状態にあるか否かを判断する指標として用いられる（図5.8）[21]．なお，特性値の平均値が自由に調節できない場合は，C_p の他にかたよりを評価した C_{pk} が用いられる．

$$C_p = \frac{S_U - S_L}{6\sigma} \quad (7)$$

$$C_{pk} = \min\left\{\frac{S_U - \bar{x}}{3\sigma}, \frac{\bar{x} - S_L}{3\sigma}\right\} \quad (8)$$

S_U：上限規格値，S_L：下限規格値

$C_p \geq 1.33$ であれば，規格を外れる $\pm 4\sigma$ 以上のバラツキを生じる確率は 0.04633 にしかならず，工程能力は極めて高いと判断できる．例えば，1錠 400 mg に打錠した錠剤についてロットごとに20錠ずつサンプリングし，各々の平均値 $\bar{x}$ と標準偏差 s を算出し，最大の s が 4.81 mg であれば，σ の推定値（$\hat{\sigma}$）は

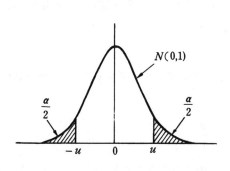

u	α (両側)	$\alpha/2$ (片側)
1	0.3173	0.15866
2	0.0455	0.02275
3	0.0027	0.00135
4	0.0000633	0.00003165
0.6745	0.50	0.25
1.2816	0.20	0.10
1.6449	0.10	0.05
1.9600	0.05	0.025
2.3263	0.02	0.010
2.5758	0.01	0.005
3.0902	0.002	0.001

図 5.7 正規分布

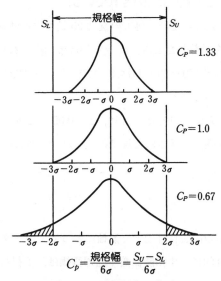

図 5.8 工程能力の意味

[星 満, 小林正志 (1982) "TQC と信頼性−100 のアドバイス", p. 129, 日刊工業新聞社]

$$\sigma = s/C_2$$
$$= 4.81/0.9619 \tag{9}$$
$$= 5.00 \text{ mg}$$

錠剤重量のバラツキの工程管理基準が±5%であれば下記計算により求めた C_p の値が 1.33 以上になることから,設定基準は十分満足できる.

$$C_p = \{(400 \times 1.05) - (400 \times 0.95)\}/(6 \times 5.00) \tag{10}$$
$$= 1.333$$

4 F検定とバラツキの比較

母集団より採取された2組のサンプルから独立に母分散を推定すると,それらの2つの不偏分

散の比は**F分布**という特別な分布に従うことが知られている．**F検定**は，この分布を用いて母分散の不偏分散を比較し，ある母集団が他の母集団より大きなバラツキをもつか否かを検定する方法である．

同じ分散 σ^2 をもつ正規母集団から大きさ n_1, n_2 の2組のサンプルを採取し，その試料分散 s_1^2, s_2^2 から不偏分散 V_1, V_2 と F_0 を求める．

$$F_0 = \frac{V_1}{V_2} \tag{11}$$

この F_0 値を自由度 $\phi_1 = (n_1 - 1)$, $\phi_2 = (n_2 - 1)$ の F 分布表の値と比較する．F 分布の形状も自由度 ϕ_1, ϕ_2 の大小により変化し，それぞれに対応する F の値は $\alpha = 0.01$，$\alpha = 0.05$ の両方が統計表（統計学の教科書の巻末など参照）に記載されている．

例えばA, B両打錠機で打錠された同一処方の錠剤20錠ずつをサンプリングして，1錠ずつその重量を測定し，各々の s^2 を計算したとき，$s_A^2 = 4.48$ mg, $s_B^2 = 2.50$ mg となれば，

$$F_0 = \{20/(20 - 1)\}4.48/\{20/(20 - 1)\}2.50 \tag{12}$$
$$= 1.792$$
$$F(\phi_1 = 19, \phi_2 = 15^*, \alpha = 0.05) = 2.20 \tag{13}$$

$F_0 < F$ となり，A, B両打錠機で打錠された錠剤の重量バラツキに差があるとはいえない．

5 散布図と相関係数

製造条件 x を横軸に，製品の品質特性値 y を縦軸にとって，データをプロットした**散布図**（図5.9）や，x と y の関係を定量的に示す**相関係数**や**回帰直線**は，工程管理やその改善の有用な手法となる．

表5.6に錠剤重量と主薬含量の関係について相関分析を行った結果を示す．

相関係数 r は次式から求めることができる．

$$r = \frac{\frac{1}{n}\sum(x_i - \bar{x})(y_i - \bar{y})}{s_x s_y} \tag{14}$$

相関係数の値を言葉で表現すると，次のようになる．$0 \sim 0.2$：ほとんど相関がない，$0.2 \sim 0.4$：やや相関がある，$0.4 \sim 0.7$：かなり相関がある，$0.7 \sim 1.0$：強い相関がある．

また，x に対する y の回帰直線は(15)式で表される．

$$y_i - \bar{y} = r\frac{s_y}{s_x}(x_i - \bar{x}) \tag{15}$$

---

* $\phi_2 = 19$ は表にないので安全サイドでの判断とするため，$\phi_2 = 15$ を用いる．

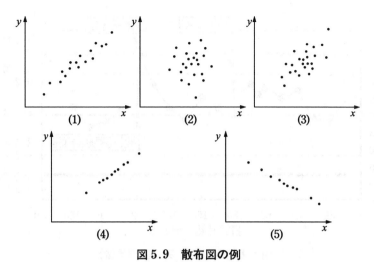

図 5.9 散布図の例

[前野昌弘, 三國 彰 (2000) 図解でわかる統計解析, p.85, 日本実業出版社]

表 5.6 S 錠の重量偏差および含量均一性試験結果

製造条件 ｛打錠機種：P / 回 転 数：40 rpm / 湿式造粒法｝

r 表　$\phi, P \to r$

サンプル数　$n = 20$

	1錠重量	1錠中主薬検出量	含量%（対表示量）
基準値	80　mg	7.5　mg	100　%
$\bar{x}$	79.755 mg	7.501 mg	100.1 %
s	1.042	0.095	1.26
CV	1.31　%	1.27　%	1.26%
x_{max}	81.66　mg	7.73　mg	103.0 %
x_{min}	78.10　mg	7.32　mg	97.6 %

相関係数（1錠重量：1錠中主薬検出量）
$r = 0.82543**$　　$\phi = 18$
$r(18, 0.01) = 0.5614$
** 相関あり（危険率 1%）

（自由度 ϕ の r の両側確率 P の点）

ϕ＼P	0.10	0.05	0.02	0.01
10	0.4973	0.5760	0.6581	0.7079
11	0.4762	0.5529	0.6339	0.6835
12	0.4575	0.5324	0.6120	0.6614
13	0.4409	0.5139	0.5923	0.6411
14	0.4529	0.4973	0.5742	0.6226
15	0.4124	0.4821	0.5577	0.6055
16	0.4000	0.4683	0.5425	0.5897
17	0.3887	0.4555	0.5285	0.5751
18	0.3783	0.4438	0.5155	0.5614
19	0.3687	0.4329	0.5034	0.5487

6　管理図

　管理図は製造工程における品質特性値の時系列的なバラツキを記録して，異常原因によるものを見つけ，工程の管理や解析に用いるものである．

　通常，異常を判断するための限界線として，正規分布であれば，そのデータの 99.7% が内側に

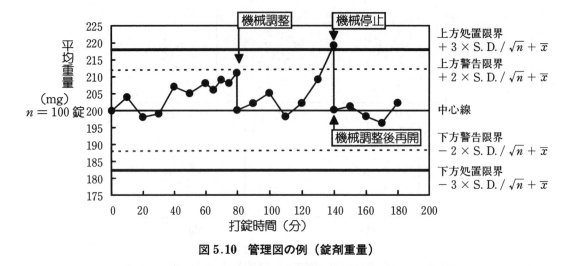

図 5.10 管理図の例（錠剤重量）

入る±3σを採用し，計算に用いるデータには過去の実績値または期待値を用いる．

図5.10は打錠時，例えば5～10分ごとにn個の錠剤をサンプリングして重量を秤量し，その値をみながら打錠工程を管理する場合に用いるチャートの一例で，どちらか一方の警戒限界内に連続してプロットされておればサンプリング間隔を短くするとともに，必要であれば機械を調節する．また，1回でもアクション限界を超えておれば，その後の錠剤は不適として除外し，直ちに機械を調整後，再サンプリングして重量をチェックする．その（平均重量）が限度内に戻ったことを確認後，製品化を再開する．

この場合，S.D.（標準偏差）を$\sqrt{n}$で除している理由は，n個の平均値のバラツキは個々のデータのバラツキの$1/\sqrt{n}$となることによるものである．

7 分散分析

製品の品質や収率のデータについて，そのバラツキを要因別に分析してどのように関係するのかを判断する場合などに用いる統計手法である．

ここでは，データにバラツキをもたらすと考えられる原因（因子と呼ぶ）が2つの場合の二元配置法の事例を示す．

混合工程において，スケールの異なる3つの混合機を用いて混合し，各々所定の6ポイントでサンプリングし有効成分含量を測定したところ，表5.7に示す結果が得られた．ここで，混合機間で混合効果に有意な差がないことを**二元配置法**により検証する．

第5章　品質の保証

表5.7　含量測定結果

機械＼ポイント	①	②	③	④	⑤	⑥
混合機A	102	98	109	95	95	103
混合機B	100	97	98	99	93	94
混合機C	99	105	94	98	94	96

手順1　データ（表5.7）の各々から平均値に近い数字（何でもよいがここでは100）を引く．
手順2　その値につき各行・各列の和と総和を計算する．
手順3　以上により得られたすべての数の各々について二乗値を求め，それぞれの（　）内に入れて表5.8を完成する．

表5.8　分散分析の補助表

機械＼ポイント	①	②	③	④	⑤	⑥	計
混合機A	2 (4)	-2 (4)	9 (81)	-5 (25)	-5 (25)	3 (9)	2 (4)
混合機B	0 (0)	-3 (9)	-2 (4)	-1 (1)	-7 (49)	-6 (36)	-19 (361)
混合機C	-1 (1)	5 (25)	-6 (36)	-2 (4)	-6 (36)	-4 (16)	-14 (196)
計	1 (1)	0 (0)	1 (1)	-8 (64)	-18 (324)	-7 (49)	-31 (961)

手順4　平方和を用いて表5.9の計算を行う．

表5.9　平方和を求める

$(\mathrm{I}) = 4 + 4 + 81 + \cdots + 16 = 365$　　本体部の(平方)の和

$(\mathrm{II}) = \dfrac{4 + 361 + 196}{6} = \dfrac{561}{6} = 93.50$　　行計の(平方)の和

$(\mathrm{III}) = \dfrac{1 + 0 + 1 + \cdots + 49}{3} = \dfrac{439}{3} = 146.33$　　列計の(平方)の和

$(\mathrm{IV}) = \dfrac{961}{18} = 53.39$　　総計の(平方)

機械間(行間)平方和 $= (\mathrm{II}) - (\mathrm{IV}) = 40.11$
混合機内(列間)平方和 $= (\mathrm{III}) - (\mathrm{IV}) = 92.94$
残差平方和 $= (\mathrm{I}) - (\mathrm{II}) - (\mathrm{III}) + (\mathrm{IV}) = 178.56$
総平方和 $= (\mathrm{I}) - (\mathrm{IV}) = 311.61$

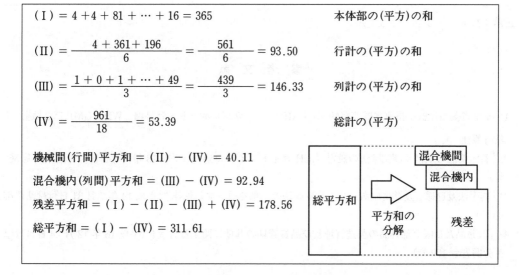

手順5 分散分析表を作成する．この場合，分散比は表における残差分の不偏分散（ここでは，17.856）を分母にして，混合機間，混合機内の不偏分散値を除して求める（表5.10）．

表5.10 分散分析表

因子	平方和	自由度	不偏分散	分散比
混合機間（行間）	40.11	2	20.056	1.123
混合機内（列間）	92.94	5	18.589	1.041
残差	178.56	10	17.856	——
総	311.61	17	——	——

F 表より，$F^2_{10}(0.01) = 7.559$, $F^5_{10}(0.01) = 5.636$, $F^2_{10}(0.05) = 4.102$, $F^5_{10}(0.05) = 3.325$

手順6 混合機間，混合機内の分散比について，それぞれ F 表の F^2_{10} (0.01, 0.05)，F^5_{10} (0.01, 0.05) と比較し，0.01 の値より大きければ高度に有意，0.01 の値より小さく 0.05 の値より大きい場合は有意と判断し，その因子が結果のバラツキに寄与しているものとする．

この事例では，混合機内ならびに混合機間の主薬含量のバラツキに有意な差がなく，3つのスケールの異なる混合機の混合性能に差がないといえる．

章末確認問題（以下の文章の正誤を答えよ）

1. 標準誤差（S.E.）は，標準偏差（S.D.）を n（データ数）で割って求めることができる．
2. 度数分布図（ヒストグラム）とは，データを内容や原因別に分類してその度数の大きい方から柱状にプロットし，累積度数を併記したものをいう．
3. 観測データについて，そのバラツキを要因別に分析して，要因同士がどのように関係するのかを判断する場合に用いる統計手法を分散分析という．

正解：1. ×　　2. ×　　3. ○

参　考　文　献

1) 厚生省薬務局監視指導課監修（1998）GMP テクニカルレポート・資料編「WHO GMP 第3版」，薬業時報社
2) 「新医薬品の規格及び試験法の設定（ICH ガイドライン Q6A）」（平成13年5月1日付け医薬審発568号）
3) 「薬事法及び採血及び供血あっせん業取締法の一部を改正する法律」（平成14年7月31日付け法律第96号）
4) 「医薬品及び医薬部外品の製造管理及び品質管理の基準に関する省令」（平成16年12月24日付け厚生労働省令179号）

5)「医薬品及び医薬部外品の製造管理及び品質管理の基準に関する省令の取り扱いについて」(平成 25 年 8 月 30 日付け薬食監麻発 0830 第 1 号)
6)「薬事法の一部を改正する法律」(平成 25 年 11 月 27 日付け法律第 84 号)
7) 日本製薬団体連合会 GMP 委員会監修　NPO‐QA センター企画・編集(2014),新 GMP 手帖(2014 年改訂版),(株)ハイサム技研
8)「医薬品,医薬部外品,化粧品,医療機器及び再生医療等製品の製造販売後安全管理の基準に関する省令(平成 16 年 9 月 22 日付け厚生労働省令第 135 号,最終改正:平成 26 年 7 月 30 日付け厚生労働省令第 87 号)
9)「医薬品,医薬部外品,化粧品及び再生医療等製品の品質管理の基準関する省令」(平成 16 年 9 月 22 日付け厚生労働省第 136 号,最終改正:平成 26 年 7 月 30 日付け厚生労働省令第 87 号)
10)「治験薬の製造管理,品質管理等に関する基準(治験薬 GMP)について」(平成 20 年 7 月 9 日付け薬食審査発第 0709002 号)
11) FDA;Pharmaceutical CGMPs For The 21ST Century‐A Risk-Based Approach, Final Report(September 2004)
12) FDA;Guidance for Industry, PAT‐A Framework for Innovative Pharmaceutical Development, Manufacturing, and Quality Assurance(September 2004)
13) FDA;Advancing Regulatory Science for Public Health:A Framework for FDA's Regulatory Science Initiative(October 2010)
14)「製剤開発に関するガイドライン」(平成 18 年 9 月 1 日付け薬食審査発 0901001 号,改定　平成 22 年 6 月 28 日付け薬食審査発 0628 第 1 号 0901001 号)
15)「品質リスクマネジメントに関するガイドライン」(平成 18 年 9 月 1 日付け薬食審査発 0901004 号)
16)「医薬品品質システムに関するガイドライン」(平成 22 年 2 月 19 日付け薬食審査発 0219 第 1 号)
17) L.X. Yu, G. Amidon, M.A. Khan, S.W. Hoag, J. Polli, G.K. Raju, J. Woodcock(2014)*AAPS J.* **16**, 771
18) 原薬の開発と製造(化学薬品及びバイオテクノロジー応用医薬品／生物起源由来医薬品)ガイドライン(平成 26 年 7 月 10 日付け薬食審査発 0710 第 9 号)
19) 木村　等,大藪和雄,石川　浩(1982)統計学入門,pp.98〜114,実教出版株式会社
20) 品質管理:35, 404(1984)
21) 町原　英,鷹見文隆,水田泰一(1997)日本品質管理学会第 55 回研究会予稿集,pp.121〜124

5.2 局方に規定されている製剤試験法

医薬品製剤が適正な品質を有していることを保証するために種々の製剤試験が規定されている．その大部分は日本薬局方 The Japanese Pharmacopoeia，一般試験法に収載されている．各国（地域）の局方は，類似点は多いが，完全に一致する試験法はほとんど無い．近年の国際調和 international harmonization の動きは，これらの試験法に関しても共通になることを理想としているが，同時に国際調和の目指すところは調和（harmonization）であり，一致（unison）ではないところに留意する必要もある．また，日局15からは，三薬局方（The European Pharmacopoeia (EP)，The Japanese Pharmacopoeia，The United States Pharmacopoeia (USP)）ですでに調和合意に基づき規定されている試験法に関してはその旨が掲載され，三薬局方で調和されていない部分は「◆　　◆」で囲むことにより示すことが明示されている．

日局16からは製剤総則が大きく改定され，散剤，顆粒剤への「製剤の粒度の試験法」の適用は課されていない．基本的な考え方は，造粒したものはすべて顆粒剤である．ただし，造粒の程度によって，従来からの呼称である細粒剤，造粒した散剤などは残す方針となっている．

本項では，日本薬局方に記載されている試験法のうち製剤に関係の深いものを選び概要を示し，解説する．

5.2.1 局方に規定されている製剤試験法の概要

日局15から，従来の一般試験法の列記とは完全に様変わりし，それぞれの試験法は，1.化学的試験法，2.物理的試験法，3.粉体物性測定法，4.生物学的試験法/生化学的試験法/微生物学的試験法，5.生薬試験法，6.製剤試験法，7.容器・包装材料試験法，8.その他，9.標準品，標準液，試薬・試液，計量器・容器等の9つのカテゴリーに分類され，規定されている．

局方の一般試験法は，その前文にあるとおり共通な試験法及びこれに関する事項をまとめたものである．従って，紫外可視吸光度測定法，液体クロマトグラフィーによる試験，水分測定法（カールフィッシャー法）等基本的な分析手法を含む．表5.11にはより直接的に製剤の品質を判定することに関連する試験法を取り出し，局方における定義文（内容を変えない範囲で一部簡略化）とともに示した．なお，製剤の容器に関する試験法はここには取り上げていない．以下，これらの試験法を中心に述べる．

表5.11 製剤の品質，機能の保証に直接関連する日局一般試験法

化学的試験法	アルコール数測定法	アルコール数とは，チンキ剤又はその他のエタノールを含む製剤について，規定の方法で測定した15℃における試料10 mL当たりのエタノール層の量（mL）をいう．
	鉱油試験法	本法は，注射剤及び点眼剤に用いる非水性溶剤中の鉱油を試験する方法である．
物理的試験法	浸透圧測定法（オスモル濃度測定法）	本法は，試料のオスモル濃度を凝固点降下法を用いて測定する方法である．
	水分測定法（カールフィッシャー法）	本法は，メタノールなどの低級アルコール及びピリジンなどの有機塩基の存在で，水がヨウ素及び二酸化イオウと次の式に示すように定量的に反応することを利用して水分を測定する方法である．
	熱分析法	本法は，物質の温度を一定の温度プログラムに従って変化させながら，その物理的性質を温度又は時間の関数として測定する分析法の総称である．
	粘度測定法	本法は，試料の粘度を粘度計によって測定する方法である．
	粉末X線回折測定法	本法は，粉末試料にX線を照射し，その物質中の電子を強制振動させることにより生じる干渉性散乱X線による回折強度を，各回折角について測定する方法である．
粉体物性測定法	かさ密度及びタップ密度測定法	粉末状医薬品の疎充填時及びタップ充填時におけるみかけの密度を測定する方法である．
	比表面積測定法	気体吸着法により粉末医薬品の比表面積を算出する方法である．
	粉体の粒子密度測定法	粉末状医薬品又は医薬品原料の粒子密度を測定する方法である．
	粒度測定法	粉末状等の医薬品原薬，添加剤等の粒度特性を確認するために，外観，形状，大きさ及びその分布を直接又は間接に測定する方法である．
	レーザー回折・散乱法による粒子径測定法	本法は，角度に依存した光散乱パターンの解析により，種々の分散系の粒子径分布を測定する方法である．
生物学的試験法／生化学的試験法／微生物学的試験法	エンドトキシン試験法	本法は，カブトガニの血球抽出成分より抽出されたライセート試薬を用いてグラム陰性菌由来のエンドトキシンを検出又は定量する方法である．
	消化力試験法	本法は，消化酵素剤の原体及び製剤のでんぷん消化力，たん白消化力及び脂肪消化力を測定する方法である．
	発熱性物質試験法	本法は，発熱性物質の存在をウサギを用いて試験する方法である．
	無菌試験法	本法は，培養法によって増殖しうる微生物（細菌又は真菌）の有無を試験する方法であり，別に規定するもののほか，メンブランフィルター法若しくは直接法により試験を行う．
製剤試験法	眼軟膏剤の金属性異物試験法	本法は，製剤総則中の眼軟膏剤の金属性異物を試験する方法である．
	製剤均一性試験法	本法は，個々の製剤の間での有効成分の均一性の程度を示すための試験法である．
	製剤の粒度の試験法	本法は，製剤総則中の製剤の粒度の規定を試験する方法である．

表 5.11　製剤の品質，機能の保証に直接関連する日局一般試験法（つづき）

製剤試験法	制酸力試験法	本法は，胃において酸と反応し，制酸作用を発現する医薬品原体及び製剤の制酸力を求める試験法である．
	注射剤の採取容量試験法	本法は，表示量よりやや過剰に採取できる量が容器に充填されていることを確認する試験法である．
	注射剤の不溶性異物検査法	本法は，注射剤中の不溶性異物の有無を調べる検査法である．
	注射剤の不溶性微粒子試験法	本法は，注射剤および輸液中に混在してはならない不溶性微粒子を試験する方法である．
	点眼剤の不溶性微粒子試験法	本法は，点眼剤中の不溶性微粒子の大きさ及び数を試験する方法である．
	崩壊試験法	本法は，錠剤，カプセル剤，顆粒剤，丸剤が試験液中，定められた条件下で規定時間内に崩壊するかどうかを確認する試験法である
	溶出試験法	本法は，経口製剤について溶出試験規格に適合しているかどうかを判定するために行うものであるが，併せて著しい生物学的非同等を防ぐことを目的としている．
	点眼剤の不溶性異物検査法	本法は，点眼剤中の不溶性異物の有無を調べる検査方法である．
	粘着力試験法	本法は，貼付剤の粘着力を測定する方法である．
	皮膚に適用する製剤の放出試験法	本法は，皮膚に適用する製剤からの医薬品の放出性を測定する方法を示し，放出試験規格に適合しているかどうかを判定する試験法である．
	吸入剤の送達量均一性試験法	本法は，吸入剤から放出される薬物量の均一性を定量的に評価する方法である．
	吸入剤の空気力学的粒度測定法	本法は，吸入剤から生成するエアゾールの微粒子特性を評価する方法である．

5.2.2　製剤均一性試験法

1　概　要

　従来別々に規定されていた重量偏差試験法と含量均一性試験法は**製剤均一性試験法**として規定された．製剤均一性試験法は個々の製剤の間での有効成分の均一性の程度を示すための試験法であり，製剤含量の均一性は含量均一性試験または質量偏差試験のいずれかの方法で試験される．質量偏差試験は，有効成分濃度（有効成分質量を製剤質量で割ったもの）が均一であるという仮定で行われる試験であるため試験の適用範囲が限定されているのに対し，含量均一性試験は，製剤個々の有効成分の含量を測定し，それぞれの成分の含量が許容域内にあるかどうかを確認する試験で，すべての製剤に適用可能である．

　なお，含量均一性試験及び質量偏差試験の各製剤への適用は以下のようになっている．

表 5.12 含量均一性試験及び質量偏差試験の各製剤への適用

剤　形	タイプ	サブタイプ	含量/有効成分濃度	
			25 mg 以上かつ 25% 以上	25 mg 未満または 25% 未満
錠剤	素錠		MV	CU
	コーティング錠	フィルムコーティング錠	MV	CU
		その他	CU	CU
カプセル錠	硬カプセル		MV	CU
	軟カプセル	懸濁剤，乳化剤，ゲル	CU	CU
		液剤	MV	MV
個別容器に入った固形製剤（分包品，凍結乾燥製剤等）	単一組成		MV	MV
	混合物	最終容器内で溶液を凍結乾燥した製剤	MV	MV
		その他	CU	CU
個別容器に入った製剤（完全に溶解した液）			MV	MV
その他			CU	CU

MV：質量偏差試験，CU：含量均一性試験

2 含量均一性試験

試料 30 個以上をとり試験を行う．固形製剤，液剤または半固形製剤のいずれにおいても，試料 10 個について個々の製剤中の有効成分含量を適切な方法で測定し，以下の方法で判定値を計算する．

$$判定値 = |M - \overline{X}| + ks$$

M：基準値

$\overline{X}$：表示量に対する％で表した個々の含量の平均（$x_1, x_2\cdots, x_n$）

$x_1, x_2\cdots, x_n$：試験した個々の試料に含まれる有効成分含量（表示量に対する％）

$w_1, w_2\cdots w_i\cdots w_n$：試験した個々の試料の質量

n：試料数（試験した試料の全個数）

k：判定係数

　n が 10 のときは $k = 2.4$，n が 30 のときは $k = 2.0$ とする

s：有効成分含量の標準偏差

$$s = \sqrt{\frac{\sum_{i=1}^{n}(x_i - \overline{X})^2}{n-1}}$$

L_1：判定値の最大許容限度値（L_1 = 15.0，他に規定する場合を除く）

L_2：個々の含量 M からの最大許容偏差，個々の含量の下限値は $0.75M$，上限値は $1.25M$（L_2 = 25.0，他に規定する場合を除く）

目標含量 T は各条で別に規定する場合を除き 100.0％とするが，基準値 M は $T \leq 101.5$ の場合と，$T > 101.5$ の場合で適用が異なっている．

3 質量偏差試験

判定値の計算は含量均一性試験の項に従って計算する．ただし $\overline{X}$ は A にまた個々の試料の有効成分量は推定値に置き換える．

$$x_i = w_i \times \frac{A}{\overline{W}}$$

$x_1, x_2 \cdots x_i \cdots x_n$：試料1個に含まれる有効成分含量の推定値

$w_1, w_2 \cdots w_i \cdots w_n$：試験した個々の試料の質量

A：適当な方法で測定して求めた有効成分含量（表示量に対する％）

$\overline{W}$：個々の質量（$w_1, w_2 \cdots w_i \cdots w_n$）の平均値

L_1：判定値の最大許容限度値（L_1 = 15.0，他に規定する場合を除く）

L_2：個々の含量 M からの最大許容偏差，個々の含量の下限値は $0.75M$，上限値は $1.25M$（L_2 = 25.0，他に規定する場合を除く）

4 含量均一性試験及び質量偏差試験の判定基準

初めの試料10個について判定値を計算し，その値が L_1％を超えないときは適合．もし判定値が L_1％を超えるときには，更に残り20個について同様に試験を行い判定値を計算し，30個の試料の判定値が L_1％を超えず，かつ個々の製剤の含量が，含量均一性試験又は質量偏差試験の「判定値の計算」の項で示した $(1 - L_2 \times 0.01)M$ 以上で，かつ $(1 + L_2 \times 0.01)M$ を超えるものがないときは適合．（ただし，別に規定するもののほか，L_1 を 15.0，L_2 を 25.0 とする．）

5.2.3 崩壊試験法

1 概 要

崩壊試験法 disintegration test は，錠剤，顆粒剤，カプセル剤，丸剤が定められた条件で規定時

間内に崩壊するかどうかを確認する試験法であり，製剤中の有効成分の溶解に関しては目的としていない．試験液は規定に従い，水，または規定された試験液（崩壊試験第1液：pH1.2，崩壊試験第2液：pH6.8）を用いる．

2 適用される製剤

経口投与する製剤として錠剤，カプセル剤，顆粒剤，生薬関連製剤として丸剤，腸溶性製剤として腸溶錠及び腸溶性カプセル，腸溶顆粒及び腸溶顆粒を充填したカプセル剤が適用対象となっており，剤形ごとに試験方法（試験液，試験時間），判定基準が若干異なる．

ただし，口腔内崩壊錠や，発泡錠のうち有効成分を溶解させる製剤及び溶解錠には適用されない．また，顆粒剤のうち，発泡顆粒剤のように溶解させる製剤には適用されない．

3 装　置

図5.11に示す試験器，浸漬部の内径97～115 mmで高さ138～160 mmの1000 mLビーカー，加熱器，電動機で構成される．また，操作法に従い，図に示す補助盤，補助筒を用いる．

4 方法（概略）

試験器の設定：1分間に29～32往復，振幅53～57 mm．試験器の最上点では試験器の網面が液面から少なくも15 mm以上離れ，最下点では試験器の網面がビーカーの底から25 mm以上で，試験器が完全に沈み込むようなことがあってはならない．

温度：37±2℃

試料：顆粒剤の他は試験器のガラス管（6本）内に1個ずつ入れる．顆粒剤は30号ふるいを用いて製剤の粒度の試験（1）顆粒剤の規定に準じてふるい，30号ふるいに残留するもの0.10 gずつを補助筒6個にとり，補助筒を1個ずつガラス管にいれて底に固定する．

補助筒：上述の顆粒剤の他，腸溶顆粒及び腸溶顆粒を充填したカプセル剤に用いる．

補助盤：補助盤の使用が規定されている場合は，錠剤，カプセル剤，丸剤の試験に用いる．また，腸溶性製剤（顆粒状の形で充填したカプセル剤以外の錠剤，丸剤）の第2液での試験にも用いる．

なお，試験液の調製法は以下のように規定されている．

崩壊試験第1液：溶出試験第1液と同様であり，塩化ナトリウム2.0 gに塩酸7.0 mL及び水を加えて溶かし1000 mLとする．この液は無色澄明で，そのpHは約1.2である．

崩壊試験第2液：0.2 mol/Lリン酸二水素カリウム試液250 mLに0.2 mol/L水酸化ナトリウム試液118mL及び水を加えて1000mLとする．この液は無色澄明で，そのpHは約6.8である．

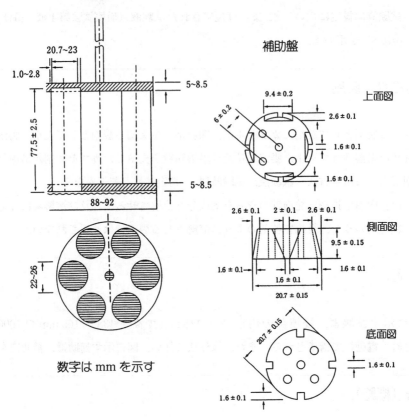

数字は mm を示す

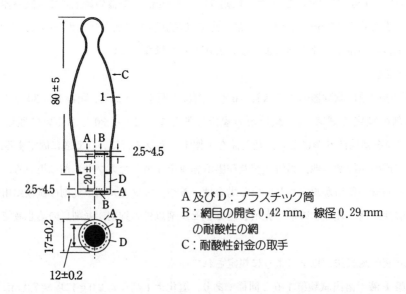

A 及び D：プラスチック筒
B：網目の開き 0.42 mm，線径 0.29 mm の耐酸性の網
C：耐酸性針金の取手

数字は mm を示す

図 5.11 崩壊試験装置

5 崩壊の適否の判定基準

すべての試料が崩壊した場合は適合とする．1個または2個が崩壊しなかった場合は，更に12個の試料について試験を行い，計18個の試料のうち16個以上の試料が崩壊した場合は適合とする．

表5.13 各剤形別の崩壊試験条件と判定基準

製剤	試験液	時間	備考
錠剤（素錠）	水	30分	
錠剤（コーティング錠）	水	60分	
舌下錠（ニトログリセリン錠，硝酸イソソルビド錠）	水	2分	
カプセル剤	水	20分	
丸剤（生薬を含まない）	水	60分	
丸剤（生薬を含む）	崩壊試験第1液	60分	試料の残留物をガラス管内に認めるときは引き続き崩壊試験第2液で60分間試験を行う
顆粒剤（剤皮を施していないもの）	水	30分	
顆粒剤（剤皮を施したもの）	水	60分	
腸溶錠及び腸溶性カプセル剤	崩壊試験第1液	120分	
	崩壊試験第2液	60分	
腸溶顆粒及び腸溶顆粒を充填したカプセル剤	崩壊試験第1液	60分	
	崩壊試験第2液	30分	

5.2.4 溶出試験法

1 概要

溶出試験法 dissolution test は，経口製剤について溶出試験規格に適合しているかどうかを判定するために行うものであり，併せて著しい生物学的非同等性を防ぐことを目的とする．この意味するところは，本試験によって完全に製剤間の生物学的同等性を予測するのは困難であっても，ある程度の指標になり得るとの考えである．特に，近年の**後発医薬品**の品質保証における溶出試験の役割は極めて大きい．試験方法として，**回転バスケット法**，**パドル法**，**フロースルーセル法**

の3種が規定されている.

2 装置

　図5.12に回転バスケット法，パドル法，フロースルーセル法の装置について示した．容器は図には示されてないが，回転バスケット法，パドル法に共通の円筒形（底部は半球状）の1L容器

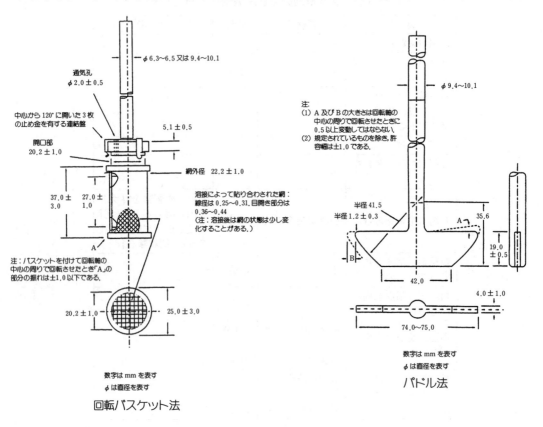

回転バスケット法　　　　　　　　　　　パドル法

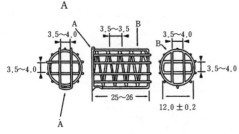

A：耐酸性針金の留め金
B：耐酸性針金の支柱

数字はmmを表す

シンカーの仕様例

図5.12　溶出試験法に用いる装置

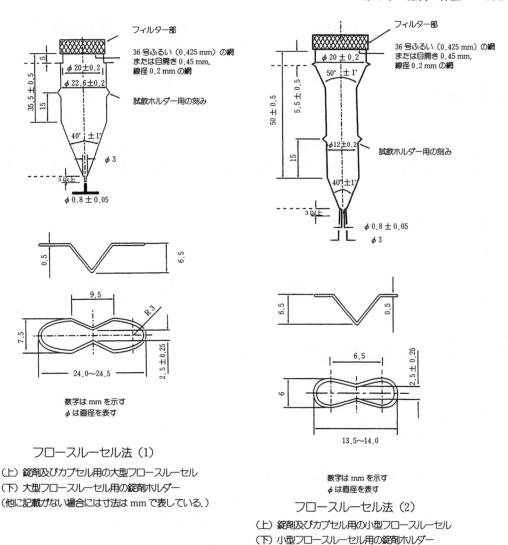

図5.12 溶出試験法に用いる装置（続き）

を用いて，試験時にはふたをする．また，フロースルーセル法においては，ガラス玉を一定量充填し，必要に応じ試料ホルダーを装着したセルを定量ポンプと接続し恒温水槽に浸漬して用いる．セル，試料ホルダーの形状についても詳細に規定されている．

3 方 法

　回転バスケット法及びパドル法：医薬品各条に規定された一定量の試験液を容器にとり，温度37.0±0.5℃で行う．バスケット，パドルの位置，試験液採取の場所についても規定されている．回転数は医薬品各条の規定に従う．パドル法では規定に従い，必要に応じてシンカーを使い製剤を容器の底に沈める．

フロースルーセル法：セルに定められたフィルターを装着し，37.0 ± 0.5℃に加温された試験液をセル下方から上方に，定められた値の ± 5% 以内の流量で流す．

4 判定法

即放性製剤，徐放性製剤，腸溶性製剤において判定方法は異なり，それぞれに水準・試験個数・判定基準の明示された判定基準表が設けられている．判定は各製剤に示された判定基準表に基づいて行い，適否を判定する．

5 留意点

装置の適合性を保証するために，定期的に溶出試験装置が適切な性能を有しているかどうかを判定する必要がある．

5.2.5 固形製剤に関連するその他の試験法

1 製剤の粒度の試験法

本試験は，製剤総則中の製剤の粒度の規定を試験する方法である．顆粒剤20gを10号（1700μm），12号（1400μm），42号（355μm）のふるいを用いて試験する．操作法はいずれも，3分間水平に動かしながら時々軽くたたいてふるうことが規定されている．

類似の一般試験法「粒度測定法」は原薬や添加剤の粒子径分布を評価するためのものである．第1法の光学顕微鏡法，第2法のふるい分け法の2方法が規定されている．

2 錠剤硬度

a) 現時点では，硬度 hardness は局方に規定はないが，錠剤の品質を確保する上では極めて重要な特性値であり，工程管理において繁用されている．

b) 装置：手動バネ式のモンサント硬度計，電動式の Suhleuniger 社製（4M 型），木屋式デジタル硬度計（KHT‐20 型），ロードセルを用いた電動式の Erweka 社製（TBH28 型），岡田精工社製（スピードチェッカー：TS‐75N）等が知られている．電動式の機種は，ほとんどが平均値，標準偏差値などの簡単な計算機能，データの印字機能を有している．また，最近では錠剤の厚み，質量などを同時に測定する機能拡張機種，岡田精工社製（TS‐75NTW）もある．さらに，質量，厚み，硬度を連続的に測定することを目的に設計されたターンテーブルタイプ（菊水製

作所製（tm3-3），Pharma Test 社製（WHT-1）等）もある．
c) 方法：錠剤を保持，直径方向に加圧し破断したときの応力を硬度とする．測定部での錠剤の保持のしかたが，立てるものと寝かすものの2種がある．
d) 留意点：硬度は品質管理上の便宜的な値である．一般的には，4－7 Kg 程度の硬度が必要といわれている．

3 摩損度試験

a) 製剤プロセス，製品の輸送時などに錠剤は欠けてはならない．そのため本試験では，一定の衝撃を与えその摩損度 friability を評価する．硬度試験と同様，局方に一般試験法としての規定はないが，日局17参考情報として国際調和に基づいた「**錠剤の摩損度試験法**」が収載されている．以下にそれに基づいて説明する．

b) 装置：図5.13（a）に示すような透明プラスチック性で静電気を帯びにくいドラムとそれを回転させるモーターからなる．ドラムが回転するたびに錠剤は落下を繰り返すことになる．回転落下が不規則な場合は，ドラムの基軸を約10°傾けることが指示されている．規格に適合する装置としては，VanKel Technology 社製，Erweka 社製，エレクトロラボ社製（樋口商会）等がある．図5.13（b）にその概観を示す．

c) 方法：表面の粉末を完全に除去した所定量の錠剤の重量を測定した後，装置のドラム内に入れる．一定時間回転させた後錠剤をすべて取り出し，錠剤表面の粉体を完全に除去してから重量を測定する．減少質量割合が摩損度である．USP に示されている操作条件，判定基準を以下

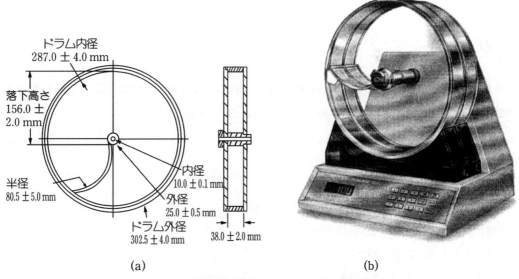

図5.13 摩損度試験器のドラム（a）と概観（b）
[（a）JP Forum 8, 112 (1999)，（b）エレクトロラボ社 EP-2 カタログより]

に示す．

操作条件：錠剤量，6.5 g 相当量（1 錠が 650 mg を超えるときは 10 錠）；回転数，100 回転（25 ± 1 回転/分）．

判定：1 回の試験で，割れかけが認められなければ合格．また，摩損度で評価する必要があるときは，3 回の試験結果の平均値が 1% 以下であれば，ほとんどの製品は適合．

5.2.6 発熱性物質試験法

1 概 要

本試験は，発熱性物質の存在をウサギを用いて調べる動物試験である．発熱性物質とは，注射剤及び透析用剤に混入し，静脈注射されたときに発熱，悪寒をもよおす物質の総称であり，その代表として，**エンドトキシン** endotoxin（グラム陰性菌由来の内毒素）を挙げることができる．

2 動物及び装置

体重 1.5 kg 以上の健康なウサギを用いる．本試験において，陽性と判断されたウサギは再度用いることはできない．陰性と判断されたウサギは，十分な休養期間を取れば再度試験に用いることができる．

測定精度 ± 0.1℃ 以内の直腸体温計または体温測定装置を用いる．発熱性物質除去処理のために，注射筒，注射針はあらかじめ 250℃ で 30 分間以上加熱する．

3 方 法

ウサギを用い，試料 10 mL/kg を耳静脈に注射し，注射後 3 時間までの間に 30 分以内の間隔で体温を測定する．対照体温と最高体温との差を体温上昇とする．

4 判定基準

1 回目（ウサギ 3 匹の体温上昇度の合計により判定）
    回体温上昇度の合計が 2.5℃ 以上　　　　　陽性
    体温上昇度の合計が 1.3℃ から 2.5℃ の間　　再試験
    体温上昇度の合計が 1.3℃ 以下　　　　　　陰性
2 回目（ウサギ 3 匹を追加し合計 6 匹より判定）　（再試験）

体温上昇度の合計が 4.2℃ 以上	陽性
体温上昇度の合計が 3.0℃ から 4.2℃ の間	再試験
体温上昇度の合計が 3.0℃ 以下	陰性
3回目（ウサギ3匹を追加し合計9匹より判定）（再々試験）	
体温上昇度の合計が 5.0℃ 以上	陽性
体温上昇度の合計が 5.0℃ 未満	陰性

5.2.7 エンドトキシン試験法

1 概　要

　本試験法は，代表的な発熱性物質であるエンドトキシンの有無を動物を用いずに試験する方法であり，注射剤及び透析用剤（腹膜透析用剤及び血液透析用剤）に適用される．発熱性物質試験法と比較して，簡便，迅速，安価，高感度であり，その代替法としての活用が進行しつつある．原理は，カブトガニの血球抽出成分より調製されたライセート試薬がエンドトキシンにより活性化され，ゲル化することによる．

2 器具及び試薬

　試験に用いるすべてのガラス器具は，250℃で少なくとも30分間の乾熱処理を行う．エンドトキシン標準原液，標準溶液の調製には，エンドトキシン試験用水を用いる．

3 方　法

　以下に示すゲル化法，比濁法，および比色法の3種の方法がある．

a) **ゲル化法**：ライセート試液中に存在する凝固酵素がエンドトキシンにより活性化されコアグローゲンがコアグリンに変換されゲルを形成する．このゲル形成能がエンドトキシン量に比例することを利用してエンドトキシンを検出，定量する．

b) **比濁法**：同様にしてゲル化がおこるときに生じる濁度変化を検出する．

c) **比色法**：ライセート試液の凝固酵素によって加水分解される配列を持つ合成ペプチドのC末端に発色基を結合させた合成基質を用い，エンドトキシンとライセート試液が反応して活性化された凝固酵素により遊離した発色基の量を測定する．

5.2.8 無菌製剤に関連するその他の試験法

1 浸透圧測定法（オスモル濃度測定法）

　浸透圧，凝固点降下，沸点上昇などは溶液の束一的性質に従う現象であり，浸透圧測定法は，別に規定するものの他は，凝固点降下法を用いることを規定している．この原理に基づく，浸透圧計が利用できる．また，血液及び涙液と等張である0.9 w/v％塩化ナトリウム水溶液の浸透圧に対する相対値を**浸透圧比**と規定している．

2 無菌試験法

　無菌試験法 sterility test は，規定された培地（液状チオグリコール酸培地，変法チオグリコール酸培地，ソイビーン・カゼイン・ダイジェスト培地）あるいは洗浄液を用い増殖しうる微生物の有無を判定する．方法は，試料をろ過したフィルターを用いるメンブランフィルター法，試料を直接用いる直接法の2法がある．

3 注射剤の不溶性異物検査法

　注射剤中に含まれる不溶性異物の有無を調べる検査法であり，溶液，懸濁液又は乳濁液である注射剤及び用時溶解又は用時懸濁して用いる注射剤の溶剤のための第1法，用時溶解又は用時懸濁して用いる注射剤のための第2法がある．いずれも白色光源の直下，2,000～3,750 lxの明るさの位置で肉眼観察による判定を規定している．

4 注射剤の不溶性微粒子試験法

　日局15から三薬局方の調和合意に基づき規定された試験法として位置づけられており，混在してはならない不溶性微粒子を試験する方法である．試験法として，第1法：光遮蔽粒子計数法，第2法：顕微鏡粒子計数法の2法が知られており，原則として乳剤性注射剤及び懸濁性注射剤以外にはすべて適用されている．

5 眼軟膏剤の金属性異物試験法

　眼軟膏剤の金属性異物を試験する方法であり，試料をペトリ皿にとり，85～100℃で2時間加

温し，ワセリン，プラスチベース等の基剤を融解させた後，40倍以上の顕微鏡で，50μm以上の金属性異物を数える．

6 鉱油試験法

本試験法は，注射剤及び点眼剤に用いる非水性溶剤中の鉱油の有無を試験する方法である．植物性油中への鉱物性油（パラフィン，流動パラフィンなど）の混在を調べるものである．試料中に水酸化ナトリウム溶液及びエタノールを加えた後，しばしば振り混ぜて水浴上で透明になるまで加熱する．次に，磁性皿上に移し，水浴上で加熱してエタノールを蒸発させる．蒸発後の残留物に水を加えて，水浴上で加熱するとき液が濁らなければ適合となる．

5.2.9 皮膚に適用する製剤の放出試験法

1 概　要

本試験法は，皮膚に適用する製剤からの医薬品の放出性を測定する方法を示し，放出試験規格に適合しているかどうかを判定するために使われるものである（日局17）．これらの製剤では，医薬品の有効性と放出性の関係は個々の製剤特性に依存するため，本試験法は，製剤ごとの品質管理に有効な試験法である．特に，経皮吸収型製剤等では，有効成分の放出挙動の適切な維持管理が必要である．

試験方法として，1.パドルオーバーディスク法，2.シリンダー法，3.縦型拡散セル法の3種が規定されている．

2 装　置

図に各種の装置について示した．
1. パドルオーバーディスク法：パドルと容器の他に，試料を容器の底に沈めるために，図5.14に示すようなステンレス製の網（目開き125μm）でできたディスクを使用する（図5.15）．
2. シリンダー法：溶出試験法のパドル法の装置のうち，容器はそのまま使用し，パドルは図5.16に示すようなシリンダー回転部品に置き換えて試験を行う．パドルオーバーディスク法及びシリンダー法の装置の適合性や試験液の取扱い等に関しては，原則として溶出試験法に従う．
3. 縦型拡散セル法：2つのチャンバーに分かれた縦型の拡散セルからなり，2つのチャンバーはクランプにより固定されている（図5.17）．

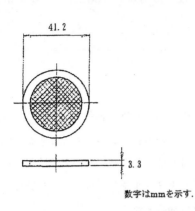

図5.14 パドルオーバーディスクの仕様例

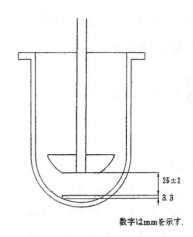

図5.15 パドルと容器の状態

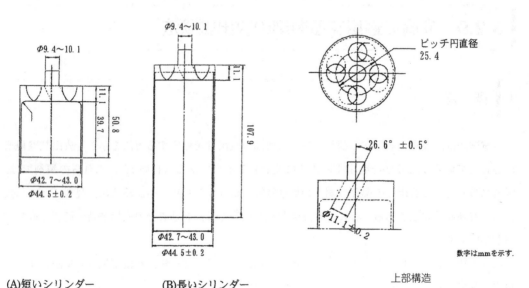

(A)短いシリンダー　　(B)長いシリンダー　　　　　　　上部構造

数字はmmを示す．

図5.16 シリンダー回転部品

3 方法

1. パドルオーバーディスク法：容器の底部に，ディスクを試料の放出面が上になるように，パドル翼の底部や試験液面と平行に設置し，設置後速やかにパドルを回す．
2. シリンダー法：シリンダーを溶出試験装置に取り付け，規定された回転数でシリンダーを回転させる．
3. 縦型拡散セル法：試料をドナー側に均一に設置し，速やかに一定の回転数でマグネチックスターラーにより回転子を回転させる．

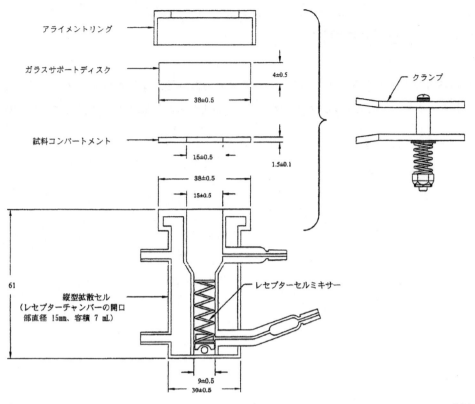

図 5.17 縦型拡散セルの例

表 5.14 皮膚に適用する製剤の放出試験の判定基準

水準	試験個数	判定基準
L_1	6	全ての個々の放出率が，規定範囲内（限度値も含む）である．
L_2	6	12個（L_1+L_2）の試料の平均放出率が規定された範囲内（限度値も含む）であり，かつ，個々の試料からの放出率は規定された範囲から表示量の±10%を超えて外れるものがない．
L_3	12	2個（$L_1+L_2+L_3$）の試料の平均放出率が規定された範囲内（限度値も含む）であり，かつ，規定された範囲から表示量の±10%を超えて外れるものが，24個のうち2個以下であり，更に，規定された範囲から表示量の20%を超えて外れるものがない．

4 判定法

医薬品各条には，試験液採取時間における試料からの放出率の規格幅を記載する．別に規定するもののほか，試料からの有効成分の放出率が判定基準表を満たすときは適合とする．L_1又はL_2を満たさない場合には，L_3まで試験を行う．

5.2.10　粘着力試験法

　貼付剤の粘着力を測定する方法である．ピール粘着力試験法，傾斜式ボールタック試験法，ローリングボールタック試験法及びプローブタック試験法がある．試験は，原則として24 ± 2℃で行う．

5.3 種々の製剤試験法

日局17第一追補で規定された試験法，及び局方には規定されていないが今後規定が検討される見込みであるものを中心に本稿にまとめる．

5.3.1 半固形剤のレオロジー特性評価試験法

レオロジーに関連する一般試験法としては，粘度測定法が局方に規定されており，毛細管粘度計法および回転粘度計法のいずれかにより液体の粘度を測定する．一方，クリーム剤，軟膏剤のような半固形剤のレオロジー特性の評価については，局方に規定はないが，以下に示すような種々の評価法が用いられており，一部は一般試験法での規定が検討されている．

1 ペネトロメーター　penetrometer

図5.18に示す構造を有し，軟膏剤などの硬さ（粘稠度）を測定する．二重円錐針を一定時間侵入させ，針入距離を0.1 mm単位で測定し，粘稠度とする．すなわち10 mm侵入すれば，粘稠度100となる．

2 スプレッドメーター　spread meter

図5.19に示す構造を有し，ガラス板と目盛板の隙間に挟まれた試料の広がっていく速度から展延性を評価する．横軸に経過時間の対数，縦軸に試料の直径をプロットし，その傾きを展延性の指標とする．勾配が大きいほど展延性大きい．また，降伏値も計算できる．

3 カードテンションメーター　curd tension meter

ペネトロメーター同様に軟膏剤などの硬さ（粘稠度）を測定する．図5.20に示すように試料台が一定速度で上昇し，感圧軸が受ける応力をスプリングを介してロードセルで測定することにより，試料の硬さ（粘稠度）を測定する．スプリングを介するのは，指で押したときの感触に近づけるためである．図に示した装置は，装置内の演算機能で自動解析し，硬さ，破断力（弾性体としての限界），粘稠度が表示される．

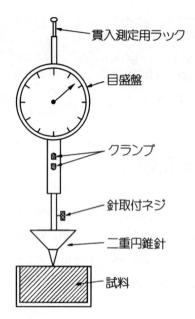

図5.18 ペネトロメーターの概観図
[小木曽, 川島, 北澤編 (1990) 最新薬剤学実験書改稿版, 廣川書店]

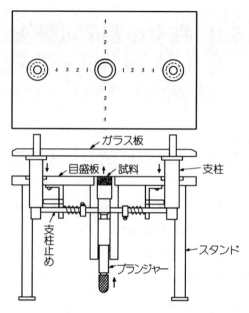

図5.19 スプレッドメーターの概観図
[スプレッドメータ ((株)離合社) 取扱説明書より]

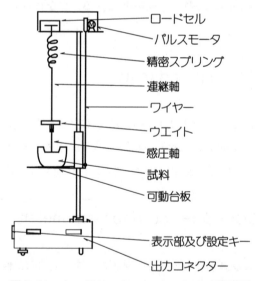

図5.20 カードテンションメーターの概観図
[カードメータ・マックス CM-303 ((株)アイテクノ) 取扱説明書より]

5.3.2 吸入剤の特性評価試験法

吸入剤に関しては，日局17第一追補で新たに2つの試験法が規定された．吸入剤の申請に当たっては，その噴霧特性を厳密に規定する必要があり，これらは，EP，USPに規定されたものを基本として行われている．以下に吸入剤の試験法を参考として記す．

1 吸入剤の評価と規格試験法

吸入剤の規格試験法においては，性状（外観を含む），容器（デバイス）複数個を用いて評価する有効成分の含量，製剤由来の分解物，菌数限度試験といった一般的な試験に加えて，製剤の特性に関する品質管理が要求される．吸入剤の特性として，容器から噴出される有効成分は一定量を気管支・肺に送達する必要があり，有効成分を含むエアロゾル粒子の肺内治療部位への送達性と相関する空気力学的粒子径及び粒子径分布並びに同分画の薬物量について評価しなければならない．エアロゾル粒子の粒子径や濃度の試験方法には，大別して捕集測定法（ろ紙・秤量法，β線吸収法，圧電天秤法等）と浮遊測定法（直接撮影法，光散乱法，凝縮核測定法等）がある．特徴的な試験項目について，以下にまとめた．

① 分散状態に関する物理化学的安定性
② 容器単位で噴出される有効成分量（送出量の均一性，マルチユースの場合には最小投与量に従い，使用回数の前中後半等でそれぞれ噴射単位ごとに複数回について評価）
③ 有効成分を含むエアロゾル微粒子の粒子径及び粒子径分布（送達域の均一性），質量基準空気力学的中位径 mass median aero diameter（MMAD）及び幾何標準偏差 geometric standard deviation（GSD）
④ 有効成分を含むエアロゾル微粒子の量 fine particle dose（有効粒子量，送達量の均一性）

2 分散状態に関する物理化学的安定性の評価

通常の経口製剤などと同様に，長期保存試験あるいは加速試験により，安定性（性状，含量，分解物等）が評価される．吸入剤は比較的，懸濁系が多いので，均一性評価の一環として急激な温度変化を模したサイクル試験（例．吸入エアゾール剤について40℃，2週間と−20℃，2週間保存のサイクルを複数回繰り返す）を行い，懸濁状態における粒子成長や凝集性を評価する．吸入エアゾール剤の場合には，使用するフロンの種類により高温では缶内対流を生じて固着による凝集が生じ難くなることもあり[1]，安定性を過大評価する可能性があるので注意する．水分も有効成分の懸濁粒子が溶解・固着して凝集する等の物理的性質に影響を及ぼす可能性があり，内容液中の水分量測定は非常に重要である．凝集状態の評価は噴射後の粒子径分布測

定とともに，透明なガラス容器中での肉眼観測による評価も有効である．

3 容器単位で噴出される薬物量（吸入剤の送達量均一性試験法）

単回使用容器（例．ユニットドーズ）の場合には，推奨される最小投与量中に含まれる薬物量を測定する．多回使用する製品（MDI，吸入粉末剤のマルチユニットやマルチドーズ）の場合には，容器単位で，最小投与量中に含まれる薬物量の総投与回数に渡る均一性を評価する（1回2吸入が投与単位の場合には噴射単位とは異なる．）．この場合，国際調和案[2]では初期の3回投与分（MDIはラベル記載の回数分廃棄後），中期の4回投与分（総使用回数n回の噴射の内，n/2＋1回分を残して廃棄後），後期の3回投与分（n回分噴射の最後3回分）の投与単位で噴出される薬物量を測定する．フィルターを装着した回収装置を使用して，一定の速度及び時間で吸引して，デバイスより噴射された薬物を全量捕集する．同装置中に捕集された薬物を溶媒で回収した後，HPLCなどで測定する．吸入エアゾール剤ではmetering chamberの計量性を評価するため，アクチュエーター未装着でステムから直接に噴出量を調べる場合もある．

4 有効成分を含むエアロゾル微粒子の粒子径及び粒子径分布（吸入剤の空気力学的粒度測定法）

吸入剤では，噴射後のエアロゾル微粒子の粒子径及び粒子径分布が肺内における治療部位への送達性を決める因子であり，薬効との関係が強いことから非常に重要である．また，この因子を測定することにより組成物中の微粒子の懸濁性や分散性が評価可能なことから，安定性試験の評価項目としても重要である．

① 顕微鏡法：定量噴霧式吸入剤の場合，プレパラートに向けて噴霧して捕集された，例えば$5\mu m$以上の粒子が100個のうち何個含まれるかという測定法である．非常に簡便であり，粒子の形状や凝集体，異物混入の確認までが同時に評価できる．デジタル化技術の導入により，画像解析法も発展している．

② レーザー回折・散乱法：噴霧したエアロゾル粒子の粒子径を等体積球状の相対粒子径として評価する．微細化原末の一次粒子径の測定にも有用である．

③ インパクターimpactor法及びインピンジャーimpinger法：薬物を含むエアロゾル粒子を定流量で装置へと導入される気流中へと噴霧して，気流中の粒子は慣性力に従って直進するという性質を利用して，装置内に設置された捕集用のプレートまたは液面の直前で気流を屈曲させることにより，プレートもしくは液面に衝突させて捕集する方法である．粒子特性を詳細に把握するために，多段式ステージを準備して，各段を接続する管の開口径を変化させることにより，気流の流速を下段に向けて加速して各ステージにおける衝突時の慣性力に差を生じさせる．この結果，各ステージに捕集されるエアロゾル粒子の質量基準粒子径を変化させて分画することが可能となり，下段へとステージを重ねるにつれて分離径cut-off diameter（EP 8, USP 39）は細かくなり，微粒子が分画される．各ステージに捕集された薬物を溶媒で回収した後，HPLCなどで捕集量を測定するが，マスバランス（物質収支）の関係上，回収率には注意する．この結果を元に，プレセパレーターを除いて肺内へと送達される可能性が高いエアロゾル分画を用いて薬物粒子の質量基準空気力学的中位径 mass median aero diameter（MMAD），また，その分布である幾何標準偏差 geometric standard deviation（GSD）を算出する．この測定方法には，大きく分けて捕集するためにプレートを用いるインパクター法と液体を用いるインピンジャー法がある．各局での収載状況並びに測定時の流量条件とともに，各剤形への適用は主に国際調和案[3]を基準にして以下に示した．インパクター法では3種類の装置が推奨されており，アンダーセン・カスケードインパクター（EP 8 及び USP 39，定流量 28.3 L/min，図 5.21（a））は主に吸入エアゾール剤（プレセパレーターの使用で吸入粉末剤にも適用可），次世代型インパクター new generation impactor（EP 8 及び USP 39，流量可変，図 5.21（b））は吸入エアゾール剤及び吸入粉末剤，マープル・ミラーインパクター marple - miller impactor（USP 39，流量可変，図 5.21（c））は吸入粉末剤への適用が推奨されている．一方，インピンジャー法は2種類の装置が推奨されており，ガラス製の複数パーツによって2段のステージで構成されるツインインピンジャー twin impinger（EP 8，流量可変，図 5.21（d））は吸入液及び吸入エアゾール剤，インダクションポートと台座とは別に4段のステージが一体型となっているマルチステージリキッドインピンジャー multi stage liquid impinger（EP 8 及び USP 39，流量可変，図 5.21（e））は吸入エアゾール剤及び吸入粉末剤への適用が推奨されている．これらの装置でデバイスの空気抵抗に従い流量を変化させて測定する場合は，デバイスによる圧力差を基準に流量を設定し，この定流量において吸引する時間を電磁バルブにより制御する．測定時の流量に依存して算出される分離径は異なるので注意する．なお，日局17第一追補参考情報において，新たに「ガラスインピンジャーによる吸入剤の空気力学的粒度測定法」が収載されている．

5 有効成分を含むエアロゾル微粒子の量 fine particle dose（有効粒子量，送達量の均一性）

インパクター，インピンジャーの各ステージ及び各部（インダクションポート，アダプター），プレセパレーターも含めて，それぞれに沈着・捕集された薬物量を求める．最下段で回収された薬物量から順に，測定時の流量に依存した各ステージの分離径（空気力学的粒子径）に対する累積百分率値をプロットする．内挿して求めた累積百分率値50％（D50）が測定対象のエアロゾル微粒子の質量基準空気力学的中位径 mass median aerodynamic diameter（MMAD）であり，累積百分率値84.13％（Size X）と15.87％（Size Y）より幾何標準偏差 geometric standard deviation（GSD）＝$\sqrt{\text{Size X}/\text{Size Y}}$が求められる．また，$5\mu m$未満の有効成分量が有効粒子量 fine particle dose として定義される．

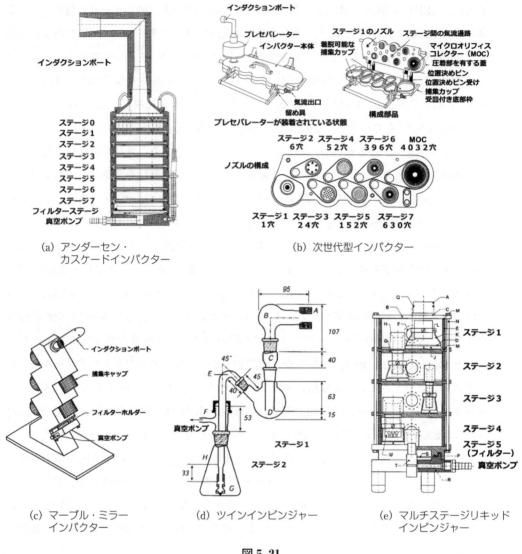

図 5.21

(a) アンダーセン・カスケードインパクター
(b) 次世代型インパクター
(c) マープル・ミラーインパクター
(d) ツインインピンジャー
(e) マルチステージリキッドインピンジャー

参 考 文 献

1) R.O.Williams III, et. al., (1998) *Drug dev. Ind. Pharm.*, **24**, 1043
2) G-17 Uniformity of Delivered Dose of Inhalation
3) G-08 Preparations for Inhalation：Aerodynamic 1 Assessment of Fine Particles, Stage 4 rev.3

5.4 容器・包装・表示と貯法

医薬品の容器とは，医薬品を直接入れるものをいう．日本薬局方における容器は「医薬を入れるもので，栓，ふたなども容器の一部である．容器は内容医薬品に規定された性状及び品質に対して影響を与える物理的，化学的作用を及ぼさない」と定義されている（通則41）．したがって，医薬品を入れるものであれば，紙袋でも容器とみなされる．

容器の外側に用いられ，容器を入れる紙箱のようなものを被包という．容器と被包を用いて医薬品の品質の保護や，容器を外的環境から保護する技術又はその状態を包装という．

容器又は被包への正確で明確な表示は，識別の困難な製剤の識別を容易にする．また，包装内の資料を添付することにより，内容医薬品の情報がその取扱者及び使用者に提供される．さらに，貯法についても本章で解説する．

5.4.1 容器・包装・表示の目的

1 医薬品包装に関する基本的要件と3大機能

医薬品包装は，医薬品の品質確保，適正な使用及び投与時の安定性確保に適したものであることとされる．また，製剤総則 [2] 製剤包装総則には，設計段階で確認すべき的確性には保護 protection, 適合性 compatibility, 安全性 safety 及び機能 performance の要素を含むことが示されている．容器や包装に求められる機能において，①内容物の保護，②取り扱いの利便性，③情報の提供が3大機能として挙げられる．特に医薬品においては，その製品の特性上，酸素や紫外線，温度・湿度などによって変質しやすく，保存期間中，医薬品の品質や安全性，有効性を維持しなければならない．また，医薬品を包装することで使用性や操作性，保管性，流通適性なども向上させることが可能となる．さらには患者や薬局で医薬品の識別や使用方法の確認のため，製造販売業者の氏名および住所，内容医薬品の名称などを容器や被包に記載しなければならない．それ以外にも含量や有効期限，さらには医薬品医療機器等法（薬機法）以外の法定表示，業界団体規定の各種注意マークなども表示しなければならない．**包装の3大機能**を表5.15に示す．

表5.15 包装の3大機能

内容物の保護 （サイレントガードマン）	酸素，湿気，光，熱（温度），衝撃，圧力，虫，微生物・かび，改ざん防止など
取り扱いの利便性 （サイレントヘルパー）	保管しやすい，流通しやすい，使いやすい，開けやすい，再封しやすい，誤飲防止など
情報の提供 （サイレントセールスマン）	製造販売業者の氏名及び住所，名称，内容量，使用期限，製造ロット，貯法，使用方法，色・デザイン・形などによるPR効果など

2 容器及び包装に要求される諸機能

　包装に要求される機能としては，その包装目的に応じてそれぞれ具備されるべきものであるが，現在においては，その包装の種類を問わず，生活に密着した包装の全てに対して多くの課題がある．即ち，環境・安全・品質・衛生・情報化などである．

　包装とは，単に物を包むだけの機能ではなく多くの機能が存在し，それらが組み合わされることにより，その包装に対する要求も多岐にわたる．そのため，最近では3大機能から追加・分離され，①保護性機能，②包装作業性機能，③利便性機能，④経済性機能，⑤商品性機能，⑥衛生機能，⑦社会環境性機能の7つに大別されることが一般的である．表5.16に機能と項目を示す．

　近年，子供による医薬品の誤飲事故が急増し，厚生労働省では「子供による医薬品の誤飲事故防止対策の徹底について」（薬食総発0104第1号・薬食安発0104第1号，平成25年1月4日）を医療機関及び薬局に通達した．医薬品工業界に対しても子供の医薬品の誤飲対策を促しており，子供が誤って薬を飲まない構造 child resistant packaging（CRP）にすることを推奨している．一方，ヨーロッパではこれに加え，高齢者が容易に薬を服用できるように配慮された包装 child resistant & senior friendly packaging（CRSF）について規格化（EN14375）している．今後，日本でも欧米並みにCRP及びCRSF包装された医薬品が増加するものと期待される．

3 容器及び包装による情報伝達

　医薬品の製造業者名，医薬品の名称，使用期限，貯法などの情報を提供することは，医薬品を安全に使用するために重要である．

　医薬品医療機器等法第50条に，「製造業者の氏名及び住所，内容医薬品の名称などを容器や被包に記載しなければならない」と規定されている．第52条には，「用法，容量及び取り扱い上の注意などを添付する文書又は容器や被包に記載しなければならない」と規定されている．

　日局17通則には「日本薬局方の医薬品で，医薬品各条において表示量，表示単位又は有効期限の規定があるものについては，その含量，含有単位又は最終有効年月を，直接の容器又は直接の被包に記載しなければならない」及び「日本薬局方の医薬品で，医薬品各条において基原，数値，

表 5.16　包装に要求される諸機能

機　　能		項　　目
保護性	バリアー性（遮断性）	ガス（酸素，窒素など），水蒸気，香気成分，揮発性物質，微生物，光（可視光線，紫外線など）
	安定性	高温加熱水・蒸気（レトルト，ボイル），水，薬品，有機溶剤，油脂，高温，冷凍，冷蔵，環境温度，環境湿度，気圧変化，放射線，電子レンジ適性
	物理的強度	引張強度，引裂強度，伸び強度，落下強度，衝撃強度，破裂強度，剛度，屈折強度，圧縮強度，摩擦強度，磨耗強度，突刺強度，緩衝強度
包装作業性		包装機械適性（ヒートシール適合と強度，寸法安定，滑り，剛度，帯電，カール，熱収縮，夾雑物シール適性，低温シール適性，熱間シール適性など） 荷役適性，荷造り適性，梱包作業適性，保管適性，輸送適性，開梱適性，安全作業適性，包装ラインシステム化適性，易検査適性，未熟練者作業適性
利　便　性		規格化，ユニット化，小型化，パレット適性，携帯適性，テイクアウト適性，宅配適性，調理食品化，開封適性，再封適性，バリアーフリー・ユニバーサルデザイン化
経　済　性		単価，トータルコスト化，包装合理化・システム化，標準化，モジュール化，FMS 化，情報化適性，POS 化，盗難・偽造防止適性，物流・保管管理適性，適正包装
商　品　性		印刷効果，光沢，色彩効果，デザイン効果，構造形態，透明度，平滑度，高級感，差別化，陳列効果，ファッション化，楽しさ，宣伝効果，販促効果，簡易包装化，表示適性（賞味期間，成分表示，添加物表示，製造・販売責任者表示），禁止事項表示，識別効果，表示明確化，情報化
衛　生　性		法（食品衛生法，薬事法）適合，タンパープルーフ（改ざん防止）化，殺菌・滅菌効果，微生物（細菌，酵母，かび）の管理，クリーン化効果，無菌化効果，防虫・防鼠対策，安全衛生（急性毒性，慢性毒性，発ガン性，遺伝子作用など），添加物の効果と安全性，環境の衛生確保，臭気対策，衛生の工程間管理，GMP 対策，HACCP 対応，輸入品の安全性，輸送中の環境・衛生管理
社会環境性		法（商法，消費者保護基本法，PL 法，食品衛生法，薬事法，容器包装リサイクル法など）適合，地球環境問題対応，廃棄物処理対応（減量，リユース，リサイクル，焼却，生分解，光分解，埋め立て，燃料化，コンポスト（堆肥）化），有害物質処理，省資源化，資源の有効活用，省エネルギー化，アフターユース適性，道徳問題対応（ポイ捨てなど），適性包装化

FMS：Flexible Manufacturing System（総合生産システム）
GMP：Good Manufacturing Practice（品質の優れた医薬品の製造要件をまとめたもの）
HACCP：Hazard Analysis-Critical Control Points（危害分析重要管理点（監視）方式）
PL：Product Liability（製造物責任）

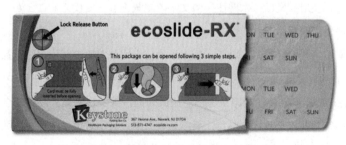

図 5.22　海外の CRSF パッケージ例
（Keystone Folding Box Corporation HP より転載）

表5.17 医療用医薬品のバーコード表示の対象

医療用医薬品の種類	調剤包装単位			販売包装単位			元梱包装単位			
	商品コード	有効期限	製造番号又は製造記号	商品コード	有効期限	製造番号又は製造記号	商品コード	有効期限	数量	製造番号又は製造記号
特定生物由来製品	◎	◎	◎	◎	◎	◎	◎	◎	◎	◎
生物由来製品	◎	○	○	◎	◎	◎	◎	◎	○	◎
注射薬	◎	○	○	◎	◎	◎	◎	○	○	○
内用薬	◎*	○	○	◎	○	○	◎	○	○	○
外用薬	◎*	○	○	◎	○	○	◎	○	○	○

注1) 調剤包装単位，販売包装単位，元梱包装単位とは以下のものを示す．
　調剤包装単位
　　調剤包装単位とは，製造販売業者が製造販売する医薬品を包装する最小の包装単位のこと．
　　例：錠剤やカプセル剤のPTP包装シートやバラ包装の瓶，散剤の分包，外用剤の瓶やチューブ，注射剤のアンプルやバイアル等
　販売包装単位
　　販売包装単位とは，通常，卸販売業者等から医療機関や薬局等に販売される最小の包装単位のこと．
　　例：調剤単位である，錠剤やカプセル剤のPTP包装シートが100枚入りの箱，散剤の分包が1000個入りの箱，外用剤のチューブが100本入りの箱，注射剤の10アンプル入りの箱等
　元梱包装単位
　　元梱包装単位とは，通常，製造販売業者等で販売包装単位を複数梱包した包装単位のこと．
　　例：販売包装単位である箱が10箱入った段ボール箱等
注2) 旧実施要領に基づき，特定生物由来製品，生物由来製品，注射薬の「◎」部分については，新バーコード表示が必須表示とされている．一方，内用薬及び調剤包装単位の商品コード（「＊」）については，旧実施要項では，関係業者等によって3〜5年後の表示実施を目標に技術開発が行われていることから，その実施時期は別途通知することとされていた．
注3) 販売包装単位及び元梱包装単位の任意表示項目については，今後の表示状況及び利用状況を踏まえた上で，表示範囲の拡大を検討する．

物性等，特に表示するよう定められているものについては，その表示を，直接の容器又は直接の被包に記載しなければならない」と規定されている．また，日局17製剤総則注射剤の第（21）項には「本剤で2mL以下のアンプル若しくはこれと同等の大きさの直接の容器若しくは直接の被包に収められたものについては，その名称中「注射液」，「注射用」又は「水性懸濁注射液」の文字の記載は「注」，「注用」又は「水懸注」の文字の記載をもって代えることができる」と，小さい容器には略字の使用が認められている．

医薬品包装による情報の提供において，医療事故防止等のための医療用医薬品へのバーコード表示について「「医療用医薬品へのバーコード表示の実施要項」の一部改正について」（医政経発0629第1号・薬食安発0629第1号厚生労働省医政局経済課長・医薬食品局安全対策課長連名通知）により，その実施要項が改正された．新バーコードの表示対象は医療用医薬品であり，製造販売業者は，表5.17に従い，医薬品の種類及び包装単位（表5.17注1）に応じて，必須表示項目（◎）及び任意表示項目（○）を表示することとしている．また，原則，平成27年7月以降は，調剤包装単位にもバーコード表示が必須となる．

5.4.2 日本薬局方に収載されている容器

日局17通則には密閉容器，気密容器，密封容器が規定されており，また内容医薬品を光から保護するために，遮光が規定されている．

1 密閉容器　well-closed container（通則42条）

「**密閉容器**とは，通常の取扱い，運搬又は保存状態において，固形の異物が混入することを防ぎ，内容医薬品の損失を防ぐことができる容器をいう．」と規定されており，柔軟な材料で作られた一つの開口部を持つ紙類又はプラスチックを用いた袋など，また，金属又はプラスチックを用いた缶などがある．

2 気密容器　tight container（通則43条）

「**気密容器**とは，通常の取扱い，運搬又は保存状態において，固形又は液状の異物が混入せず，内容医薬品の損失，風解，潮解又は蒸発を防ぐことができる容器をいう．」と規定されており，プラスチック樹脂を用いた容器（瓶，バイアル，シリンジ，ブリスター（PTP）包装，ストリップ包装など）である．SP，PTP包装はガラス瓶やプラスチック瓶と比較すると防湿効果は劣るが，使用性が優れているため多用されている．

3 密封容器　hermetic container（通則44条）

「**密封容器**とは，通常の取扱い，運搬又は保存状態において，気体の侵入しない容器をいう．」と規定されており，注射剤においては，アンプルのほか，容器栓システムであるバイアル／ゴム栓，ガラス製のプレフィルドシリンジなどが，その他剤形では，両面アルミ製のブリスター（PT）包装，金属製の押出しチューブなどが当たる．

4 遮光（通則45条）

「**遮光**とは，通常の取扱い，運搬又は保存状態において，内容医薬品に規定された状態及び品質に対して影響を与える光の透過を防ぎ，内容医薬品を光の影響から保護することができることをいう．」と規定されており，このような目的の容器を遮光容器という．

注射剤のアンプル瓶やバイアル瓶の遮光は，ガラスの原料に酸化鉄（Fe_2O_2）及び二酸化マンガン（MnO_2）を添加し着色することにより遮光される．特に注射剤容器の遮光に関しては，一

般試験法「注射用ガラス容器試験法」において，着色容器の遮光性試験として規定されている．医薬品の分解に関する波長290～450 nmの光の透過率が50％以下で，注射剤の不溶性異物検査ができるように波長590～610 nmの光透過率が60％以上の条件に適合した場合，遮光容器として使用できる．

5.4.3　医薬品包装の分類

日局17収載の剤形と規定されている容器を表5.18に示した．固形製剤では密閉容器か気密容器のどちらかを使用するが，これは医薬品各条に規定されている．また，密閉容器と規定されている場合には気密容器を，気密容器と規定されている場合には密封容器を使用することが認められている．

5.4.4　製剤の容器

代表的な製剤に使用されている容器と包装について概説する．

1　注射剤

注射剤の容器は，内容医薬品に影響を与えず，生理的に有害な物質が溶出せず，微生物による汚染を完全に防止することができるものでなければならない．

① **ガラス瓶**（アンプル瓶，バイアル瓶）

ガラス瓶は主に注射剤用の容器として用いられているが，主成分として二酸化ケイ素（SiO_2）

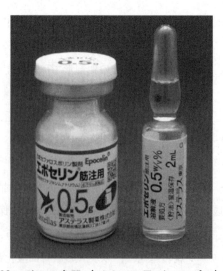

図5.23　ガラス容器（バイアル及びアンプル）の例

表5.18 剤形と規定されている容器

	製剤	密閉	気密	密封	耐圧性
液剤	含嗽剤		○		
	エキス剤		○		
	経口液剤		○		
	エリキシル剤		○		
	懸濁剤		○		
	乳剤		○		
	酒精剤		○		
	シロップ剤		○		
	浸剤・煎剤		○		
	茶剤		○		
	チンキ剤		○		
	芳香水剤		○		
	リモナーデ剤		○		
	流エキス剤		○		
固形製剤	カプセル剤	○	○		
	顆粒剤	○	○		
	発泡顆粒剤	○	○		
	シロップ用剤	○	○		
	丸剤	○	○		
	散剤	○	○		
	錠剤	○	○		
	口腔内崩壊錠	○	○		
	チュアブル錠	○	○		
	発泡錠	○	○		
	分散錠	○	○		
	溶解錠	○	○		
	口腔内錠剤	○	○		
	トローチ剤	○	○		
	舌下錠	○	○		
	バッカル錠	○	○		
	付着錠	○	○		
	ガム剤	○	○		
	外用固形剤	○	○		
	外用散剤	○	○		
	膣錠	○	○		
半固形製剤	眼軟膏剤	○	○		
	経口ゼリー剤		○		
	ゲル剤		○		
	口腔用半固形剤		○		
	貼付剤	○			
	テープ剤	○			
	坐剤		○		
	膣用坐剤		○		
	直腸用半固形剤		○		
	注腸剤		○		
	軟膏剤		○		
	クリーム剤		○		
	パップ剤		○		
	外用液剤		○		
	リニメント剤		○		
	ローション剤		○		
その他	スプレー剤		○		○
	外用エアゾール剤				○
	ポンプスプレー剤		○		
	口腔用スプレー剤		○		○
	吸入剤	○	○		○
	吸入液剤		○		
	吸入粉末剤	○	○		
	吸入エアゾール剤			○	○
	注射剤			○	
	輸液剤			○	
	埋め込み注射剤			○	
	持続性注射剤			○	
	透析用剤			○	
	腹膜透析用剤		○*		
	血液透析用剤		○*		
	点眼剤		○		
	点耳剤		○		
	点鼻剤	○	○		
	点鼻粉末剤	○			
	点鼻液剤		○		

* 微生物の混入を防ぐことができるもの

表5.19 ガラスアンプル瓶の特徴

長 所	短 所
① 無色透明である．	① 材質が重い．
② 酸素，水蒸気の透過がなく，保存性に優れる．	② 衝撃に弱く破損しやすい．
③ 耐熱性があり，高温滅菌が可能である．	③ アンプルカット時にガラスの破片が混入する．
④ 着色も可能であり，遮光性の付与可能．	④ カット時に手指を傷つける危険性がある．
⑤ 形状が自由に設計できる．	⑤ ガラスフレークスの発生やアルミニウム溶出が起こったりして，異物混入と見なされる可能性がある．
⑥ リサイクルが可能．	

と酸化ホウ素（B_2O_3）を含むホウケイ酸ガラスであり，化学的な耐久性に比較的優れている．表5.19にガラスアンプルの特徴を示す．

なお，日局17第一追補で，一般試験法「注射剤用ガラス容器試験法」とは別に，参考情報として新たに「ガラス製医薬品容器」が収載されている．

② プラスチックバッグ及びプラスチックボトル

ガラスの欠点（重量，耐衝撃）を考慮するため，ポリエチレンやポリプロピレンなどのプラスチックを用いたバッグやボトルなどの容器包装がある．バッグは輸液や透析液などの液剤包装に，ボトルはカプセルや錠剤，顆粒剤など多数の製剤の直接容器として利用されている．

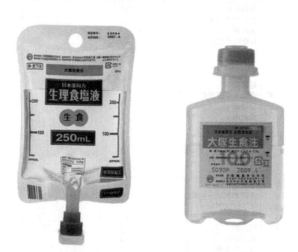

図5.24 プラスチック容器の例

表5.20 注射用キットの事例

事　例	効　果
事例1：医療用具（シリンジなど）に医薬品をあらかじめ充填したもの	アンプル・バイアル入り製剤などに比べ，アンプルをカットし薬液を充填する作業が不要になり，即時投与が可能．
事例2：医薬品を組み合わせて単一の容器内にセットし，用時コネクターを介して混合可能としたもの．なお，医薬品は複数組み合わせることが可能	コネクターを導通させることにより，定量混合が可能となり，作業性の大幅改善（計量操作の省略，混合時の誤操作防止など）が可能．
事例3：複数の医薬品をあらかじめ溶解または混合し単一容器内に充填したもの	事例2と同様
事例4：抗生物質など用時溶解型注射剤と溶液型注射剤を接続できるような容器に充填したもの	事例2と同様な事前準備が省かれ，また接続部分が備わっている薬剤バイアル同士であれば，直接の接続及び再溶解が可能．

<キット製品について>

1986年（昭和61年）3月12日付け薬審二第98号通知において，注射用キット製品は「医療機関での投薬調整時の負担軽減，細菌汚染・異物混入の防止を目的として，医薬品と医療用具（特殊容器を含む）又は2以上の医薬品を一つの投与体系として組み合わせた製品」と定義された．通知には，注射用キット製品の具体的な事例として，事例1～事例4のタイプが示されている．

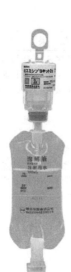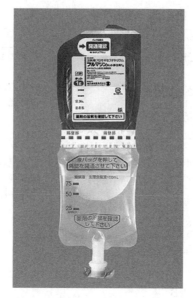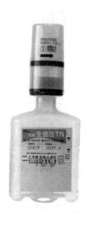

図 5.25　キット製品（左より I バッグ「ホスミシン」，ダブルバッグ「フルマリン」，「TN キット」）の例

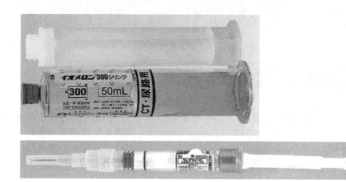

図 5.26　プレフィルドシリンジの例

2　錠剤及びカプセル剤

　市販（OTC）の錠剤やカプセル剤は，バラ錠を瓶に詰めたものが多くみかけられる．一方，医療用医薬品には **SP 包装** strip package や **PTP 包装** press through package が主流である．SP 包装や PTP 包装は，錠剤やカプセル剤を 1 個ずつ気密保存でき，調剤現場では計数に便利である．ブリスター包装については，日局 17 第一追補参考情報で「**固形製剤のブリスター包装の水蒸気透過性試験法**」が新たに収載されている．また一方では，包装から医薬品を取り出さず包装のまま飲んでしまうという，誤飲事故が報告されている．代表的な錠剤及びカプセル剤の保存条件を表 5.21 に示した．

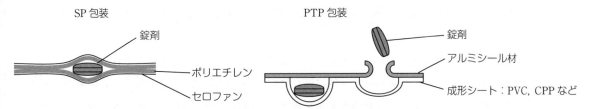

図 5.27　SP 包装と PTP 包装

表 5.21　代表的な錠剤及びカプセル剤の保存容器

容　器	錠　剤	カプセル剤
密閉容器	アスピリン錠 エフェドリン錠 フェニトイン錠	
気密容器	硝酸イソソルビド錠 ニトログリセリン錠 クロルフェニラミンマレイン酸塩錠	インドメタシンカプセル プラゼパムカプセル
密閉容器 (遮光)	プロピルチオウラシル錠 エルゴメトリンマレイン酸塩錠	クロフィブラートカプセル
気密容器 (遮光)	ジギトキシン錠 ジゴキシン錠 ワルファリンカリウム錠	イオパダートナトリウムカプセル

3　軟膏剤及び眼軟膏剤

　軟膏剤及び眼軟膏剤の容器としてチューブが多用されている．チューブには使用される材料により，金属チューブ，プラスチックチューブ及びラミネートチューブに分類されている．金属チューブには，アルミチューブ，鉛チューブ，錫チューブ，合金チューブなどがあるが，現在ではほとんどがアルミチューブである．用途としては，軟膏などの医薬品用容器の他，歯磨き，接着剤，化粧品，工業製品など種々の内容物の容器として採用されている．

　プラスチックチューブには，ポリエチレンのみを使用した単層チューブと，ナイロンや PVA 系樹脂などガスバリアー性のある樹脂を中間層に入れた多層チューブがある．用途としては，化粧品および食品関係である．

　ラミネートチューブはアルミニウム箔の上下にポリエチレンなど各種の樹脂や紙などを張り合わせ多層構成としたラミネートシートで胴部を成形し，その一端に，ねじ部のあるプラスチック製のヘッド部を取り付けたチューブである．用途としては，歯磨きをはじめ，化粧品，食品などの分野で多数採用されている．

4　坐　剤

　坐剤は消炎，解熱，鎮痛薬などを直腸投与するもので，ほとんどが砲弾型をしている．そのた

め坐剤の包装は砲弾型に薬剤を成形する機能と坐剤の保護機能とを合わせもつものとなっている．

坐剤包装の材料にはプラスチックフィルムまたはアルミ複合フィルムが使用される．アルミコンテナは防湿性，遮光性，ガスバリアー性に優れているが，製剤が直接見えない欠点がある．一方，プラスチックコンテナは，成形性など包装作業性に優れるが，防湿性，遮光性，ガスバリア性はアルミコンテナに比べ劣っている．

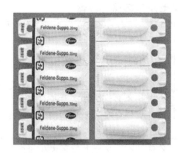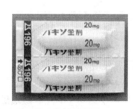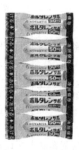

図5.28　坐剤コンテナの例

5.4.5　貯法

医薬品の貯蔵は室温（1～30℃）で行うことが基本であるが，特別な医薬品については貯蔵温度や有効期限が定められている．日局の通則16条で規定されている冷所は15℃以下の場所で，光の影響も受ける場合は冷暗所に保存される．また，空気により自動酸化を受ける医薬品は，密封容器に入れて真空又は空気を窒素ガスで置換して密封し，酸化を防止している．

酒精剤は揮発性医薬品を，チンキ剤は生薬をエタノール又はエタノールと水の混液で溶解又は浸出した製剤なので，気密容器に入れ，火気を避けて保存するよう規定されている．

貯法，保存条件が局方に規定されている注射剤いくつかが知られているが，例えば，日局17では，インスリンヒト（遺伝子組換え）は「遮光して－20℃以下で保存，気密容器」等のように規定されている．

章末確認問題（以下の文章の正誤を答えよ）

1. 注射剤容器の遮光については，日本薬局方一般試験法「注射用ガラス容器試験法」中に「着色容器の遮光性試験」の規定が定められている．
2. 密閉容器の規定がある場合には，気密容器を用いることができる．
3. SP包装及びPTP包装は，密封容器である．
4. 注射剤には，プラスチック製の容器を用いることはできない．

正解：1. ○　　2. ○　　3. ×　　4. ×

参 考 文 献

1) 2005 薬事衛生六法，薬事日報社，2005
2) 第十七改正日本薬局方条文と注釈，廣川書店，2016
3) JP Forum, Vol.24, No.1 (2015)
4) 東　満美，芳地　一，水口和生，医薬品の包装・表示とリスクマネジメント，「医薬の門」，Vol.41 No.3, 医薬の門社（鳥居薬品株式会社），2001
5) 大嶋耐之，消費者の立場に立った医薬品包装——ユニバーサルデザイン——，生活者包装研究懇談会第2回例会より，2005
6) 田部和久，下川福子：包装・容器・製剤の工夫，「医薬ジャーナル」，**37**，S-1, p.301, 医薬ジャーナル社，2001
7) 医薬品直接の容器等の表示手引き（第7版），大阪医薬品協会，2005
8) 医薬品食品包装における設計・表示・材料規格と包装工程の品質確保，技術情報協会，2005
9) 包装技術便覧，日本包装技術協会，1997

6 院内製剤

6.1 定義と意義

　院内製剤を大別すると，薬機法の承認範囲内で行う調剤予備行為として調製する「一般製剤」と，適応外使用を含めた剤形変更または局方収載品以外の試薬などを用いて調製する「特殊製剤」に分類され，具体的には以下のような内容となる．

　① 一般製剤：調剤業務効率化のための予製・予包

　② 特殊製剤：特殊な製剤処方に基づく市販されていない製剤，または市販品とは処方，調製法，規格，適用法などが異なる類似製剤の調製

　一般的には，②特殊製剤を狭義の院内製剤として取り扱っている．平成2年度厚生行政科学研究報告書では，「患者の病態やニーズに対応するために，医師の求めに応じ，薬剤師が調製した薬剤であり，それぞれの医療機関内ですべて消費されるもの」と定義されている[1]．

　特殊製剤は，市販製剤を用いても効果が不十分な場合や他に有効な治療法がない場合に使用されることが多い．ある特定の患者のために疾病や症状に応じて，主に海外文献や学会報告されている薬剤を試みるものである．患者の個々のニーズに対応できることから，個別化医療の一つである．例えば，小児や高齢者に優しい利便性を備えた剤形開発などが検討されている．市販品にない院内製剤を用いて治療効果を上げることができれば，その臨床的意義はきわめて大きい．この院内製剤業務は，他の医療スタッフがもっていない製剤の知識や技術を病院薬剤師が十分に活かせる専門的業務であり，医師・看護師とのチーム医療実践の場となっている．また，その製剤の特徴や効果を裏付ける基礎実験及び *in vivo* 実験データは，臨床効果の評価データとともに研究論文へと結びつくものである．

6.1.1 取扱い

　院内製剤（特殊製剤）を取り扱う際，適応外使用となる場合も多く，有効成分が未承認の薬や試薬も処方されている．製剤依頼者の医師も有効成分の特性などに精通していない場合があるので，依頼を受けた薬剤部製剤室（または医薬品情報室）では文献検索により情報を収集し，その内容を解析し，有効性や安全性を評価する必要がある．検討の結果，調製するに値する特殊製剤であり，かつ製剤室の製剤技術で対応可能であれば，次のステップとしてこの特殊製剤を患者に適用する倫理的な問題を院内の然るべき委員会（倫理委員会など）で審議する．委員会の許可が得られたら，製剤室では **GMP**（Good Manufacturing Practice）の製造指針を遵守し作業しなければならない．また，製剤調製だけに留まらず，患者適用後の有効性や安全性などの臨床データの評価にも関与し，当該特殊製剤のエビデンスの収集にも努める．なお，特殊製剤を患者に使用するにあたっては，**インフォームド・コンセント**（説明と同意）を十分に実施しなければならない．

　図6.1に院内製剤取扱い過程の例をフローチャートで示した．

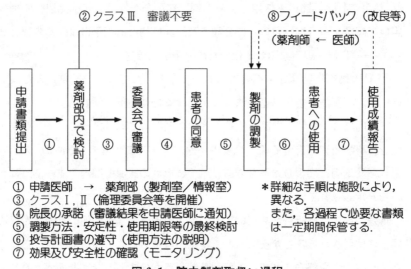

図6.1　院内製剤取扱い過程

6.1.2 院内製剤の分類

　日本病院薬剤会により策定された「院内製剤の調製及び使用に関する指針（Version1.0）」[2)]では，使用原料の規制区分，薬機法の承認範囲および人体への侵襲性等が分類基準となっている．使用原料は，(1) 薬機法で承認された医薬品またはこれらを原料として調製した製剤，(2) 試薬，生体成分，薬機法で承認されてない成分またはこれらを原料として調製した製剤，(3) 試薬や医

表 6.1　製剤原料と適応方法に基づく院内製剤のクラス分類

クラス	内容	審議・同意書	調製例
Ⅰ	① 薬機法の承認範囲外の使用法であり，人体への侵襲性が大きい製剤 ② 試薬や薬機法未承認の成分を含有する製剤を治療・診断目的で使用する場合	要	試薬含有の注射剤
Ⅱ	① 薬機法の承認範囲外の使用法であるが，人体への侵襲性が比較的軽微な製剤 ② 試薬や医薬品でないものを含有する製剤でヒトを対象にするが，治療・診断目的外で使用する場合	要	注射剤の内容物を軟膏剤に混合
Ⅲ	① 薬機法で承認された医薬品で調製した製剤を，治療を目的として承認範囲内で使用する場合 ② ヒトを対象としない場合	不要	処方箋で対応可能

薬品でないものに分類されるが，さらに適応方法を加味すると，表 6.1 の様にクラス Ⅰ～Ⅲ に分類される．なお，院内の手続きに関してクラス Ⅲ の場合，倫理性を審査する委員会での承認および対象患者の同意は不要である．

6.1.3　特殊製剤調製実例の概説

　日本病院薬剤師会監修の「病院薬局製剤事例集」[2] には，代表処方として 364 製剤が収載されている．その中に未収載の製剤も含め特殊製剤の調製法を数例，以下に概説する．

a）グミ製剤（ロキソプロフェンナトリウム）[3]
　水を必要とせず咀嚼にて服用可能で，食感も小児に受け入れられやすい小児向けの剤形である．
　中性グミベースと酸性グミベースがあり，中性，アルカリ性薬剤には中性グミベースを，酸性薬剤には酸性グミベースを用いる．

処方：ロキソプロフェンナトリウム　　0.68 g
　　　中性グミベース　　　　　　　　96.2 g
　　　紅茶フレーバー　　　　　　　　0.5 g
　　　水　　　　　　　　　　　　　　適量
　　　全　量　　　　　　　　　　　　100.0 g

中性グミベース (g)		酸性グミベース (g)	
ゼラチン（AD）	7.0	ゼラチン（AP-270）	7.0
還元麦芽糖水飴	64.0	還元麦芽糖水飴	64.0
D-ソルビトール液	45.6	D-ソルビトール液	45.6
水酸化ナトリウム液 1.0（0.5 mol/L）		クエン酸	0.7
水	適量	水	適量
全 量	100.0	全 量	100.0

処方薬剤規格：ゼラチン，還元麦芽糖水飴，D-ソルビトール液，水酸化ナトリウム，クエン酸
調製法：中性グミベースの調製法は，

① ゼラチン（ブタ由来）に水を加えて膨潤させた後，約60℃で加温溶解した液，
② 還元麦芽糖水飴及びD-ソルビトール液を秤量混和後，約135℃になるまで加熱し，含有水分の一部を蒸発させた濃縮液，
③ 水酸化ナトリウムを加温溶解した液を作成．次に，①，②及び③の各液を約50℃で加温混合しながら，最終的に含水量が約15％，pH7となるように調整する．
④ 中性グミベースの適量を秤量し，50℃で加温溶解させる（電子レンジの利用で溶解時間の短縮可）．次に，ロキソプロフェンナトリウムを少量の水で溶解させ，中性グミベースに混和する（できるだけ気泡が立たないよう時間をかけてゆっくりと混和する）．
⑤ グミ製剤の成形は，凹凸のあるプラスチックプレートを天秤にのせて秤量しながら行う．プラスチックプレートには離形剤（ミグリオイルまたはサラダオイル代用）を塗っておき，分注後はプレートを水平に置き室温で固化させ，アルミピロー（ラップで代用可）でシールする．グミ製剤は24時間室温放置したほうが，食感が向上する．

b）腟用坐剤（ウリナスタチン腟用坐剤50000単位）[4]

坐剤は速効性と肝初回通過効果回避によるバイオアベイラビリティの向上が期待できるので，特殊製剤としてよく利用される剤形の一つである．ウリナスタチン腟用坐剤を代表例としてとり上げた．中空坐剤の利用も考えられる．ウリナスタチンは破水を引き起こす原因とされる顆粒球エラスターゼの活性を抑制し，長期妊娠維持をはかる．また，サイトカイン抑制によりプロスタグランジン産生を抑制することにより，子宮収縮を抑制する．

処方：ウリナスタチン5万単位　　4バイアル
　　　ウィテップゾールW-35　　48.6 g
　　　　全量（40個分）　　54.0 mL

処方薬剤規格：ウリナスタチン（5万単位/バイアル），ウィテップゾールW-35
調製法：

① ウィテップゾールW-35をビーカーに量り取り，120℃，30分間加熱する．
② メノウ乳鉢にウリナスタチン粉末を掻き出し，微粉化する（乳鉢はマントルヒーターで加温

する).
③ 自然冷却にて 55℃になったウィテップゾール W‑35 を少量,②に加え十分に撹拌・懸濁する.残りのウィテップゾールも徐々に加え,完全に懸濁させる.
④ 坐剤コンテナに充填し冷却する.

c）口腔用スプレー剤（インドメタシンスプレー,熱応答ゲル含有）[5]

大量化学療法時に発生する口内炎の疼痛コントロールに使用するインドメタシン（IM）口腔用スプレー剤の口腔粘膜への付着力の増強を企図して,熱応答ゲルを応用した製剤処方である.

処方：1.25% IM 原液　　　　　　20 mL　　　　　1.25% IM 原液
　　　キシリトール　　　　　　　10.0 g　　　　　インドメタシン　　　　　　　　1.25 g
　　　メチルセルロース 15 cps　　0.7 g　　　　　0.2 mol/L リン酸緩衝液全量 100 mL
　　　メチルセルロース 400 cps　 0.7 g
　　　クエン酸ナトリウム　　　　2.0 g
　　　マクロゴール 4000　　　　 3.5 g
　　　滅菌精製水　　　　全量　100 mL

処方薬剤規格：インドメタシン,キシリトール,メチルセルロース 15 cps,400 cps,クエン酸ナトリウム,マクロゴール 4000

調製法：

① IM 1.25 g を 0.2 mol/L KH_2PO_4：0.2 mol/L NaOH = 1：1 の溶液約 70 mL に分散後,0.2 mol/L NaOH 約 18 mL を徐々に加え完全に溶解し,次に 0.2 mol/L KH_2PO_4 を加えて pH7.4 に調整後,滅菌精製水で全量 100 mL とする.
② 煮沸した滅菌精製水約 30 mL にメチルセルロース（MC）15 cps,400 cps を各 0.7 g 均一に分散させ,約 5℃に氷冷しながら撹拌,MC を完全に溶解させる.
③ マクロゴール 4000 を 3.5 g,クエン酸ナトリウムを 2 g,各々約 15 mL と 10 mL の滅菌精製水に溶解し,氷冷しながら先に調製した MC 液（②）に加え,十分に撹拌混合し,最後に約 5℃に冷却した滅菌精製水を加えて全量 100 mL とする.
④ 1.25% IM 液（①）20 mL にキシリトール 10 g を加え撹拌し,熱応答ゲル（③）で全量 100 mL とした後,メンブランフィルター（0.45 μm）でろ過する.

d）煎剤（柿のヘタ煎）[4]

長引いてなかなか止まらないシャックリの民間療法として,「柿のヘタ（柿蒂.生薬「していい」」を煎じて服用する方法（柿蒂湯）が昔から用いられていた.横隔膜の痙攣を弛緩させる作用があるといわれている.術後などに起こりやすい長引くシャックリで,クロルプロマジンなどが無効の症例に有効である.調製用器具として,「マイコン煎じ器 3（ハリオ）」も市販されており,利用すると便利である.

処方：柿のヘタ　　　　　10 g
　　　精製水　全量 200 mL
処方薬剤規格：柿のヘタ
調製法：
① ステンレス容器に柿のヘタと精製水を入れ，30分以上かけて半量を目安として煎じる．
② 温時，綿栓あるいはガーゼを用いてろ過する．
③ 保存容器に入れて冷凍保存しておき，用時解凍し希釈調製する．

e）注射剤（10％フェノールグリセリン注）[4]

ペインクリニックで三叉神経痛や悪性腫瘍末期などの難治性疼痛を除くために，0.2〜0.8 mLをクモ膜下腔，神経節，神経内に注入する．その際，目的脊髄部位が最下位になるよう，患者は側臥位とし，注入速度・量にも注意する．使用前は粘度を高めるため，−5℃で冷却しておく．製剤は無菌条件下（クリーンベンチ）で調製するが，湿度（水分）が薬効に影響するといわれているので低湿度の環境下で速やかに行う必要がある．

処方：フェノール＊　　　　10.0 g　　（＊液状フェノールは使用しない）
　　　グリセリン　全量　100 mL
処方薬剤規格：フェノール，グリセリン
調製法：
① フェノールを加温溶解後，秤量し，あらかじめ加温（120℃，2時間）乾燥しておいた滅菌グリセリンで全量 100 mL とする．
② メンブランフィルター（0.45 μm）を用いて加圧ろ過し，2 mL の褐色アンプルに 1 mL ずつ充てんする．
③ アンプル熔封後，115℃，30分の高圧蒸気滅菌を行い，異物検査後，交付する．

6.2 院内製剤を取り巻く環境

近年，製薬企業では医薬品の製造過程で GMP の遵守が徹底され，また，平成 6 年には製造物責任法（PL 法：Product Liability Law）が公布され，翌年に施行された．この PL 法の施行以来，各施設の製剤室では院内製剤に関して調製品目が縮小される傾向にある．この院内製剤の経済性に関して，特に特殊製剤は多くの場合，院内製剤加算の対象外であり，また品質管理の重要性や医薬品副作用救済制度対象外の観点からも敬遠されがちになっている．

6.2.1 PL 法との関連

1 PL 法について

第 1 条（目的）：この法律は，製造物の欠陥により人の生命，身体又は財産に係る被害が生じた場合における製造業者等の損害賠償の責任について定めることにより，被害者の保護を図り，もって国民生活の安定向上と国民経済の健全な発展に寄与することを目的とする．

製造物（医薬品等）欠陥によって，使用者（患者等）の身体又は財産に係る被害（死亡を含む）が生じた場合，製造業者等（製薬企業等）が使用者（患者等）の受けた損害を賠償する責任を負う旨の法律である．「製造物の欠陥」を要件とするので欠陥責任ともいわれる．また，本法は，製品（医薬品等）の設計・製造・指示警告等の各過程において，安全確保のために最善策を追究する責任を製造業者等（製薬企業等）に課し，市場により安全な製品（医薬品等）を供給することで消費者を保護しようとするものである．

2 製造物とは

第 2 条（定義）1 項：この法律において「製造物」とは，製造又は加工された動産をいう．

製造とは，製品（医薬品等）の設計，加工，検査，表示を含む一連の行為をいう．医薬品，医療機器，薬局製造販売医薬品（薬局製剤）および血液製剤は，製造物に該当する．

3 欠陥製品とは

第2条（定義）2項：この法律において「欠陥」とは，当該製造物の特性，その通常予見される使用形態，その製造業者等が当該製造物を引き渡した時期その他の当該製造物に係る事情を考慮して，当該製造物が通常有すべき安全性を欠いていることをいう．

一般に「欠陥」には，次の3種類があるといわれており，これは海外の製造物責任制度と共通している．
① 設計上の欠陥：製造物の設計段階での安全性に対する配慮不足に起因する欠陥製品
② 製造上の欠陥：製造物の製造過程で粗悪な材料の混入や組み立てミスが原因で，製造物が設計・仕様どおりなっていない欠陥製品
③ 指示・警告上の欠陥：予測可能な危険性が混在する製造物において，その危険性を防止又は回避する手段等，適切な情報を製造者が消費者に提供しなかった場合

ここで，③について医薬品の場合を考えると，適正な使用法はもとより，適正に使用しても発現する副作用等のリスクを消費者に情報提供する手段として，医薬品情報活動，添付文書，その他の口頭指示や文書提供が挙げられる．

4 副作用と未知の有害作用

製造承認を受けた医薬品は製造物ではあるが，その特性上，薬効と副作用は表裏一体である．よって使用者に副作用被害が発生しても，それが予期された副作用の場合，即，欠陥製品とはみなされない．また，上市された後に未知の有害作用が報告された場合，当該医薬品を出荷する時点の医学・薬学的知識及び技術水準で最善を尽くしても，その作用を把握又は予測できなかったとの判断がなされれば，企業の責任は問われないであろう．

5 期間制限

第5条（期間の制限）1項：第3条に規定する損害賠償の請求権は，被害者又はその法定代理人が損害及び賠償義務者を知った時から3年間行わないときは，時効によって消滅する．その製造業者等が当該製造物を引き渡した時から10年を経過したときも，同様とする．
2項：前項後段の期間は，身体に蓄積した場合に人の健康を害することとなる物質による損害又は一定の潜伏期間が経過した後に症状が現れる損害については，その損害が生じた時から起算する．

製造物の中でも医薬品等では，第5条の2項に該当する損害が生じる場合がある．この場合の時効の起算点は，「製造業者等が当該製造物を引き渡した時」ではなく，「その損害が生じた時」となる．

6 院内製剤における PL 法の解釈

　法的な位置づけが曖昧な院内製剤であるが，過去の行政（厚生省）の見解（昭和35年5月17日，36衛第610号）によると，「病院の製剤室で医薬品を製造する行為は，それが当該病院の患者に使用するためのものである限りにおいては，<u>業として医薬品を製造する行為に該当しない</u>」とされており，「調剤の準備行為あるいは延長線上にある」と解釈されている．さらに，一般に「業とする」とは，「ある者の同種の行為の反復継続的遂行が社会通念上，事業の遂行とみることができる程度のものである場合」をさす．いわゆる院内製剤は，「反復継続して行っても，社会通念上，事業として医薬品の製造を行ったとはいえない」との見解（昭和36年9月19日薬収第670号）もあり，「製造業」ではないので PL 法対象外との解釈もあるが，いずれも半世紀以上も前の見解であることは否めない．一方，薬機法に基づき，薬局が都道府県知事から承認を得て製造・販売する「**薬局製剤**」は，病院薬局における院内製剤とは法的にも質を異にする．なお，PL 法施行から20年が経過した現在，本法の改正案を提案する活動も起きている．

6.2.2 院内製剤の将来

1 市販化の意義

　日本病院薬剤師会の学術第4委員会では，特殊製剤の市販化に向けた調査・研究がここ数年継続してなされている．院内製剤の市販化の意義として，①他施設でも利用できることから広範な患者が恩恵を被ることが可能，②GMP，GPMSP，GSP の徹底管理，③医薬品安全対策と被害者救済保障，④製薬企業の開発費用の合理化，⑤社会的必要性の明確化と医療現場の理解と協力が得やすいなどが挙げられている[6]．

　院内製剤が市販化された例は，1990年以降で30製剤以上あるといわれている．カテーテル凝固防止剤プレフィルドヘパリン生食や無水エタノール注射液等が代表的なものである．

2 市販化が困難な製剤

　一方，市販化しにくく独自に調製が必要なものとして，①手技により有効率が変動し，有効性の判定が困難なもの，②薬効評価が定まってないもの，③毒性が強く安全性に問題があるもの，

④必要経費が回収できるほど薬価が期待できないもの，⑤関連学会や関連職能団体からの協力が得られないもの等を挙げている[6].

3 薬学教育と製剤技術

医療技術の高度化と**個別化医療**の普及で，院内製剤の重要性はますます増してくるものと思われ，薬学教育の中でも専門性の一環として院内製剤にDDS等を応用できるよう，製剤の知識及び技能を身につけておく必要がある．また，倫理面では，その製剤の使用に関して患者への「説明と同意」に留まらず，患者自身の「理解と選択」が必要とされる．将来的には，院内製剤の研究・育薬が積極的になされることが望まれる．

章末確認問題（以下の文章の正誤を答えよ）

1. 日本病院薬剤師会策定の「院内製剤の調製及び使用に関する指針」において，院内製剤はクラスⅠとクラスⅡに分類される．
2. 院内製剤を調製する場合，すべての例において倫理性を審査する委員会での承認が必要である．
3. 院内製剤は，現状においてPL法の対象になる．
4. 添付文書記載内容の不備は，欠陥製品となる可能性がある．

正解：1. ×　　2. ×　　3. ×　　4. ○

参 考 文 献

1) 田村善蔵，他（1991）平成2年度厚生行政科学研究報告書
2) 日本病院薬剤師会監修（2013）病院薬局製剤事例集，薬事日報社
3) 並木徳之（2001）医薬ジャーナル **37**, 2459-2464
4) 日本病院薬剤師会監修（2010）病院薬局製剤 第6版，薬事日報社
5) 鈴木久美子，他（2004）医薬ジャーナル **40**, 2322-2327
6) 後藤伸之，他（2004）ファルマシア **40**, 827-831

日本語索引

ア

アインシュタインの粘度式 152
アクティブターゲティング 235, 237
アクリル酸アミドポリマー 354
アクリル酸ポリマー 354
アシクロビル 201
アシクロビル三リン酸 201
アスコルビン酸 186
アスナプレビル 249
アスパルテーム 355
アスパラギン酸カリウム 187
アスピリン 187, 208
アスピリン懸濁液
　加水分解 66
アセチルタイロシン
　DSC曲線 110
アセトン 70
圧縮ガス 334
圧縮コーティング 293
圧縮錠剤 281, 285
圧縮度 131
圧縮特性 15
圧縮率 140
アデノウイルス 254
アデノ随伴ウイルス 254
アドヒアランス 218, 241
アドレナリン 186
　プロドラッグ 70
アニオン性界面活性剤 67, 86
アフタッチ 227
アプロチニン 245
アミノアルキルメタアクリレートコポリマーRS 369
アムビゾーム 237
アモルファス 108
アモルファス固体 195
アルコール数測定法 425, 442
アルファー化デンプン 363
アルプロスタジル 198, 238

アルプロスタジルアルファデクス 198
アレニウス型 55
アレニウス式 55, 71, 188
アレニウス・プロット 56
安息角 130, 134
安息角測定法 130
アンダーセン・カスケードインパクター 448
アンチジーン法 251
アンチセンス核酸 250
アンチセンス核酸法 251
安定化 67
安定化剤 357, 385
安定化方法 54
安定形 38
安定剤 353
安定性 45, 54, 314
安定度定数 67
アンドレアゼンピペット 116
アンドレードの式 141
アンピシリン 70, 195
　加水分解 61
　プロドラッグ 230
　粉末X線回折パターン 109
アンプル瓶 454
α-シクロデキストリン 245
α-メチルドパ 231
Andradeの式 141
Arrhenius型 55
Arrhenius式 71, 188
RNAアプタマー 250

イ

胃 161
イオン
　水和 29
イオン強度 28, 58, 96
イオン交換 216
イオン性界面活性剤 86
イオン積 28, 58
イオン-双極子間力 22

イオントフォレシス 223, 244
維持輸液 321, 324
異常粘性 142
異性化反応 65
イソプロテレノール 186
一塩基多型 240
1次反応 47
一次粒子 111
一枚膜リポソーム 237
一斉沈降法
　沈降曲線 117
逸脱の管理 405
一般酸-塩基触媒反応 58
一般試験法 425
一般製剤 463
一般用医薬品 4
遺伝子 240
遺伝子工学 240
遺伝子銃法 258
遺伝子治療 240, 250
遺伝子導入法 253
遺伝子発現抑制技術 250
易動度 144
胃内浮遊性 221
胃内容排出時間 161
胃内容排出速度 161, 166, 167, 245
イヌリン 163
医薬品
　開発研究過程 178
医薬品, 医薬部外品, 化粧品, 医療機器及び再生医療等製品の製造販売後安全管理の基準 408
医薬品, 医薬部外品, 化粧品及び再生医療等製品の品質管理の基準 408
医薬品添加剤 14
医薬品の製造及び品質管理に関する基準 398
医薬品の製造管理及び品質管理に関する実施基準 397
胃溶性被膜剤 368

イリノテカン　201
医療用医薬品　4
　バーコード表示　452
医療用ロボット　260
陰イオン性界面活性剤　86
インスリン　3, 233, 247
インスリンアスパルト　247
インスリングラルギン　247
インスリン注射剤　247
インスリンヒト（遺伝子組換え）
　注射液　242
インスリンリスプロ　247
インターフェロンα2b　239
インドメタシン　3
インドメタシンスプレー　467
院内製剤　16
　クラス分類　465
　取扱い過程　464
　PL法　471
インパクター法　446
インピンジャー法　446
EPR効果　234, 235, 237, 238, 250
intramuscular injection法　257

ウ

ウィスカー　187
ウィテップゾール　169, 379, 466
ウイルスベクター　253
ウイルスベクター法　254
ウォッシュバーンの式　15, 84
ウベローデ型粘度計　148
埋め込み注射剤　8
ウリナスタチン腟用坐剤　466
運転時適格性評価　403
運動粘度　141
Washburnの式　15, 84

エ

エアロゾル　334, 337
泳動電位　95
栄養輸液　321
液化ガス　334

液状製剤　14
液状溶液　19
エキス剤　11
エキセントリック型錠剤機　286, 287
液相沈降法　115
液相分配法　85
液体
　表面張力　73
　水との界面張力　74
　溶解度　33
液中乾燥法　208
液滴法　85
エクストルーダー法　196
エクスベラ　244
エステル
　加水分解　60
エストラジオール　174, 225
エチルセルロース　354, 369
エテンザミド　187
エナラプリラト　201
エナラプリル　201, 231
エピネフリン　186
エマルション　98
エリキシル剤　6
エルダーの仮説　135
エレクトロポレーション法　257
エロージョン　216
塩　183
円環法　76
塩基触媒　57
円形振動ふるい　270
塩形成　164
円錐-平板型粘度計　150
塩析　30, 104
エンドサイトーシス　258
エンドトキシン　309, 436, 437
エンドトキシン試験法　312, 425, 437
円二色性分析　189
塩入　30
electroporation法　257
enzyme-linked immunosorbent assay法　189
ex vivo法　259

F検定　417, 418
FAPG基剤　376
siRNA法　251
SP包装　458, 459

オ

オイドラギットRS　220
黄色ワセリン　376
応力　139
応力緩和　146
オーガー式　289
オキシトシン　242
オキュサート　172
押し出し造粒機　275
オスモル濃度　331
オスモル濃度測定法　425, 438
オストワルド型粘度　148
オストワルト-フロイントリッヒ式　34
オーダード・ミックスチャー　205, 271
オリゴヌクレオチド　253
オリフィス　131
温度　55
温度-溶解度曲線　314
Auger式　289
Ostwald-Freundlichの式　34
o/w型エマルション　98
o/w型乳剤　311
o/w型乳剤性基剤　374

カ

加圧式定量噴霧式エアゾール剤　171
回帰直線　418
回帰直線　418
会合コロイド　92, 93
会合体　93
開始　63
回転円盤法　36
回転粘度計　149
回転バスケット法　433
外部滑沢法　211
界面化学　73
界面活性　78

界面活性剤　67, 85, 182, 377, 390
　　特性　88
　　分類　87
　　HLB 値　89
界面重合法　207
界面張力　73, 74
界面動電現象　95
外用エアゾール剤　10, 334, 335
外用液剤　10
外用固形剤　10
外用散剤　10
解離度　163
カカオ脂　169, 380
化学的安定性　186
化学的同等性　176
化学反応速度論　45
柿のヘタ煎　467
可逆反応　51
拡散　214
拡散係数　35
拡散層　95
拡散律速　35
拡張係数　79
拡張ぬれ　84
撹拌造粒装置　276
かさ比容積　128
かさ密度　123, 128
かさ密度及びタップ密度測定法　425
過酸化水素　315
加水分解　60, 186
加水分解反応　60
ガス吸着法　121
加速試験　71
可塑剤　289, 369
カチオン性界面活性剤　86, 389
カチオン性脂質　256
カチオン性ポリマー　256
活性化エネルギー　55
滑沢剤　14, 353, 356, 365, 366
活量　27
カディアンカプセル　219
カテーテル法　258

カードテンションメーター　443, 444
加熱　65
カプセル剤　4, 289
　保存容器　459
カプリン酸ナトリウム　229, 245
カーボポール　355
ガム剤　7, 284
可溶化　34, 90
ガラスアンプル瓶　457
ガラスインピンジャーによる吸入剤の空気力学的粒度測定法　447
ガラス製医薬品容器　456
ガラス瓶　454
顆粒
　コーティング法　293
顆粒剤　4, 273
カリンダシン　231
カルバマゼピン　195
カール・フィッシャー法　280, 425
カルベニシリン　231
カルボキシビニルポリマー　355, 376, 378
カルボキシメチルセルロース　364
カルボキシメチルセルロースカルシウム　364
カルメロース　354, 364
カルメロースカルシウム　364
カルメロースナトリウム　363, 376
カルモフール　231
カレトラ　197
カロリーエヌ比　323
眼科用液剤　329
還元粘度　152
丸剤　11
乾式顆粒圧縮法　285, 286
乾式造粒法　275
乾式粉砕　267
緩衝剤　353, 357, 391
肝初回通過効果　169, 171, 173, 222, 232, 298

含水率　279
完全静脈栄養法　311, 321
乾燥　278
含嗽剤　7
乾燥速度　279
眼治療システム　225
眼軟膏剤　9, 329, 330, 372
　容器　459
眼軟膏剤の金属性異物試験法　425, 438
乾熱滅菌法　315, 317
甘味剤　395
管理図　419, 420
含量均一性試験　427
　判定基準　428
緩和　108
緩和時間　146
catheter 法　258

キ

擬 1 次反応　48
幾何標準偏差　125, 445, 447
幾何平均径　125
気管支　8
期間制限　470
基剤　353, 356
擬似多形　38, 107, 195
希釈法　99
基準形正規分布　416
擬 0 次反応　47
規則混合物　205, 271
擬塑性流動　144
基礎輸液　321
キーソン力　22
気体
　溶解度　32
気体混合物　19
気中懸濁法　209
希滴法　99
キトサン　233
キトサンコーティングリポソーム　233
キドミン　323
機能性核酸
　投与設計　250

機能性マイクロカプセル　209
希薄溶液　21
ギブスの吸着等温式　78
ギブスの相律　42
気密容器　453
キメラドラッグ　231
逆性石けん　389
キャッピング　288
キャピラリー域　275
球形晶析法　204
吸湿　65
吸湿性　134
吸収　189
吸収性　12
吸収促進剤　223, 229, 242, 244, 378, 381
球状ミセル　89
吸水クリーム　375
吸着
　液体界面　78
　固体表面　80
吸着剤　80
吸着質　80
吸着等温線　81, 121
吸着媒　80
吸入エアゾール剤　8, 335, 340, 344
　容器　345
吸入液剤　8, 335
吸入剤　8, 334, 335, 346
吸入剤の送達量均一性試験法　426
吸入剤の空気力学的粒度測定法　426
吸入粉末剤　8, 335, 338, 343
吸熱溶解　32
共結晶　183
凝固点　299
凝固点降下　26
凝固点降下度　332
凝固点降下法　332
共軸二重円筒型粘度計　149
凝集　99, 189
共重合体　102
矯臭剤　353, 367
凝集仕事　79

凝集沈降　97
共晶　314
凝析　97
凝析価　97
強剪断摩砕法　205
共沈物　37
共沈法　196
強度　15
矯味剤　353, 358, 367
共融混合物　38, 42
共融点　42
極限粘度　152
極限粘度数　152
局所投与　12
極性　30
極性溶媒　30
極大溶解度　31
巨大分子　101
キレート剤　314, 386
記録の管理　406
筋肉内投与　310
capillary 域　275
Gibbs の吸着等温式　78
Gibbs の相律　42
Keesom 力　22
QbD アプローチ　412

ク

空気透過法　122
空気力学的粒子径　337
空隙率　128, 129
クェット型粘度計　149
クェットの流れ　140
クオリティ・バイ・デザイン　410
苦情　406
組換えヒトアデノウイルス-p53 注射剤　254
グミ製剤　465
グラデュメット　218
クラフト点　90
グリコーム　240
グリセオフルビン　3, 166, 167, 195, 196
　比表面積と相対吸収率　165

グリセリン　289, 382
グリセロゼラチン　169, 380
クリープ曲線　147
クリーミング　99
クリーム基剤　356
クリーム剤　10, 89, 300, 304, 373
クリーンルーム　321
クレゾール　389
クロスカルメロースナトリウム　365
クロスポビドン　365
クロモグリク酸ナトリウム　243
クロラムフェニコールパルミチン酸エステル　165, 195
クロルプロマジン　186
クロロブタノール　355, 389
クーロン式　133
クーロン力　22
Couette の流れ　140
Coulomb 式　133

ケ

経眼投与製剤　246
経口液剤　6
経口液剤用添加物　394
経口徐放性製剤　218
経口ゼリー剤　6, 297
経口投与製剤　4, 246
経口フィルム剤　6, 16
経口粉末投与　190
経口溶液投与　190
軽質無水ケイ酸　188
経腟投与製剤　245
経中心静脈内点滴投与　310
経直腸投与製剤　245
経肺インスリン製剤　244
経肺投与製剤　243
経肺ルート　243
経皮吸収型製剤　244
経皮吸収治療システム　173
経皮治療システム　215, 222, 244
経鼻投与製剤　243

ケーキング　97
血液透析用剤　8, 328
欠陥製品　470
結合剤　14, 353, 356, 363, 370
結合性溶解補助剤　357, 389
結晶形　106, 184
結晶格子　106
結晶構造　105
結晶セルロース　363, 364
結晶多形　38, 106, 184, 195
結晶特性　105
　　評価法　108
結晶密度　123
血中濃度-時間曲線下面積
　　158, 190
血流速度　167
ゲノム創薬　240
ケモカイン　240
ゲル化　103
ゲル化炭化水素　373, 377
ゲル化法　437
ゲル基剤　356, 376
ゲル剤　11, 300, 304
限界含水率　279
限外ろ過膜　316
懸濁液　97
懸濁化剤　353, 357, 392, 395
懸濁剤　6, 65, 370
懸濁性注射剤　312
懸濁性点眼剤　329
懸濁性ローション剤　301
顕微鏡法　113, 446
顕微鏡粒子計数法　318
原薬
　　安定性　185
　　安定性試験条件　70
減率乾燥期間　279

コ

コアセルベーション　103, 104, 208
コアセルベート　104
合一　100
硬カプセル剤　289
硬カプセル充填機　290

硬化油　373, 380
高カロリー輸液療法　311, 321
高級アルコール　377
口腔内に適用する製剤　7
口腔内崩壊錠　16, 209, 281, 282
口腔粘膜投与製剤　245
口腔用錠剤　7
口腔用スプレー剤　7, 334, 335
口腔用半固形剤　7, 297
口腔内崩壊フィルム剤　6
硬膏剤　305
抗酸化剤　186, 386
格子エネルギー　108
高周波乾燥機　281
高周波滅菌法　315
高水圧遺伝子導入法　257
合成高分子　364
剛性率　139
光線力学療法　235
構造設備　400
構造粘性　144
高速気流中衝撃法　205
抗体　259
抗体医薬品　235, 239, 240
　　安定性　188
高張　331
工程能力指数　415, 416
硬度　434
硬度試験　289
後発医薬品　175, 185, 431
降伏値　143
高分子
　　吸着　103
　　合成　101
　　構造　101
高分子化医薬　238
高分子コロイド　208
高分子微粒子　257
高分子マトリックス　216
高分子ミセル　238, 257
高分子メチルセルロース　330
高分子溶液　21
　　性質　102
　　粘度　152
鉱油試験法　425, 439

恒率乾燥期間　279
固形製剤　14, 65, 265
　　試験法　434
　　製造工程の概念図　266
固形製剤用添加物　361
個数基準分布　125, 126
コゼニー・カーマン式　122
ゴセレリン酢酸塩注射剤　226
ゴセレリン酢酸塩点鼻薬　243
コソルベンシー　31, 357, 390
コソルベント　182
固体
　　溶解度　34
固体分散体　37, 185, 187, 196
骨格筋注射法　257
固定層　95
コーティング　291
コーティング剤　353, 356, 368
個別化医療　472
互変形　38
コムギデンプン　362
コモンテクニカルドキュメント
　　191, 410
固有粘度　152
固溶体　19, 38, 42
コールター・カウンター法
　　115
コロイダルドラッグデリバリー
　　システム　233
コロイド
　　安定性　95
　　性質　93
　　分類　92
コロイド分散系　92
コロイドミル　267, 268
コンカレントバリデーション
　　404
混合　270
混合エネルギー　20
混合機　272
混合指数　271
混合状態　271
混合度　270
混合溶媒　31
コンビナトリアル・ケミストリー　178

コンピュータ化システムバリ
　デーション　404
コンプライアンス　218, 241
混練法　200
混和性　33
Compress式　290
Kozeny-Carman式　122

サ

剤形　3
最高血中濃度　158, 190
最高血中濃度到達時間　158,
　190
再生医療　249
最大耐容量　191
在宅高カロリー輸液療法　327
サイトカイン　240
再バリデーション　404
最頻度径　124
細胞外液　324
細胞間隙ルート　173, 229
細胞性製剤　259
細胞内液　324
細胞内修復液　324
細胞内デリバリー　258
細網内皮系　234
細胞内ルート　173, 229
細粒
　コーティング法　293
酢酸デスモプレシン点鼻薬
　243
酢酸メゲストロール　183
坐剤　9, 298, 379
　試験法　299
　手工法　299
　溶融法　298
　容器　459
　冷圧（圧搾）法　299
坐剤コンテナ　460
坐剤用基剤　379
サスペンション　97
サッカリン　183, 355
サーミスター　314
サラゾピリン　168
酸アミド結合

加水分解　62
酸化アルミニウム
　対数正規分布曲線　125
酸化エチレンガス滅菌法　315
酸化ジルコニウム
　対数正規分布曲線　125
酸化反応　62, 186
酸化分解　186
散剤　6, 266
算術平均値　414
サンディミュン　183
撒布剤　370
散布図　418, 419

シ

仕上げ　293
ジェットミル　267, 268
ジェネリック医薬品　4, 175,
　185, 211
篩過　268, 269
色素法　99
糸球体ろ過　234, 249
シグモイダルリリースシステム
　220
シクレソニド　342
ジクロキサシリン　168
シクロスポリン　246
シクロデキストリン　68, 166,
　185, 187, 198
シクロデキストリン包接　199
時限放出型　220
ジゴキシン　196
自己投与製剤　242
示差走査熱量測定法　109
示差熱分析法　109
支持体　381
ジステアロイルホスファチジル
　コリン　228
シスプラチン　238
次世代型インパクター　447,
　448
持続性製剤　249
持続性注射剤　8, 248
下掛け　293
実在溶液　24

湿式顆粒圧縮法　285, 286
湿式成形法　286
湿式造粒法　274, 275
湿式ビーズミル　180
湿式粉砕　267
湿潤熱測定法　85
湿製錠剤　281
湿熱滅菌法　315
質量基準空気力学的中位径
　445, 447
質量基準分布　125
質量対容量百分率　24
質量百分率　24
質量偏差試験　428
質量モル濃度　23
自動酸化　63
自動酸化反応　64
自動触媒反応　63
自動腹膜透析　328
シネルギスト　386
ジノスタチンスチマラマー
　239, 250
ジパルミトイルホスファチジル
　コリン　228
市販化　471
ジピベフリン　70
ジピリダモール　197
脂肪乳剤　228, 311, 324, 392
ジミリストイルホスファチジル
　コリン　228
シメチジン　195
ジメチルスルホキサイド　182
弱酸類　395
弱電解質溶液　28
遮光　453
重合　101
重合体　101
重合度　101
自由沈降　97
充填性　128
充填率　128
自由度　42
重要工程パラメータ　411
重要品質特性　410
重要物質特性　411
シュガー・コーティング　292,

370
酒精剤 11
出荷管理 401
シュテルン層 95
シュテルンのモデル 95
シュルツ-ハーディの規則 97
受動拡散 162, 173
受動的ターゲティング 234
受動輸送 171
ジュール・トムソン効果 268
準安定形 38
準塑性流動 143
準粘性流動 143
消化管 161
　薬物吸収 160
　pH 166
消化管関連リンパ組織 246
消化管粘膜付着性製剤 221
消化力試験法 425
蒸気圧曲線
　2成分系 25
蒸気圧降下 25
使用期限 70
小孔通過法 115
錠剤 4, 281
　コーティング法 292
　保存容器 459
錠剤機 286
錠剤硬度 434
錠剤の摩損度試験法 435
蒸散 187
硝酸イソソルビド 172, 174, 224
脂溶性 162
晶析法 200
小腸 161
小腸壁 162
上部臨界温度 33
晶癖 106
静脈内投与 190, 310
生薬関連製剤 11
初回通過効果 3, 157, 165, 243
食塩価 332, 333
食塩価法 332
食塩当量法 332
触媒 57

触媒定数 57
食品医薬品局 409
食物添加物 166
処方研究 314
徐放性錠剤 282
徐放性製剤 248
徐放性被膜剤 369
シリカ 200
シリンダー 440
シリンダー法 439, 440
シロップ剤 6
シロップ用剤 6
親液コロイド 93
シンカー 432
真空撹拌混合機 303
シンク条件 36, 162
浸剤 11
浸漬ぬれ 84, 85
侵食 216
親水クリーム 374
親水コロイド 93
親水ワセリン 374
浸透圧 27, 331
浸透圧測定法 425, 438
浸透圧比 314, 438
浸透圧ポンプ 215, 217
gene gun 法 258
GMPの3原則 399
Schulze-Hardyの規則 97
Stern層 95
Sternのモデル 95

ス

水構造形成的イオン 29
水構造破壊的イオン 29
水性ゲル剤 304
水性注射剤 312
　溶剤 384
水性点眼剤 329
　溶剤 385
水性溶剤 384, 394
水素結合 22
水不溶性医薬品
　吸湿 136
水不溶性物質

吸湿等温線 136
水分測定法 279, 425
水溶性医薬品 169
　吸湿 134
水溶性基剤 296, 356, 375, 379
水溶性懸濁化剤 392
水溶性抗酸化剤 386
水溶性軟膏剤 302
水和 31
水和数 29
水和層 97
水和物 31, 38, 106, 107, 184, 195
スコポラミン 174, 224
スチレン無水マレイン酸共重合体 239
ステアリン酸マグネシウム 188
スティッキング 288
ストークス径 112, 337
ストークスの式 98
ストークスの法則 151
ストーマー型粘度計 149
ストレプトキナーゼ・ストレプトドルナーゼ 246
ストレプトマイシン 3
スパスタブ 219
スパンスル 219
スパンタブ 219
スプレー剤 10, 334, 335, 348
スプレッドメーター 443, 444
スプレーポンプ 346
滑り面 95
スマンクス 239, 249
スラリー域 275
ずり速度 140
スルファメトキシジアジン 184
Scatchard-Hildebrand式 34
slurry域 275
Span類 379
Stokesの式 98
Stokesの法則 151

セ

正規分布　124, 127, 415, 417
正規分布曲線　124
正吸着　78
制御された放出タイプ　218
成形パップ剤　306, 307
製剤　3
　安定性　59
　安定性試験条件　71
　添加物　354
　有効性と安全性の評価　174
製剤開発　16
製剤学的同等性　176
製剤化研究　313
製剤機械　14
製剤均一性試験法　425, 426
製剤研究　15
製剤試験法　424
製剤設計　155, 156, 351
製剤総則　4
製剤添加物　166, 351
製剤の粒度の試験法　425, 434
制酸力試験法　426
静止円盤法　36
性状　180
製錠　281
精製水　385
精製ラノリン　377
製造管理　401
製造業　407
製造指図書　401
製造設備等の適格性評価　402
製造販売業　407
製造物　469
製造物責任法　469
正則溶液　20
生体適合性　248
性能適格性評価　403
生物学的同等性　159, 176, 191
生物学的同等性ガイドライン　191
生物学的半減期　190
生物学的利用速度　158
生物学的利用能　157

生物学的利用率　158, 159
生物薬剤学　156
生分解性　248
生分解性高分子　226, 227, 358
生理食塩液　384, 385
積算ふるい下質量基準　115
積算ふるい下分布　125
積算ふるい上分布　125
ゼータ電位　95
舌下錠　7, 284
設計時適格性評価　402
接触角　15, 76, 83
接線応力　139
絶対的生物学的利用能　159
設備据付時適格性評価　403
セミ直打法　285
セラセフェート　354, 368
ゼラチン　186, 289
セルロース　354
セルロース類　363
0次反応　46
遷移状態　55
旋回スクリュー型混合機　272, 273
煎剤　11
洗浄バリデーション　403
全身クリアランス　159
全身循環血　157
全身投与　12
せん断応力　139
せん断コンプライアンス　139
せん断試験　133
せん断試験装置　133
せん断速度　140
せん断弾性率　139
先発医薬品　175

ソ

層間化合物　200
相関係数　418
増感作用　103
双極子能率　30
総合ビタミン剤　325
相互溶解度　33
送出量の均一性　446

層状ミセル　89
相対的生物学的利用能　159
相対粘度　152
送達域の均一性　446
送達量の均一性　447
相当径　112
相分離　103, 104
相分離法　208
相平衡　42
層流　141
　速度分布　142
造粒　274
疎液コロイド　93
疎水コロイド　93
束一性　21, 25
速度勾配　140
即放性錠剤　282
疎水結合　23
塑性粘度　144
塑性流動　143
粗大分散系　92
ソノフォレシス　244
ゾラデックス　226
ゾラデックス LA　226
ソルビタン脂肪酸エステル　182, 378
ソルビタンセスキオレイン酸エステル　355
ソルビタンモノオレイン酸エステル　341
ソルビトール　289, 382
D-ソルビトール　354
ソルビン酸　355
solid-in-oil-in-water エマルション　242
sonophoresis/microbubble 法　257

タ

第 I 相試験　155, 191
代謝　189, 190
対数正規分布　124, 127
体積形状係数　120
体積弾性率　140
体積百分率　24

日本語索引

大腸　168
大腸デリバリーシステム　220
大腸デリバリー法　246
体内動態　3
第Ⅱ相試験　155
ダイラタンシー　144
ダイラタント流動　144
タキソール　238
ダクラタスビル塩酸塩　249
多形　38
多形転移　38
ターゲティング　16
多重層リポソーム　236
多相エマルション　98
多層錠　283, 284
脱アミド化　189
脱水反応　64
脱着　80
タッピング　131
タップ密度　123
縦型拡散セル　441
縦型拡散セル法　439, 440
タラポルフィンナトリウム　236
タランピシリン　231
タルク　200
ダルトンの法則　24
単位格子　106
単一円筒型粘度計　150
単回使用容器　446
炭化水素　340
弾性　138
弾性変形　138
弾性率　139
担体　162
単軟膏　373
タンパク結合　189
タンパク質
　安定性　188
タンパク質性抗癌剤　250
タンパク質分解酵素阻害剤
　242, 246
単変形　38
単量体　101
単粒子層付着　205
Daltonの法則　24
direct laser irradiation法　257

w/o型エマルション　98
w/o型乳剤性基剤　375

チ

チアミン　201
遅延時間　147
チオグリコール酸　355
チキソトロピー　144, 357, 392, 395
　流動曲線　145
逐次反応　53
治験薬GMP　408
腟　9
腟錠　9, 284
窒素ガス
　吸着等温線　121
チッピング　288
腟用坐剤　10, 300
チトクロームP450　190
チモプトールXE点眼液　172, 225
チモロールマレイン酸塩　172, 211
着香剤　353, 358
着色掛け　293
着色剤　353, 358, 367, 396
茶剤　11
チュアブル錠　283
注射　174
注射剤　7, 226, 309
　安定化剤　387
　投与経路　311
　保存剤　387
　容器　454
　pH範囲　391
注射剤の採取容量試験法　426
注射剤の不溶性異物検査法
　426, 438
注射剤の不溶性微粒子試験法
　318, 320, 426, 438
注射剤用添加物　384
注射用キット製品　458
注射用水　312, 316
中性保存剤　389
注腸剤　9, 300

注入法
　堆積パターン　129
超音波/マイクロバブル法　257
潮解　135, 187
長期保存試験　71
長時間放出タイプ　218
貼付剤　11
超崩壊剤　365
腸溶性顆粒型　219
腸溶性錠剤　282
超臨界流体　180
超ろ過法　316
直接粉末圧縮法　285
直腸　9, 168
直腸用半固形剤　9, 300
貯法　449, 460
治療学的同等性　176
治験薬GMP　191
チンキ剤　11
沈降電位　95
沈降天秤法　116
　沈降曲線　118
チンダル現象　93, 203
沈殿　189

ツ

ツインインピンジャー　447, 448
つや出し　293
吊り板法　77
ツロブテロール塩酸塩　225

テ

低温（凍結）粉砕技術　267
低カロリー輸液法　321
停止　63
泥状パップ剤　306
低置換度ヒドロキシプロピルセルロース　206, 364
低張　331
定量噴霧式吸入器　334
テガフール　231
滴下法　291

デキサメタゾンパルミチン酸エ
　ステル　238
滴重法　76
デキストラン　163
デキストロメトルファン　220
滴定酸度　326
デコイ核酸　250
デコイ核酸法　252
デザインスペース　410
テストステロン　3, 201
テストステロンプロピオン酸エ
　ステル　201
デバイ力　22
デバイス　343
テープ剤　11, 305, 381
　熱圧法　305
　溶剤法　305
デポ製剤　248
デュロテップパッチ　225
テーラーメイド医療　240
デリバリー法　246
テルミサルタン
　DSC曲線　110
転移温度　39
転移熱　39
転移反応　64
展延性　15
電解質　324
電解質補正液　324
電解質溶液　21
電荷移動型複合体　68
電荷移動力　22
添加剤　188
添加物　188
　化学構造　355
　使用条件　351
　適用　352
　分類　352
点眼剤　8, 329
　ドラッグデリバリーシステム
　　330
　保存剤　388
　溶剤　385
点眼剤の不溶性異物検査法
　426
点眼剤の不溶性微粒子試験法

　330, 426
点眼剤用添加物　384
電気泳動　95
電気泳動法　189
電気浸透　95
電気伝導度法　99
電気二重層　95
点耳剤　9, 297
転相　100
転相温度　101
転動造粒装置　276
伝播　63
点鼻液剤　307
点鼻剤　9, 307
点鼻粉末剤　307
デンプングリコール酸ナトリウ
　ム　365
デンプン類　362
Debye力　22
Disc式　290
DLVO理論　95, 96

ト

糖衣錠　283, 284, 370
糖衣用素材　370
透過係数　40, 162
統計処理　414
統計量　414
凍結乾燥　280
凍結乾燥機　280
凍結乾燥製剤　314
凍結乾燥注射剤　313
逃散能　24
透析　8
透析用剤　8, 327
等張　312
等張化　14, 314, 332
等張化剤　314, 353, 358, 390
動粘度　141, 149
動脈化学癌塞栓療法　235
動脈内投与　310
トウモロコシデンプン　362
糖類　361
ドキシフルリジン　231
ドキシル　237

ドキソルビシン　238
特殊酸　57
特殊酸-塩基触媒反応　57, 60
特殊製剤　463
特殊製剤調製　465
特定フロン　340
度数表　415
度数分布図　415
ドミナントネガティブ法　251
ドライパウダー吸入剤　171
ドライパウダー式吸入器　334,
　343
トラスツズマブ　239
ドラッグデリバリーシステム
　214
トランスクリプトーム　240
トリアムシノロンアセトニド
　227
トルブタミド　206
トローチ剤　7, 284
曇点　90
Tween類　378

ナ

内部滑沢法　211
内部摩擦係数　132
ナイロン被覆人工赤血球マイク
　ロカプセル　207
中掛け　293
ナノゲル　257
ナノスフェア　93
ナノパス　247
ナノパーティクル　93
ナファレリン酢酸塩点鼻薬
　243
軟化点　299
軟カプセル剤　289, 290
軟カプセル製造機　291
軟膏剤　10, 300, 302, 372
　研和法　303
　乳化法　303
　容器　459
　溶融法　303
軟膏剤用基剤　372
難溶性塩　69

難溶性薬物
  水溶性溶解補助剤　390
  非水溶性溶解補助剤　390

ニ

二元配置法　420
ニコチネル TTS　174, 225
ニコチン　174, 225
二軸エクストルーダ　197
2次反応　49
二重円錐型混合機　272, 273
二次粒子　111
日米 EU 医薬品規制調和国際会議　71, 409
日局　4
ニトログリセリン　172, 174, 187, 223, 227
ニトログリセリン舌下錠　245
ニトログリセリン TTS　224
ニトロール　172, 218
ニフェジピン　196, 220
日本薬局方　4
乳化　14
乳化カカオ脂　379
乳化剤　353, 357, 392
乳剤　6
乳剤性基剤　296, 373, 379
乳剤性ローション剤　301
乳酸アシドーシス　324
乳酸・グリコール酸共重合体　227
乳濁液　98
乳濁性注射剤　312
乳糖　188, 338, 361
乳糖水和物　354
ニュートンの粘性法則　140, 141, 145
ニュートンの流動法則　142
ニュートン流体　142
ニュートン流動　142
Newton の粘性法則　141

ヌ

ヌクレオチド　252

ネ

ぬれ　83
  測定　84
ぬれ性　15

ネ

ネオアミユー　323
ネオカルチノスタチン　239, 250
ネオーラル　183
熱重量測定法　109
熱分析法　109, 425
ネブライザー　345
ネルンスト-ノイエス-ホイットニー式　37
粘性　140
粘性係数　141
粘性流動　140
粘弾性　145
粘着剤　381
粘着力試験法　426, 442
粘稠剤　392, 395
粘稠度　15
粘度　140, 141
  温度依存性　141
粘度測定　148
粘度測定法　425
Nernst-Noyes-Whitney 式　37

ノ

ノイエス-ホイットニー式　35, 164
濃度　23
能動的ターゲティング　235
能動輸送系　162
ノープラント　227
ノボビオシン　3
ノボラピッド　247
non-Fickian パターン　216
Noyes-Whitney 式　35, 164

ハ

肺　8, 170
バイアル瓶　454
パイエル板　246
バイオアベイラビリティ　3, 157, 243
バイオサーファクタント　86
  分類　88
配向効果　22
配合剤　209, 211, 347
配合変化試験　188
ハイスループット・スクリーニング　178
排泄　189
ハイブリダイゼーションシステム　205
背面処理剤　381
パイロジェン　317
バインディング　288
ハウスナー比　131
バカンピシリン　231
白色軟膏　373
白色ワセリン　376
白糖　354, 361
パクリタキセル　238
ハーゲン-ポアズイユの式　148
ハーゲン-ポアズイユの法則　141
箱型乾燥機　280
破砕造粒　278
破砕造粒装置　278
パシーフカプセル　219
ハーセプチン　239
バッカル錠　7, 284
パッシブターゲティング　234, 237
発熱性物質　309, 317
発熱性物質試験法　312, 425, 436
発熱溶解　32
パップ剤　11, 306, 382
発泡顆粒剤　6, 273
発泡錠　283
ハードファット　169, 379, 380
パドル　440
パドルオーバーディスク　440
パドルオーバーディスク法　439, 440

パドル法 432
鼻 9, 171
パピロックミニ 246
パラオキシ安息香酸アルキルエステル 355
パラオキシ安息香酸エステル類 382, 388, 395
バラシクロビル 231
バラツキ 414, 417
パラフィン 377
パラベン 388
バリダーゼ 246
バリデーション 316, 401
パルクス 238
バルプロ酸ナトリウム
　吸湿曲線 136
バレイショデンプン 362
　個数基準頻度分布曲線 125
　粒子径分布曲線 126
パレート図 415, 416
ハローパターン 109
範囲 414
パン・コーティング装置 292
半乾式顆粒圧縮法 285, 286
半極性溶媒 30
半減期 46
半固形剤
　レオロジー特性評価試験法 443
半固形製剤 14, 295
　製造工程 295
半固形製剤用添加物 372
半固形油性マトリックス 218
半透膜 26
反応次数 45, 50
反応速度 45
反応速度定数 47
反応速度論 45
ハンマーミル 267, 268
Hagen-Poiseuilleの法則 141
Hausner比 131, 134
hydrodynamic法 257

ヒ

ヒアルロン酸ベンジルエステル 245
非イオン性界面活性剤 86, 373
非ウイルスベクター法 254, 255
皮下投与 310
光安定性試験 187
光遮蔽粒子計数法 318
光増感反応 64
光分解 63, 187
ヒグチ式 41
非経口放出制御製剤 221
ヒゲ状結晶 187
非晶質 37, 108, 164, 184, 187
非晶質体 195
比色法 437
非水性注射剤 312
　溶剤 385
非水性点眼剤 329
非水性溶剤 385, 394
ビスダイン 236
ヒステリシス-ループ 144
ヒストグラム 415
ひずみ 138
微生物 66
比濁法 437
ビタミン 324
ビタミンA 186
ビタミンB_1 201
ビタミンK_2 199
必須アミノ酸 323
微透析顆粒カプセル 218
引張り応力 139
ヒトゲノム解析プロジェクト 240
ヒト成長ホルモン 247
ヒドロキシプロピルスターチ 365
ヒドロキシプロピルセルロース 354, 363, 368
ヒドロキシプロピルメチルセルロースアセテートサクシネート 369
ヒドロゲル 376
ヒドロトロピー 30
皮内投与 310

皮内投与型インフルエンザワクチン 247
非ニュートン流体 142
非ニュートン流動 142
比粘度 152
比表面積 119, 120
比表面積径 119, 120
比表面積形状係数 120
比表面積測定法 121, 425
比表面積法 119
皮膚 10, 173
皮膚に適用する製剤の放出試験 426, 439
　判定基準 441
ヒプロメロース 289, 354, 363, 368
ヒプロメロースカプセル 289, 357
ヒプロメロース酢酸エステルコハク酸エステル 369
ヒプロメロースフタル酸エステル 354, 368
微分粘度 142
ピペット法 115
被膜剤 368
ヒューマログ 247
表示 449
標準誤差 414
標準ふるい 269
標準偏差 414
標的指向化 16
標的指向製剤 234
標的部位指向性 214
氷点降下 26
氷点降下度 333
氷点降下法 332
表面活性 78
表面自由エネルギー 74
表面積 119
表面積形状係数 120
表面張力 73, 74
　測定 76
ピリドキサール塩酸塩 187
微量元素 325
　欠乏症 326
非臨床試験 174

ピロカルピン塩酸塩　225
ビンガム流動　143
品質管理　401
品質情報　406
品質不良　406
品質保証　407
品質マネジメント体制　400
頻度因子　55
頻度分布曲線　124
貧溶媒　153
BCAA/AAA 比　323
Bingham 流動　143
Higuchi 式　40
Hixson-Crowell の式　36
P 糖タンパク　190
PAMAM starburst デンドリマー／シクロデキストリン結合体　259
pH 調整剤　391
pH プロファイル　58
pH 分配仮説　163, 169, 171
pH 分配説　171
pH-溶解度曲線　313, 314
PL 法　469
PTP 包装　458, 459
PVA コポリマー　368

フ

ファーマコキネティクスパラメータ　190
ファニキュラー域　275
ファン・デル・ワールス力　22
ファント・ホッフの法則　27
フィックの拡散法則　162
フィックの第一法則　35
フィッシャー比　323
フィルムコーティング　293
フィルムコーティング錠　283, 284
フィルムコーティング法　357
フィルムコーティング用素材　368
フェニトイン　181
フェニルプロパノールアミン　220
フェノール　389
10%フェノールグリセリン注　468
フェレー径　114
フェンタニルクエン酸塩　174, 225
フェントステープ　174
フォークトの2要素モデル　147
フォトフリン　235
フォールディング　241
不活性ガス　386
負吸着　78
不均一系
　安定性　65
複合エマルション　98
複合体　67, 185
複合体形成　166
複合反応　51
副作用　470
腹膜透析　327, 328
腹膜透析用剤　8, 327
賦形剤　14, 352, 353, 361
ブセレリン酢酸塩点鼻薬　243
付着仕事　79
付着錠　7, 284
付着ぬれ　84
フックの法則　138, 145
プッシュプル式 OROS　220
沸点上昇　26
物理化学的特性　179
物理的安定性　187
物理薬剤学　156
ブドウ糖　322, 338, 354
フトラフール　231
部分アルファー化デンプン　206, 365
不偏分散　414
不溶性異物　309, 317, 319
不溶性異物検査法　319
不溶性微粒子　309, 317
ブラウン運動　94, 97, 203
プラスター剤　305
プラスチックチューブ　459
プラスチックバッグ　456
プラスチックボトル　456
プラスチック容器　456
プラスチベース　373, 377
プラバスタチンナトリウム　添加剤　362
フランドルテープ　174
ブリスター包装の水蒸気透過性固形製剤の試験法　458
ふるい分級装置　269
ふるい分け　269
ふるい分け法　115
フルオロウラシル　62, 231
フルスルチアミン塩酸塩　201
ブルックフィールド型粘度計　150
フルツロン　231
プルラン　354, 364
プルランカプセル　289, 357
プルロニック　354
プレフィルドシリンジ　315, 458
プレフィルド製剤　247
プレフォーミュレーション研究　178
ブレンディング　31
フロイントリッヒの吸着等温式　81
プロカイン・ペニシリンG塩　69
プロゲステロン　226
プロスタグランジン E　63
プロスタグランジン E_1　69, 198, 238
プロスタグランジン $F_{2\alpha}$ 誘導体　211
プロセス解析工学　409
プロセスバリデーション　403, 404
フロセミド
　結晶中の分子配列　107
プロテオーム　240
プロドラッグ　70, 200, 230, 236
プロドラッグ化　13
プロトン供与体　60
プロトン受容体　60

プロピレングリコール　382
プロペラント　334
ブロモバレリル尿素　187
分岐鎖アミノ酸　323
分級　268
粉砕　266
粉砕機　267
分散　414
分散系　92
　　安定性　103
　　粘度　152
分散効果　22
分散コロイド　92
分散錠　283
分散相　92
分散沈降法
　　沈降曲線　117
分散媒　92
分散分析　420, 421
分子化合物　43
分子形分率　163
分子間力　22
分子凝固点降下定数　26
分子コロイド　92, 93
分子生物学　240
分子標的薬　239, 240
分子沸点上昇定数　26
分子分散系　92
噴射剤　340
文書の管理　406
分子量　163, 180
分析法バリデーション　403
粉体　105
　　充填性　128
　　密度　122
　　流動性　129
粉体の粒子密度測定法　425
粉体物性　202, 203
分配　39
分配係数　40, 170, 180, 215
分配律　40
分布　189
粉末X線回折測定法　108, 425
噴霧乾燥機　280
噴霧乾燥造粒　278
噴霧乾燥造粒装置　277

噴霧乾燥法　196, 209
分離　272
分離径　446
Brönsted 塩基　60
Brönsted 酸　60
Bunzen 係数　32
Fick の第一法則　35
Freundlich の吸着等温式　81
funicular 域　275
Hooke の法則　138
Press 式　290
V 型混合機　272
van der Waals 力　22
van't Hoff の法則　27

ヘ

ヘイウッド径　114
平均滞留時間　158
平均値　414
平均粒子径　124, 127
平衡含水率　279
併発反応　52
平行反応　52
米国食品医薬品局　244
平方和　422
ペガシス　239
ペグイントロン　239
ベクロメタゾンプロピオン酸エステル　342
ヘタシリン　70
ベットの式　82
ヘテロリシス　63
ペネトロメーター　444
ベンザチン・ペニシリン G 塩　69
ベンザルコニウム塩化物　355
ベンジルアルコール　355
ベンゾカイン
　　加水分解　68
ヘテロリシス反応　63
ペネトロメーター　443, 444
ヘパリン　163
ペプチド
　　安定性　188
ペプチドトランスポーター

241
ペプチドホルモン　240
変更時のバリデーション　404
変更の管理　405
ベンザルコニウム塩化物　389
変質　66
ベンジルアルコール　389
ベンジルペニシリン G　69
偏析　272
ベンゼトニウム塩化物　389
ペンタサ　168
ヘンダーソン-ハッセルバルヒの式　29, 163, 182
ペンデュラー域　274
変動係数　414
ヘンリーの法則　21, 32
β 遮断薬　211
BET の吸着等温式　82, 121
Henderson-Hasselbalch の式　29, 163
Henry の定数　32
Henry の法則　21, 32
HEPA フィルター　278
PEG-インターフェロン α　249
PEG 化医薬　238
PEG 化インターフェロン α2a　239
PEG 修飾アデノシンデアミナーゼ　249
PEG 修飾 L-アスパラギナーゼ　249
PEG 修飾タンパク質医薬品　249
PEG-ヘモグロビン　249
pendular 域　274

ホ

ポアソン比　140
崩壊剤　14, 356, 364
崩壊試験
　　判定基準　431
崩壊試験装置　430
崩壊試験法　426, 428
芳香剤　395

芳香水剤　11
芳香族アミノ酸　323
放射線滅菌法　315
放出開始時間制御型　220
放出現象　39
放出試験法　439
放出性　300
放出制御
　製剤用基剤　228
放出制御素材　381
棒状ミセル　89
防水剤　370
防水膜掛け　292
包接化合物　68, 185, 198
法線応力　139
包装　449
防腐剤　289
泡沫剤　341
飽和溶液　32
ホクナリンテープ　225
保護作用　103
保湿剤　378, 382
ホスファチジルコリン　228
保全素　324
保存剤　353, 358, 387, 394
補体　259
発作治療薬　346
ポビドン　187, 196, 355, 364, 382
ホフマイスター系列　97
ホメオスタシス　240
ホモリシス反応　63
ポリエステル　227
ポリエチレングリコール　238, 354
ポリオキシエチレン硬化ヒマシ油　182, 355
ポリオキシエチレンソルビタン脂肪酸エステル　355, 378
ポリオキシエチレンポリオキシプロピレン　354
ポリオキシプロピレングリコール　182
ポリソルベート80　182, 355
ポリ乳酸　354
ポリビニルアルコール　186, 355
ポリビニルアルコール・アクリル酸・メタクリル酸メチル共重合体　368
ポリビニルピロリドン　364
ポリフェクション法　255, 257
ポリロタキサン　200
ポルフィマーナトリウム　235
ボールミル　267, 268
ポロクサマー　354
ポンプスプレー剤　10, 334, 335
Hofmeister系列　97
Poisson比　140

マ

マイクロエマルション　98
マイクロエマルション製剤　182
マイクロカプセル　104, 206, 207
　被覆形成法　207
マイクロスフェア　206, 246
マイクロドーズ試験　190
マイクロ–ナノマシン　259
マイクロ–ナノマシン製剤　240
マイクロニードル　223, 245
マイクロ針　245
前処方化研究　178
膜透過　39, 40
膜透過係数　215
膜透過ペプチド　244
マーク–フーウィンクの式　153
マーク–フーウィンク–桜田の式　153
マクロゴール　169, 187, 196, 354
マクロゴール400　182
マクロゴール軟膏　375
マクロゴール類　378, 380
摩損度　435
摩損度試験　289, 435
摩損度試験器　435

マーチン径　114
マックスウェルの2要素モデル　145
末梢高カロリー輸液療法　326
末梢静脈栄養　326
マトリックス型　215, 224
マトリックス型徐放性製剤　215
マトリックス型複合化粒子　206
マープル–ミラーインパクター　448
マルチステージリキッドインピンジャー　447, 448
マルチドーズ　446
マルチユニット　446
マンニトール　338, 361
D-マンニトール　354
Mark-Houwinkの式　153
microdose試験　190

ミ

ミオコール　172
見かけの粘度　142
見かけ比容積　128
水
　表面張力　74
ミセル　23, 89
密封容器　453
密閉容器　453
耳　9

ム

無極性溶媒　31
無菌化　315
無菌試験法　316, 330, 425, 438
無菌性　309
無菌製剤　14, 309, 329
　試験法　438
無菌操作法　316
無晶形　164, 184
無針注射器　248
無水カフェイン　187
無水物　38, 184

無痛化剤　353, 358, 391
無熱溶液　20

メ

眼　8, 172
メイラード反応　326, 352
メカノケミカル法　196, 200
メカノフュージョンシステム　205
メサラジン　168
メタアクリル酸アミドポリマー　354
メタアクリル酸ポリマー　354
メチルセルロース　354, 376
滅菌操作　14
滅菌法　315
メッシュ　269
メディアン径　125
メトロニダゾール・モンモリロナイト層間化合物　200
メンブランフィルター　316

モ

毛管法　84
毛細管上昇法　76
毛細管粘度計　148
目標製品品質プロファイル　410
モード径　124
モル濃度　23
モルヒネ　186
モル分率　23
モンモリロナイト　200

ヤ

薬物
　　生体内動態　157
　　投与経路　157
薬物キャリアー　236
薬物送達システム　4, 15, 209
薬物速度論　190
薬物分子
　　修飾　230

薬物放出　41
薬物放出制御　214
薬物放出制御機能　214
薬局方　4
　　溶解性　33
ヤングの式　83
ヤング率　138
Youngの式　83

ユ

融解熱　34
有核錠　283, 285
誘起効果　22
有効期間　47
有効期限　70
有効成分　351
有効粒子量　445, 447
融点　299
誘電率　30, 59
輸液　311, 321
輸液開始液　324
輸液剤　8
油脂性基剤　169, 296, 356, 372, 373, 379
油脂性軟膏剤　302
油性ゲル剤　304
ユニットドーズ　446
油溶性懸濁化剤　392
油溶性抗酸化剤　386

ヨ

陽イオン性界面活性剤　86
溶液　19
　　種類　20
　　性質　24
　　束一性　25
　　濃度　23
溶液製剤
　　安定性　60
溶液性ローション剤　301
溶解　19
溶解現象　31
溶解錠　283
溶解性　12, 13

　　制御　37
溶解速度　35, 163, 181
　　測定　36
溶解度　32, 181, 313
溶解度曲線　32
　　塩類　32
溶解特性　15
溶解熱　34
溶解パラメータ　20, 31, 34
溶解補助剤　13, 314, 353, 357, 389, 390
容器　314, 449
　　剤型　455
　　日本薬局方　453
要求HLB　89
溶剤　353, 356, 369
溶剤性溶解補助剤　357, 390
溶質　19
溶出試験法　426, 431
　　装置　432
溶出性　181
容積価　332, 333
容積価法　332
容積分率　24
溶媒　19, 182
　　極性　30
溶媒沈析法　205
溶媒留去法　196
溶媒和　31
溶媒和物　31, 38, 106, 107, 164, 195
揺変性　144
予測的バリデーション　404

ラ

ライナー　381
ラウリル硫酸ナトリウム　378
ラウリン脂　380
ラウールの法則　21, 24
ラセミ化　65
ラタノプロスト　211
落球粘度計　151
ラニナミビル　201
ラニナミビルオクタン酸エステル水和物　201

ラミネーション　288
ラミネートフィルム　187
ラミネートチューブ　459
ランタス　247
Langmuirの吸着等温式　82
Raoultの法則　21, 24

リ

リアルタイムリリース試験　411
離液順列　97
リオゲル　376
リザーバー型　206, 215, 224
リザーバー型徐放性製剤　215
リズモンTG　172, 330
　点眼液　225
理想弾性体
　変形　139
理想溶液　20, 24
リツキサン　239
リツキシマブ　239
リッティンガーの法則　267
立方根法則の式　36
リトナビル　197
リニメント剤　10, 301, 382
リピッドエマルション　236, 238
リピッドマイクロスフェア　88, 228, 238
リピドーム　240
リプル　238
リボザイム　250
リボザイム法　251
リポ製剤　238
リポソーム　228, 236, 242, 244
リポソーム製剤　236
リポ多糖　317
リポフェクション法　255
リボフラビン　167
リメタゾン　238
リモナーデ剤　6
流エキス剤　11
粒子　110
粒子径　112, 129, 164, 180
粒子径測定法　113

粒子形状　119, 120, 180
　粉体物性　203
粒子径分布　124
粒子設計法　204
粒子密度　123
　粉体物性　203
流出速度　131
流動化剤　366
流動曲線　142
流動性　15, 129, 132
　改善　133
流動性指数　132
流動層乾燥機　280
流動層造粒装置　277
流動層法　196
流動電位　95
流動度　141
流動パラフィン　377
粒度測定法　425
リュープリン　226, 248
リュープロレリン酢酸塩　226
リュープロレリン酢酸塩マイクロカプセル　248
両イオン性界面活性剤　86
良溶媒　153
リリーバー　346
臨界温度　33
臨界相対湿度　134
臨界ミセル濃度　89, 166
臨界溶解温度　33
臨界粒子径
　粉体物性　202
輪環法　76
リンゲル液　384
リン脂質　228
臨床試験　174
臨床第Ⅰ相試験　155, 191
臨床第Ⅱ相試験　155
Rittingerの法則　267

ル

涙液
　生理的特性　329

レ

レオグラム　142
レオロジー　14, 138, 304
レギュラトリーサイエンス　409
レクタルカプセル　169
レクチン　246
レーザー回折・散乱法　425, 446
レーザー回折装置　119
レーザー回折法　117
レーザー直接照射法　257
レーザー誘起応力波法　257
レザフィリン　236
レシチン　182, 228, 238
レジネート　220
レトロウイルス　254
レナンピシリン　231
レペタブ　219
練合　274
連続携行式腹膜透析　328
連続反応　53
レンチウイルス　254
laser-induced stress wave法　257

ロ

ろ過法　316
ロキソプロフェンナトリウム　465
ローション剤　10, 301, 382
ロジン-ラムラー分布　126
ロータリー型錠剤機　287
ロータリー・ダイ法　290
ロピナビル　196
ローラーミル　267, 268
ロンタブ　219
ロンドン力　20
London力　20, 22
Ro-Tap式ふるい振とう機　270

ワ

ワックスマトリックス 218

外国語索引

A

AAA 323
absolute bioavailability 159
absorption 189
absorption enhancer 242
accelerated test 71
activation energy 55
active pharmaceutical
　ingredients 351
active targeting 235
active transport system 162
activity 27
Acutrim tablet 220
ADAGEN 249
adherence 241
ADME 189
adsorbate 80
adsorbent 80
adsorption 80
adsorption isotherm 81
aerodynamic diameter 337
aerosol 334
aerosols for cutaneous
　application 10
Afrezaa 232, 244
agglomeration 189
aggregation 189
AmBisome 237
amorphous 37, 108
analytical sieving method 115
angle of repose 130
anhydrate 38, 184
anomalous viscosity 142
antiadherent 365
antibody 259
antibody drug 240
antigene method 251
antisense nucleic acid 250
APD 328
API 351
apparent density 128
apparent viscosity 142
aprotic solvent 31
area under the blood
　concentration vs time curve
　158

aromatic amino acid 323
aromatic waters 11
Arrhenius 188
5-ASA 168
association colloid 92
athermal solution 20
AUC 158
AUMC 158
autocatalytic reaction 63
automated peritoneal dialysis
　328
Aynchron 227
Azone 244

B

BA 157
bacterialendotoxins 309
Bangham 236
bases 356
BCAA 323
BCAA/AAA 323
BCS 12, 13, 192
BE 159, 191
binders 356, 363
binding 288
bioavailability 3, 157, 243
biocompatible 249
biodegradable 248
bioequivalence 191
bioequivalency 159
bioequivalents 159, 176
Biojector 247, 248
biopharmaceutical properties
　189
biopharmaceutics classification
　system 12, 13, 192
biopharmacy 156
biosurfactant 86
blending 31
boiling point elevation 26
branched chain amino acid
　323
branched polyethyleneimine
　256
Brownian motion 94
buccal tablets 7, 284

buffering agents 357
bulk density 123, 128
bulk modulus 140

C

cacao butter 380
caking 97
CAPD 328
capillary 275
capillary rise method 76
capping 288
capsules 4, 289
carrier 162
catalyst 57
cataplasms 11, 306
catheter 258
CC 178
CD 189
α-CDE conjugate (G2) 256
CE 279
cell penetrating peptide 244
CFC 340
CGMP 409
charge transfer force 22
chemical equivalents 176
Chemistry, Manufacturing and
　Control 191
chewable tablets 283
child resistant packaging 450
child resistant & senior friendly
　packaging 450
Chiou 185
chipping 288
chlorofluorocarbon 340
CL 159
cloud point 90
cmc 166
CMC 191
CMC-Na 376
CMEC 354
coacervate 104
coacervation 104
coagulation 97
coagulation value 97
coalescence 100
coarse dispersion system 92

coating agents　356
cocrystal　183
CODES　220
coefficient of variation　414
coformer　183
colligative property　25
colloid dispersion system　92
colorants　358, 367
coloring　293
coloring agents　358
combinatorial chemistry　178
comminution　266
comparative bioavailability　159
complex　67, 185
complex reaction　51
compliance　241
compressed tablets　281
compressibility　140
compressibility index　131
compression-coated tablets　285
compression coating　293
concentration　23
concurrent validation　404
cone and plate viscometer　150
congruent melting point　43
consecutive reaction　53
contact angle　83
continuous ambulatory peritoneal dialysis　328
controlled release　214
copolymer　102
coprecipitate　38
correctives　358
cosolvent　182
cosolvency　31
Coulomb force　22
Coulter counter method　115
CQA　410
creaming　99
creams　10, 304
CRH　134, 135
CRISPR/Cas9　259
critical composition　33
critical micelle concentration　89
critical moisture content　279
critical quality attribute　410
critical relative humidity　134
critical solution temperature　33
CRP　450
CRSF　450
cryoscopic constant　26
crystal density　123
crystal form　106, 184
crystal habit　106
crystal lattice　106
CSV　404
CTD　191, 410
cubic-root equation　36
curd tension meter　443
cut-off diameter　446
CyD　198
cytochrome P450　190

D

DC-CHOL　256
DDS　15, 214
deamidation　189
decoctions　11
decoy nucleic acid　250
degree of freedom　42
Delsym　220
denaturation　189
depot formulation　248
description　180
design qualification　402
desmosome　229
desorption　80
dialysis agents　8, 327
dielectric constant　30, 59
differential scanning calorimetry　109
differential thermal analysis　109
differential viscosity　142
diffusion coefficien　35
dilatancy　144
dilatant flow　144
diluents　352, 361
dilute solution　21
dipole moment　30
disintegrants　356, 364
disintegration test　428
dispersed phase　92
dispersible tablets　283
dispersing medium　92
dispersion colloid　93
dispersion effect　22
dispersion system　92
dissolution　19
dissolution rate　35, 181
dissolution rate constant　35
dissolution test　431
distribution　40, 189
distribution law　40
DM-DHP　255
DMPC　228
DMRIE　256
DMSO　182
DOGS　255, 256
dominant-negative method　251
dosage forms　3
DOPE　256
DOSPA　255
DOTAP　256
DOTMA　256
Doxil　237
DPI　171, 334
DPPC　228
DQ　402
drop weight method　76
drug delivery system　4, 15, 214
drug release　41
drying　278
dry powder inhalers　8, 171, 334
DSC　109
DSPC　228
DTA　109
Dudrik　321

E

ear preparations　9, 297
EBA　158, 159
ebullioscopic constant　26
ECF　324
EDTA　229, 355
effervescent granules　6, 273
effervescent tablets　283
Einstein's viscosity formula　152
Elder's hypothesis　135
electric double layer　94
electrokinetic phenomena　95
electrolyte solution　21
electroosmosis　95

electrophoresis 95
electroporation 257
ELISA 189
elixirs 6
emulsifying agents 357
emulsions 6, 98
enantiotropy 38
EndoCapsule 259
endocytosis 258
endotoxin 436, 437
enemas for rectal application 9, 300
enhanced permeability and retention 234, 235, 250
enteric-coated tablets 282
enzyme-inked immunosorbent assay 189
equilibrium moisture content 279
equivalent diameter 112
escaping tendency 24
Estraderm TTS 174, 225
ethical drugs 4
eutectic mixture 38
eutectic point 42
excretion 189
extent of bioavailability 158
extracellular fluid 324
extracts 11
Exubera 232, 244

F

fast-release tablets 282
FDA 244, 409
Fick's law of diffusion 162
fillers 352, 361
film-coated tablets 284
film coating 293
films for oral administration 6
fine particle dose 445, 447
finishing 293
first-order reaction 47
first pass effect 3, 157, 243
Fischer ratio 323
fixed disk method 36
flavoring agents 358
flavors 367
flocculation 99
fluidextracts 11
fluidity 141

foam aerosol 341
folding 241
Food and Drug Administration 409
foreign insoluble matters 309
formulation 155, 351
freeze drying 280
freezing point depression 26
frequency distribution curve 124
frequency factor 55
friability 435
5-FU 231
funicular 275

G

GALT 246
gas mixture 19
gastric emptying rate 161, 245
gastric emptying time 161
GCP 408
gel patches 11, 306
gels 11, 304
Gendicine 254
gene 240
gene engineering 240
gene gun 258
general acid-base catalysis 58
generic drugs 4, 175
gene therapy 240
genome-based drug discovery 240
geometric mean diameter 125
geometric standard deviation 445, 447
GER 161, 166, 245
GET 161
GINA 347
glidants 365, 366
Global Initiative for Asthma 347
glomerular filtration 249
GLP 408
glycome 240
GMP 16, 387, 397, 464
GMP for Investigational Products 408
Good Clinical Practice 408
Good Laboratory Practice 408
Good Manufacturing Practice

16, 387, 397, 463
Good Quality Practice 408
good solvent 153
Good Vigilance Practice 408
GQP 408
granulation 274
granules 4, 273
grinding 266
GSD 445, 447
gut-associated lymphatic tissue 246
GVP 408

H

half-life 46
hard gelatin capsules 289
hardness 434
HBS 221, 222
HCO 355
heat of fusion 34
heat of solution 34
heat of transition 39
hemodialysis agents 8, 328
Henderson-Hasselbalch 182
hermetic container 453
Hersey 205, 271
heterolytic reaction 63
high-alcoholic elixir 394
high-throughput screening 178, 189
HLB 88
homeostasis 240
home parenteral nutrition 327
homolytic reaction 63
HPMC 289
HPN 327
HTS 178
human genome project 240
hydrate 31, 38, 107, 184
hydration 31
hydrochlorofluorocarbon 340
hydrodynamic 257
hydrodynamically balanced system 221
hydrofluoroalkane 340
hydrogenated oil 373
hydrogen bond 22
hydrolysis 60, 186
hydrophile-lipophile balance 88

hydrophilic colloid 93
hydrophobic bond 23
hydrophobic colloid 93
hydrotropy 30
hypertonic 331
hypotonic 331
hysteresis loop 144

I

ICF 324
ICH 71, 409
ideal solution 20
implants 8
inclusion compound 68
induction effect 22
infusions 11, 321
inhalation liquids and solutions 8
inhalations 8
initiation 63
injections 7, 309
in Silico 180
insoluble particulate matters 309
installation qualification 403
internal friction coefficient 132
International Council on Harmonisation of Technical Requirements for Registration of Pharmaceuticals for Human Use 71, 409
intra-arterial 310
intracellular fluid 324
intradermal 310
intramuscular 310
intramuscular injection 257
intravenous 310
intravenous hyperalimentation 310, 321
intrinsic viscosity 152
ion-dipole force 22
ionic product 28
ionic strength 28, 58
iontophoresis 223, 244
IQ 403
IVH 310, 321

J

jellies for oral administration 6, 297
JGMP 398

K

kinematic viscosity 141
kneading 274
Krafft point 90
Kynamro 252

L

laminar flow 141
lamination 288
laser diffraction method 117
laser-induced stress wave 257
lectin 246
lemonades 6
lenitives, soothing agents 358
L-HPC 206
limiting viscosity number 152
linear polyethyleneimine 256
liniments 10, 301
lipid emulsion 236
lipidome 240
Lipinski 180
Lipofectamine 255
Lipofectin 255
lipopolysaccharide 317
liposome 236, 244
liquids and solutions for cutaneous application 10
liquids and solutions for oral administration 6
liquid solution 19
logarithmic normal distribution 124
Lontabs 219
lotions 10, 301
low-alcoholic elixir 394
lower consolute temperature 33
lozenges 7, 284
lubricants 356, 365, 366
lyophilic colloid 93
lyophilization 280
lyophobic colloid 93
lyotropic series 97

M

macromolecular particle 257
macromolecules 101
mass median aero diameter 445, 447
maximum torrelance dose 191
MDI 334, 446
mean particle diameter 127
mean residence time 158
medicated chewing gums 7, 284
metabolism 189, 190
metastable form 38
metered-dose inhalers 8, 334
micelle 23, 89, 93
microcapsule 104
microdose 190
microemulsion 98
micromachine 240
micro needle 223
microscopic method 113
microsphere 246
migration potential 95
milling 266
miscibility 33
mixing index 271
MLV 236
MMAD 445, 447
mobility 144
modulus of elasticity 139
moisture content 279
molality 23
molar boiling point elevation constant 26
molar freezing point depression constant 26
molarity 23
molded tablets 281
molecular biology 240
molecular colloid 92
molecular compound 42
molecular dispersion system 92
molecular targeting drug 240
molecular weight 180
mole fraction 23
monomer 101
monotropy 38

MRT 158
MTD 191
mucoadhesive tablets 7, 284
multi lamellar vesicle 236
multiple compressed tablets 284
multi stage liquid impinger 447
mutual solubility 33

N

nanogel 257
nanomachine 240
nanoparticle 93
nanosphere 93
nasal dry powder inhalers 307
nasal preparations 9, 307
nasal solutions 307
new generation impactor 447
Newtonian flow 142
Newtonian fluid 142
Nitrodisc 174, 224
Nitro-Dur 174, 224
non-Newtonian fluid 142
nonpolar solvent 31
non-viral vector method 254
normal distribution 124
normal stress 139

O

OCAS 220
Ocusert 215, 225, 226
ointments 10, 302
Omnic OCAS 220
ONCASPAR 249
operational qualification 403
ophthalmic liquids and solutions 8, 329
ophthalmic ointments 9, 330
OQ 403
orally disintegrating films 6
orally disintegrating tablets 282
oral osmosis 217
ordered mixture 205, 271
orientation effect 22
OROS 215, 217, 220
Osmosin 220
osmotic pressure 27

osmotic pump 217
OSSM 218
OTC 4
over the counter drugs 4
oxidation 186

P

packing fraction 128
parabens 388
parallel reaction 52
parenteral infusions 8
particle density 123
particle property 180
particle size 180
partition coefficient 40, 180
passive diffusion 162
passive targeting 234
PAT 409
patches 11
PC 228
PCS 206
PD 328
PDT 235
peak solubility 31
PEG 187, 196
PEG400 182
PEGASYS 249
PEGIntron 249
pellets 8
pendular 274
penetrometer 443
Pennkinetic system 220
peptide transporter 241
performance qualification 403
periferal parenteral nutrition 326
peritoneal dialysis 328
peritoneal dialysis agents 8, 327
permeability coefficient 40, 162
personalized medicine 240
Peyer's patch 246
Pfocardia-SL 220
PGA 64
PGB 64
PGE 64
P-glycoprotein 190
pH 28, 163, 313
pharmaceutical equivalents

176
pharmaceutical excipients 351
pharmaceutical manufacturing 3
pharmaceutical preparation 3
pharmaceuticals 3
pharmacokinetics 190
pharmacokinetics parameters 190
pharmacopoeia 4
phase inversion 100
phase inversion temperature 101
photodynamic therapy 235
photolysis 187
photosensitized reaction 64
pH partition theory 163
pH-profile 60, 61
pH-solubility profile 313, 314
physical pharmacy 156
physico-chemical properties 179
PillCam SB 259
pills 11
pilocarpine ocular system 330
PIT 101
pK_a 27, 28
plasters 11, 305
plastibase 373
plastic flow 143
plastic viscosity 144
pMDI 171
POC 191
polarity 30
polar solvent 30
polishing 293
Poly (L-arginine) 256
Poly (L-lysine) 256
polymer 101
polymerization 101
polymer solution 21
poly (methacrylic acid) grafted with poly (ethylene glycol) 233
polymorph 38, 106, 164, 184
poor solvent 153
porosity 128
ζ-potential 95
powders 6, 266
powders for cutaneous application 10

PPN 326
PQ 403
precipitation 189
preformulation 178
preparations for cutaneous application 10
preparations for dialysis 8, 327
preparations for gargles 7
preparations for inhalation 8
preparations for injection 7
preparations for nasal application 9
preparations for ophthalmic application 8
preparations for oral administration 4
preparations for oro-mucosal application 7
preparations for otic application 9
preparations for rectal application 9
preparations for syrup 6
preparations for vaginal application 9
preparations related to crude drugs 11
preservatives 358, 394
press through package 458
pressurized metered dose inhaler 171
process analytical technology 409
process capability index 416
prodrug 70
Product Liability Law 469
Progestasert 215, 226
prolonged release injections 8
prolonged release tablets 282
prolonged release type 218
proof of concept 191
propagation 63
propellant 334
prospective validation 404
protease inhibitor 242
protective action 103
protective coating 292
protein binding 189
proteome 240
proton acceptor 60
proton donor 60

pseudo first-order reaction 48
pseudopolymorph 38, 107
pseudo-zero-order reaction 47
pulmonary route 243
Pulsincap 220
pump sprays for cutaneous application 10
PVA 186, 355
PVP 196, 355
pyrogen 309

Q

QbD 410
QTPP 410
qualification 402
quality by design 410
quality target product profile 410
quasi-plastic flow 144
quasi-viscous flow 143

R

random mixture 271
rate of bioavailability 158
rate of shear 140
RBA 158
real time release testing 411
rectal capsule 169
reduced viscosity 152
regenerative medicine 249
regular solution 20
relative viscosity 152
relaxation time 146
reliever 346
Repetabs 219
required HLB 89
RES 234
retardation time 147
reticuloendothelial system 234
reversible reaction 51
rheogram 142
rheology 138
ribozyme 250
Riegelman 185
rigidity 139
ring method 76
Rittinger 267

Role of Five 180
Rosin-Rammler distribution 126
rotary tableting machine 287
rotating disk method 36
RTRT 411

S

salt 183
salting in 30
salting out 30, 97
saturated solution 32
Sayaka 259
second-order reaction 49
sedimentation method 115
sedimentation potential 95
segregation 272
self-microemulsifying drug delivery system 182
semipermeable membrane 27
semipolar solvent 30
semi-solid preparations for oro-mucosal application 7, 297
semi-solid preparations for rectal application 9, 300
sensitization 103
series reaction 53
Serojet 248
shear compliance 139
shearing stress 139
shear modulus 139
shelf-life 47
sieving 268, 269
simple formulation 191
simultaneous reaction 52
single nucleotide polymorphism 240
single punch tableting machine 286
sink condition 36, 162
siRNA 251
size classification 268
slipping plane 94
slurry 275
SMA 239
small unilamellar vesicle 237
SMANCS 239, 249
SMEDDS 182
smoothing 293
SN-38 201

SNALP   255
soft elastic gelatin capsules   290
solid dispersion   37, 185
solid dosage forms for cutaneous application   10
solid solution   19, 38, 42
solubility   32, 181
solubility curve   32
solubility parameter   20
solubility profile   314
solubilization   34, 90
solubilizing agents   357
soluble tablets   283
solute   19
solution   19
solvate   31, 38, 107
solvation   31
solvent   19, 182
solvent deposition   205
solvents   356
sonophoresis   245
sonophoresis/microbubble   257
Spacetabs   219
Spansules   219
Spantabs   219
specific acid-base catalysis   57
specific surface area   119
specific surface area method   119
specific viscosity   152
spherical crystallization technique   204
spirits   11
sprays for cutaneous application   10
sprays for oro-mucosal application   7
spreading coefficient   79
spread meter   443
spreding coefficient   79
squeezing out   23
SRS   220
stability constant   67
stabilizing agents   357
stable form   38
stable nucleic acid-lipid particles   255
standard deviation   414
standard error   414

sterility   309
sterility test   438
sticking   288
Stokes diameter   337
strain   138
streaming potential   95
stress   139
stress relaxation   146
strip package   458
structural viscosity   144
subcoating   293
subcutaneous   310
sublingual tablets   7, 284
sugar-coated tablets   284
sugar coating   292
super disintegrant   365
suppositories for rectal application   9, 298
suppositories for vaginal use   9, 300
surface free energy   74
surface tension   73
surfactant   85, 182
suspending agents   357
suspensions   6, 97
sustained-release type   218
SUV   237
sweetners   358, 367
Synchron system   218
synergist   386
syrups   6
systemic administration   12
systemic circulation   157

T

tableting   281
tablets   4, 281
tablets for oro-mucosal application   7
tablets for vaginal use   9, 284
TALEN   259
talimogene laherpare pvec   255
tangential stress   139
tapes   11, 305
tapped density   123
targeting   214
TE   325
teabags   11
tensile stress   139

termination   63
TES   220
TG   109
therapeutic equivalents   176
thermogravimetry   109
thixotropy   144
tight container   453
time-controlled explosion system   220
tinctures   11
tonicity adjusting agents   358
topical administration   12
total body clearance   159
total parenteral nutrition   311, 321
TPN   311, 321
trace element   325
transcriptome   240
transdermal system   244
transdermal therapeutic system   173, 244
Transderm-Nitro   215, 224
Transderm-Scop   174, 224
TransFast   255
Transfectam   255
transition temperature   39
troches   7, 284
TTS   173, 215, 222, 244
Tween 80   355
twin impinger   447
Tyndall phenomenon   93

U

upper consolute temperature   33

V

validation   316
vapor pressure lowering   25
velocity gradient   140
vertical plate method   77
viral vector method   254
viscoelasticity   145
viscosity   140, 141
volume fraction   24
volume percent   24

W

water structure breaking ion 29
water structure forming ion 29
weight percent 24
weight volume percent 24
well-closed container 453
whisker 187
whole body 189
Wilhelmy plate method 77
Witepsol 380
work of adhesion 79
work of cohesion 79

Y

yield value 143
Young's modulus 138

Z

zero-order reaction 46